缩写一览

AAP
美国儿科学会

ABA
应用行为分析

ABC
美国广播公司

ACRE
自闭症研究与教育联盟

ADHD
注意力缺陷多动障碍

ADI
自闭症诊断工具

APA
美国精神病学会

ARGE
自闭症基因研究交流项目

ASA
美国自闭症协会

ASAN
自闭症自我宣传网络

ASF
自闭症科学基金会

BBC
英国广播公司

CAN
"现在就治愈自闭症"组织

CDC
疾病控制和预防中心

DDS
美国残疾人服务部

DHS
美国社会服务部

DSM
精神疾病诊断及统计手册

EPA
美国环境保护局

FC
器械辅助交流

FDA
美国食品药品监督管理局

GMC
英国医疗委员会

GRASP
全球与地方阿斯伯格综合征
同盟

HFA
高功能自闭症

IACC
跨部门自闭症协调委员会

IDEA
《残疾人教育法》

IOM
美国国家科学院下属医学研究所

IMFAR
国际自闭症研究会议

NAAR
全美自闭症研究联盟

NBC
美国国家广播公司

NIH
美国国立卫生研究院

NIMH
美国国家心理卫生研究所

NSAC
全美自闭症患儿协会

OCD
强迫症

PARC
宾夕法尼亚州智力障碍儿童协会

PBS
美国公共广播公司

PECS
图片交换沟通系统

PDD–NOS
其他广泛性发育障碍

SFARI
西蒙斯基金会自闭症研究计划

SIBIS
自残行为抑制系统

SPU
社会精神病团体

TASH
严重残疾协会

TEACCH
针对自闭症及相关交流障碍儿童的治疗与教育项目

《不同的音调》以自闭症为切入点，讲述了一段关于贪婪、权力与背叛的历史，充满悬念，跌宕起伏。本书展现了变幻莫测、表里不一、令人迷惑的人性明暗，这是同类题材未能捕捉到的。

——《华盛顿邮报》（*Washington Post*）

《不同的音调》向我们展示了一种看似罕见的儿童期疾病如何成为当今社会文化中一个不可忽略的突出存在。它生动地描绘了自闭症患者的状况和历史及其家人的奋斗，再现了社会运动者和医疗界人士对他们的热心帮助，然而他们一路磕碰走来，多少次误入歧途，引发争议。这些精彩的叙述会让你忍不住一口气读下去。

——《华尔街日报》（*Wall Street Journal*）

生动、快节奏、深入而私密新闻特写般的叙述，仿佛作者用手持摄像机对每个报道对象进行了跟拍。

——《纽约时报书评》（*Now York Times Book Review*）

在《不同的音调》中，这种疾病走过了患者被弃置于精神病院内的时期，接受了精神病学家和心理学家、患者父母、学校、政客和律师的多方塑造，才成为我们今天看到的模样。而它反过来也拥有了强大的能量，足以改变社会福利体系的运作方式，挑战我们对"正常"与"病态"的划分标准。

——《纽约客》（*New Yorker*）

这不是一本治疗手册，也不是对"神经多样性"话题的讨论。《不同的音调》以智慧和悲悯之心、冷静而深刻之笔，对一个棘手的话题进行了挖掘，引人深思。

——《奥普拉杂志》（*O, the Oprah Magazine*）

对自闭症这样一个从最开始便充斥着争议与对抗的领域，《不同的音调》保持了客观与公平。对自闭症这样一个众说纷纭的话题，这本理性、有凭有据的作品展现了优雅之美。

——《石板》（*Slate*）

对这种谜团重重的疾病的历史所做的一次令人着迷的阐述。

——《人物》（*People*）

作者深谙叙事的艺术，因此《不同的音调》不仅是自闭症相关人士的必读之书，对普通读者而言也是一本引人入胜的社会文化史。这是一次令人百味杂陈的阅读体验：对勇于抗争的患儿父母的敬意，对其中某些疗法和假说的质疑，以及对科学家与活动家的感激——正是他们贡献出各自的专业技能和时间精力，帮助自闭症谱系患者在一个曾经对"不正常"感到恐惧的世界上找到自己的位置。你需要读读这本书。

——《柳叶刀》（*The Lanat*）

以个体的微观视角，全方位地讲述了一种疾病的历史。《不同的音调》展现了这种疾病是如何剥夺人类正常功能的，同时告诉我们，只要获得足够的支持和有利的环境，自闭症患者可以也终将有所作为。

——《芝加哥论坛报》（*Chicago Tribune*）

这本厚厚的历史书并不令人生畏，反而让你读得津津有味。它从养育自闭症患儿的家庭、治疗和研究自闭症的先锋人士，以及自闭症患者的故事入手，以一种更易理解的方式叙述了自闭症的前世今生。

——《西雅图时报》（*Seattle Times*）

在这本考据严谨、引人入胜的书中，作者以一系列迷人的人物故事描绘了父母为患儿寻求治疗、争取权益的英雄之举。《不同的音调》不仅是一部献给自闭症相关人士的指南，更是对每一个为人类社会做出贡献的个体的肯定。

——《科克斯书评》（*Kirkus*）

《不同的音调》围绕着这种疾病，讲述了一个关于社会变化的精彩故事：焦点如何从针对个案的治疗转移到社会层面上的广泛宣传与接纳。

——《出版者周刊》（*Publishers Weekly*）

《不同的音调》讲述了一段关于发现的历史，这也是一段与无知和不确定性抗争的旅程。本书以一种令人心潮涌动的生动叙事展现了这段历史。

——《星期日泰晤士报》（*Sunday Times*）

作者们为自闭症撰写了一部视野广泛的历史。他们给出了自闭症在被命名前很久就存在的证明，展示了医疗界诊断标准的沿革，记叙了人们试图寻找其罪魁祸首的历史，并点出了其作为儿童高发病症的现状。《不同的音调》拥有快节奏、全方位的叙事，它不偏不倚地展现了认为自闭症是一种恐怖的流行病的观点，也忠实还原了一群自闭症患者对"神经多样性"概念的倡导。这本书填补了自闭症领域的空白，值得一读。

——《走出忧郁》（*The Noonday Demon*）作者　安德鲁·所罗门（Andrew Solomon）

《不同的音调》将读者带回了自闭症的早期时代。如果你想知道当时的社会是如何对待这些与众不同的人的，一定要读读这本书。

——自闭症患者、知名动物学家　坦普·葛兰汀（Temple Grandin）

《不同的音调》中充满了揪心的经历，它告诉我们在自闭症的诊断和治疗中人们曾经走过多少弯路，犯下多少错误。它呈现了那些努力争取更优质治疗与更深刻理解的人们的勇气和抗压力，以及在同一个"自闭症"标签下的许许多多不同的人们，他们常常被简单粗暴地称为"残疾人"。无论自闭症是否与你切身相关，这都是一本有意义的书。

——婚姻研究学者、作家　斯蒂芬妮·孔茨（Stephanie Coontz）

两位作者从科学与政治角度切入自闭症这一话题，探讨了人们对其态度的历史转变。《不同的音调》注定是自闭症研究史上浓墨重彩的一笔。

——剑桥大学自闭症研究中心主任　西蒙·巴伦－科恩（Simon Baron-Cohen）

自闭症形态变化多端，难以被驯服。这本建立在大量细致研究基础上的作品带我们深入自闭症的发展历程，引我们充分领略到自闭症多种多样的特性和围绕着它的争议，正是这些让自闭症研究变得如此吸引人。

——自闭症研究先驱、伦敦大学学院认知发展名誉教授　乌塔·弗里斯（Uta Frith）

自闭症是我们这个时代的不解之谜之一，《不同的音调》是迄今第一本全面记录父母、医生和社会如何努力应对自闭症的书，而这场战争远未结束。这本书注定会成为纪实写作的经典。

——PBS 电视台新闻主播、制作人　罗伯特·麦克尼尔（Robert MacNeil）

《不同的音调》从历史、科学和人文角度全方位地讨论了自闭症领域，但又充满个人化的细节，令人深受触动。作者有着更大的野心，他们用迷人的笔触展现了这场围绕着心智与行为之谜、父母与子女关系的社会运动。

——CNN 前主席、《时代》周刊前总编、《乔布斯传》（*Steve Jobs*）作者
沃尔特·艾萨克森（Walter Isaacson）

《不同的音调》告诉我们，我们每个人的大脑都是独一无二的，而我们对待那些最特殊群体的方式，决定了我们在本质上是怎样的人。这本书不只讲述了历史，更让我们看清了自己的灵魂。

——《内向性格的竞争力》（*Quiet: The Power of Introverts in a World That Can't Stop Talking*）作者　苏珊·凯恩（Susan Cain）

序

男人们也不禁潸然泪下。不论是身处包厢之内，还是端坐乐队席间，剧场中的众人无一不泪如泉涌。主持人乔恩·斯图尔特[1]（Jon Stewart）正斜倚在舞台一侧，用手背拭去两颊的泪水。本该退至幕后的斯图尔特此时也加入了起立鼓掌的观众之列，令这一刻成为永恒——聚光灯下的孩子们与歌手刚为大家献上了精彩绝伦的二重唱，人们则回以令人泪流与雀跃的欢呼声。

到 2012 年，由罗伯特·斯密戈尔（Robert Smigel）与其妻米歇尔（Michelle）创办的"公益明星之夜"已成为一项定期在纽约举办的活动。每隔一年半，自闭症患者们便能享受一次这样的福利。斯密戈尔夫妇是斯图尔特的密友，不过更重要的是，他们的儿子丹尼尔患有程度最为严重的自闭症。意识到自己永远也无法让年幼的丹尼尔开口说话，或改变大部分会让他永远无法独立生活的因素后，他们找到了可以出一分力的事情。罗伯特是《星期六夜现场》（*Saturday Night Live*）的编剧与演出嘉宾，在喜剧界中人脉颇广，而米歇尔具有很强的组织能力，并擅长感染他人。

他们在 2003 年邀请自己的朋友参加了"公益明星之夜"的首演并筹集到近百万美金，用以资助各类旨在帮助像丹尼尔这样的自闭症患者融入正常生活的项目。截至 2012 年，募捐金额已经达到 8 位数，全美明星均为能够受邀参加而感到荣幸。众多大牌明星都曾登上"公益明星之夜"的舞台，其中包括演员乔治·克鲁尼（George Clooney）、蒂娜·菲（Tina Fey）、汤姆·汉克斯（Tom Hanks）、克里斯·洛克（Chris Rock）与歌手凯蒂·佩里（Katy Perry）等。

1　新闻讽刺节目《囧司徒每日秀》（*The Daily Show with Jon Stewart*）主持人。

凯蒂·佩里在 2012 年 10 月那场演出中的合唱将观众们感动得热泪盈眶。《烟火》是她最热门的单曲之一。然而，真正使众人情感迸发的却是用钢琴为佩里伴奏并与她合唱的 11 岁女孩。虽然乔迪·迪皮扎未满两周岁时便被确诊患有自闭症，但她很早便显露出了音乐天赋。她坚持不懈地练习钢琴，并视凯蒂·佩里为偶像。乔迪坐在一架巨大的立式钢琴前放声歌唱，眼睛始终盯着琴键上方的某处。佩里就站在她的对面。尽管在整个演出过程中，乔迪从未抬起过头，但是所有观众都留意到，当掌声首次在歌曲间奏中响起时，她的脸上露出了淡淡的笑容。演唱结束后，乔迪起身，张开双臂，动作笨拙地久久搂住佩里。在场的人全都知道，那是一位自闭症患儿借以表达她在那一刻所感受到的莫大快乐的方式。这一幕令所有人动容。站在侧厅内的斯密戈尔夫妇知道，他们刚刚协助她创造的这一刻是这个舞台上最具生命力的一幕。他们的判断完全正确。截至 2015 年，已有 900 多万人在线观看了迪皮扎与佩里的合唱。

若是在二三十年前，百老汇灯塔剧院中上演的这一幕定会被认作惊世骇俗之举。那时，自闭症依旧被笼罩在羞耻、神秘与无知的阴影之下——被聚光灯、豪车与狗仔队包围的电影明星们对此唯恐避之不及。事实上，直到第二次世界大战结束后，自闭症的存在才刚刚得到确认。一旦被贴上自闭症的标签，患儿及其家人就必须面对世人的无知与偏见。他们被公立学校拒之门外，精神病院是他们唯一的归宿，许多人往往在那里终老一生。人们常将自闭症归咎于患儿的父母，尤其是母亲。鲜少有人对自闭症进行研究，也几乎无人反驳这些观点。多数人甚至完全没有听说过这种病，公众几乎不认识"自闭症"这个单词。他们有时甚至会祝贺患儿的父母，他们家中有一位"极具艺术天赋"[1]的孩子，这简直就是一种辛辣的讽刺。

从被社会孤立并几乎完全被误解，到如今明星们蜂拥至百老汇的剧院讨论自闭症并为此筹集到数百万美元，本书记录了针对自闭症的文化态度发生深刻转变的过程及其原因。这是一个由各类资料——父母与医生的回忆录、早已尘封的学术论文及纪录片、剪报、存档文件以及针对 200 多位自闭症患者、研究人员和患儿父母的采访记录编织而成的故事。最终呈现在读者面前的这份记录体现了不断变化的众多角色所付出

1　在英语中，"自闭症"（autism）的拼写与"具有艺术天赋"（artistic）相近。

的心血与汗水、他们具有的顽强精神以及进行过的抗争。这些人怀抱着改变世界的理想，在经过三四代人的努力之后，终于将自闭症这种曾经几乎不为人知晓的疾病转变为当今最富争议、讨论最为激烈的诊断结果。

这个结果是数千人共同努力的结晶：医生与社工、教育工作者与律师、研究人员与作家。最近，自闭症患者也开始为自己代言，扮演起更为活跃的角色。然而，患儿父母的身影自始至终在这一过程中发挥着关键性作用：他们永远支持自己的孩子，虽然有时会受到绝望或愤怒的影响，但爱是他们心中永远的动力。父母们的两大主要目标——查明孩子患上自闭症的原因并帮助他们摆脱疾病的困扰——依旧未能实现。不过，最近有些父母开始质疑这些目标本身是否具有价值。无论如何，他们走过的道路以及经历过的高潮和低谷构成了本书的血与肉。

其实，不同的音调是由许多发生在各大洲、彼此在时间上交叠且相互关联的故事构成的。这既向作者提出了巨大的挑战，也增加了读者的阅读难度。不同的想法相互交融，故事主角相互客串，整个故事情节在不同地点以不同的速度展开。不过，这就是事情真实的模样。这样一来，不同的音调就像极了自闭症本身。两者都向一切平铺直叙的简单叙事提出了挑战。

然而，尽管故事的发展曲曲折折、兜兜转转，但它无疑依旧在向前迈步。可以说，随着时光的流逝，在父母与活动家的努力下——由于篇幅所限，本书未能将他们的贡献一一列明——公众对自闭症患者的态度已经变得越来越宽容与友善。残忍虐待与疏于照管曾是自闭症历史上的标志性特征，但现在这些行为似乎已经成为过往云烟。一种新的推动力已日益扎根，这种观念认为，那些有别于我们的人也是我们当中的一分子，我们将支持他们充分参与社会活动。当然，这一切尚在进行之中，但是眼下，它已将我们所有人都变成了故事中的一员。

目录

content

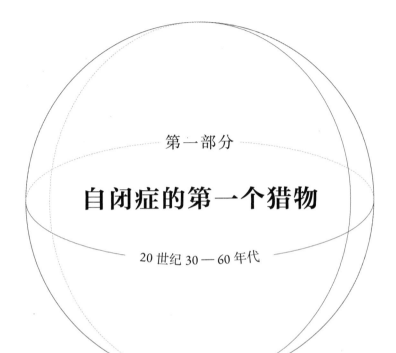

第一部分

自闭症的第一个猎物

20 世纪 30 — 60 年代

1

唐纳德

1935 年，五朵加拿大姐妹花取代尼亚加拉大瀑布，成为游客们最为关注的加拿大标志。当年，为了凑热闹去瞧一瞧这五胞胎，每天都有 6 000 多名游客沿着 11 号公路深入安大略省北部。彼时，按照安大略省政府的要求，五姐妹刚刚脱离农民父母的监护，被送进一家仓促建成并距农舍不远的"医院"进行抚养。那里修有室内卫生间，供了电，政府还聘请了一位专职医生与两位全职护士照顾她们，为她们提供"科学"的成长环境。

每天，女孩们都会被带往绿草茵茵的户外"游乐区"三次。几米开外，一群游客正等候她们的到来。他们会挤进一条覆有篷顶并安装了单向屏的特制观察拱廊。这样，女孩们便只闻喧闹，不见其人了。每当她们出现，游客中便会无一例外地响起一阵直冲天际的热情的唏嘘，继而转变为轻声细语、尖声叫喊以及人们在见到史上首次存活下来的同卵五胞胎时会报以的稀稀落落的掌声。去年 5 月的一天晚上，她们初临人世，大家都以为她们很快便会夭折。

由于在遗传领域极其罕见，异乎寻常的迪翁五胞胎在那一代人心中留下了不可磨灭的印象。她们拥有完全一致的染色体，代表了人类无与伦比的适应力。她们是当时世界上最著名的儿童。未来的英国女王会去拜访她们。美国演员梅·韦斯特（May West）、克拉克·盖博（Clark Gable）以及贝蒂·戴维斯（Bette Davis）也全都专程北上来此。阿梅莉亚·埃尔哈特[1]（Amelia Earhart）在踏上最后一次飞行之旅的 6 周前也曾

---

1 美国女飞行员与女权运动者。她是第一位获得飞行优异十字勋章与第一位独自飞越大西洋的女飞行员。1937 年，她在尝试全球首次环球飞行时，在飞越太平洋期间失踪。

来过这里，就更不用提成千上万来此度假的普通家庭了。

没有人能将视线从她们身上移开，但是显然，也没有人觉得这种怪诞甚至残忍的安排有何不妥——她们被迫与父母分离并被隔绝在了其他孩子的生活之外。政府将她们圈禁在这里整整 9 年，其间只允许她们离开过 3 次。原本经济萧条的安大略省利用这种随机出现的新奇的生物学现象来创造旅游收入，带动了全省的经济发展。据估计，在这 9 年间，安大略省通过公开展览这些被称为"昆特兰"（Quintland）的女孩，新增了 1.1 亿美元的政府收入。

五胞胎的家庭也分得了一些财富。到了第二次世界大战中期，五胞胎的父亲通过起诉成功夺回了抚养权。终于一家团聚的时候，他已经拥有了一辆凯迪拉克。通过电影片约、独家采访与一系列广告代言，财富滚滚而来。五胞胎的面孔几乎占据了所有美国家庭的厨房——她们的形象出现在了日历、玉米糖浆瓶以及桂格燕麦片的包装盒上。在接下来的几年中，但凡逢年过节——平安夜、万圣夜、母亲节，报纸和杂志上就必定会出现关于迪翁五胞胎的最新消息。

对一个住在密西西比州的福雷斯特（Forest）、名叫唐纳德的小男孩而言，五胞胎具有别样的意义，这一点也不奇怪。与五胞胎所在的柯贝伊一样，福雷斯特也是一个偏远的小镇。尽管只比她们大了 8 个月，唐纳德却已经能够记住她们的名字了：艾米丽、塞西尔、玛利亚、伊冯娜与安妮特。

不过，在唐纳德的眼里，这些并不是女孩的名字，而是瓶中颜料的色彩。

"安妮特可以和塞西尔混合成紫色。"他会一边利用各色颜料瓶调色、画画，一边说。从某种意义上说，他的话完全正确，因为他口中的"安妮特"与"塞西尔"中分别装着蓝色与红色颜料。但是，尽管他对颜色的理解完全正确，他对五胞胎的反应却很奇怪。与别人不同，唐纳德既未被她们作为人的特性所吸引，也没有讶异于她们顽强的生命力；相反，他对五胞胎间单纯的几何相似性极为痴迷。她们生来就是一模一样的组合，就像他的瓶子一样。可是，与瓶中的颜料一样，她们之间也存在不同。似乎只有这个悖论能够引起他的兴趣。

如果这仅仅是一场游戏——一些故作愚蠢或装模作样的行为——那么除了唐纳德自己，不会有人关心他究竟为这些瓶子起了什么样的名字。当然，这也不值得我们在几十年后再次提及此事。然而，他对待这件事的态度极其认真。不论是用蜡笔绘画还是谈论一根拐杖糖，唐纳德都会坚持不懈、严肃认真地表示，蓝色是安妮特而红色是塞西尔。他在这个问题上表现得极为刻板，在其他方面也是如此。

例如，"是"永远只意味着一件事：他想被举到爸爸的肩膀上。"你"是表达"我"时的固定方式，反之亦然。他会永无休止却又并无明确意图地重复一些单词，如"菊花""商业"和"凌霄花"。人们见过他一边走一边盯着天空，用手指在空中划着字并喃喃自语时的模样。"分号，首都，十二，十二，杀死杀死，我可以加一个逗号。"

他对数字的理解方式同样与众不同。他 7 岁那年，有位考官曾用一道"比奈 - 西蒙智力量表"（Binet-Simon IQ test）中的题目对他进行过测试。题目是这样的："如果我递给店员一角钱去买四分钱的糖果，店员会找给我多少钱？""我会画一个六边形。"他答道。显然，他大脑内部的齿轮完全啮合。可是，一旦需要与他人进行清晰的沟通时，这些齿轮就似乎开始严重脱落了。不论在别人眼中是否具有意义，"六边形"与"菊花"就是他的语言。

事实上，唐纳德对于除自己外的人兴致寥寥，即便是对父母也不例外。在他所有的怪癖中，最让他们难以接受的就是，他从未飞奔过去迎接下班回家的父亲，也从未为母亲流过一滴泪。亲戚们也丝毫无法引起他的注意。出现在某年圣诞节上的圣诞老人似乎有意要引起这个小男孩的注意，但是唐纳德完全没有留意他的存在。

他似乎毫不在意周围人的举动。不论是在空中写字还是在地板上旋转锅盖，只要有人打断他正在做的事情，唐纳德就会在瞬间变得十分粗暴。时间一久，便很容易看出他在保护些什么：一成不变，以及纯粹、彻底的定式。哪怕周围的环境只是发生了极其微小的变化，他也无法容忍。家具不能挪动；在户外步行时，迈出的每一步都必须踩在之前踩过的地方；玩具必须按照原样放回同一个地方。任何偏差都会导致他大发雷霆。

当然，这也意味着唐纳德必须记住所有物品的排列方法，这需要惊人的记忆力。看过父亲将不同颜色的珠子串在一根绳上后，他无须再看第二眼，便能做出一串一模一样的珠串。他可以完全复原被撞倒的积木塔，甚至连积木块的朝向都与原先分毫不差。两岁时，他很快便记下了字母表，并马上就可以倒背如流。这两者对他而言都不算是什么挑战，因为不论是正背还是倒背，字母的顺序永远不会改变。

这些行为在一个缺陷与天赋共存的独特组合中紧密相连，这个事实甚至比他的行为本身还要古怪。然而当时，却还没有一个名称可以概括那些全面且戏剧化地塑造了唐纳德性格的行为群集。因此，唐纳德母亲的脑海中只浮现出一个词语，并由此得出了对她而言唯一合理的结论。她带着遗憾与悲伤在一封信中承认，自己的儿子"精神失常"。当时，"自闭症"的诊断法尚未被发明。

不过，唐纳德的母亲玛丽·特里普利特将改变这一切。虽然她与唐纳德的父亲原本只打算为儿子寻求帮助，但他们在这一过程中促成了一系列事件的发生。最终，唐纳德被确诊为自闭症，而对自闭症症状的描述也在医学杂志上得到发表——这是最早获得国际认可的描述。

但是在此之前，唐纳德的父母必须首先修正他们早先犯下的一个错误（他们几乎在犯错的同时就已经感到后悔）——他们必须将唐纳德接回家中。

距离上一次全家团聚，已有一年多的时间了。那时他们驱车一路向南驶出福雷斯特，大约一小时后便能抵达目的地，最多不超过两小时。但是 1937 年夏末时分，唐纳德还不满 4 岁，你不能指望他会明白一小时是什么概念，而且他更加猜不到，旅行结束后，父母会一同从他的生活中消失。

他既害怕骑在运动的物体上，也畏惧坐进这类东西里。三轮脚踏车会激起他心中的极度恐惧。看见秋千他也会躲得远远的。但是，只要他愿意，当他安坐在父母中间，位于别克车前座的时候，他可以偎依在母亲身上。的确，他不会为她哭泣，不会将目光停留在她身上，也不会向她展露出片刻温柔。整个旅途中，他都不会抬起头向她展露笑颜。她很清楚这一点。

对玛丽来说，这才是最痛苦的事——在情感上，唐纳德完全无视她的存在。身边的这个男孩似乎毫不关心她是否在爱抚、亲吻或拥抱他。如果她别过脸望向窗外、陷入沉思，他也绝不会为了重新引起她的注意而紧紧贴住她或发出呜咽声。她完全体会不到为人父母所能感受到的最基本的乐趣之——被爱，即便她所在圈子内的其他年轻母亲都认为这是理所当然的事情。当然，爱自己的母亲是孩子的一种本能，也是人之常情。玛丽十分清楚，只有身处传统观念的边界之内，她才感觉最舒服，并可以表现得极其出色。

但这并不是说她只是一个普通人。她出生在福雷斯特的名门望族，比身边多数人都更为富有，接受过更多的教育，面临的竞争也不太激烈。带着这种优势，她一直在成长过程中享受着最优质的生活。虽然福雷斯特自称是城市，但事实上它不过是个小镇。即便人口普查员在1930年敲开了每家每户的大门，福雷斯特的总人口也未能超过3 000人。不错，小镇的中心充满活力——那里有一家理发店、一家美容院、几家杂货店与家具店、几所教堂、一家法院、一座火车站以及招收福雷斯特及周边城镇白人学生的公立高中。

然而，这所学校的辍学率始终居高不下，而且这似乎将成为日后整个密西西比州辍学率的整体趋势。贫困、无知与早夭是密西西比州的三大诅咒。尽管这里坐落着密西西比大学及其竞争对手密西西比州立大学，这两所实力强劲的大学培养出了包括医生、律师、工程师、新闻记者以及杰出的艺术家和作家在内的大批人才，但是一种在文化与政治上偏爱传统方式、阻挡前进步伐的惯性却始终存在。

即便民权运动最终在20世纪60年代中期延伸至密西西比州并颠覆了当时的情况，骚动蔓延至福雷斯特所在的斯科特县的速度却依旧慢了一拍。通常，那里被称为"黑鬼"的非裔居民并不享有选举权。甚至到了1957年，城镇中的老人依然会迫使福雷斯特高中军乐队在一场橄榄球比赛的开幕式上演奏《我希望站在南方土地上》[1]（*I Wish I Was in Dixie*）而非真正的美国国歌《星光灿烂的旗帜》（*The Star Spangled Banner*），因为他们认为后者代表着具有压迫性质的新秩序。学校管理层照做了。

玛丽出身于麦克拉维家族，是福雷斯特银行的创始人 J. R. 麦克拉维的女儿。这家银行现在仍在营业。麦克拉维家族成员均是保守的长老会信徒，他们完全没有兴趣扰乱社会秩序，不过玛丽父母的愿望远不止培养一位受过良好教育的南方大家闺秀这么简单。他们将玛丽从公立学校转到位于80公里外的杰克逊市的一所长老会私立女子

1　美国南北战争时期南方邦联的非正式国歌。1861年2月18日，美利坚联盟国总统杰弗逊·戴维斯曾在就职仪式上将该曲作为国歌演奏。

学校就读。几年后，她进入了杰克逊市为教会的女性成员开办的贝尔哈文学院。

她在贝尔哈文学院表现优异，被任命为学校年鉴的负责人，当选过高年级班长，并被授予了英语学士学位。玛丽本有机会进入研究生院继续深造，但她选择了直接任教。当时，美国女大学生的数量较少，教师是最受她们欢迎的职业之一。她进入了一家为青少年的农耕生活做准备的公立高中教授英语。

很明显，对她而言，人生的下一步就是结婚生子。就当时的情况看，她仍会继续工作，但与福雷斯特的单身同龄女性一样，现阶段较为恰当的理想——在理想情况下，这个理想应该无须多久便能实现——便是有人追求。

她并未等待很长时间。尽管姿色平平，但玛丽散发出一种吸引人的自信：波浪短发、低调的首饰以及简洁的裙装都暗示她对自己天生的样子很满意。当然，她的家族还拥有一家银行。

求婚者不止一人，但她最后选中了一位名叫奥利弗·特里普利特的杰克逊本地青年。他有个家喻户晓的中间名"比蒙"。他是前任市长的儿子，常常活跃在童子军的活动中，而且定期在长老会创办的主日学校中教书。他的妹妹则在教会中演奏风琴。比蒙显得有些与众不同。他曾离家北上，在耶鲁大学完成了法律专业的学习。随后，他返回家乡，在县法院对面的一家店面二楼的拐角位置开了一家一人律师事务所。

1930 年 6 月 19 日，玛丽和比蒙互立结婚誓词。那一年，她 25 岁而他 27 岁。三年多后的 1933 年 9 月 8 日，唐纳德出生了。

起初，他们并未觉察唐纳德的表现有什么不正常的地方，但当时两人都没有抚养孩子的经验。唐纳德没有任何身体上的残疾，他学会坐起和走路的时间与普通孩子无异，甚至还比他们更早开口说话。褪了色的家庭相册中夹着他的各色照片：襁褓中的婴儿，蹒跚学步、偶尔还会直接望向镜头的幼儿。在一张大约摄于他未满周岁时的照片中，他似乎在学着用右手抱住他的祖父，颇为专注地望向前方。在另一张两岁左右拍摄的照片中，唐纳德独自一人站在家里的花园中，摆弄着手上的玩具车。他正准备转过身去，但是脸和眼睛却都转向了镜头，似乎正在冲着摄影师微笑，仿佛刚刚听见有人在喊他的名字，而他正回头去看究竟是谁在那里。

透过相册可以看出，随着唐纳德日渐长大，这种互动的瞬间日益减少。他的笑容越来越少，一种不适之感悄然而至——那是一种被人束缚，被迫静坐不动或被围在父母、姑妈与祖父母中间，被随风扬起的女式衬衫、领结、草帽与吊带裤所包围却还要强行摆出一副"自然"姿态时浮现出的不适之感。几乎在每张照片中，大家都盯着照相机开怀大笑——除了唐纳德。他随意盯着某个方向，裸露的四肢软弱无力。

不论正常意味着什么，玛丽都不得不承认唐纳德"不太正常"。同样，她的母亲生涯再也无法回归正轨。现在，她将所有时间都花在了唐纳德身上，即便这个年纪的其他孩子都已经开始变得更加自立。满 3 周岁后，唐纳德依然无法独立进食。因此每次吃饭，她都会陪在他身边，给他递杯子，将汤匙送至他嘴边，哄他吃饭。他没有任何与危险相关的常识，但是将自己置于危险之中的本事却越来越厉害。例如，他能打开二楼窗户的插销或跑到屋外，站在马路中央，不过他完全意识不到自己有可能摔到楼下或被车撞倒。他需要一位守护天使，而他的母亲就扮演了这样的角色。唐纳德会在醒着的时候行动诡异地走过每个房间，玛丽则寸步不离地跟在他的身后。

这需要用之不竭的精力，不过为了纠正他身上存在的问题，玛丽总在尝试新办法。她会与他交谈，尽管唐纳德始终没有任何回应，但她知道唐纳德一定听见了她说的话，因为他表现出一种惊人的天赋——能够记住听到的所有内容。玛丽是在 1934 年圣诞节前后发现他这种天赋的。当时她正在家里唱圣诞颂歌，只有 15 个月大的唐纳德突然也开始逐字逐句地跟唱起来。不久后，他就记住了长老会教义的 25 个问题及其答案。

玛丽也不遗余力地学习儿子所遵循的那些详尽的仪式。他极端执着地维持着一成不变的生活，从而导致他绝不允许他自创的一系列日常行为出现任何偏差。其中有许多都是口头的，例如，每天早餐时他都要母亲说这样的咒语："吃掉它，不然我不会给你西红柿，但是如果我不吃，我会给你西红柿。"

这句话没有什么实在的意义，但这并不重要。如果玛丽没有按照他的指示一字不差地说出这句话，唐纳德就会尖叫，每一块肌肉都会因痛苦而绷紧。因此，玛丽成了与他合作这场怪诞表演的伙伴。她一直陪在他身旁，扮演一系列角色。在这个充满变数的世界里，她是他生命中的一个常数，可靠可信、不屈不挠。

当那天三人沿着密西西比州 35 号公路向南驶去时，玛丽也许在说服自己相信，她的陪伴可以帮助唐纳德放松下来。或许从某种程度上说，她的想法完全正确。坐在车内的她代表了唐纳德熟悉的内容，而车外的一切都将带着喧闹的不可预测性——这是最令他慌乱的事情——向他扑面而来。多数人都不会留意飞速后退的景象与一闪而过的声音：田野中，有一台拖拉机喷出一股旋涡状的丑陋浓烟；晾衣绳上挂着的一堆衣物在风中摆动；一辆汽车迎面驶来，车窗中飘出收音机里突如其来的噼啪声；就更别提他乘坐的这辆车本身的晃动与隆隆声了。但对唐纳德来说，它们的原始状态便是一种令人心惊肉跳的混乱，在他面前飞快展现，超过了他大脑的理解速度。很容易便能想象出，面对突然而至的景物，他倚在母亲身侧时的模样。他未必想引起她的注意，他这样做只是因为她是他生活中的一个常数。她就像唐纳德一成不变的习惯那样，一如既往地陪在他身边。

但唐纳德即将离开自己的父母。他们三人正赶往密西西比州一个名为"疗养院镇"的小镇，然后前往一家成立于 1930 年的传染病防治所。这家机构坐落在一块小小高地上的一片松林间，是一幢意料之外漂亮且醒目的建筑。车道一侧，6 根巨大的白色圆柱撑起高高的屋顶，在台阶与阳台上投下阴影。建筑内部的房间与走廊排列出双十字架的形状。

这家传染病防治所专收 4 岁至 11 岁的白人儿童，最多能容纳 50 人。父母将孩子们托付给它照管，它则向父母们承诺，孩子们将"一直处于专家的医学监护之下"。从字面意思来看，这些孩子们被关了起来。很快，他们又会再添一名同伴。由于唐纳德只有 3 岁，如果父母希望这家机构接受他，就必须让密西西比州为他破例，不过这些都已经事先安排好了。

传染病防治所为孩子们安排的告别十分短暂，他们根本没有时间紧抓着父母不放或泪眼汪汪。据当时一位名叫塞西尔·斯奈德的寄宿儿童回忆，即便是她的母亲也没有解释为何要将她带到这间优雅的宿舍里来，这里看上去隐隐有些筑着红墙的希腊神庙的感觉。6 岁的塞西尔信任地跟在母亲身后，穿过门口那两根巨大的白色圆柱。两小时后，当母亲独自离开时，塞西尔仍旧不太明白，从现在开始凡事都要靠她自己了，而且她几个月内都不会见到自己的母亲。一位护士收走了她最宝贝的秀兰·邓波儿娃娃——她再也没有见过它——并将她带到一排排摆放着公共玩具、体育用品与书籍的架子前。另一位护士带走了她从家里穿来的衣服和鞋子。从那时起，她就像这里所有的孩子一样，换上了短款的白色灯笼裤与白色无袖上衣，赤脚行走。即便是成年之后，这次分离带来的阴影也一直挥之不去。

然而，不论是对家人还是对碰巧出现在他周围的人，唐纳德都表现出了一种情感上的疏离。他有一个习惯，每次进入新环境后都会无视在场的所有人，径直走向引起他注意的静物：回形针、坐垫或烟灰缸——尤其是一些可以旋转的东西。唐纳德完全被这些新事物所吸引，丝毫没有留意当时的氛围。他没有看到父母跪坐下来与他最后道别时眼中流露出的紧张。就算他的确表现出了一些情绪，也可能是因为他们打断了自己活动而产生的轻微恼怒。

玛丽和比蒙看着护士牵起唐纳德的手，带着他走过大厅。那里有一套浆洗后挺括的制服在等着他。随后他们转身离去，再次穿过立在门前的圆柱，朝汽车走去。长长的回程中，两人几乎一路无语。

2

对社会的威胁

他们并不想将他送走。

你已经过度刺激到他了——一位医生这样评价玛丽抚养孩子的方式，而且这句话很有可能被原封不动地转述给了她本人，明确暗示她做错了。这位专家还向特里普利特一家建议：对唐纳德而言，与父母分离是最好的选择，也是唯一的选择。

其他一些事情也令他们不得不相信这种说法。唐纳德于 1937 年开始停止进食。喂他吃饭一向是件难事，但是自 3 岁半起，唐纳德便开始将一切食物拒之门外。正是因为他食欲不振，一家人才最终决定将他送走。玛丽和比蒙可以因此告诉自己以及他人，由于健康问题，唐纳德不得不离开家。

传染病防治所安排的饮食令人放心，这也显得他们的决定似乎十分合理。那里的管理人员标榜自己重视饮食，并将饮食作为治疗方案的核心。事实上，许多父母专门将孩子送至传染病防治所，就是为了让他们吃得更好。此外，唐纳德也不会永远留在那里。很多孩子三四个月后便能返回家中。一些人会待上 6 个月——也不是没有人在那里住满 9 个月，不过这已经接近极限了。回家那天，人人都比刚来的时候更健康。要是有人问起唐纳德的行踪，玛丽和比蒙就会这样告诉他们。

事实上，在进入传染病防治所后，唐纳德也的确重新开始吃饭，即便是因为那里设立了严格的规定，要求孩子们吃光盘中的所有食物。但是他的社交孤立情况——他被送至此处的真正原因——却没有任何好转的迹象。因此，3 个月、6 个月、9 个月乃至一年之后，他依然留在那里。年满 4 岁时，他已经成为传染病防治所中年龄最小、入院最久的人。

当然，特里普利特一家也不一定非得遵循医生的建议，将唐纳德送走，但是他们耗费了大量时间才获得这条最佳医疗建议，如果对其置之不理，反倒会显得十分奇怪。

特里普利特一家不惜一切代价，想为儿子找到一个答案。由于家境富裕，他们拥有当时最好的高科技产品：汽车与电话。同时，他们人脉颇广，可以让唐纳德接受最知名的医生的诊治。他们曾将他带至明尼苏达州的梅奥医学中心[1]（Mayo Clinic），并在福雷斯特咨询过密西西比州立儿科学会的副主席约翰·布洛克（John Bullock）。

在唐纳德所处的年代，医生很可能会在对他进行检查之后使用"存在缺陷"这样的术语来描述他的状况。一旦孩子被贴上这样的标签——无论是由于唐氏综合征、癫痫、颅脑损伤还是连医生也无法解释的原因，父母很快便知道自己该做些什么了：送走孩子。成千上万的家庭遵照医嘱这样做了。

诚然，将他们送去住院这种建议本身并不残忍，正如"存在缺陷"一词原本并不带有诋毁之意一样。当时，它只是一个临床术语，意指与正常功能相比存在明显差异。该词同样可用于描述存在缺陷的心瓣膜。1902 年，当人们最初用"白痴""低能儿"以及"痴呆患者"等词来分别描述"心智年龄"小于 3 岁、3~7 岁以及 7~10 岁的患者时，亦是如此。

20 世纪上半叶，意指残疾的词汇还包括"呆小症患者""蠢人""呆子""疯子""精神错乱""傻瓜""蠢材""痴呆""发狂者""精神分裂""笨蛋""智力迟钝者"以及"精神病人"。医学研究人员在讲座与学术论文中使用这些词时，仅仅是为了进行临床上的具体描述。

然而，不可避免的情况便是，大众会借鉴这些词并抛开它们原有的临床语境，用其来嘲笑、刺伤和侮辱他人。这种意义上的转变迫使最早的美国智力障碍专业组织自创办以来五易其名。美国弱智与低能儿福利院医疗官员协会（Association of Medical Officers of American Institutions for Idiotic and Feebleminded Persons）成立于 1876 年，并于 1906 年更名为美国低能儿研究协会（American Association for the Study of the Feebleminded）。1933 年，该协会再次更名为美国智力缺陷协会（American

---

1　创立于 1863 年，是全美规模最大、设备最先进的综合性医疗体系。

Association on Mental Deficiency）。它于 1987 年变成了美国智力障碍协会（American Association on Mental Retardation）并于 2006 年成为现在的美国智力与发育性残疾协会（American Association on Intellectual and Developmental Disabilities）。"智力障碍"曾是所有用以描述智力残疾的词中最为中性的一个，它是意指"发育性残疾"的最温和的说法，但也早已成为美国文化中一些辱骂他人的词语的词根。

专指唐氏综合征患者的"蒙古症"（mongoloid）也属于这一类别。因其种族内涵，人们后来认为该词具有双重侮辱性。它曾一度获得普遍认可，本杰明·斯波克（Benjamin Spock）甚至在其育儿类畅销书的初版中使用了该词的一种变体。此后再版的书籍删去了这个词，与此同时，斯波克也一并删除了给予唐氏综合征患儿父母的建议。当然，最初的建议不外乎就是一些当时的传统观念——在被告知自己的孩子长大后将极其有别于"正常人"之后，几乎所有父母都会收到此类建议。

对于那些想接受孩子、让他们成为家庭一分子的父母来说，医生的建议是直白的。

你不能这样做。

"你知道的比你想象中多。"斯波克在其 1946 年初版的经典著作《斯波克育儿经》（*The Common Sense Book of Baby and Child Care*）中这样告诉母亲们。该书已被译为 39 种语言，成为史上最畅销的书籍之一，而这句话也是书中被引用率最高的一句名言。这种令人宽心的情绪，就像书籍本身一样，触动了年轻女性的心弦。20 世纪初，专为父母提供育儿指导的家庭作坊式"专家"产业在美国遍地开花，年轻的妈妈们因此乱了方寸。许多人担心自己所做的一切都是错误的——自己毁了孩子的一生，而且未能实现专家眼中女性对社会最重要的贡献。

但是此时，本杰明·斯波克，这位哈佛毕业的儿科医生却建议大家放松心情。斯波克嘲笑了婴儿必须遵循严格的作息时间，以及过多关注与溺爱对婴儿无益这些当时流行的观点，大力支持父母向孩子展现爱与亲情，并认为女性应该相信自己的直觉。

但在 1946 年初版的著作中，他在"蒙古症"婴儿的问题上却表现出了截然不同的态度。在"特殊问题"这一节中，他强烈要求父母尽快将蒙古症患儿送去住院。"通常，我们建议父母在婴儿出生后立即将其送往社会福利院，"斯波克写道，"这样，他们就无须将全部精力集中在这个智力发育停滞的孩子身上。相反，父母可以更多关注真正需要关心的孩子。"但在后来的版本中，他似乎认识到，父母可能会对此产生抵触情绪。"如果经过证实，父母不可避免要将孩子安置在私人疗养院或特殊学校中，"他写道，"最好由专业人士而非父母来提出这项建议，因为患儿的父母会因这种想法而内疚不已。"

20世纪初，"不正常"的孩子会给家庭带来极大的耻辱。将存在智力障碍的儿童匆匆送往精神病院，就意味着鲜有家庭会公开讨论他们在养育这些孩子的过程中面临的挑战。当时几乎不存在任何有关养育智力障碍儿童的回忆录，仅有的一些公开出版的著作也清楚地显示：要摆脱这些智力障碍的儿童，父母需要面临巨大的压力，而这些孩子则可能拖累全家人。

律师约翰·弗兰克（John P. Frank）在1954年出版的书籍《我儿子的故事》（*My Son's Story*）中对这种斗争的描述极其震撼人心。弗兰克的儿子皮蒂出生于1947年。由于天生大脑畸形，他的发育、语言能力以及智力均遭到了严重损害。一想到要将两岁的皮蒂送往精神病院，弗兰克便伤透了心，但是他从未怀疑这样做的必要性，因为他咨询过的所有医生都向他提出了这种建议。

弗兰克在最高法院做书记员，他甚至收到了两位法官寄来的字字真诚的信件。他们同样敦促他将孩子送走。法官威利·拉特利奇给他讲了自己一位密友的故事：他曾因犹豫而未将一位智力障碍的女孩送往精神病院，但是现在，这位朋友已经开始后悔了。要是早些将她送走，"她的父母就能摆脱经年累月的痛苦，过得更加舒心"。拉特利奇告诉他。法官雨果·布莱克则讲述了另一个家庭的故事：他们决定在家中抚养一个智力障碍的男孩，但是此举却为"父母与孩子们的生活笼罩上了一层阴影"。布莱克敦促自己的前任书记员避免再犯同样的错误，并积极为皮蒂寻找适当的机构。最终，弗兰克为皮蒂找到了一家福利院，那里的修女会负责照料他的生活。此后，皮蒂的母亲会经常去探望他。2010年，皮蒂在那里去世。

与比蒙·特里普利特一样，约翰·弗兰克也是一位接受过良好教育的律师。斯波克认为，社会阶层与教育程度也是促使父母决定是否将孩子送往精神病院的重要原因。家庭所处的社会阶层越高，将孩子送走就越有意义。在少数情况下，他写道，如果孩子真正能够"给予家人回应，家人喜爱他并享受与他在一起的时光，那么将他留在家中会增强所有人的幸福感"。但他认为,这种幸福感会被耻辱感抵消。"令人遗憾的是,"他写道,"只有受教育程度一般、家庭财富一般并生活愉快的父母才能更好地应付这一切。"

当时,在斯波克出现前后,均有一批婴幼儿被带离了自己的家,他们往往再也无法返回家中。多数家庭会推迟几年才将孩子送走,因为福利机构通常不接受年龄过小的孩子。这段时期,父母几乎处于与世隔绝的状态,只会向自己小圈子中的人吐露心声。尽管医生、朋友以及斯波克经常试图说服他们摆脱耻辱感,但在远离社交活动之后,接踵而至的沉默只会强化这种感觉。他们偷偷送走自己的孩子,而这些孩子本身也就成了永远不会再被提及的秘密。

在被送去传染病防治所前,唐纳德的眼中还闪现着光芒。不论他的表现多么古怪,他一直显得十分聒噪、活泼,充满好奇心与创造力。没错,人类的确让他觉得困惑,但是他与物体之间却建立起了令人满意的稳固关系。数字与笔记令他着迷,列表与模式让他沉醉。这些物体与抽象概念是他与世界之间的联系,也是他与世界交换的看法。即便在提出苛求、表现顽固的时候,他也是一个精力充沛的孩子。但是进入传染病防治所后,这些火光几乎在一夜之间便全部熄灭了。

1939 年出版的一本小型精装报告《密西西比州立疗养院信息手册》(*The Mississippi State Sanatorium, A Book of Information*)中就有一幅唐纳德在这一时期的照片。在第 33 页一张标题为"传染病防治所中的儿童"的照片中,唐纳德无精打采地在台阶上摆造型。他被围在其他十几个孩子中间,他们显然在对一些有趣的东西做出回应。出人意料的笑话让每个人的脸上都绽放出笑容,一个女孩捂着嘴咯咯笑,其他人则咧嘴看着相机或凝望彼此。

除了唐纳德。他坐在中间,看上去比别人都要小。他死死盯着镜头,嘴唇微微翘起。唐纳德已经变得十分沉默。以前,玛丽几乎无法控制他身上那团充满活力的火球,但是现在,替唐纳德检查的一位医生说,这团火已经"逐渐从他身上消逝"。尽管这里提供了各种活动,而且日常生活中也被餐点、课程、户外活动及午休排满,但是医生留意到,唐纳德"一动不动地坐着,对什么都漠不关心"。积木、书籍、玩具卡车、锅碗瓢盆——他再也不碰这些东西了。替他检查医生后来总结说:"那似乎是他人生中最糟糕的一段经历。"

他的父母一定能够发现唐纳德在传染病防治所中的糟糕表现。院方允许父母每月探视两次，而且探视活动通常都在户外进行。一天下午，在一次探视的过程中，有人拍下了唐纳德与父亲在大草坪上的合影。两人都面朝摄影师。比蒙蹲在地上，双手环住唐纳德的腰，抬头望向自己的儿子。比蒙努力装出笑得很灿烂的样子，试图让照片呈现较好的效果。唐纳德脸上的表情很难描述，仿佛介于抱怨与困惑之间。曾经会对着照相机微笑的那个男孩已不复存在。一次又一次，在探视结束后，唐纳德被人领着穿过气势磅礴的白色柱廊，回到传染病防治院，而玛丽和比蒙则压下所有带他回家的本能反应，驱车返回家中。

1938 年，玛丽与比蒙有了第二个孩子，他们给这个男孩起名叫奥利弗。他是 5 月里出生的，那时距离他们开车将唐纳德送往疗养院镇已经过去大约 9 个月了。两人感觉像是翻开了生活的新篇章。玛丽不知听过多少次这样的话：继续生活。再生几个孩子。全身心照顾那些能够从照料中获益的人。至少现在，这个处方中的第二条她已经照做了。而且，毫无疑问，自唐纳德离开至第二个宝宝降生的这段时间内，特里普利特家的生活已变得十分舒适，也更接近她自小生活的环境。她可以和比蒙一边享用晚餐一边静静地聊天；他们可以毫不犹豫地邀人过来聚会；而且，她终于可以在晚上睡个安稳觉了。

奥利弗出生后，三个人便能够一同外出了。在路人随意看过来的视线中，他们就是一个典型的美国年轻家庭。怀抱婴儿的父母将注意力都集中在了孩子的未来上。玛丽和比蒙终于成了他们曾设想过的为人父母的典范——杂志在为那些面对压力与不确定性时可能会感到不知所措的年轻母亲提出建议时，往往就会援引这类父母作为例子。

对玛丽而言，那些平凡的压力就是一种幸福。她也知道，如果这些不经意间走过的路人知道唐纳德的存在，很多人就会重新评价这对推着童车经过的"模范夫妻"。即便已被放逐，唐纳德仍将被视作家庭的污点。从同情到蔑视，人们的反应不一，因为当时的价值观就如此残酷无情。玛丽与比蒙的血统在结合之后，已经生出了"存在缺陷"的孩子。

我们无法知晓玛丽与比蒙的羞耻感究竟有多深，但是我们知道，在他们年轻的时候，一场由一群聪明热心且颇具影响力的美国人发起的运动正在如火如荼地进行。这些人认为，像唐纳德这样的孩子会危害社会。而且更加糟糕的是，他们不能被算作完整的人。这场运动极大地影响了美国人对精神残疾患者的看法。它不仅波及了唐纳德的孩提时期，而且其影响在随后的数十年间一直未曾消散。我们能肯定的一点是，对于年仅4岁、被关在传染病防治院内的唐纳德而言，在背后支持他的只有父母，外面的世界中却满是敌人。

如果要评选一个模范家庭，佐治亚州艾勒夫霍普的凯利一家当仁不让。《萨凡纳报》（Savannah Press）在头版头条报道，凯利一家在"优秀家庭"的评选中胜出。获奖者拍摄了一张合影：身为教师与校长的詹姆斯·凯利不苟言笑、安详宁静地端坐着；两个打扮入时的年轻女儿，伊丽莎白与普里西拉，站在他的两侧；詹姆斯的妻子则站在他们身后，脸上没有丝毫笑意。她也是一名教师，不过报道并未提及她的名字。

凯利一家在参加佐治亚州博览会的时候，工作人员记下了他们的得分。这个分数令全国性比赛的组织者沃茨女士极为震惊。能在美国南部找到这样的人才，她简直欣喜若狂。此前，她从未在这里进行过测试。"迄今为止，得分最高的家庭出现在堪萨斯，"她告诉《萨凡纳报》记者，"不过他们究竟能够坚持多久尚不可知。佐治亚的得分紧随其后。"

沃茨女士看起来像是一位沉稳的主妇。她的珍珠项链垂至腰间，外形无可挑剔。自1921年来，她一直在美国南部与中西部组织优秀家庭竞赛。接下来的几年内，此类竞赛还将延伸至得克萨斯、路易斯安那甚至北部的密歇根与马萨诸塞。报纸一般都会对其进行适度报道。这是一场极具人情味的比赛。

沃茨女士通常会在各州的农产品展销会上举行此类比赛。她会算准时间，让比赛与主要活动——家禽竞赛——同步进行。农民们用卡车拉来自己农场中最漂亮的牛与最完美的猪，来争夺蓝丝带。评委与其他农民则会给那些培育出最接近完美品种的农民颁发奖品。一次又一次的杂交可以永无止境地提高优秀品种的品质。

沃茨女士对人类也怀有同样的期望。"当牲畜的评委们在测试荷尔斯泰因牛、泽西牛和白脸牛的时候，"沃茨曾说，"我们正在测试琼斯、史密斯与约翰逊。"宣布凯利一家是"得分最高的类型"时，她认为人们应该鼓励，甚至劝勉这类美国人生育。

一支由牙医、心理学家、精神病医生、病理学家、儿科医生以及历史学家组成的专家团队检测了他们的尿液，测量了他们的头骨，评价了他们牙齿排列的整齐度及珐琅质的耐久性。专家们问及他们在儿童时期所患的疾病、骨折的情况以及沐浴的安排；要求母亲提供日常饮食清单，并对其中蛋白质与其他营养成分的百分比进行了评估；他们还会观察所有家庭成员咀嚼食物的过程并在一旁进行记录。这个过程可以完成得"极其缓慢"或"极为迅速"。计时的书面智商测试也必不可少——成人与儿童均须完成。

然而，对每位选手而言，一项未知因素就是他们的祖源。优秀家庭竞赛旨在向大众传达一些信息：对人类基因如何决定现代美国社会中所有善恶行为的一些基本理解。竞赛展位的入口处悬挂着一块手写指示牌，上书的文字带着些紧急警告的意味：

在美国，每隔 48 秒就有一个智力水平永远也无法超过正常 8 岁儿童的婴儿出生。他们会变成老男孩或老女孩。

第二块指示牌又增添了一种观点：

每过 15 秒，你所缴纳的 100 美元税金就会被用来照顾那些带有不良遗传基因的人，如精神错乱者、低能儿、罪犯及其他存在缺陷者。

第三块牌子给人们带来了希望：

每隔 7.5 分钟，就有一位优秀的美国人诞生。

每块指示牌上都附有一个灯泡。它会按照相应的时间间隔闪烁：48 秒、15 秒以及更长的 7.5 分钟。良好的遗传基因正以惊人的速度落后于前两者。

对于参加了比赛，又因灯泡所展现的可怕消息而忧心忡忡的家庭而言，得分不合格绝对是一种巨大的打击。那天离开展会中心时，他们将被贴上"不适合生活在美国"的标签。但从某种角度来说，这种信息很实用。因为如果沃茨女士对此类竞赛所怀的希望最终能够得以实现，这些评分不及格的家庭就会知晓，为了整个社会的利益，他们永远都不应生儿育女。而那些"品种优良"的家庭也会懂得，永远也不能让自己的孩子与带有不良基因的家庭出身的人联姻。

只允许种群中最优秀的成员进行繁殖，牛群的整体水准才能得到提升。显然，这一点也适用于人类。

成年后的玛丽与比蒙·特里普利特正好赶上了优秀家庭竞赛兴盛的时代。智力水平较低者被描绘成一对对社会的威胁，人们理应采取极端措施消除这种威胁。这种想法不只停留在理论层面上，而且完全不像微笑着的沃茨女士在最初设计这场别致的竞赛时那般和善。早在唐纳德出生的 20 年前，就出现了一场致力于此的科学、政治与哲学运动。运动参与者们认为，像唐纳德这样的孩子根本就不应存在于世上。沃茨女士的举动只不过是这场大潮中的一种极端的个人行为。她在整场运动中扮演的角色更像是一名自发而热忱的推广者，她热心公益，勤奋努力，但并非科学家、学者或政治家。

不过，这些社会阶层的态度也在这场运动中得到了良好体现。在哈佛与耶鲁校园，在《纽约时报》与《星期六晚邮报》（*Saturday Evening Post*）上，甚至在国会的听证室内，站在各自学科巅峰与社会顶层的人们在突然迸发的乐观精神中共同迎来了一门崭新的学科。

优生学——由人类学、动物学、遗传学、心理测量学等其他较新的科学结合后衍生而来——开创了从人类血统中清除腐败与杂质的可能性。西奥多·罗斯福总统本人就吹捧过他的朋友，纽约律师麦迪逊·格兰特（Madison Grant）撰写的优生学宣言——《伟大种族的传承》（*The Passing of the Great Race*）。格兰特在书中提出了一项大规模"选择性育种"的方案，借此帮助美国摆脱"羸弱、劣等、弱智"公民的遗传影响。他认为数百万此类美国公民"毫无价值"且"令人讨厌"。罗斯福称赞说，这本书概括了"美国人民最需要接受的现实"。一位年轻人从奥地利来信宣称，格兰特的书已成为他的"圣经"。这个人名叫阿道夫·希特勒。

希特勒认为，只要强迫那些没有资格生儿育女的人绝育，就能实现格兰特的愿景。人们对优生学表现出了极其高涨的热情。20 世纪 20 年代，美国有 17 个州将强制绝育合法化，这些措施获得了不分政治立场的广泛支持。1926 年，玛格丽特·桑格（Margaret Sanger），计划生育的创始人及弱势群体的捍卫者，在瓦萨学院（Vassar

College）演讲时表示："为了养活日益庞大的弱智人群，美国公民需要上缴赋税，甚至被课以重税，而这群人却威胁到了美国文明的根基。"

密西西比州的绝育法案也将携带有"精神错乱、智力低下、白痴或癫痫"遗传基因的人囊括了进来。事实上，密西西比州并没有像其他州那样要求智力残疾的人绝育。截至唐纳德出生的 1933 年，只有 12 人被强制实施了绝育手术，而在弗吉尼亚州与加州，这个数字分别为 1 333 与 8 504。1939 年，密西西比州在此事上的松懈似乎惹恼了一位生活在格林维尔的《三角洲民主时报》（Delta Democrat Times）社论作家。他极羡慕弗吉尼亚州的绝育人数以及"州政府可以通过预防性优生学节省下来的资金"——由此可以减轻为照顾"存在缺陷者"而产生的财政负担。他满怀希望地提出："如果效仿弗吉尼亚州的做法，也许密西西比州也能从中获益。"社论见报之时，唐纳德只有 5 岁。

当然，希特勒在掌权后采取了更为激进的方式。《三角洲民主时报》刊发这篇社论 8 个月后，他便发动了第二次世界大战。为了净化第三帝国的血脉，纳粹在他统治期间按照他的"圣经"残害了几万名智力残疾的德国人。

考虑到当时美国正在与纳粹作战，值得注意的一点是，1942 年 7 月，美国精神病学会（American Psychiatric Association，APA）出版的《美国精神病学杂志》（American Journal of Psychiatry）发表了一篇措辞严谨的文章，要求对智障儿童实施"安乐死"。作者是出生于爱尔兰的美国神经病学家罗伯特·福斯特·肯尼迪（Robert Foster Kennedy）。

肯尼迪认为，我们理应帮助"永远也不可能创造有益价值的人"卸下由"大自然的失误"带来的重担。他呼吁对这些人实施安乐死，并详述了仔细筛选的过程。首先，孩子的父母需要提出死亡申请。随后，孩子们会分别接受三场测试，不过这些测试"必须等到存在缺陷的人……年满 5 岁后"才能进行。如果那时测试结果表明"这位存在缺陷者既无前途也无希望，"他写道，"那么我相信，解除他生活的痛苦——常常遭到折磨、受人怜悯，举止荒诞可笑，愚蠢且于社会无益，完全不受欢迎——将是一件仁慈且体贴的事情。"

并非人人都赞同肯尼迪的观点。《美国精神病学杂志》还在同一期刊登了一篇长达6页的有力呼吁，号召人们对精神病患者进行"教化"，文章也认可了残疾人应有的社会地位。虽然作者使用了当时的一些措辞——存在缺陷、智力迟钝、低能儿——但他在文章中明确表露出了对智力残疾者的同情以及对其尊严与生存权的尊重。事实上，他写道，是时候让精神病医生停止"将'存在缺陷'继续当成骂人的脏话"的行为了，并要让他们意识到，如果一个社会开始逐渐贬低其最弱势成员的地位，那么整个社会的文明程度也会因此而降低。"卸下套在弱势群体身上的枷锁，"他总结道，"能让我们卸下自己肩头的重担。"

因此，约翰·霍普金斯大学的儿童精神病医生列昂·肯纳（Leo Kanner）代表弱智儿童，向当时的主流观念发起了一场罕见的挑战。一周后，肯纳发表了一篇更为重要的文章。时至今日，这篇文章仍在全球范围内广泛应用。他在文章伊始描述了6年前由父母带到肯纳位于巴尔的摩的办公室中的男孩的情况。这位来自密西西比州的男孩就是唐纳德·特里普利特。

3

1 号病例

传染病防治所只是特里普利特一家在过早举手投降时的选择而已。他们如今的生活已经变得十分安宁。新生儿奥利弗与唐纳德截然不同，他会笑望着他们，也会在他们怀中蜷起身子。即便如此，玛丽或比蒙，或二人一道最终得出结论：将唐纳德送往传染病防治所是一项错误的决定，而且现在就放弃寻求正确的解决办法显然为时过早。为了找到答案，他们踏遍密西西比州，甚至还去过北部的明尼苏达州。这一次，他们会前往更远的巴尔的摩，去见一位名叫列昂·肯纳的医生。

20 世纪 30 年代，列昂·肯纳是美国乃至全世界最顶尖的儿童精神病医生。大约在 20 世纪初，精神病学领域中才出现了儿童精神病学这一分支；许久之后，精神病学家才不再将儿童视作缩小版的成人。多年来，肯纳于 1935 年出版的《儿童精神病学》（*Child Psychiatry*）一书一直是该学科的标杆，也是该领域内唯一的一本教科书。巴尔的摩的约翰·霍普金斯大学的儿童精神病学系是美国首个相关学术科系，肯纳则是首位系主任。在美国人眼里，肯纳显然极其适合这项工作。他身材瘦小、驼背，巴塞特猎犬般的脸庞两侧长着一对大大的招风耳。他的嗓门又高又尖，说英语时口音很重，有时旁人完全听不懂他究竟说了些什么。与西格蒙德·弗洛伊德一样，他也是一位奥地利犹太人。

1924 年，肯纳一时兴起，移民美国。这符合他一贯的行事风格。他曾经随心所欲地在铁路桥上散步，并被呼啸而来的火车撞进河里。肯纳不会游泳，不过幸运的是，一位乘务员将他救了起来。年轻时，他同样曾心血来潮地试图加入德军，参加第一次世界大战。由于他身材矮小并缺了两颗门牙，德军拒绝了他的入伍申请。他转而前往奥地利征兵办公室，并最终得偿所愿。

肯纳以卫生员的身份被派往前线，但是他很快意识到，自己手上沾着的都是一些年纪轻轻却已战死沙场的年轻人的鲜血，战场并不适合他。他出色地履行了卫生员的职责，随后便尽力为自己安排了一系列日益远离前线的工作。入伍一年后，他光荣退伍。不过退伍的前提是，作为一名训练有素的医生，他可以为祖国创造出更大价值。他承诺返回德国，进入医学院。

1923 年年底，已为人夫与人父的肯纳已经在柏林当了 3 年的全科医生，而且慕名前来就诊的病人数量仍在不断增长。如果没有遇见来柏林进修医学课程的年轻美国医生路易斯·霍尔茨（Louis Holtz），肯纳也许仍会继续这样的生活。肯纳十分欣赏霍尔茨，时常会带他回家吃晚饭。肯纳的陪伴令霍尔茨感到欣慰，对于在异国他乡收获的友谊，霍尔茨心存感激。他在席间向肯纳及其妻子琼讲述了美国的生活。霍尔茨决心回报肯纳，因此说服他向美国提出了签证申请——说不定他以后会想去美国——并为他出具了一份邀请函，请他前往南达科他州扬克顿市的南达科他州立精神病院担任内科医生。4 周后，肯纳请了一年的假，举家前往美国。

抵达扬克顿时，肯纳年方三十，能够流利地使用 7 种语言。但不幸的是，英语并不在其列。他刻苦学习英语，尽力融入美国人的生活方式。他买了辆雪佛兰，试图培养对高尔夫的兴趣，并且每周都会去打牌。很快，他便开始用英语发表医学论文。他开始接受美国人时常拼错或念错他的姓氏的事实——读成"荣誉"。（当他们终于能够正确发音时，他们又往往把他称作"李·奥康纳医生"。）最终，扬克顿人都称他为"德国医生"，这说明他的医术获得了认可，因为当时人们普遍认为德国的医疗水平是全世界最高的。

多数美国精神病医生最初都是普通的医学博士，他们通过在精神病院的工作学到了相关的专业知识，肯纳也是如此。精神病学这门学科刚刚起步，医生们大多需要自学，在逐个对病人进行反复试验后梳理出有效和无效的疗法，逐渐形成各自在精神病治疗方面的指导原则。肯纳在扬克顿留意到，有一家精神病院喜欢按照综合症状对病人进行分类，他拒绝采取这种方式，并厌恶这种做法。他总结说，他们过分强调找到每位病人所属的标签，因此并未留出足够的时间来倾听病人自己的声音。肯纳在为每位病人单独撰写病例时形成了自己的风格。他不像一般人那样干巴巴地记下日期以及患者之前所患的疾病，而是用完整的句子和段落记录患者的病史以及他从个人观察中提取的细节，这将成为他工作模式的标志：尊重病人的真实故事并将对这些故事的理解作为诊断和治疗的关键。

更具争议的是，肯纳对那些没有任何缘由，仅仅因为人们的习惯而得到沿用的医疗程序表现得越来越不耐烦。在某个圣诞前夜，肯纳下令解下大部分受拘束病人身上的拘束衣。楼层主管强烈反对并将此事上报给了院长，但是最终肯纳获得了胜利——他自愿来到病房里过圣诞节。他的做法奏效了，节日期间并未发生任何意外事件，不过他的妻子只能独自在家了。待到假期结束时，拘束衣显然已经成为一项不必要的治疗工具。此后，患者再也没有受过拘束。

1928 年，雄心勃勃的肯纳结识了约翰·霍普金斯大学精神病学系主任阿道夫·梅耶（Adolf Meyer）。梅耶十分欣赏他，他最终成了约翰·霍普金斯大学的一名研究员。抵达巴尔的摩两年后，肯纳承担起建立约翰·霍普金斯首个儿童精神病学临床科室的任务。

他立即成了该领域最杰出的人物。他渴望成为人们关注焦点的嗜好在这个过程中起了很大作用。肯纳经常在大众报刊上发表文章，将自己定位为育儿这门艺术与科学的解惑者以及弱势群体的保护者——显然，他乐于接受伴随这一角色而来的赞誉。多年来，他一直在撰写自传，详尽地叙述自己的奋斗史：曾经想成为诗人的小镇男孩后来成了活跃在世界舞台上的一位成功的医生。尽管没有找到愿意出版手稿的出版商，他依旧数易其稿。该书稿勾勒出一位进步医生的形象，他依靠专业知识、智慧、谦卑与试图压垮人类精神的根深蒂固的力量进行了抗争。

事实上，他所描绘的自画像还是较为真实的。当犹太精神病医生和其他医疗从业人员纷纷逃离德国与奥地利纳粹的魔掌时，他就曾亲自向数十人施以援手，确保这些难民能够获准进入美国。随后，他帮助他们找到工作，让他们可以养活自己，重新开始。如果算上这些人员的家人，可以说肯纳拯救了数百人的性命。

1937 年，肯纳公开揭露了巴尔的摩"智力迟钝者之家"的骗局。在研究出院病人的治疗效果时，他与一位名叫梅布尔·克劳斯（Mabel Kraus）的社工发现，10~20 年前，近百名少女最终沦为了他口中的奴隶。一名受贿的法官和一名为数十个富有的巴尔的摩家庭服务的律师共同策划了该项计划。在收取了好处费，即二人瓜分了收益之后，法官核准这些女孩出院，并将她们送往号称会为她们提供安身之所的特定家庭。事实上，肯纳指出，这些家庭将她们当成女仆，使唤她们擦洗厕所，她们甚至还要为某些家庭中的男性提供性服务。许多年轻女孩最终走上街头，以卖淫为生。待肯纳发现时，那位法官早已退休多年。但肯纳依旧在 APA 的演讲中公开了相关细节，此后，他将这件事告诉了报社记者。

这个帮助精神病患者脱下拘束衣的人同样在种族问题上持有就其所处时代而言相对进步的观点。1938 年，一位年轻医生写信请他"比较黑人儿童与白人儿童在心理能力方面的差异"。肯纳告诉他，两者之间不存在任何区别。"是否出生在黑人家庭绝对不是判断儿童智力潜能的标准。"肯纳在回信中写道。当时，几乎所有精神病院都仍在实施种族隔离政策。

然而，尽管展现出了如上高尚的品格，肯纳并非一个激进分子。他是在一番奋斗之后才挤进美国上流社会的，因此他从未采取过会真正惹恼该阶层或被社会疏远的行为。相反，他使用了对冲策略。例如，在揭露女仆丑闻的同时，他也为生下类似弱智孩子的女性感到悲哀，而且他拒绝公开不法分子的名字。那份探讨种族差异的信件也属于私人信件。他从未在公众场合质疑过 20 世纪 50 年代约翰·霍普金斯大学在病房中实施的种族隔离制度。同样，尽管他反对对智力残疾者实施安乐死，反对强制低智商人群绝育，但如果父母的智力严重受损，甚至无法保护孩子的安全，他也会将绝育描述为"可取的步骤"，毕竟，如果不这样做，抚养孩子的重担便会落到整个社会头上。所以，肯纳显然希望能够站对阵营，并因此仍在很多方面遵从当时的主流观念。

1938 年，比蒙和玛丽是在请求这样的一个人来帮助他们的孩子。但在见到唐纳德前，这位喜欢听故事的医生要求更多地了解他。因此，1938 年夏末，比蒙开始给美国最伟大的儿童精神病医生写信，完整地叙述了唐纳德的故事。

比蒙·特里普利特不会打字，因此，他需要自己律师事务所的前台凯瑟琳·罗伯逊的协助。除签名外，比蒙所有的书面材料都要经由凯瑟琳的手。比蒙拉长声调，用带着密西西比口音的声音温和地口述，而她则埋头在记事本上进行速记，然后再将它们打出来。

　　肯纳稍后会对比蒙在信中所列的大量细节做出评论。坦率地说，他觉得这封信出自一位强迫症患者之手。也许的确如此，因为比蒙确实存在一些性格上的缺陷。外出散步时，他往往完全不会留意周围的一切，甚至在事后也完全想不起自己曾去过哪里，或在路上遇见过什么人。在耶鲁法学院求学时，他曾因承受不住压力而崩溃并卧床休息，他觉得自己精神崩溃了，但他咨询的一位医生的诊断是，这是出于对教师的非理性恐惧。

　　不过那些都已经是陈年往事了。现在的比蒙已经是一位成功、精明的律师。他拥有一流的观察能力，并有充分的理由以正确的方式来写这封信。他打算完整地描述这名生活在传染病防治所的4岁男孩的生活。他觉得留在那里完全没有意义。最终，比蒙的叙述渐渐传播开来。他的话会被学术研究引用，会在大学课堂上被讨论，会被译成多种语言，也会被深夜在网上疯狂搜索的父母们找到。但在福雷斯特那个潮湿的日子中，它还仅仅是一位父亲对着凯瑟琳·罗伯逊一人所讲述的故事而已。故事的第一个听众罗伯逊将其记录了下来。

　　"他从未在见到父母时表现得很开心，"比蒙口述道，"他似乎立刻就会缩回自己的壳里，生活在自己的世界中。"他事无巨细地描述了唐纳德的饮食习惯、言语模式、发音的清晰程度以及他学会走路、数数、哼唱和唱歌的年龄。他的描述滔滔不绝，这些对自闭症——当时这一术语及其诊断尚未出现——患儿的记录将对日后产生重大影响。

　　根据比蒙的描述，常见的亲子纽带在唐纳德身上没有任何效果："如果你喊他的名字，他很少会走到你面前，但是你必须走到他的身旁，将他带到他应该去的地方。"然而，与此同时，蹒跚学步的唐纳德身上却时常能够闪现出敏锐的才智之光，让他们燃起一线希望。一旦遇到吸引他的活动，唐纳德便会表现出强烈的专注力。"他似乎一直在思考，思考，思考。"

　　比蒙列出了唐纳德在两岁时便能记住的内容：许多歌曲的歌词，所有美国总统的名字以及"挂在家中墙上的大部分祖先和亲戚的照片"。但唐纳德也只是会背诵这些事实而已。比蒙说，你无法与他对话，因为"他不肯学习如何提问与回答"。

他完全无视身边的其他孩子。在比蒙所举的例子中，他显然避开了他们。一天，一架滑梯被送到了特里普利特家的后院，这是家人们打算送给唐纳德的惊喜。唐纳德似乎不太清楚它的作用，但是邻居的一群孩子却十分清楚。他们一窝蜂地爬上滑梯时，唐纳德却退缩了。当比蒙将他抱到滑梯顶端，向他展示如何玩滑梯的时候，他表现出了强烈的抗拒。比蒙说："当我们将他抱到滑梯顶端，让他滑下来的时候，他似乎吓坏了。"

但如果周围没有人，情况就会完全不同。第二天早上，他走出去，爬上梯子，滑了下来。毕竟，他完全清楚究竟应该怎样玩滑梯。比蒙说，唐纳德经常跑去玩滑梯，不过每次都是在周围都没有其他孩子的时候。

比蒙也提到他曾经试图强行为唐纳德搭建友谊的桥梁，不过最后还是搞砸了。1936年，唐纳德3岁的时候，比蒙前往位于杰克逊的一家孤儿院"浸信会儿童之家"，向负责人解释说，他希望能为唐纳德找到一位同伴——一个可以陪他玩一整天的同龄男孩。他明确表示自己并不打算收养这个孩子。不过，这项非常不寻常的请求还是获得了院方的批准。一位名叫吉米的3岁男孩被带了出来，坐进了特里普利特家的车。

吉米来到家里后，唐纳德完全无视他的存在。无论玛丽如何努力让两人一起玩耍，情况都没有任何好转。几周后，他们认为自己的尝试以失败告终，于是比蒙安排吉米返回了孤儿院。

正如比蒙所描述的那样，这就是唐纳德原本的样子。他喜欢独处，为了保护这种状态，他在"内在意识与外在世界之间筑起了一道心灵的屏障"。比蒙观察到，只有躲在这道屏障后面，躲进他自己的世界，唐纳德才会显得十分满足。唐纳德完全有能力享受欢乐，大声欢笑，他也曾显得"一直很快乐"，但是别人的陪伴或讲述的笑话永远无法为他带来快乐。他只有在"忙着自娱自乐"的时候，才会显得开心。

凯瑟琳整整用了33页纸才以单倍行距打完了所有内容。比蒙折好信纸，寄出了这封信。不久之后，他们便约好了就诊日期：他们将于1938年10月的第二周带唐纳德前往巴尔的摩拜访肯纳。

玛丽和比蒙最后一次开车去传染病防治所。他们已经决定从巴尔的摩回来后，再也不将唐纳德送到这里了。

当时，唐纳德已经在这里待了一年多。他仍然是所里最奇怪的男孩，周围的人始终觉得他难以捉摸。他不再像刚来时那样一动不动，而是开始一刻不停地左右摇晃脑袋，再次以自己独特的方式旋转、堆叠玩具并清点它们的数量。然而，他仍然不肯与其他孩子玩耍或说话，这并非是因为他遭到了他们的排斥。在与他人联系这一方面，他不仅没有进步，反而出现了退化。

不过，玛丽和比蒙表示要将唐纳德领回家时，仍旧遭到了激烈的反对。所长告诫他们"不要打扰他"，他现在"过得不错"，几乎没再惹过麻烦。带他回家将会是一项可怕的错误决定。

在很大程度上的确如此：穿着白色灯笼裤与上衣的唐纳德已经习惯了传染病防治所的日常生活与纪律。但是，玛丽和比蒙对于"过得不错"的理解与所长并不相同。事实上，所长指的只是唐纳德不会再破坏这个体系。例如，他又开始进食了，但是他孤僻的性格却未见好转。

这种与家人分离的尝试没有任何效果——现在不需要再进行下去了。玛丽将唐纳德带至一旁，给他换上家里带来的衣服。比蒙无视工作人员一脸不满的表情，在外间的办公室里签署了文件，结清了费用。他只要求他们就唐纳德在过去一年中取得的进步出具一份书面评价，以便与肯纳分享。显然，所长对此并不热衷，他只写了寥寥数语，提出唐纳德可能患有某种"腺体疾病"。

随后，在领回唐纳德为数不多的个人物品之后，特里普利特家的三名成员走出大楼，最后一次穿过门前巨大的石柱。几周后的 1938 年 9 月 8 日，唐纳德将迎来 5 岁生日。家人们将在家中为他庆生。

过完 5 岁生日一个多月后，唐纳德跟随父母乘坐火车前往巴尔的摩——旅程持续了近两天，途经 7 个州，还在亚拉巴马州的伯明翰转了一趟车。对唐纳德来说，这次旅程充满了令人迷惑或着迷的新感官体验，在列车上度过的那一晚尤其如此。当时他躺在卧式车厢里的床铺上，透过又高又宽的窗户望向夜空。南部人已经酣睡，他们家中的灯火随着火车的晃动一阵阵地穿透车外漆黑的夜色。他被这支不断重复的温柔旋律所吸引。

现在，特里普利特一家在巴尔的摩勋爵旅馆外坐上一辆汽车，开始了当天的最后一段旅程。汽车会将他们带去几千米外的"哈丽特·莱恩病童之家"（Harriet Lane Home for Invalid Children）。这个机构隶属于约翰·霍普金斯大学，那里的工作人员直接归列昂·肯纳管理。在接下来的两周内，唐纳德将住在这里。他会接受健康检查、心理测试与 24 小时观察。所以，今天早上玛丽才带来了一只小手提箱。唐纳德需要再次离开父母。不过这一次，他将见到美国最著名的儿童精神病医生。

当比蒙和玛丽为唐纳德·特里普利特和列昂·肯纳相互介绍时，唐纳德一如往常那般，对医生没有任何表示。在父母的陪同下进入精神病医生的办公室后，他完全无视了握手的大人，径直走向肯纳摆放在墙边的一小堆玩具。大人们交谈的时候，唐纳德一直坐在地板上清点、堆叠和排列积木。

中途，肯纳拿出一枚大头针，轻轻扎了他一下。唐纳德缩了起来，不过他似乎并未将这种轻微的刺痛感与拿针戳他的男人联系起来，换句话说，唐纳德并未因此害怕医生。肯纳被他吸引住了。"他从来不会对打断他的人生气，"他后来写道，"而会愤怒地推开挡在面前的手或踩在积木上的脚。有一次，他将踩在积木上的脚称作'伞'。"

除亲自观察外，肯纳还会大量参考负责在"哈丽特·莱恩病童之家"追踪唐纳德每日表现的一组医生的观察结果。这所机构给人一种宿舍般的感觉，还有其他一些孩子住在这里。工作人员记录了唐纳德与同龄人的互动，尤其是他对潜在的玩伴们表现出的冷漠。如果一个小女孩试图参与唐纳德正在做的事情，他绝对会立刻走开。有时，其中的一个男孩会从他手里抢走一个玩具，他也不会反抗。与自己搭建的积木被人破坏时不同，他似乎并不会因此而感到焦虑不安。

唐纳德在这里的表现与比蒙的描述完全一致：

> 他微笑着四处闲逛，在空中交叉手指，刻板地重复比划出某些动作。他会左右摇晃脑袋，不断低语或哼唱同一首由三个音符组成的曲子。他会非常高兴地旋转手边可以旋转的东西。他不断将东西扔到地板上，而且似乎很喜欢听它们落地的声音。他会按照不同的色系摆列珠子、小棒或积木。每当完

成其中的一项，他就会尖叫着上蹿下跳。

根据观察笔记所记录的内容，小组成员彻底被眼前的情景震撼和迷惑了。在其中一张表格上的诊断意见一栏中出现了一个问号，随后便是一些可能的猜测："？海勒症候群[1]（Heller's disease）。精神分裂症（schizophrenia）。"不过其他表格中的这一栏通常都是一片空白。

同时，他们很欣喜地注意到了玛丽与唐纳德的互动。她每天都会去病房陪伴唐纳德几个小时，而且她能够做到始终将注意力放在这个难缠的孩子身上，这一点给观察小组留下了深刻印象。唐纳德的档案中有这样一段记录："她会花所有时间，想尽办法让他一直和她一起玩。"肯纳后来得出结论，玛丽是"唯一能与他建立联系的人"。

两周后，玛丽最后一次来到"哈丽特·莱恩病童之家"，收拾好小手提箱，陪着唐纳德走出大门。离开前，她唯一需要的就是肯纳出具的诊断。她相信，这将是那把解开谜团的钥匙，是指引他们前往下一个目的地的路标。她想知道令唐纳德行事如此乖张的疾病究竟叫什么。

从这个角度来说，肯纳将会令她失望。唐纳德与他治疗过的其他孩子都不同，没有哪一本教科书对他的症状进行过描述。他无法为他贴上一个标签。

返回福雷斯特后，玛丽开始定期与肯纳通信。肯纳被唐纳德的情况所吸引，希望能够了解他最新的成长与发育状况。玛丽自己也很感激这位精神病医生对唐纳德的关心，并积极地为他提供任何可能的信息，希望能够帮助他解决唐纳德面临的难题。

多年来，他们至少每月通信一次。有时，玛丽会向他倾诉自己所承受的压力。玛丽向肯纳吐露说，她因为"生了一个绝望的疯子"而感到十分绝望。肯纳很快就劝她甩掉这种想法，并在回信中敦促她"抑制这种忧郁的情绪"。他不止一次试图鼓舞她的精神。他写道，她为帮助唐纳德而付出的努力"极其优秀并往往十分英勇"，甚至连他的工作人员都为"你解决实际问题的智慧"所折服。他认为，能够"拥有像你这

---

1 即童年瓦解性精神障碍（CDD）。

样的一位母亲"，是唐纳德的福气。他敦促她明白，唐纳德的智力发育未必就会在现阶段停滞——他仍然存在潜力。

1939 年，玛丽再次将唐纳德带到巴尔的摩，并在接下来的几年中又去了那里两次。肯纳很期待他们的来访，因为唐纳德的病例向他提出了真正的智力挑战。玛丽的定期近况汇报再加上这些拜访，使肯纳对这个神秘男孩的成长情况保持着了解。

不过，玛丽却感到十分沮丧。肯纳从未明确告诉过她，唐纳德究竟得了什么病。她一直在克制向肯纳刨根问底的冲动，毕竟他现在还有其他重要的事情需要处理。他正在修改自己撰写的教科书，承担着约翰·霍普金斯大学儿童精神病学系的行政管理工作，并频频受邀向大众媒体发表演讲和撰写文章。

1942 年，第一次拜访巴尔的摩 4 年之后，玛丽在信中暗示，肯纳在唐纳德的问题上始终只给出了"一般概括"，可她需要的是"具体细节"。她想知道，他之所以采取含糊不清的表述，是否只是为了照顾她的情绪。

肯纳再次回信向她保证。首先，他表示自己并未隐瞒任何信息。但是他也承认，他在某种程度上令她和比蒙失望了。他说："在唐纳德的问题上，我从未给予你和你的丈夫一个清晰明确的诊断术语。"事实上，他坦白说，他仍然无法为唐纳德贴上任何他所熟悉或时下标准的疾病标签，而且他也无法预测他的未来。肯纳仍未能解开围绕在唐纳德行为周围的谜团。"没有人比我自己更了解这一点。"肯纳承认道。

1942 年 9 月 28 日所写的这封信的复制品一直静静地躺在约翰·霍普金斯大学档案馆，它恰巧与肯纳对唐纳德此类行为的看法发生重大转变的关键点相重叠。尽管信中回应玛丽沮丧之情的那一部分听起来像是在坦率地承认自己诊断失败，但事实上，肯纳已经开始设想一项大胆的新诊断。

肯纳在其他孩子的身上也发现了与唐纳德类似的特质。迄今为止，他们独特的行为模式几乎鲜少被精神病学及肯纳自己所留意。他"第一次意识到，这是一种迄今尚未被任何精神病学或其他学科文献记载的病症"，他在给玛丽的信中写道。他告诉她，现在，他已经见到了另外"8 起与唐十分相似的病例"。他一直没有对外公开这条消息，他说，因为他想获得足够的时间观察这些孩子，跟踪他们的成长。不过，不久之后，他便打算公开这些调查结果，并为自己的发现命名。

"如果要为唐和其他孩子所患的疾病起个名字,"他告诉她,"我觉得最好称其为'情感接触中的自闭性障碍'(autistic disturbances of affective contact)。"这是关于肯纳在描述唐纳德这类行为模式时使用"自闭"一词的最早记录。随后他简要解释说:"主要特征就在于,从最初的婴儿时期起,这些孩子便无法与他人建立起联系。"严格来说,肯纳补充道,这种病症出现在整体健康和"智力禀赋"并未严重受损的儿童身上。

于是,肯纳在写给这位母亲的私人信件中首次宣布,他发现了这种在后来被称为"自闭症"的病症。

唐纳德将会是他的 1 号病例。

4

野孩子与圣愚

列昂·肯纳因此收获了赞美与关注，但他却在公开场合摆出一副对扑面而来的喝彩声漠不关心的样子。1969 年 7 月，在发现自闭症许久之后，肯纳在华盛顿特区为一群父母做了一场演说，其间他就表现出了这种虚假的谦虚。

当人们赞扬他发现了自闭症后，肯纳回应说："我并未刻意去发现这种病症。"他表示不是这样的，建立在这种基础上的赞扬显得"有些夸张"。

"缘分而已。"他随后解释说，这意味着要在正确的时间出现在正确的地点。

"我并未在专程寻找什么。"他坚称。

不过，肯纳此时的表现要比以往更进一步。"我并未发现自闭症，"他说，"它一直存在。"

它一直存在。

肯纳用这句简单的话总结了他对自闭症领域中一个持久问题的看法：被他描述为"自闭性障碍"的系列行为究竟是 20 世纪中叶才出现的全新现象，还是早已存在但一直未曾被人留意的病症？

出于某些原因，人们一直未能回答这一问题。首先，20 世纪前医疗领域的记录与归档方法极其简陋。第一次世界大战前，从未有人对具有统计学意义的人口进行过个人行为特征方面的系统观察，并将其编制成数据库。事实上，直到 19 世纪末，才出现了可以算作专业学科的精神病学疗法——它拥有一套科学的方法论、一套共享词汇以及一套基于研究与实践并获得了公认的研究结果。精神病学尚如此，更不用说儿童精神病学了。在这一点上，肯纳这一代人完全可以被称作该领域的先驱。我们无法在过去找到确凿的证据，也无法提供统计数据来证明，在肯纳见到唐纳德前后，自闭症刚刚出现。

不过，肯纳提出的与之相反的论断——之前自闭症一直存在——似乎也只是猜测而已。

然而，肯纳知道，在精神病学领域，如果不能以正确的视角进行观察，一些显而易见的事情往往就会被人忽视。正如肯纳试图在演讲中所解释的那样，他并没有"发现"自闭症，只是找到了正确的观察视角而已。

肯纳对自闭症的"发现"并不是一个顿悟的过程。相反，那是一个如同旭日东升般缓慢的认识过程。从见到唐纳德的第一面起，肯纳的探索过程历时4年，并最终于1943年在一篇对一位名叫"唐纳德·T"的男孩的介绍文章中攀至顶峰。

1943年4月，在发表这篇极具突破性的文章时，肯纳跟踪的病例数量已增至11起，其中包括8名男孩与3名女孩。文章的标题与他为这种病症所创的名字相同："情感接触中的自闭性障碍"。很快，他便会用"婴幼儿期自闭症"（infantile autism）——从医学术语的角度看，它仅仅意味着自闭症"出现在童年最早期"——来取代这个名称。

自闭症"autism"及其形容词形式"autistic"并不是肯纳的首创。相反，这是他从另一项完全不同的病症——精神分裂症的症状描述中借用的表述。这一做法是长久以来导致人们在讨论自闭症时产生混乱的根源，但是鉴于肯纳所处的时代，这种做法完全可以理解。1943年，精神分裂症已成为一个被广泛接受的精神疾病标签，它涵盖了幻觉、思维障碍以及其他与丧失现实感相关的病症。瑞士心理学家尤金·布鲁勒（Eugen Bleuler）还记录了在一些精神分裂症患者——绝大多数是青少年或成人——身上出现的缺乏与周围环境间的互动并仅专注于内部现实的倾向。

1910年前后，布鲁勒开始使用"内向性思维"（autistic thinking）这个术语来描述这种行为倾向。该词源自希腊语 αυτο，意为"自我"。布鲁勒认为，每个人的生活中都会出现一定的内向性思维，这是梦与过家家游戏的本质。但是精神分裂症患者的内向性思维有可能会呈现出病态。这也许意味着他们会完全终止社交互动，患者对周围环境及其中人物的情感联系呈现出大幅度的扁平化倾向。这种内向性思维很少具有永久性。就像幻觉和精神分裂症的其他症状一样，布鲁勒所指的自闭症是间歇性的。

　　因此，当肯纳向全世界宣布，他一直在观察"一些病症与……之前报告的所有病例均存在显著不同的孩子"时，"自闭"一词已经成为这一代人所掌握的精神病学词汇中的一部分。他写道，这种新病症会令人联想到精神分裂症患者的自闭行为，但是这种病症是出现在幼儿身上的。此外，他认为，"这些孩子生来"就患有自闭症。他们的病症很早就已经出现，而且每位患者都会表现出不同的"迷人特性"，如突然闪现的智慧之光、对语言的独特使用方式以及"对独处和同一性的基本渴望"。从本质上说，这就是唐纳德的写照，但是文中也列举了提取自其他10位患儿病例中的丰富的辅助细节。

　　文章还探讨了在肯纳建议从自闭症角度观察这些孩子前，精神病学对他们的看法。如果不是肯纳，人们很容易将注意力放在11个孩子的不同点上。例如，其中一些能够用语言表达自己的想法，而另一些则不会。每个孩子的特殊技能集合都与唐纳德的——他会唱歌、数数而且具有绝对音感——不同，彼此之间也不尽相同。由于存在这些差异，肯纳之前的医生们对他们做出了不同的诊断。一些人被送进福利院，其中两人被诊断为精神分裂症，一个孩子被误诊为聋哑人。其他人得到的诊断中则包括"白痴""低能儿"和"智力迟钝"等。就唐纳德而言，约翰·霍普金斯大学的评估人员提出了他患有海勒症候群的可能性。这是一种罕见的神经系统疾病，其显著特征就是患者的社交能力与运动技能会从4岁左右开始迅速退化。简而言之，几乎所有孩子都被认定患有精神失常或存在智力障碍。

　　是肯纳发现了他们之间的两个典型的共同特征：极度偏爱独处以及极度需要同一性。他认为，这一对极度特殊性的组合就是他正在探讨的综合征的核心。之前，这些儿童间的差异掩盖住了他们的共性。

　　它一直存在。

　　现在回想起来，即便就肯纳的这个小样本而言，这个断言也是正确的，因为在他发现自闭症前，不论这11个孩子得到了何种诊断，他们实际都已患上了自闭症。在接下来的几年内得到肯纳确诊的几十个孩子亦是如此。现在，肯纳已经知道自己应该重点关注哪些方面了。自20世纪60年代起，学者们在欧洲的医学文献中发现了一些零零散散的与儿童有关的临床描述，这些足以追溯到一个多世纪前的文献让人联想起了唐纳德。当然，我们不清楚还有多少美国孩子会被诊断为自闭症。如果他们的父母接受过一定程度的教育并具备一定的经济实力，他们就有能力向顶级儿童精神病医生提出咨询。

现在想想，数十年乃至几个世纪前，究竟有多少人符合肯纳给出的自闭症定义，就更不得而知了。

不过，也许线索还是有的。在肯纳"发现"自闭症的几十年后，一群学者开始调查自闭症是否早已存在。尽管研究人员承认，对过去情况的诊断本身具有一定的推测性，但是他们依旧在一些历史文献中找到了关于某些已逝者的引人注目的记录。由于举止怪异，这些人在他们的有生之年被人视作异类。有时，他们的人生因此获得了改善，但多数时候，这些行为只能让他们的生活变得更加悲惨。一旦在故纸堆中发现这类被贴上"傻瓜""白痴"或"疯子"标签的人，研究人员就会利用肯纳对自闭症的描述重新对其进行评估。这样看来，他们找到的这些故事为肯纳所持的观点——自闭症是人类特征的另一种排列方式且早已有之——提供了有趣的支撑。

半个世纪前的人们发现，生于 1469 年前后的俄国鞋匠巴兹尔一边在口中喃喃地说着一些无法理解的言语，一边赤身裸体地行走在冬日之中。他完全不在意自己的生理需求，甚至放弃了进食。民众并不认为这是一种疯狂的行为。相反，他们觉得自己见证了极为圣洁的一幕。俄国人称其为"圣愚"（foolishness for Christ），并认为为了能让耶稣通过自己来传达旨意，巴兹尔选择了自我牺牲这样一条勇敢、艰苦并且虔诚的道路。据说，沙皇伊凡四世曾因仆人在侍奉自己用餐时上错了饮料而将其处决，但也允许巴兹尔对自己进行公开批评。伊凡四世认为巴兹尔能看穿自己内心的想法，他非常在意这位四处游荡的鞋匠对他在教堂里开小差的指责。据说，伊凡四世真正害怕的人只有巴兹尔一个。

1974 年，密歇根大学两位懂俄语的学者认为，也许除了纯粹的愚蠢或圣洁，巴兹尔以及出现在其他几个类似故事中的主角的身上还有别的力量在起着作用。娜塔莉亚·查利斯（Natalia Challis）和霍拉斯·杜威（Horace Dewey）深入研究了现存的关于巴兹尔及历史上其他 35 位圣愚生活的描述，这些人都被俄罗斯东正教会认定为圣徒。查利斯与杜威的学术研究领域是俄罗斯历史与文化，而非自闭症。但是杜威的儿子——生于 20 世纪 50 年代——却被诊断患有自闭症，因此他可以深入了解这些古代流浪者的行为。他开始觉得，也许这些圣愚的行为可以用自闭症而非精神错乱或神的力量来解释。

他和查利斯写道，这些人"并未受到社会偏见的羁绊"，而且对自己所处的社交孤立状态感到十分满足。当然，这些人对仪式十分热衷。两位学者指出，巴兹尔能够忍受极度严寒——他可以"赤脚走在冰封的伏尔加河上"。这一点会让人联想到那些似乎对极端寒冷、炎热或痛苦无动于衷的自闭症患者。人们观察到，圣愚似乎并不怎么需要睡眠和进食，这同样与一些自闭症患者的症状类似。

尽管有些人沉默寡言，但是另一些人却喜欢重复别人的话，还有一些人喜欢说一些晦涩难懂的内容。根据传说记载，一些人即便在权贵面前也是想到什么就说什么。查利斯与杜威写道，这种倾向是促使俄罗斯民族钟爱圣愚的主要原因之一。在一个鲜有人敢于质疑权威的文化中，他们的无礼让人想到了《旧约》中的伟大先知。

不过自相矛盾的是，如果人们早在 500 年前就已经能够诊断出自闭症，圣愚作为虔诚公民的可信度就会遭到削减。他们之所以能够收获敬畏与尊重，仅仅是因为人们认为圣愚是刻意选择了这种艰苦、孤立的生活方式。在后来的几个世纪中，人们怀疑一些自诩为圣愚的人不够虔诚，认为他们采取某些行动的目的就是进一步巩固自己作为乞丐和骗子的这份职业，由此产生的不信任感最终终结了这种现象。渐渐地，人们对这种奇怪行为的崇拜与宽容度开始降低，表现出这种行为的人就算没有被残忍地对待，也再次被社会忽视了。

不过并非总是如此。

博尔格的休·布莱尔（Hugh Blair of Borgue）对假发极其挑剔——作为 18 世纪 40 年代苏格兰地主阶级的一员，只要出现在公开场合，休就必须佩戴假发。他遵守了这项习俗，不过却着实为此费了一番功夫。他总会摘下假发，扔进水里，试图将其清洗干净。随后他会把假发挂在苏格兰西南部自家庄园外的一根树枝上，等待风将它吹干。然而，如此大费周章之后，休却只会随意将其往头上一扣，因此出门时常常反戴着假发。要么是他没有留意，要么就是他完全不在意这种失礼之举。

年近四十的休不太合群，他与年迈的母亲一起住在祖父所建的石屋里。他的卧室在阁楼上，里面杂乱地堆放着每天他从地里捡来的树枝、羽毛和碎布片。他身上那件怪异、破旧的服装上满是他自己缝补的极不协调的各色补丁。一旦某件衣服成了他的最爱，他就会一直穿着这一件。其中有一些是他在路上捡来或在附近人家的衣橱中"找到"的。他会出人意料地拜访邻居，并在他们家中游荡。不论主人是否在家，他都会带走自己心仪的物品。他的另一个习惯就是参加社区中的每一场葬礼，即便他与死者并不怎么相熟。

在苏格兰西南部这个每两个人都认识的小世界里，邻居们都留意到了他的古怪行径，而且显然对此十分了解。他们知道，休绝对不会是因为想聊天才登门拜访的。他对动物的兴趣比对人更加浓厚。例如，他和猫极为亲近。只要他坐下吃晚饭，它们就会围在他身旁等待分享他的晚餐。即便他已经将举勺将食物送进嘴里，它们也会将爪子伸进他的勺子中。休不会将它们推开。相反，他会拉过猫爪，把它们舔干净。

20世纪90年代，在苏格兰社会历史学家拉布·休斯顿（Rab Houston）以及伦敦的心理学家乌塔·弗里斯（Uta Frith）的共同努力下，博尔格的休·布莱尔的肖像开始展现在我们面前。休斯顿和弗里斯认为，18世纪生活在苏格兰的休·布莱尔显然就是20世纪的列昂·肯纳在遇见唐纳德后发现的那一类自闭症患者。弗里斯说："现存的大量证据清楚地表明，如果休·布莱尔生活在现在，他绝对会被诊断为自闭症。"

18世纪留下的最佳证据是在法官的主持下对休的精神能力进行调查的法庭记录。这是对29位证人及休本人的证词进行的正式转录。1747年的这场诉讼一连持续了几天，起因是一家人对遗产的争议。休的父亲几年前便已过世，这位庄园主给两个儿子留下了一笔不菲的财产。属于休的那部分遗产处于母亲的监管之下，他的弟弟约翰则握有另一半财产。休没有继承人，而约翰育有二子。这就意味着，休离世后，所有财产都会回到约翰及其儿子手中。约翰一直指望着这一天的到来，因为他早已负债累累，不得不开口向母亲借钱。

然而，母亲却为古怪的大儿子安排了一场婚礼。不知怎么，她竟然说服当地的一名外科医生将女儿嫁给了这个会在餐桌上舔猫爪的人。她究竟用什么诱惑了这位年轻女子，我们不得而知，但是这中间很可能涉及资金的转移。母亲之所以这样做，也许是担心儿子的未来。她已步入花甲之年，可以想象，也许休很快就会失去他在这世上最主要的保护者，这个一直在保护他远离麻烦的人。妻子则可以接过这个角色。

1746 年的这场婚礼立刻让约翰心里的小算盘落了空。如果休和新婚妻子生下儿子，那么这些男孩就会成为休那部分财产的合法继承人，约翰或他的儿子就没有权力分得这部分财产。1747 年，约翰提起诉讼，要求法院宣布休的婚姻无效，理由是他的哥哥不具备结婚所需的精神能力。

在这样的背景下，法院举行了一场听证会来调查休的精神能力。17 世纪时法庭收集的有关休的事实，正好是现代心理学家会在诊断自闭症时去寻找的令他们感兴趣的内容。这一点为生活在 20 世纪 90 年代的休斯顿和弗里斯提供了便利。29 位证人——神职人员、邻居、工匠、工人以及其他与休有联系的人——所陈述的一切都表明他行为反常。

结论就这样敲定了：休具有各种强迫症行为；他迷恋物品，缺乏与人的互动且漠视社会规范。一项有力的证据表明，休具有仿语症（echolalia），这是一种常见的自闭症特征，指的是一个人只会重复自己听到的话。

听完所有证据之后，苏格兰法院裁定休·布莱尔"生来就是傻瓜"，无法订立包括结婚契约在内的任何契约。约翰·布莱尔胜诉。法院宣布休的婚姻无效。母亲过世后，年迈、无助的休·布莱尔似乎注定要一个人终老。

但是记录显示事实并非如此。休的母亲的选择极其明智，因为仅仅嫁给她儿子一年的这位女性并未因为法庭宣布婚姻无效而离开休。休与这位妻子在没有得到法律认可的情况下一直如同夫妻般生活在一起，还养育了两个儿子。休在家庭环境下生活至60 多岁。邻居们都知道他是谁，会去哪里捡拾树枝和清洗假发，也知道他只要乐意就会去参加葬礼。

在法庭宣布休·布莱尔"生来就是傻瓜"的 53 年后，在英吉利海峡的另一边，一个几乎全裸的男孩在迈出森林后便立即成了法国最著名的儿童。1800 年，这个所谓的"阿韦龙野孩"（Wild Boy of Aveyron）的故事传遍了巴黎新闻界，新闻的读者及当时知名的科学家和哲学家都迷上了他。法国上下对他的身份以及他所代表的人类状态均感到困惑不解。一个半世纪后，列昂·肯纳对唐纳德的描述可以为那些依旧在思考这一问题的历史学家和心理学家提供一个新的视角：几乎可以断定，这名法国野孩子就是一个自闭症患者。

据推测，他大约 12 岁，没有家人，没有住所，没有过去，也没有名字。他会发出一种发自喉间的低沉声音，偶尔也会高声尖叫。他身高矮小——只有约 1.24 米高，而且骨瘦如柴。他浑身都是伤疤，走起路来两个膝盖相互摩擦。当时的报纸报道说，他已经脱离人类社会，在林中生活了多年，而且他全身赤裸，像熊一样，从头到脚覆盖着皮毛。

除了皮毛的那一部分，其他描述完全准确。他曾在 1797 年左右被猎人捕获，但是很快便逃脱了。1800 年，他自愿离开树林，一位名叫让·马克·加斯帕德·伊达德（Jean Marc Gaspard Itard）的年轻医生将他带走，为他起名叫维克多。他在奔跑与攀爬方面能力惊人，而且他不畏冷热，这让旁观者叹为观止。起初他不愿穿着普通的衣物，人们见过他赤身裸体地在雪堆中打滚，而且还会将手伸进烧红的木炭中取烤红薯，并在红薯冷却前直接将它们丢进嘴里。一直以来，这是他唯一的食物。

现代启蒙思想家将神秘的维克多视作探索人类语言有效属性的机会。有人预测，接触到法语之后，维克多很快便能完整地掌握这门语言。有人希望他能在几个月内做到这一点，这将是证明他已经充分成长为文明社会一分子的关键——例如，他不再脱掉新衣服、试图回归自然或能抑制住随时随地大小便的冲动。但是，针对他的早期教学尝试的结果令人失望，此后人们渐渐对他失去了兴趣。一个专家小组认为他是"白痴"，根本不值得对他进行教育。他被送进孤儿院，并受到了那里其他孩子的欺负。

后来，伊达德安排了一对子女均已成年的夫妇来照顾维克多，他自己则每天耐心地教育维克多。在伊达德的教导下，维克多取得了可观的进步。他学会了如厕、洗衣服、穿衣服和坐下吃饭，甚至还会为自己铺桌子。伊达德将这些复杂的程序分解成可以一遍遍反复练习的小步骤，慢慢教会了维克多。

然而，即便在伊达德的指导下，维克多也未能在语言学习上取得重大飞跃。一天，当维克多开始重复说"我的上帝"的时候，伊达德记录下了自己的兴奋之情。但是显然，他只是在重复别人所说的话。他确实学会了用一套钢制字母拼出几个单词，但是并不清楚这些单词的含义，而且也不会使用它们。维克多经常通过手势进行沟通——这证明他有表达的意愿。这些手势总是与他的直接欲望相关，如吃饭、外出、玩坐在独轮车上被人推着走的游戏。但是，伊达德却没能在试图教他开口说话这一方面——即便只是叫出事物的名字——取得任何进展。

维克多常常会选择性地听进别人说的话，这个问题也很关键。他会屏蔽某些声音，就像完全听不见一般。伊达德曾在某次实验中走到他的身后，对着天空连续鸣枪两次，维克多甚至没有表现出半点畏缩。维克多对人的声音也极不敏感。但是如果让人在隔壁房间中压碎一颗坚果，他就会向那个方向转头。

伊达德认为语言是对维克多智力的必要考验，他最终承认自己的实验失败了。5年后，他放弃了所有教学。"我的努力没有任何成效，"他说，"我不再尝试教会维克多说话，也不再试图将他从无可救药的缄默中挽救出来。"伊达德继续帮助那些存在心智障碍的人，并为相关的理论和方法论做出了贡献。这些都将成为在此后150年内不断发展的特殊教育的基础。

维克多在人们的善待下安享晚年。照料他的夫妇几乎将他当成了亲生儿子，政府也向他们支付了维克多的养育费用。1882年，维克多与世长辞，享年40岁。他远离荒野，一生中从未说出过一个完整的句子，但就像生活在一个世纪后的小唐纳德·特里普利特那样，他时常在独处时露出幸福的神情。

1848年2月26日，马萨诸塞州史上最富同情心的活动家之一塞缪尔·格里德利·豪（Samuel Gridley Howe）将一本皮面装订的书籍送至了州议会大厦。豪是新英格兰盲人学校的创始人，该机构凭一己之力改变了美国人对盲人教育的认识，使他们了解到盲人也具备从教育中获益的能力。在欧美国家，眼盲与耳聋、跛脚、癫痫或任何明显的典型人体机能缺陷一样，身患残疾就意味着所有机会的大门均会被合上。与耳不能闻、腿不能行的人一样，目不能视物的人也被看作无用且不完整的人。在豪拿出相反的证据之前，人们一直认为赋予盲人接受教育的权利是一种荒谬的行为。

1845年前后，豪的学校接收了3名存在智力障碍的盲孩，这让他冒出了一个新念头。他了解到，法国人已经在对智力障碍患者的教育问题上取得了进展，普鲁士同样。那为什么他不能试着教育这 3 位新生呢？尽管其中一名男孩沉默寡言，但是豪的教育却取得了相当大的成功。

当豪公开表示这群通常会被贴上白痴标签的人可以接受教育的时候，他遭到了人们的嘲笑。他们对弱智人群的苛刻令他感到愤怒。豪提笔写信给马萨诸塞州立法机关中一位颇有权势的成员，并在信中提到，人人都有责任"尊重以不同形式存在的人"。如果社会做不到这一点，他认为，"社区……的道德品质就会因此受到损害"。

豪的愤怒催生了这本题为《就弱智问题提交给马萨诸塞州立法机关的白皮书》的皮面手册，里面汇编了他在 1846 年对马萨诸塞州弱智状况的调查结果。在纳税人的资助下，豪与两位同事骑马走访了全州 63 个乡镇，一一核查了 500 多名被当地民众视为弱智的人。整个项目耗时两年。

豪的报告中既有表格也有数据，可以算是当时极其全面的报告。豪告诉立法机关，马萨诸塞州约有 1 300 名符合弱智定义的成年人与儿童。他觉得这个数字极为惊人。

"弱智是一个全新的话题，"豪在解释数据时这样写道，"科学尚未对其远因，甚至是近因做出解答。"他说得没错。鲜少有人去尝试理解智力残疾的本质，全社会都不觉得这样做有何意义。

为期两年的调查得到的结果中，有一个连他自己都未曾想到过：他在报告中提到，许多被看作弱智的人似乎并不属于这一类别。他在仔细观察后发现了很多"心智官能发育良好却依旧被称为'弱智'的人"。他认为这些人完全不符合弱智的定义："无论哪一条都不相符。"

被豪列为 27 号病例的人名叫比利，他"知晓并可以准确哼唱出逾两百首歌曲……而且可以立即指出别人唱错或弹错的音符"。59 岁的比利还有一个显著特征，他似乎无法进行一般意义上的交流。"如果你让他去挤牛奶，他会一连几个小时都站在那里重复你的话'比利去挤牛奶'，除非有人对他说了其他的话，他随后又会开始以同样的方式重复那个句子。"

比利出生约 140 年后，肯纳才开始考虑自闭症的可能性，但是豪记录的大部分内容——他的音乐天赋、显而易见的绝对音感以及仿语症——绝对可以让他登上肯纳的自闭症患者名单。

豪记录的 360 号病例也许也是如此："此人对数字组合的感知能力尤其活跃。如果告诉他你的年龄，然后问他那相当于几秒钟，他就能在几分钟内计算出答案。但是他在其他方面却表现得像一个白痴。"

25 号病例："这位年轻人知道每个字母的发音，他可以用字母拼出单词，用单词组成句子，并能准确无误地读出书中的某一页；但是即便读过千遍之后，他仍然不解其意。"

豪又列举出一些具有自闭症倾向的例子，不过这些例子提供的细节不多。他在提到某一类人时这样写道："他们永远也不会忘记自己学过的东西。"还有："毫无疑问，175 号和 192 号病例符合弱智的定义，但是他们不仅能数到 20 和 20 000，而且还能进行很多简单的数学运算，运算速度甚至超过了普通人。"277 号病例是一位女孩，她"学习并认识了字母"，但是无法理解它们的意义。

在豪展开调查的年代里，绝大多数"正常"美国人都还是文盲，他们几乎完全没有接触过字母表。除了清点自己面前的东西——农场里的动物、一排排的庄稼以及家庭成员，多数人也没有多少数学知识。鲜少有人能够凭着想象数到 20。相比之下，仅从这一角度看，这些"白痴"至少算得上智力方面的先行者了。

豪向立法机关提交这份报告时，再次遭到了报纸的冷嘲热讽。一位漫画家把他画成了在风车面前败下阵来的堂吉诃德。然而，豪最终获得了最有价值的胜利——立法者拨款 2 500 美元资助他为调查中的 10 名儿童建立一所实验学校，并将其交由豪管理。3 年后，这 10 个之前被认为无法教育的孩子都取得了进步。豪很兴奋。他的报告实现了他在其所在时代怀抱的远大理想，哪怕报告隐去了对我们实现理想更为重要的部分——在一位精神病医生在其巴尔的摩办公室中"发现"自闭症的 80 年前，人们对自闭症表现的描述。

如果肯纳判断正确，自闭症一直存在，那么这些过去的故事就暗示了，那些病情未能得到确诊的患者在自闭症进入人们视野之前有过一些不愉快的生活经历。如果 17 世纪的癫痫患者依旧被当成女巫焚烧或绞死，只是因为她们偶尔会做出怪异的举动，发出奇怪的声音，那么对只会鹦鹉学舌般单调模仿别人说话或全神贯注地盯着自己手指运动且不允许别人打断自己的孩子而言，这绝对算不上什么好事。如果混淆了缄默症与精神失常，那么，不愿开口说话的自闭症患者很有可能会被送进欧洲各类精神病院，其中就包括德国汉堡城墙上专门关押精神病人的一座被称为"白痴笼"的塔。

在走访马萨诸塞州各乡村的过程中，塞缪尔·格里德利·豪发现许多智力残疾者受到了非人的待遇。他发现父母对自己孩子的能力"一无所知"。有一个家庭将自己已到中年的儿子关在父母店中的笼子里。从 12 岁起，他就一直待在那里。另一名 50 岁男子也已经被链条锁了 20 年。

然而，这种结果并不是无法避免的。18 世纪时，苏格兰某个城镇中的居民接纳了休·布莱尔，为我们做出了证明。20 世纪时，密西西比州一个小镇上的居民对待一个奇怪的孩子——唐纳德·特里普利特的态度也证明了这一点。

5

双重关爱与保护

1945 年 5 月，列昂·肯纳最后一次来到密西西比州探望他的 1 号病例——当时已经 11 岁的唐纳德。在接下来的几天里，肯纳博士将在特里普利特家做客。

唐纳德上一次前往肯纳在巴尔的摩的诊所还是 4 年前，此时距离他第一次见到肯纳也已有 7 年之久。特里普利特家客厅中的白色沙发旁摆着一架玛丽和比蒙斥巨资买下的大型立式钢琴。现在，三人终于可以在沙发上坐下，反思过去几年间唐纳德取得的成功与失败，包括玛丽送他去上学的尝试。

1939 年夏末，唐纳德将满 6 岁时，玛丽联系了市内的公立小学，希望唐纳德能从 9 月起开始上一年级。她很清楚自己提出了一种什么样的要求。全美各地的学校都会断然拒绝接受唐纳德这种孩子，而且他们的做法也得到了法律支持。诚然，各地区间存在差异，一些公立学校所在学区的确设有特殊教育课堂，但即便是在这些地方，那些无法安静地坐在课堂里、不愿意听从指挥的孩子也很快会被赶走。不过，这家小学的校长是玛丽的朋友。学校录取了唐纳德并告诉一年级老师，必须习惯自己班上这位与常人有些不同的孩子。

唐纳德在开学第一天发了脾气。第二天，他的情绪稳定了一些。在接下来的日子里，情况进一步好转。显然，老师在无奈之下也只能尽力去适应他独特的行为方式。这也许意味着要忽视他奇怪的举动或将其转向，而不是因此惩罚他。或许这也意味着要想办法给予唐纳德额外的关注，帮助他跟上班里的其他同学。

唐纳德也似乎适应了学校的生活。当然，他仍会做出许多奇怪且无疑具有破坏性的举动。最初几周，他会突然发出惊声尖叫，有时还会在回答提问后上蹿下跳、摇头晃脑。但至少他开始时不时地回答提问了。到 10 月份的时候，他已经能在座位上坐定，礼貌地回答问题，并较好地理解当天所学的内容了。他从不会在晚上说起白天在学校中发生的一切，但也不会对继续上学产生抗拒。对一个会因环境变化而产生恐惧的孩子而言，这已经是一种进步。

他的语言能力也得到了提高。尽管比其他孩子更早开口说话，但他似乎并不理解这些单词的含义。看电影时也是如此。他喜欢看电影，而且会在接下来的几周内反复背诵电影台词，不过他似乎并不明白屏幕上的人物是在讲故事。入学后，这些问题出现了好转的迹象。

入学 3 个月后的一天，玛丽在走进教室时，惊讶地见到唐纳德充分参与到了阅读课的课堂之中。老师刚刚在黑板上写了一系列句子，并向大家解释说，她会依次请每一位孩子走到黑板前，找出写有自己名字的句子，圈出名字，然后将整个句子表演出来。玛丽看到老师用唐纳德的名字写下"唐可以喂鱼"。轮到唐纳德时，他站起来接过粉笔，围着"唐"画了一个圈，然后走到墙边摆放鱼缸的桌子旁，将一些鱼食洒进水中。唐纳德做到了——他理解了口头语言与书面表达，而且表现得不慌不忙。对玛丽来说，唐纳德的表现极其重要。回家后，她立即给肯纳写信，描述了整个场景。

无疑，唐纳德的表现仍然落后于其他一年级学生，但他显然在稳步变化、成长并学会了如何与人交流。1939 年 5 月，初诊 7 个月后，他们再次前往巴尔的摩，当时肯纳就注意到了这一点。那时距唐纳德入学还有几个月的时间。肯纳将当时对唐纳德的观察整理成文并进行了总结：唐纳德的注意力与集中力都获得了改善，他与周围环境建立起了更好的联系，对人与事的反应更加恰当。"他会在沮丧时表现出失望，"肯纳观察到，"在获得表扬时显得高兴。"但是与此同时，唐纳德的世界中仍有很大一部分是我们无法触及的。"他仍会用手指在空中比划字母。"肯纳说。

圣诞过后的冬季，唐纳德依旧尝试着继续一年级的学习。到了春天，他的语言能力又获得了进一步的发展。他开始在家中进行简单的会话。玛丽会就他当天的活动提出具体问题，而他很容易便能给出答案。但是他的答案十分局限和具体，他从不会将自己的想法和经历展开叙述。不过，一天晚上，他坚持让全家人都参与到他刚刚在学校学到的一个游戏之中。大家都按照他极其精确的指示，配合他完成了游戏。玛丽和比蒙都很清楚，唐纳德能够参与到游戏之中，着实是一件非同寻常的事情。这是他一生中首次与其他孩子一同玩耍。

完成一年级的学习后，唐纳德在假期过后相继升入了二年级和三年级。从某种程度上说，学校中的常规符合他对同一性的需求：每天，他会在同一时间去同一幢建筑中待上同样长的时间。他的座位固定不变，宣告活动开始与结束的铃声会自动响起，从不会出任何差错。9岁半那年的一天下午，他走进教室时，并不知道当天的课程已经取消，他的父母也毫不知情。唐纳德独自一人在课桌旁度过了接下来的几个小时，他在笔记本上写字，等待放学铃声。铃声响起后，他收拾好东西，像往常一样走回家中。根深蒂固的习惯对他产生了积极的影响。

然而，学业的要求变得越来越高，他与其他孩子间的差异变得更加明显。10岁左右时，学校对学术和社交方面的要求与唐纳德的能力之间已经形成了一道无法跨越的鸿沟。

1943年春，同学们升入四年级的时候，唐纳德返回家中，帮助母亲做一些简单的家务，以此换取零花钱，买票观看他喜爱的电影。与此同时，他爱上了计算《时代》周刊的出版日期，因此算术能力也得到了加强。他偶然见到了《时代》周刊的创刊号，那一期的封面上印着"第1卷，第1期"以及当时的出版日期"1923年3月3日"。他被这期杂志迷住了，从此开始痴迷于计算每一期《时代》周刊的准确出版日期。

他因此开始对日历着了魔。一次，在拜访母亲的朋友拉金一家人时，他将一张椅子拉到厨房，然后站在上面研究墙上的大幅挂历。他疯狂地来回翻动挂历，等他与玛丽离开后，拉金不得不将已被翻破的挂历从墙上取下。

尽管唐纳德绞尽脑汁努力，但这似乎无法换取任何成效。他擅长的内容已不再适应课堂教学的需求，而他不擅长的内容——理解阅读材料与历史——越来越妨碍他的学习。尽管他对生活的适应力逐渐进步，但是前进的速度还不够快。

唐纳德回家之后，玛丽陷入了孤独、沮丧和疲惫之中。这些情绪曾压垮这位陷入过类似状况的母亲。唐纳德第二次被家人送走了。

这一次，他并未被送往精神病院。唐纳德绝对没有被家人抛弃。事实上，他的新家是一个家庭——一处真正的家庭住宅，从特里普利特家到这里只有 18 分钟的车程。这座房子位于密西西比州尚未通车的偏远乡下。它建在一片纵横交错、没有路标的土路尽头的一座小山上，那里没有通电，没有通电话，没有自来水，也没有室内厕所。但是唐纳德的父母希望住在那里的夫妇能够善待他们的儿子，而且户外环境也有利于他的成长。

这对名叫欧内斯特与约瑟芬·刘易斯的穷苦农民并未受过什么教育，但是镇里的居民说他们为人正派、勤奋诚实。约瑟芬 40 岁出头，欧内斯特则大约 55 岁。他们膝下无子，靠在田里耕种为生。比蒙并未透露他们究竟支付给刘易斯夫妇多少抚养费，但是通过列昂·肯纳的记录，夫妻俩对待唐纳德的态度有案可查。

1945 年 5 月，肯纳来拜访特里普利特时，唐纳德已经开始在刘易斯家中生活。肯纳很想知道唐纳德的生活状态，当然，他也很好奇，自己的 1 号病例会在那里做些什么。事实上，在大部分周末及所有假期，唐纳德都会返回福雷斯特。肯纳来访时，他就在自己家中。但也有时候，所有人会挤进比蒙的车中，踏上尘土飞扬的道路去拜访欧内斯特与约瑟芬。

此时，对特里普利特一家而言，刘易斯一家已经成为他们的亲人。玛丽的父亲在 1943 年写给外孙的一封信中就明显表现出他对夫妻俩及其生活方式的欣赏："现在，我认为刘易斯夫妇是县里最好的人。他们试图将你训练成一个有用的人。你必须听他们的话，以此回报他们。替刘易斯夫人的炉灶里添些柴火，拾起柴刀，去给厨房添柴。"外祖父麦克拉维自己就在这样的农场中长大，直到 22 岁才开始外出打拼并通过金融投资挣到了钱。他尊重田间劳动。他告诉唐纳德："对男孩而言，这是最好的训练。无论在哪个方面，福雷斯特的生活都无法与这里相比。你可以在这里亲近自然与自然之神。"

他在信的最后提醒外孙："我爱很多人，但是我对你的爱不比我对我认识的任何人的爱少。"

列昂·肯纳并未像麦克拉维那样将农村生活理想化，但是在抵达农场并在那里逗留了几个小时后，他同样给予了刘易斯夫妇高度评价。欧内斯特和约瑟芬带着肯纳参观了他们的家，向他展示唐纳德的房间，并描述了唐纳德日常会做的事情。肯纳意识到，这对夫妇在偶然间找到了一种应对唐纳德缺陷的办法。一方面，农场的生活极其刻板——日复一日，夜复一夜，季复一季，遵循着同样的模式。唐纳德别无选择，只能遵守这里的时间表。

同时，他们也在适应唐纳德的强迫症与长处，并将其融入农场生活，他们在这个过程中展现出了创造力与灵活性。例如，肯纳观察到，唐纳德跑进一块玉米田，牵起套着重犁的马匹的缰绳，成功驱动了马匹。犁完一条长长的田沟之后，他掉转马头，开始犁另一条。当肯纳惊讶地望着唐纳德，刘易斯解释说，这一切始于唐纳德开始在玉米田间行走，痴迷地数着田沟数量的时候。那时，欧内斯特把缰绳放入他手中，向他展示如何控制马以及操纵犁头。这样一来，他就能够一边工作一边计数了。肯纳看着唐纳德来来回回地走了六七趟，犁好了一半田。这种活动似乎让这个男孩感到十分快乐。

唐纳德也被测量活动所吸引，并开始测量农场周围的所有事物，记下它们的长度、宽度、高度以及深度。再一次，欧内斯特注意到了这点，当农场里需要再挖一口井的时候，他就请唐纳德帮忙，让他将其当作一个需要测量的项目：现在的井有多深？还需要挖多深？

约瑟芬和欧内斯特同样体谅了唐纳德那些不够实用的嗜好。唐纳德曾一度极其痴迷死亡，每天都会将他发现的死鸟或死虫子带回家中。刘易斯夫妇并非不会严厉地对待唐纳德，而且如果他确实举止失当，他们也会用鞭子打他。但是，他们知道，唐纳德正试图从这些鸟类和虫子身上找到一些重要的东西。他们并未因唐纳德弄脏了屋里的环境而责罚他，而是指着家附近的一小块空地告诉他，他可以把所有动物都埋在这里。唐纳德热情地为它们建起小小的坟墓，他不仅埋葬了自己找到的所有动物尸体，而且还采取了一套正式的程序。

当肯纳踏入唐纳德的小公墓时，他发现唐纳德为所有埋在这里的生物都起了名字，而且在每个坟上都竖起了小小的木制标记，将它们视作刘易斯家族的成员。一根题有"约翰·蜗牛·刘易斯，生年不详"字样的墓碑吸引了肯纳的注意，上面的死亡日期则是他发现蜗牛尸体的那一天。

唐纳德在农场生活的训练下开始苗壮成长。在肯纳的印象中，生活在农场上的那段时间是唐纳德一生中最棒的经历之一。农场为他提供了限制与自由之间最为理想的平衡。唐纳德的话开始多了起来，他变得更富创造力，也能更成功地完成复杂任务。他还享受到了生活在城里时未曾有过的一种自由：探索的自由，去下一片田野中寻找鸟类和虫子，完全无须担心自己可能会被车辆撞飞的自由。

一段时间后，刘易斯开始每天将他送往附近的乡村学校继续接受教育。这里比城里的学校更适合唐纳德，原因很简单：学校只有一间教室，它本身就必须适应根据不同进度学习不同教材的孩子。他们很平静地适应了唐纳德在社交上表现出的一些怪癖，这是一个并不过分执着于外表的环境的又一项优势。

在这种环境下，唐纳德开始使用基本完整的句子与正确的拼写给父母写信，并与刘易斯分享他每天的生活细节。1944 年母亲节前夕，他提笔给玛丽写信，告诉她他去塞勒姆镇购物了。"欧内斯特先生告诉我，我必须在母亲节买一支玫瑰。"他写道，"他告诉我，红玫瑰代表母亲在世，白玫瑰则表示母亲已经离世。"他还提到他一直在赛球，"我的分数是……5/74。"他签上了"唐纳德·G. T. 刘易斯"这个名字。玛丽终生保留着这封信。

唐纳德一直记得那几年快乐的时光，那时候他是两个家庭的成员。在这样的安排下，他享受到了加倍的关爱与双重的保护，幸运地躲过了许多其他此类孩子的可怕遭遇——被困在大型精神病院中，常常被忽视，偶尔被虐待，而这只是因为他们的父母不像特里普利特家那样，拥有能为他们创造更好条件的资源。

看到唐纳德逐渐成长并掌握了如此多的知识，肯纳很激动。尽管唐纳德的整体改善状况可以被定位为"中等"，但就唐纳德的成长而言，中等就已经像是跨过了深渊。唐纳德向人们证明，至少有一些孩子可以克服自闭症中对正常生活影响最大的方面，而且我们应该试着鼓励他们进行这种探索。

6

某种天赋

14 岁那年，唐纳德在一夜之间重病缠身。病症出现时，他正在刘易斯家中。起初，他浑身发冷，随后便发起高烧，不久后却又冻得直打哆嗦。由于唐纳德病重，刘易斯让他停下手上的活计，卧床休息。后来，他的关节也开始出现问题。每每曲臂弯膝，钻心般的疼痛便会袭来，令人难以忍受。刘易斯夫妇顿时慌了神，他们将唐纳德塞进车中，送回父母身边。有好些天，唐纳德躺在自己之前睡过的床上，变得极度焦躁不安，非常易怒。就像家人说的那样，他再次变得极其"紧张"，表现得与年龄不符，更像回到了蹒跚学步的幼儿时期。随着体温持续飙升，他开始变得神志不清。

孟菲斯的坎贝尔诊所的一位医生将其诊断为斯蒂尔病（Still's disease），亦称幼年型类风湿性关节炎。这是一种自体免疫性疾病：出于不明原因，人体免疫系统转而开始攻击自身的关节组织。发病时的高热可能会致命，即便侥幸逃过一劫，孩子的关节也可能会受到持久损害，他们的膝盖可能会永久地粘连在一起。诊所医生用一种叫金盐的化合物与促肾上腺皮质激素这种类固醇将他从死亡边缘拉了回来。高烧渐渐退去，膝盖的疼痛慢慢减轻。然而，直到一年半后的 1949 年年中，唐纳德才能起身行走。

在孟菲斯，他的情况开始慢慢好转。几个月后，他回到福雷斯特，继续在父母家中疗养。对特里普利特一家而言，这是他们生活中的一个转折点——这些年来，唐纳德第一次可以整天与他们待在一起。几个月后，唐纳德慢慢恢复了健康，逐渐恢复了生病前在农场中展现的性格。他的"紧张感"日渐消退。因此，他的语言能力与学习水平再次得以提升，至少也算回归了正轨。月复一月，20 世纪 40 年代早期那个曾因极端行为而令特里普利特一家几近崩溃的男孩已渐渐不见了踪影，取而代之的是一位就餐时礼仪得当的年轻人。16 岁时，他再次回到家中。刘易斯夫妇将成为他永远的密友，但是唐纳德再也不会回到农场上生活。玛丽对唐纳德的生活另有安排。同年9月，唐纳德上了高中。

20世纪50年代初，还在读高中的唐纳德便已成为本地诸多传奇故事的主角。其中一些可信度更高，不过所有故事都与数字有关，尤其砖块那一则最为知名。

这则故事传说，一天，福雷斯特高中的学生们在校门口围成一个半圆，拦住了唐纳德。他们希望能够证实一则传言的真伪。传言说，唐纳德拥有快速计数的天赋，这些男孩就是想让他证明这一点。"喏，那边有多少块砖？"领头的男孩冲着体育馆一侧那堵又高又长的红砖墙点点头，向他发起挑战。据说唐纳德只瞥了一眼，便立刻报出了正确的砖块数量。

男孩们个个目瞪口呆。这么快？他们跌跌撞撞地跑去告诉别人，自己刚刚见证了那个特里普利特的本事。故事迅速传播开来，甚至连邻近城镇的居民都对此有所耳闻。这个故事经久不衰，但凡新入小镇的居民，在听到唐纳德·特里普利特这个名字的时候，也一定会听说他曾经在50年代初瞬间数出学校围墙上砖块数量的事迹。

这项描述缺少了一两处重要细节。一方面，似乎没有人记得唐纳德给出的实际数目。同时，也没有人解释过男孩们是如何判断唐纳德的计数是否准确的。在其中一个版本里，几个男孩跑到那堵墙前，花了一小时左右的时间，一块接一块、老老实实地清点了砖块的数量。而在另一个版本里，一个稍具数学头脑的孩子则做了一些快速的几何运算。但是多数情况下，人们仅仅是理所当然地认为唐纳德的答案完全正确。

且不论故事的真实性如何，这段插曲印证了唐纳德高中时期那些更为神奇的故事。但凡见过他的人必定会生出一个念头：尽管特里普利特家的这个男孩很奇怪，但他或许真是个天才。

50年代初，唐纳德在福雷斯特高中的求学经历中最不寻常的一部分就是他的同学、家人以及学校对待他这样一个远离校园多年且行为古怪的青少年的态度。

他们对他非常包容。

当时，在美国的其他地方，像唐纳德这样与众不同的孩子几乎都被学校拒之门外，或被送进了精神病院。福雷斯特高中的态度说明了很多问题。福雷斯特只是一个并不比其他地方开明的小镇，为何它的表现会与众不同，一开始答案并不明确。福雷斯特的白人居民并未就种族关系、种族隔离及公民权利对现状提出过抗议。没有人质疑过镇上法院为白人和有色人种分设的喷泉式饮水机。列昂·肯纳前往福雷斯特时所搭乘的列车也强制实行了白人与黑人分座的制度。按照法律，20 世纪 60 年代时的福雷斯特高中"只招收白人学生"。

考虑到这些因素，唐纳德似乎不太可能是因为当地包容气氛浓厚而被高中录取并受到同学善待的，包容的态度在当时并不盛行。他之所以能够享受到极为愉快的高中生活，主要还是因为他出生在相对拥有特权的家庭。

首先，他是特里普利特家族的成员。20 世纪 50 年代是他们家在福雷斯特的鼎盛时期。比蒙·特里普利特是镇上公认最好的律师。当他步入知天命的年纪之后，人们常常邀请他出任国际狮子会[1]（Lions Club）董事或当地童子军主席等显要职位。

玛丽的个人经历也反映出了丈夫的地位。20 世纪 40 年代唐纳德被送走之后，她再次过上了之前的生活，开始重返一轮又一轮的午餐会与花园派对。这些活动是镇里上流社会女性宴饮交际的基础，而她是其中的焦点。玛丽还成为双周俱乐部（Fortnightly Club）的成员，该俱乐部吸引了一群在当时的条件下没有机会进入大学的好学女性，她们排演话剧，朗诵诗歌，翩翩起舞，还会钢琴独奏。

特里普利特家就位于一个社交圈的中心，玛丽时常扮演女主人的角色。除了女性聚会，长老会的合唱团有时也会在他们家中排练。但是，尽管多数访客都很熟悉特里普利特的儿子奥利弗，却鲜有人见过唐纳德，因为那几年他一直在农场生活。

既然唐纳德已经回到家中，人们便不可能忽略他的存在。特里普利特一家显然不愿因为羞耻感而将他藏起来——合唱团、福雷斯特上流社会的女性以及任何人都有可能遇见他。如果某位女客人在客厅里朗诵诗歌的时候，唐纳德突然开始在卧室里大喊大叫，如果他呆呆地盯着某位已婚女士的胸部，如果他拉着某位访客大谈《时代》周刊或日历，那就顺其自然吧——他生性如此，客人们需要多加体谅。比蒙和玛丽委婉但明确地传递出这样一条信息：唐纳德是他们家中的一分子。因为我们说他属于这

---

1 世界最大的服务组织，总部设于美国。

里，所以他就属于这里。一番挣扎过后，他们明确向社会表示，从现在开始，他们希望自己的儿子可以获得与常人平等的待遇。

有证据表明，人们收到了这条信息。对唐纳德而言，福雷斯特的规模是一种优势。1950年时，镇上只有2 874人，因此消息传得很快。很容易便能想象，周围的父母会告诉自己的孩子："不要欺负特里普利特家的孩子。对他好一些。"这就是特里普利特家享有的社会权威。

但是，唐纳德能享受到快乐的高中生活，同样有学校里的少男少女们的功劳，是他们在每日的校园生活中接纳了这个有些奇怪的同学。分配给他们的任务最为简单，他们只要善待唐纳德便可，否则，他便很容易成为人们取笑的对象。毕竟，他比同年级的学生大上两岁，而且几乎无法与人交谈；他甚至可能根本不清楚自己成了别人嘲笑的对象。走路时，他的手臂僵直、远离身体，看上去就像一个字母A。而且如果有人与他发生肢体冲突，他几乎毫无反抗能力，个头矮小的他对打架一无所知。

对唐纳德而言，幸运的是，福雷斯特高中里有足够多的学生在帮助他避免这类遭遇，尤其是塞利奥特姐妹——塞莱斯特、伊冯和琼，她们极其关照他。她们是来自路易斯安那州的法裔，几年前才迁到福雷斯特，当时她们的父亲被铁路局雇用，为进出城市的列车的发动机供水。由于上学时只会说法语，她们自己也在试图融入校园生活。

她们的母亲并不太看重教育问题，经常让她们留在家里帮自己干活，这对她们想融入学校的愿望并无益处。因此，三姐妹和弟弟保罗的学习成绩落后于同学们，这使得他们像唐纳德一样，要和比自己小一两岁的同学一起上课。但是这些女孩却有着强烈的责任心。每当看到唐纳德被人嘲笑，她们就会挺身而出，挡在他的面前，利用自己的年龄优势吓退试图欺负唐纳德的人。后来，孩子们都学乖了，不再热衷于刁难唐纳德。他为同学所接受，更多的孩子开始了解学校里这个最奇怪的男孩，到最后，他们完全不觉得他奇怪了。差不多从那时起，人们便不再叫他唐纳德，而是用D. G.——"唐纳德·格雷"的缩写——来称呼他。因为唐纳德喜欢用姓名的首字母缩写来称呼其他人。

不过，成为唐纳德的朋友却依旧不是一件容易的事。他很喜欢一个人待着，而且似乎偏爱这样做。所有人都在上课的时候，他的表现就不是很明显，他会坐在课桌前与大家做同样的练习。但是一旦到了课间，福雷斯特高中荷尔蒙高涨的社会旋涡便会开始运转，此时的情况就会完全不同。他会几乎默不作声地穿过走廊，似乎完全没有察觉周围喋喋不休的话语以及这群青少年所处的阶层与派系。这些对他来说无足轻重。

午饭时，除非塞利奥特姐妹在他身旁坐下，他通常都是独自一人进餐的。孩子们聚集在户外时，唐纳德通常会走向操场边缘，一个人站在那里望着天空。过了一会儿，他会伸出右手食指，开始上下左右地摆动，在空中比划数字。一段时间之后，同学们便对此习以为常，不再关注此事了。但是看他比划的孩子知道他究竟写了些什么。他比划的是数字。唐纳德以天为纸，在做算术。

对数字的痴迷成了连接唐纳德与社会的桥梁，是他赢得同学额外尊敬的资本。每当看到他独自待在一边，在笔记本上写写画画时，他们就会从背后偷瞄一眼，结果看到的是一页页、一行行的数字。他们看不懂这一串串的密码，于是得出一个结论，唐纳德一定在进行一些更高等的数学练习。更有可能的是，他又开始像多年来一直在做的那样，编制自己独特的索引表了。但是其他孩子并不清楚这些，对他们而言，他就像是徘徊在他们中间的数学天才。

从某种程度上来说，唐纳德确实是一个算数高手。他已经练习了很久心算，可以瞬间计算出任意两位数的乘积。孩子们会在院里抓着一张事先写好答案的纸找到他。

"D. G.，84 乘以 17 等于几？"

唐纳德会停下来，稍稍合眼后，再度睁开回答。

"呃，呃……1 428。"

瞥一眼手上的纸片。正确。

"42 乘以 93 呢？"

"呃，呃……3 906。"

又算对了。

唐纳德对数字过目不忘。人们经常见到他在父亲办公室附近的法院广场周围闲逛，研究停在那里的车牌。一次，班上的一些男孩在那里撞见了他。出于直觉，其中一人问道："那辆普利茅斯的车牌号是多少？"他指了指远处的一辆车。唐纳德闭上眼睛，片刻之后便报出一串字母和数字。男孩们奔到广场对面，绕到普利茅斯车后。

"嘿，D. G.，"其中一人喊道，"你答对了，D. G.！"

不久以后，福雷斯特的居民就知道了，唐纳德能够记住镇上所有汽车的车牌。他还能记住镇上所有人及其号码——他自己给他们分配的号码。

例如，已经高三的唐纳德走到高一新生詹奈尔·布朗的面前。两人之前从未说过话。

"呃，呃……詹奈尔·布朗，从现在开始，你的号码是 1487。"说完他便转身离开了。在走廊里再次见到詹奈尔时，唐纳德走近她。不过这一次，他没有用她的名字，而是用号码与她打招呼。"呃，你好，1487！"然后他就走开了。

唐纳德在学校里继续着这种方式。那些被选中的人一头雾水，完全不明白唐纳德为何要给他们分配一串数字，这些数字究竟代表了什么。唐纳德似乎只是随机挑选同学，选择的数字本身也是如此。有些人像巴迪·洛维特那样，有一组像 333 这样的三位数号码。其他人则像詹奈尔那样，拥有一串四位数的号码。关于号码的依据有各种理论，众说纷纭。有人说唐纳德会分配数字的基础是此人升入天堂的概率，其他人则怀疑这些数字与他们的外表吸引力有关。

一位名叫约翰·拉金的同学认为，这两种说法都无法解释他获得的号码。对于这个号码的来源，他自有一套说法。

约翰与唐纳德打小便相识。两人的家离得很近，约翰经常受邀前往特里普利特家玩秋千。唐纳德弄坏的挂历就是约翰家的。后来，在唐纳德前往刘易斯的农场生活之前，从一年级到三年级，两个男孩还在同一个班级学习。不过，等到了 20 世纪 50 年代初，两人都在福雷斯特高中就读时，约翰已经比唐纳德高出了两个年级，而且成了橄榄球队福雷斯特勇士队的明星球员。与同学们比起来，约翰长成了一个坚如磐石的巨人，他的意志也同样坚定。和塞利奥特姐妹一样，他不允许人们为难唐纳德，一旦发生此类事件，他总会插手，予以制止。

一天，唐纳德走到约翰身边宣布："约翰·拉金，从现在开始，你的号码是 193。"也许他是在回报他的友情。约翰想知道，为什么自己的号码是 193？一连几天，他都百思不得其解。后来，在某个星期五的晚上，勇士队即将面临一场重大比赛之前，他看到了官方公开的比赛手册。上面列出了双方球员的姓名、球衣号码以及身高和体重。他用拇指沿着表格找到了自己的名字，上面显示，他在该赛季的体重是193磅。

唐纳德本人从未解释过自己编制号码的规则，但他用这种古怪的方式为自己创造了一种社交互动，虽然这种交流只有几句话，但它依旧算是一种交流。唐纳德的数字编码无害、新奇、迷人，显然吸引了人们的注意。

对唐纳德而言，福雷斯特是一个安全的地方，不仅是因为他了解这里的一切，而且因为整个社区也一直在适应他的行为方式。十五六岁的时候，人们还经常见到他一边在空中涂鸦，一边在通向镇外的高速公路边上走向远方。开车经过他身边的人都会放慢车速与他打招呼，询问他是否需要搭便车，或建议他返回镇上。如果他说自己还想再走走，那也无妨。唐纳德已经成为他们的保护对象，因为他们知道唐纳德需要这种保护。他成了人们生活的一部分，也受到了人们的喜爱。

事实证明，三年级是唐纳德在福雷斯特高中度过的最愉快的一年。除了最擅长的数学，他在其他科目上成绩平平。他很难掌握历史与英语——这两门学科的精髓便是人类的发展故事。不过，他还是在这两门课上拿到了C。他加入了一两家俱乐部——美国未来农场主协会与学校的合唱团。但他在高三下半学期期中时取得了有史以来的最好成绩，当时他参加了一部校园剧的选拔，并成功获得一个角色。

那是他生命中的一块里程碑。可以说，没有什么比戏剧需要的社交合作更多了，唐纳德突然间成了这种活动中的一员。他们排演的是一出流行闹剧《猴子叔叔》，故事讲的是一个年轻漂亮的女孩假扮成一个调皮捣蛋的男孩期间发生的一系列乱点鸳鸯谱的故事。唐纳德扮演的是13岁的比利·鲍勃·赫菲尔德，镇上一位好管闲事之人的儿子。具有讽刺意味的是，比利·鲍勃也是一个臭名昭著的校园恶霸。

相较其他演员，也许背诵台词并在恰当的时机开口对唐纳德来说是件更容易的事，因为这恰恰可以发挥他的一项优势：超强的记忆力。而在表演中，即便他的声音毫无感情也无关紧要，当地观众早就习惯了他说话的方式。镇上的人知道，只要倾听言语本身传达出的幽默就可以了。1953年某个星期二的晚上，剧作家笔下的台词从唐纳德口中源源不断地涌出，从未有人听他一次说过那么多话。幕布垂下，演员们鞠躬谢幕时，还有一件事情十分明显：唐纳德没有丝毫怯场。相反，他似乎很喜欢观众对他的关注。

6月毕业季来临后，玛丽和比蒙邀请全班同学来家中参加一场由父母发起的"祝你好运自助晚餐"，每位出席的毕业生都收到了象征好运的一分钱。这个夜晚给了班上的 53 人再次聚在一起交际的机会。所有人都会在别人的毕业纪念册上留言和签名。虽然唐纳德没有拿到所有人的签名，但是他设法让多数年轻女性在自己的毕业纪念册上留了言，其中一些人将在一两年内结婚。每个人都用不同的方式向这位比她们年长的同学传递出了像母亲般充满爱意的心声。被称为"多特"的多萝西·斯特劳德提笔写道："致我所认识的最可爱的男孩之一。"玛格丽特·史密斯附和道："致一个可爱的男孩，记得要一直像今年这样表现出色。"班长之一玛格丽特·安·威姆斯写道："唐，你拥有许多能力。在过去的一年中，你将它们出色地展现了出来……"

一些人提到了他们心中唐纳德具有的天赋。安·维波莱特写道："你的头脑与众不同，让我相信你能因此取得巨大成就。"乔尔·安特利则说："致我最好的朋友以及我所认识的最优秀的学生之一。"

乔尔并不是唯一将唐纳德视作朋友的人，其他几名男孩也使用了同样的表达，其中就包括吉尔伯特·布鲁萨德，这位专业级运动员曾与唐纳德一同排演过戏剧。他写道："D. G.，你是我最好的朋友之一，尽管你确实喊了我一千次傻瓜。祝你好运，好友吉尔伯特·B。"学生会主席汤米·霍夫在自己的笑脸下写道："唐，高中这些年来，你一直是我灵感的源泉。祝你好运连连。"

与班上其他同学一样，唐纳德也迎来了属于他自己的变化。他被位于福雷斯特 40 千米之外的迪凯特的中东部社区学院录取。那里的学生都需要住校，这就意味着他将再次远离家庭。对唐纳德来说，这是一项艰巨的任务，因为他向来不擅长应对变化。但是有证据表明，他很期待这场冒险。

他在同一本毕业纪念册中自己照片的右侧草草写下一条简短的信息。照片拍得不错。他穿着夹克，系着领带，头发梳得十分整齐。他已经学会直视镜头，唇角勾出一抹探寻般的、若有若无的微笑。摸清唐纳德的想法并不是件容易的事，但是这一次，他为所有想知道他想法的人写明了一切。他用自来水笔向自己的未来做了简短的致敬：

祝我好运

D. G.

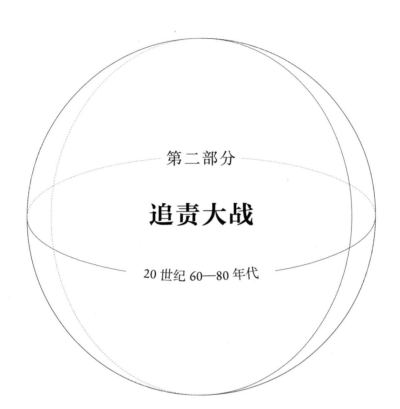

第二部分

追责大战

20 世纪 60—80 年代

7

"冰箱母亲"

事实上，并非所有婴儿都生来可爱。丽塔·泰珀所犯的错误就在于，自儿子呱呱坠地的那一周起，她便认同了这一点。那一年她 24 岁，一直期望自己的孩子是个柔软可爱、粉嘟嘟的婴儿。然而，这个名叫斯蒂芬的男婴却瘦骨嶙峋、肤色泛黄，身长显得有些不太正常。由于黄疸偏高，他的肤色有些病态，这在新生儿中十分常见，一般来说无须太过担心。可是他却黄得像玉米一般，一撮撮黄色头发全部立起，看起来也很怪异。不，丽塔不能说斯蒂芬是个漂亮的孩子。诚实面对现实的话，斯蒂芬当时的模样——骨瘦如柴、皮肤微黄、头发呈针尖状——让他看起来糟糕得像一只鸡。

两年半后的 1966 年，这些记忆将击垮丽塔，因为那时将有人让她相信，就算只是有过觉得儿子丑陋的念头，也会给他带去终身的伤害。那时，斯蒂芬刚刚被确诊为自闭症，而丽塔则在纽约的贝尔维尤医院回答前来帮助她的一名社工所提出的一系列问题。

当然，丽塔才是那个满腹疑问的人，但社工能够解答的问题并不多。自闭症极其罕见，相关研究也为数不多，多数医生都对此一无所知，甚至没有听说过这个名称。几个月前，精神病学家塔夫特博士为刚满两周岁的斯蒂芬做了检查。他在与丽塔及其丈夫杰瑞见面时一针见血地指出："你们遇到了一个严重的问题。"几分钟后，他告诉丽塔，斯蒂芬可能有"自闭症"。塔夫特谈了很久，但是到后来便开始不知所云。丽塔觉得自己就像在看一部肥皂剧，到最后不知不觉便入了戏。回家后，杰瑞走进卧室，瘫在床上开始抽泣。丽塔立刻明白，自己必须坚强起来，即便这意味着她必须承担起所有的责难。

泰珀一家获知斯蒂芬病情的时候，距离列昂·肯纳记下唐纳德及其行为暗示的

"新奇"综合征已足有 23 年之久——差不多隔了一代人。彼时，肯纳在文中提及的唐纳德以及其他 10 个孩子业已成年，而且分散在美国各地。作为一种有意义的诊断，我们所知晓的自闭症仍在不断获得认可，但在有关自闭症的一些判定标准及最佳名称等方面仍未达成共识。例如，肯纳坚持使用"婴幼儿期自闭症"这一术语，而另一些人则将其称为"肯纳综合征"，以此表达对他的敬意。

无论这种病症究竟叫什么，待到 1966 年斯蒂芬确诊时，这一概念已经获得了一定的临床认可度。到那时为止，各类医学文献已提及数百名儿童，他们或多或少表现出了那些被肯纳联系到一起的行为。多数人生活在美国，而且以约翰·霍普金斯大学的肯纳诊所确诊的病例最为集中。

然而，尽管自闭症患者的数量不断增长，人们却并未对自闭症的本质进行过持续的科学探索。部分原因在于科学家们认为此类病例过于罕见，不值得给予其充分关注。然而，更重要的因素则是，整个精神病学界一致认定，一部分孩子会患上自闭症的谜团已然揭晓。

结论是，自闭症的根源是母亲对孩子的爱不够。

20 世纪 40 年代末，当丽塔·泰珀自己还是孩子的时候，这种想法便已在人们心中落地生根。到了 60 年代，当她成为一位母亲时，它依旧是人们心中的信条。在她被告知斯蒂芬患有自闭症后，人们几乎立刻向她抬出了这个观点。与当时所有试图抚养自闭症患儿的母亲一样，丽塔不得不接受这种观念。她知道医学界认定她就是引发儿子自闭症的罪魁祸首。

在确诊患有自闭症几周后，斯蒂芬加入了贝尔维尤医院的一项计划。但是为了能让斯蒂芬得到治疗，丽塔也必须接受诊治。这种安排体现了该项目的前提：母亲是造成孩子患病的部分原因，如果希望孩子的病情能够得到改善，她本人也必须接受治疗。因此，斯蒂芬被带进一间挤满了同样需要帮助的孩子的房间里，一位社工则接待了丽塔。有时这种会面以一对一的形式出现；有时，丽塔则会加入一小群母亲的行列，她们的孩子都加入了这个项目。在那段日子里，她们坐在折叠椅上，在一间更大的房间内围成一圈。

大家会在小组会议期间认真地忏悔。每位母亲轮流发言，社工则在一旁提供指导。母亲们围成一圈，依次梳理自己有关孩子最初几周与几个月的生活的模糊记忆，试图确定他们的自闭症始于何时。但是，这样做的目的并不是确定她们何时首次注意到自己的孩子出现了病情。相反，母亲们在尽力回想自己可能在哪一刻，在甚至完全没有意识的情况下犯下了错，使孩子受到了巨大的心理创伤，以至于他们永远缩进了自己构建的现实之中。这项工作既艰难又严肃，因为它所假设的前提是孩子在出生时"完全正常"，然后，不知何故，母亲给他们带来了毁灭性的心理伤害。

小组会议期间涌现出了大量此类观点。一位母亲承认，她也许在另一个孩子身上倾注了过多的时间。另一位则羞愧地承认，也许在女儿长牙的时候，她因为自己睡眠不足而生出了过度怨恨的情绪。其他人则绞尽脑汁地回想自己在抚养孩子的过程中暴露了哪些不足。包括丽塔在内，所有人都拼命想弄清自己究竟做错了什么。如果能够找到她们所犯的错误，也许还能改变孩子的行为，并弥补这种伤害。

丽塔并未立即想到自己曾把孩子想象成一只鸡的事情。出生几天后，斯蒂芬的黄疸就已消失，她早已将这件事抛到了脑后。很快，她便开始觉得自己的宝宝变得极其漂亮了，其他人也意识到了这一点。在斯蒂芬学会走路之前，当她推着婴儿车在纽约雷克斯公园周边散步时，路人都对他赞美不已。他有一头金发，蓝眼睛美得惊人，模样甚是俊俏，完全可以为婴儿食品代言。但是当邻居对他轻声细语时，斯蒂芬却始终一声不吭，没有任何回应。

丽塔开始起疑，尤其在他过完一周岁生日之后。一些朋友的孩子与斯蒂芬年纪相仿，他们已经开口说话了。这个年纪的斯蒂芬应该能发出声音，至少也应该努力与人沟通了——就算只喊一声"妈妈"或"爸爸"，但是他没有。

他似乎也不清楚应该怎样玩玩具。父亲花了几个小时的时间教他如何将面包圈状的塑料圆环堆放到一套木钉上：最大的圆环摆在最下面，最小的圆环叠在最上面。斯蒂芬只会用它们来做一件事：砸地板。放进他手中的玩具都只有这样一种用途。无论是什么玩具，他都只想将它们敲得咚咚响。这件器物甚至不需要是一个玩具。家里的一套烛台是他最喜欢敲打的东西。这套纯银烛台已被他砸得变了形，无法再用了。

丽塔在拜访儿科医生期间指出，斯蒂芬的发育似乎不太正常。但医生总会用同一句话回答她：应该让斯蒂芬按照自己的速度成长。"让他享受自己的人生！"他会温暖地微笑着告诉她，她太过担心了。但是，他只在自己的办公室而非在真实的世界中短暂地见过斯蒂芬几面，每次都只有几分钟而已。除了用力砸东西，斯蒂芬现在还特别喜欢跑步。

学会走路后不久，他便开始撒腿奔跑了。就这一点而言，斯蒂芬的发育要早于同龄人。他很早便会翻身、坐起、走路和跑步了。在这些方面，他走在了同龄人的前面。直线冲刺似乎是他的一种需求，不论何时，只要被放进婴儿车中，他唯一的冲动就是爬出来奔跑——不是绕圈，而是朝任何方向直线冲刺，穿过大门，越过或绕过任何障碍。当丽塔将他带至一个筑有围栏的游乐场，把他放到地上的时候，他直接冲向大门，穿过大门后沿着人行道跑了起来。

这就意味着正怀着第二个孩子的丽塔也必须不断奔跑。她拖着童车追在斯蒂芬身后，冲进车流，把他从飞驰而过的出租车与公共汽车之间拉回来。她开始意识到，但凡去游乐场，便必定会发生这一幕。同时，围栏内的其他母亲则可以平静地坐在那里聊天，几乎从不需要追在孩子身后，将他们从车流中救出来。

"你没有做错什么。"每次咨询时，儿科医生都会这样告诉她。他一再鼓励她"放松心情"，话语间并无丝毫讽刺之意。

一天，在拜访了泰珀一家之后，医生突然改变了想法。当时，斯蒂芬的妹妹艾莉森已有几个月大了。儿科医生专程登门，为自己诊所负责的所有新生儿提供例行的新生儿检查。丽塔在婴儿护理台上清理出一片空间，儿科医生俯身用听诊器检查艾莉森的心肺状况。但是，他的目光不断飘向屋子的角落，斯蒂芬正在那里敲打玩具。随后，他突然跳起来，伸手刮掉了家具高处的一大块灰尘，因此制造了大量噪音。医生的眼神不断在引发骚动的斯蒂芬与静静躺在护理台上的女婴之间转移。

发现医生望向斯蒂芬之后，丽塔满脸疑惑地看着他。医生说："我想我们应该送他去筛查。"事实上，丽塔在听到这句话之后感到很高兴。终于，她的担忧不再仅仅是母亲的焦虑。她一定从未想过，斯蒂芬也许会患上一种无法治愈的疾病。

几周后，丽塔坐在贝尔维尤医院的社工面前，回答了一系列关于她对斯蒂芬的最初印象的问题。

"第一次见到他的时候，"社工问道，"你觉得自己爱他吗？"

"事实上……"丽塔开口了。她觉得这个事实很重要。她希望整个过程能够起作用,因此她决定完全坦白。她提到了鸡的故事。

随后,回忆慢慢展开。她告诉社工,按照规定,在新母亲享受的 5 天休养期过后,她便出院了。但由于黄疸的问题,斯蒂芬仍需住院观察。这就意味着,这几天内,她不得不赶到医院探望他。她承认自己压力很大。

斯蒂芬回家后,她又遇到了其他困难。他拒绝别人的拥抱,每当母亲或任何人要抱他时,他就会推开他们或进行反抗。他几乎不睡觉——顶多睡上一个多小时便会醒来。因此,她也无法得到休息。

此外,喂奶也成了问题。一开始,与 20 世纪 60 年代的多数美国婴儿一样,丽塔可以用奶瓶给斯蒂芬喂奶,但是他似乎无法消化任何配方奶粉。他极有规律地进食,然后呕吐——大力喷射出的液体在地毯、家具以及她的所有衣服上都留下了污渍。

没错,一开始他看起来就像是一只鸡。没错,照顾他的过程中时常充满压力。没错,他令她感到筋疲力尽。她现在已经疲惫至极。

倾诉之后,丽塔从社工看她的眼神中读到一条信息:他们一定取得了一些进展。显然,社工们想要寻找的正是丽塔对发生在自己与斯蒂芬之间的所有问题的描述。丽塔越来越清楚自己究竟做错了什么,而游乐场中的其他母亲又在哪些方面做出了正确的选择。尽管面对现实将是一个痛苦的过程,但是她别无选择,只能对自己承认:也许她没有向斯蒂芬展现出足够的母爱。

社工让她自己得出了这个结论,随后又补充了一些观点。她询问丽塔是否对第二个孩子艾莉森的外貌感到失望。丽塔不得不承认,艾莉森符合她对婴儿外貌与行为的所有期待。她的小女儿出生时粉嫩嫩的,圆润又可爱。丽塔抱起她的时候,她会软软地融进她的怀里。丽塔很聪明,她知道这意味着什么。她从一开始就觉得艾莉森很美,从一开始就热情地拥抱她,所以她没有得自闭症。

就是这样。由于将婴儿时期的斯蒂芬想象成了一只鸡,丽塔在毫无防御能力的婴儿心中灌输了被人拒绝的感觉。此后,她对他的爱——漫长无眠的夜晚、喂食时的艰辛、追在他身后的那些令人疲惫的日子——都已不再重要。他的自闭症没有好转,因为问题出在她的身上。

也许有些母亲当即便会对这种解释嗤之以鼻。但具有讽刺意味的是，接受过良好教育的丽塔反而不会这样做。她获得了亨特学院授予的社会学学士学位，并将在未来几年内成为纽约市儿童福利局的社工。她曾在一家成人精神病院工作，也曾在南布朗克斯的一项特殊教育计划中教授五年级的课程。她读过大量有关自闭症的介绍，因此能够理解专家的意见：自闭症一向是母亲导致的。

是谁把她的儿子想象成了一只鸡？她一直在问自己。她知道答案，但可悲的是，她也知道结果。她成了教科书中的案例。她只希望自己愿意完全承担责任并继续接受治疗的决心能够从根本上弥补她作为母亲的失败，并足以及时将她的儿子从自闭症的牢笼中解救出来。

"冰箱母亲"（refrigerator mother），就是这个术语，它也成了一种诽谤——1948年4月26日，《时代》周刊发表的一篇题为《医学新知：被冰冻的儿童》（*Medicine: Frosted Children*）的文章是该杂志关于自闭症的最早报道。这篇文章埋下了第一粒有关"冰箱母亲"这一念头的种子，它的主要目的是向《时代》周刊的读者们介绍这种罕见的"裹着尿布的精神分裂症患者"，这些孩子觉得"独处时才最幸福"。然而全文却充斥着一股浓浓的责备意味。杂志在文末提出一个疑问，"是这些冷漠的夫妇将自己的孩子冰冻成"自闭症患者的吗？根据《时代》周刊的观点，在有据可查的病例中，所有患儿的父母均有一种特殊的共性。他们"几乎不了解孩子""冷漠"且"感情不外露"。坦率地说，"这些人全都存在问题"。

文末援引了一位专家塑造的自闭症的形象，未来20年，人们对自闭症的公开讨论多以此为基础。这是他对这些年轻的"可悲患者"——借用《时代》周刊的话——遭遇的命运进行的描述，他认为这些患者都生活在存在缺陷且冷漠的父母的掌控下。专家说他们被"简单地塞入了永远不会解冻的冰箱之中"。

随着时间的推移，有关责任的讨论将绕过父亲，最后几乎完全集中在母亲身上。她们被贴上了"冰箱"这个隐喻的标签。对她们遭遇的困难，人们的态度由同情转变为蔑视。几乎所有的美国精神病学家都参与到了对"冰箱母亲"的排斥以及对其进行攻击的描述之中。然而，其中一位专家却将这一概念极端化，以至于他的名字成了谴责母亲的代名词：布鲁诺·贝特尔海姆（Bruno Bettelheim）。

8

第 15209 号囚犯

他是布鲁诺·贝特尔海姆医生，有时被人简称为"B 医生"，尽管他实际上并不是一位医生，至少他既未读过医学院，也未曾获得心理学的学位。贝特尔海姆曾是奥地利的一位木材商人，也是一位艺术史博士。然而，不知何故，他在 20 世纪 50—60 年代成了最受美国人民爱戴、尊敬与信赖的人类心灵的药剂师。

就连贝特尔海姆自己都曾绝望地承认自己长相粗鄙。从某种程度上说，这种情绪困扰了他一生。他是在而立之年第一次踏上美国的土地时才开始学英语的。但是他聪慧机智、富有魅力并动力满满，凭借这些品质、一口带着维也纳口音的英语和良好的口才，他攀到了美国流行文化的顶峰。尽管他写的书晦涩艰深，但是本本都成了畅销书。他在为杂志撰写封面故事的同时，自己也成了这些封面故事的主角。《芝加哥杂志》（*Chicago Magazine*）在头版介绍中称其为"心系众生者"。英国广播公司（BBC）在一部纪录片中将他列为世界上"健在的最伟大的儿童心理学家之一"。他是《今日秀》（"Today"）的嘉宾，也是深夜电视节目的收视保证。伍迪·艾伦（Woody Allen）在拍摄伪纪录片《西力传》（*Zelig*）时，就曾邀请贝特尔海姆友情客串一个为他量身定制的心理学权威的角色。贝特尔海姆欣然应允。毕竟，这样的角色他已经扮演了 30 年之久。这部电影最终于 1983 年上映。

第 15209 号囚犯隔着桌子站在一位年轻的盖世太保队长面前。队长伸手示意他坐下。这位犹太囚犯很清楚他对他们这些人的看法，因此谢绝了。尽管受到了怠慢，这位盖世太保军官还是取出一枚橡皮图章，并在询问了一些先决问题后，将其准确无误地盖在一份允许他离开布亨瓦尔德集中营的官方文件上。文件要求他在获得自由后，必须在规定期限内离开奥地利，前往美国，并向他提出了永远不能回国的苛刻条件。

那一年是 1939 年 4 月。

这就是贝特尔海姆讲述的故事。在这个版本中，他就是那位囚犯，而那位年轻的队长则是一个名叫阿道夫·艾希曼（Adolf Eichmann）的纳粹军官。这场美国流行心理学界的未来之星与日后注定会因策划了针对犹太人的大屠杀而被送上绞架的纳粹之间的偶遇似乎不太可信，也许这段历史确实是贝特尔海姆编造的。

传记作家理查德·波拉克（Richard Pollak）是为贝特尔海姆撰写传记的作家中最具批判精神的一位。根据他的调查，贝特尔海姆喜欢大量美化事实。几十年来，波拉克在广泛研究中发现了贝特尔海姆夸大或遗漏与其工作和生活相关的重要事实的大量例子。例如，波拉克发现，贝特尔海姆曾在不同场合提起囚犯故事中的一部分，但是对自己挫败了这名大屠杀策划者的气焰的行为，他只提过一次。按照波拉克的说法，"艾希曼均未出现在"其他版本的故事中。波拉克认为，几乎可以肯定，贝特尔海姆从未见过艾希曼。

贝特尔海姆的确在集中营中被关押了 11 个月。1938 年 5 月，纳粹在维也纳对犹太人进行了一次大围捕，贝特尔海姆便于那时被俘。随后，他被押进一辆牛车，送至德国的第一个集中营，达豪集中营。他在那里前几个月的生活几乎与盲人无异。因为他是高度近视，而他那一副啤酒瓶底般厚的眼镜被一名卫兵砸碎了。

当时，德国已经吞并了奥地利，但是第二次世界大战尚未打响，难民营尚未成为主要的死亡工厂。对犹太人来说，难民营是用来恐吓他们逃离帝国的工具。他们在那里受到了苛待，随时遭到殴打。每天都有囚犯死于疾病、营养不良和随心所欲的枪决。4 个月后，贝特尔海姆被转至布亨瓦尔德，那里的生活条件更加艰苦。不过，难民营成立之初，确实存在囚犯被真正释放的可能性，对犹太人而言尤是如此，条件就是他们永远离开祖国，所有财产被收归国有。

在获得释放之后，贝特尔海姆被勒令在一周内离开自己的出生地。1939 年 5 月，他带着严重的心理创伤来到纽约——骨瘦如柴、牙齿残缺，积蓄几乎被剥夺殆尽。他没有工作，只懂少许英语，身边只有一张维也纳大学颁发的艺术史博士学位证书，那是他在 7 年中一边经营家中的木材生意一边求学所取得的成就。乍看起来，这一纸文凭并不能助他在国外找到一份带薪工作。

除了自由以及在这片最终给予他第二次生存机会的土地上临时居住的许可，他一无所有。他充分抓住了这次机会。10 年后，他日渐成名，开创了新的生活，并且在公众眼中创造了一个新的自我。名字后面的"医生"二字已成为他的一种固定身份。

1950 年，芝加哥大学邀请贝特尔海姆担任索妮娅·山克曼儿童康复学校（Sonia Shankman Orthogenic School）的负责人。这家学校收治了一些心理失常的儿童，相当于一间研发可以治疗这些儿童的新疗法的实验室。

简言之，贝特尔海姆汇报说，他在治疗自己负责的患有精神疾病的学生这一方面取得了巨大成功。这反过来又引发了在何为"正常"儿童的最佳养育方式这一问题上，人们对他所给意见的巨大需求。

多年来，除了为育儿杂志撰写专家意见，贝特尔海姆还会在电话中应记者的要求在精神病学或心理健康方面发表见解。这些记者常常需要在截稿日期前在自己的稿件中添上几句专家意见。每月，他还会为芝加哥的年轻母亲们举办讲座，主要就如何正确抚养子女这个话题向她们提供指导。夜晚时分，40 多名女性会在孩子入睡后挤进大学中的一间研讨室，座谈会常常能够持续几个小时。

"他就是上帝，我们都很崇拜他。"一位母亲告诉理查德·波拉克。后来他采访了他能够联系到的所有人。

关于贝特尔海姆的生平，至少有三部全面的传记出版。虽然从批评到同情，书籍的态度不一，但是它们都就一位拥有艺术史博士学位的奥地利木材商人为何会被视作一位杰出的儿童心理学家及自闭症成因方面的权威专家这一问题进行了探讨。答案依然没有定论。也许贝特尔海姆确实依靠自学掌握了一些令他着迷并具有意义的精神分析知识。他是维也纳犹太移民中的一员，那里是精神分析的诞生地。同样是在那里，精神分析开始成为知识分子言谈的基础，影响了戏剧、文学、政治与艺术——贝特尔海姆并不太了解这些。人们公认，他至少在维也纳大学上过两门心理学课程，而且在一生中阅读了大量心理学书籍。

在对各处进行了一些巧妙的调整之后，贝特尔海姆将自己的人生经历扩充并美化成了一份诱人的履历。似乎没有人打算花时间去核实这些经过加工的部分，即便它们帮助贝特尔海姆打开了通向学术顶峰的大门。最终,芝加哥大学的校长罗伯特·哈钦斯(Robert Hutchins)成了他最热心的支持者之一。

贝特尔海姆的王牌就是他在纳粹集中营中的经历。在这个问题上,他拥有美国学者所无法比拟的资历与真实性。他写道,欧洲的犹太人自身也要为大屠杀担起部分责任——因为在此之前,他们不愿被同化,而在此之后,又不愿反抗。他觉得自己有权利这样做,因为他曾是集中营中的一员,而现在活着从那里出来了。美国的犹太裔大众在听见这番言论之后极度震惊,勃然大怒,但是他从来没有退缩。

当时鲜有美国人知道集中营的存在,他们也不相信不时泄漏出来不可思议的零星信息。作为生活在美国的集中营幸存者,他对此感到极其惊愕。他不得不向他们证明,那些听上去令人难以置信的内容完全真实。1942年,经过一年多的努力,他写完了一篇介绍他在被囚期间所见所闻的文章。他不仅描述了铁丝网后的生活条件,还分析了集中营难民的心理:为什么一些人能够忍受这些噩梦,而另一些人则表现出畏缩与放弃。一年之后,他才说服杂志发表这篇文章。

最后,这篇题为《极端情境下的个人与集体行为》("Individual and Mass Behavior in Extreme Situations")的论文发表在《变态心理学与社会心理学杂志》(*The Journal of Abnormal and Social Psychology*)上,震惊了读者。很快,其他发行量更大的出版物开始大幅转载或全文刊发他的文章。贝特尔海姆的地位开始迅速飙升。多年来,这篇英语论文一直是对纳粹试图秘密实施的暴行的决定性描述,也是对囚犯心理的一种分析。诚然,其作者并非一位精神病医生;事实上,当一位发行商这样称呼他的时候,贝特尔海姆还专门写了一张便条纠正。

巧合的是,就在贝特尔海姆发表这篇文章的几个月前,列昂·肯纳首次对唐纳德以及他观察的其他10个男孩和女孩进行了描述。鲜有美国人了解集中营,而根本无人知晓自闭症。10年间,这种病症的相关情况依旧不甚明朗,只有一小群阅读过肯纳的论文并认为也许他们自己也在行医过程中遇见过此类病例的精神病医生才熟悉这种病症。

贝特尔海姆认为,自闭症值得引起他的注意。

1955年,贝特尔海姆向福特基金会申请一笔拨款,希望能在儿童康复学校中招收几名自闭症患儿并对他们进行为期 7 年的教育。他提议可以一边寻找最好的方式接触他们，一边跟踪他们的发展。他同时指出，可以将从中学到的经验应用到更广泛的领域之中。"从这些永远无法正常调节情绪的孩子身上，"他写道，"我们可以了解很多与正常调节情绪以及通过精神疾病调节情绪相关的内容。"他最终获得了资助。

可以肯定的是，贝特尔海姆并不打算研究这些孩子的大脑。那个时代并不流行这种做法。大脑是一个器官，而主流精神病学不太信任将精神错乱的原因归结到人体器官上这种想法。

对贝特尔海姆来说，自闭症患儿，尤其是不能说话的患儿，是一块可以用弗洛伊德的行为理论加以描绘的完美画布。例如，他解释了为什么自闭症患儿在看牙时往往会吃不少苦头。问问严重自闭症患儿的父母就会知道，这是一场经典的斗争。牙医椅子上的一切都存在问题。它陌生，拘束身体，会移动，甚至可能会振动；头顶是炫目的灯光；设备会发出尖锐刺耳的声音；穿着古怪衣服的陌生人会将一些奇怪的工具戳进孩子嘴里，有一些会让人觉得很疼。

受到弗洛伊德的启发，贝特尔海姆解释说："根据我们对自闭症患儿的了解，他们的主要焦虑就在于，他们认为牙医为了报复他们想撕咬与狼吞虎咽的念头，会毁掉他们的牙齿。"

此番有关牙医与自闭症的理论出现在了《空堡垒》(*The Empty Fortress*) 一书中。这本 1967 年出版的著作使他一跃成为能够解释自闭症的顶级权威。《空堡垒》被打造成一张导览图，引领人们在一种被称作自闭症的"迷人"病症中游历，穿行于其中各种令人惊叹的奇怪角落。

在详细描述儿童康复学校中由自己负责的几个孩子时，他将他们的古怪行为视作一种可以解释为何他们会选择逃离现实的线索。

贝特尔海姆在帮助自闭症患儿一事上的投入令批评家感到震惊，他们给予了这本书"十分精彩"的评价。《新共和》(*The New Republic*) 将其称作"时代的英雄"。《纽约时报》的艾略特·弗里蒙特 – 史密斯 (Eliot Fremont–Smith) 认为《空堡垒》"既是一部哲学与政治书籍，也是一本科学著作"。他认为，当贝特尔海姆在讨论如何走进自闭症患儿内心这项挑战时，他其实是在研究跨越各种障碍进行沟通所需面临的普遍挑战。"这令人鼓舞。"他写道，它证明了"这个时代的疏离……无须被认作人类的永久病症"。

贝特尔海姆对孩子们的描述十分生动，而且令人信服。例如，玛西娅痴迷于观察天气。贝特尔海姆写道："她深深地沉浸在对天气的研究之中，在很长一段时间内，这是她唯一的话题。"自闭症患者会完全痴迷于占据他们全部生活的单一嗜好，陷入其中无法自拔。但是，对玛西娅而言，天气具有格外重要的意义。他解释说，只有当你将这个单词拆分为三个较小的单词时，才能理解这种重要性：我们，吃，她。[1]

贝特尔海姆解释说，由于对母亲"打算吞噬她"这种想法怀有深深的恐惧，她开始痴迷于风、气温与降水。他写道，在他的帮助下，玛西娅正在踏上从自闭症中"彻底康复的道路"。

在《空堡垒》中，他探讨更多的一个案例是"一个迷恋机器的男孩乔伊"。贝特尔海姆之前在《科学美国人》（*Scientific American*）中也提过这个孩子，他解释了由于小时候"完全被父母忽视"，乔伊究竟是如何将自己想象成一台机器，并反过来成为世界这台更大机器中的一部分的。乔伊对机械，尤其是电扇最感兴趣，但是他避免与人接触。

他为什么会喜欢电扇？因为它们会旋转，贝特尔海姆推理道，对自闭症患儿而言，圆圈具有特殊的象征意义。"我相信，他们一直在绕圈子，但从未到达过终点。"他写道，"孩子渴望亲密的关系。他想与父母结成一个圆圈，最好他自己能够成为圆圈的中心。他们的生活都围绕着他旋转。"

贝特尔海姆说，一天，当乔伊自发地在桌子下爬行，想象着自己产下一枚蛋，而他自己就躺在蛋中的时候，他突然间摆脱了这种"恶性循环"。象征性地破壳而出时，他获得了重生，并在突然之间向着治愈靠近了几步。"他冲破阻碍，来到这个世界上。"贝特尔海姆写道，"他不再是一种机械发明，而是一个人类的孩子。"至于到底发生了什么，贝特尔海姆认为："如果母亲是至关重要的危险人物，那么接受她的哺乳无异于吞食毒药……因此，对乔伊而言，需要哺乳的诞生过程似乎太过危险。但

1　weather（天气）一词可以被拆分为 we（我们）、eat（吃）和 her（她）。

是，如果破壳而出，那么自爬出蛋壳的那一刻起，他便有能力照料自己，而完全不需要找到乳房吸吮。"

据报道，乔伊在该学校接受了 9 年的治疗之后，已经"痊愈"回家，随后成功被高中录取并完成了学业。

恶毒。危险。吞噬。贝特尔海姆最爱用这些词来表达自闭症的成因及其影响。自闭症就如他所见一般，是孩子在发现自己处于一个冰冷、险恶且具有威胁性的世界之后做出的回应，是他们自己的决定。婴儿降临人世时全都身体健康，但是他们在环顾四周后便意识到，自己无法应对身处的这种丑恶境地。不久后，为了能够生存下去，他们就会"故意放弃人性与社交"。

贝特尔海姆相信自己曾经目睹发生在成人而非儿童身上的这一过程。这些成人身陷有史以来最为恶毒、最具毁灭性的居住地之———纳粹集中营。贝特尔海姆按照不同的症状，将他所见到的达豪集中营与布亨瓦尔德集中营中的囚犯崩溃的表现与自闭症患儿的行为一一对应起来。自闭症患儿常会避免眼神接触？他以前见过。"这与囚犯目光躲躲闪闪基本上是同一种现象。"他解释说，"两种行为都源于同一种信念——被人看到自己正在观察四周会给自己带来危险。"他还看到有囚犯陷入了空想，全身瘫痪。他知道，"这与自闭症患儿的自我刺激极为相似，就像他们喜欢不停地旋转物体一般"。

他继续分析。惯于通过记忆名单或日期来保持理智的囚犯就像那些会不自觉地背诵火车时刻表的自闭症患儿一样。一些囚犯牢牢抓住重返往昔生活的这一线希望，唤起了如同自闭症患儿们对同一性的需要。诸如此类的共性还有很多。

也许在完全没有接触过自闭症患者，并觉得贝特尔海姆的类比令人着迷的读者眼里，这些行为能够相互匹配。他们也会因为了解了一些深奥难懂的东西而感到十分满意。最重要的是，读者觉得他们明白了一个残酷但必要的真相：母亲是孩子患上自闭症的原因。毕竟，在他将自闭症与集中营联系到一起之后，我们可以进行逻辑的延伸。如果说纳粹摧毁了成年男子的精神，那么造成孩子精神崩溃的人就是他们的母亲。这是一个完整的类比：母亲是集中营的守卫。母亲是纳粹。

贝特尔海姆知道自己的控诉听起来十分刺耳。他会在未来的岁月中煞费苦心地指出，他从未将母亲比作纳粹。他说，怀有恶意的评论家歪曲了他的观点，而从未真正阅读过他的书的人们则直接复制了这种说法。他个人从未使用过"冰箱母亲"这个词，虽然人们往往认为这个词是他创造的。

事实上，尽管贝特尔海姆在谴责母亲这方面掌握了相当高的话语权，但他总是会说，他其实并不是第一个吃螃蟹的人。这项荣誉应该归属《时代》周刊在1948年所援引的一位专家——早在贝特尔海姆涉足该领域之前。是这个人用"永远不会解冻"这类辞藻来描述自闭症患儿的，"冰箱母亲"的隐喻便诞生于那一刻。没有人会质疑这个人在儿童精神病学领域的地位与资格。这个人就是列昂·肯纳。

9

都是肯纳的错

1949 年，列昂·肯纳根据自己对 50 名患儿实施的治疗方案，发表了第三篇有关婴幼儿期自闭症——当时，他依旧坚持使用这一术语——的重要论文。他未曾点明玛丽或特里普利特的名字，因此玛丽从不知晓自己究竟以何种母亲形象出现在肯纳笔下。令人惊讶的是，肯纳对她的评价并不高。

肯纳不只在文中苛责了玛丽一人。他同样评价了接受过其治疗的其他患儿的父母，并认为他们都是不合格的。他表示，"令人无法忽视的是，绝大多数人"身上都体现出一系列特征："冷漠""严肃""执迷"与"超然"。他继续提及父母给予孩子的"机械关注"以及普遍存在的"缺乏真正温暖的母爱"的情况——这些现象太过明显，他可以在新患者踏进诊所的那一刻就在他们身上发现这些特征。"上楼梯时，"他写道，"孩子落寞地跟在母亲身后，而她根本不会回头看一眼。"

在 1949 年发表的这篇论文中，他曾一度提及发生在特里普利特家中的一个场景。他与玛丽交谈的时候，未满 12 岁的唐纳德也在房内。肯纳在文中描绘了当时的情景："患者唐纳德挨着母亲坐在沙发上。她却不断拉开两人之间的距离，仿佛无法忍受他如此贴近自己一般。当唐纳德继续向她靠近的时候，她终于冷冷地对他说：'坐到椅子上去。'"

这个最先"发现"自闭症的人现在将父母对孩子的拒绝视作这种现象的核心问题，他认为这说不定是导致自闭症的原因之一。

肯纳随后暗示，唐纳德的表现会影响玛丽和比蒙对他的情感。他尖刻地写道，他们推着这个年幼的男孩前进，使他先于他人取得了一些无益的成就，例如记住一串串姓名等。许多父母都犯过这样的错误，他表示。他们"对孩子的现状不满"，一门心思只想让孩子实现一定的客观目标："为人善良、顺从、安静，好好吃饭，尽早学会控制大小便，掌握大量词汇，拥有超凡的记忆力。"肯纳认为，为了"乞求父母的认可"，这些被冰冻的孩子们满足了这些要求。发脾气"是他们进行报复的机会——唯一的"。

总之，他总结道，自闭症患儿"似乎试图通过抛弃家庭环境，在孤独中寻求安慰。"这是他们对自己所身陷的家庭生活的"情感冰箱"采取的抗议手段。

转而谴责父母是肯纳的一项重大转变。毕竟，他在自闭症这个问题上的一条重要观点就是，"孩子的孤独"从其"生命伊始"便显而易见，而且他们的自闭本性无法完全——或根本不能——归咎于他们与父母的关系。与他后来的观点相反，早期的肯纳坚持认为自闭症是天生的，从而在自闭症与精神分裂症之间划出了一道重要的分界线。1943 年发表的那篇论文具有里程碑的意义，他在文末使用"天生"这个词加以强调："我们这里拥有纯粹的天生自闭障碍的病例。"

此外，之前他只会用最积极的言辞来赞扬玛丽·特里普利特。他曾向同事提及她作为母亲所展现出的能力，并曾在与玛丽的通信中多次明确表示自己十分敬佩她。

肯纳从未解释过为何到了 20 世纪 40 年代末，他却决定将玛丽描绘成一位冷漠的母亲，或者为何他认为父母要为孩子的自闭行为承担起部分责任。事实上，他在多年后否认自己曾对父母持有批评的态度，并且坚称人们错误引用了他的言论。然而，事实并非如此。

可以完全确定的一点就是，在肯纳使用冰箱这一隐喻之前，他对自闭症的种种发现在很大程度上为人所忽视。1943 年那篇围绕着"唐纳德·T"的论文发表之后的头几年，医学文献中几乎没有提及他对这些生来便患有"婴幼儿期自闭症"的儿童的描述。最多只有几人引用了他的论文。大众报刊也未曾注意他的发现。没有一份报纸或杂志提过肯纳所描述的病症。更加说明问题的是，他所描述的一切都未在世界上其他地方获得确认。20 世纪 50 年代前后，几乎所有的自闭症病例都出自列昂·肯纳在马里兰州巴尔的摩的诊所。总之，肯纳的发现并未获得同事的认可。

相反，备受肯纳敬佩的人却告诉他，事实上，他并未发现任何有价值的东西。肯纳极为景仰的纽约精神病医生路易丝·德斯佩特（Louise Despert）在寄给肯纳的信中写道，文中有关唐纳德的一切读起来与精神分裂症病例"一字不差"。他们就此频繁通信。显然，在此期间，肯纳开始对自己的发现是否具有意义这一点产生了动摇。他甚至修改了教材，将婴幼儿期自闭症挪到了精神分裂症的类别之下。不过，尽管似乎很难下定决心，他依旧为它单独设立了一个小标题。

也许他之所以会开始关心父母在自闭症中起的作用，背后也隐藏着类似的缘由。"自闭症是一种天生的疾病"这一结论与精神疾病的主流观点相抵触。按照精神疾病理论，精神疾病的根源始终是创伤性情感体验，人们总是认为母亲需要为此背负一定的责任。精神分裂症中甚至还存在"引发精神分裂症的母亲"这样的术语。如果自闭症真的是一种精神分裂症，那么，很容易便能想通为何肯纳会开始思索母亲的什么行为会导致孩子患上自闭症这个问题。

显然，当肯纳开始谈论被困在"情感冰箱"中的孩子之后，《时代》周刊才开始计划报道自闭症，而其他精神病学领域也才开始留意自闭症。他曾经的助手利昂·艾森伯格（Leon Eisenberg）后来观察到，"当肯纳造出'冰箱母亲'一词后，他对自闭症的看法便开始变成潮流"。肯纳自己也将1951年称作一个转折点。自那年之后，自闭症上升到了一种观念的高度。他后来说，那一年，"形势突然发生了变化"。他的发现开始广泛流传开来。此后至1959年，共有约52篇论文及一部以自闭症为主题的专著问世，其他国家也陆续诊断出自闭症患儿——先是荷兰，随后拓展到了世界上的其他地方。

肯纳并未坚持自己最初的信念——自闭症是天生的。他开始退缩。因此，他发明的诊断法获得了蓬勃发展，但也变得声名狼藉。在未来几年内，"冰箱母亲"这一概念在全球引发了轰动。

到了1966年，当所有的精神病医生与社工都在告诉丽塔·泰珀和其他母亲，孩子之所以会患自闭症全是她们的错时，肯纳开始在私下里重拾最初的观点，认为自己当初的想法完全正确——孩子自呱呱坠地起便患上了自闭症，这与孩子是否缺乏母爱无关。也许肯纳已经阅读过一些早期研究，这些研究展示了儿童独特的感觉模式，表明自闭症中包含神经系统方面的因素。同时，他还在指导一位名叫伯纳德·里姆兰（Bernard Rimland）的年轻研究员。当时，里姆兰提出了一则极具说服力的案例，可以证明该病症具有器质性因素。他的研究给肯纳留下了深刻印象，肯纳敦促里姆兰将研究继续下去。

也许还有一些其他因素促使肯纳脱离了谴责母亲这一阵营。他无比鄙视布鲁诺·贝特尔海姆。毫无疑问，20 世纪 60 年代，关于自闭症流传最广的书籍出自贝特尔海姆而非他的手笔，这着实让人恼怒。不仅如此，他在贝特尔海姆书中读到的大部分内容都是浮夸的辞藻与未经核实的言论。1969 年，他在聚集在华盛顿特区的一群父母面前公开嘲笑了这本书及其作者。

"无须点明这本书的名称。"肯纳确信，他的听众、几乎所有自闭症患儿的父母都清楚他指的是《空堡垒》。"我称其为'一本空洞的书'。"他补充道，以免有人未能联想到贝特尔海姆。

肯纳告诉父母们，他逐行阅读了其中长达 46 页的一章。"我细数了一下，"他说，"作者在这 46 页中使用的'或许''可能'以及'这只是一个猜测'合计约有 150 次。"150 次！

他恳求观众："一定要当心这种人，他们会傲慢地告诉你：'因为我这样说了，所以事实便是如此。'我们依旧需要保持高度谨慎。"

由于肯纳的听众比多数人都了解相关内容，他也花了一些时间来解释自己在谴责母亲的这场惨败中扮演的角色。他的做法十分直接：拒绝承担任何责任。"从第一篇出版物到最后一篇，"他坚称，"我在提及该病症时始终极其明确地使用了'天生'这类字眼。"而"冰箱母亲"的无端指责完全是一场误会。"人们常常错误地引用我的言论，认为我曾说过'孩子患自闭症完全是父母的错'，"他告诉这些父母，"我从未说过这样的话。"从技术的层面来说，确实如此，但肯纳巧妙回避了他在信息传播过程中所起的作用。

随后，犹如宣布自己站在贝特尔海姆的对立面一般，他缓缓说出了一句激动人心的话："借此机会，我宣布你们这些父母无罪。"

所有人都明白话里的意思。他告诉所有在场及不在场的母亲，孩子的病症绝不是她们的错。

当时掌声雷动。母亲们的心头最先涌起的是阵阵感激与宽慰之情。她们起身鼓掌，泪水滑过许多人的脸庞。父亲们亦是如此。后来，一位家长称之为"激动人心的时刻"，因为响彻房间并直冲天际的不仅是他们共同的感激之声，也是被压抑的耻辱获得解脱的声音。后来，一份父母简讯将肯纳称作"我们挚爱的肯纳医生"。列昂·肯纳最后一次改变了他对自闭症的看法。

布鲁诺·贝特尔海姆的观点从未发生改变。1971年夏，贝特尔海姆受邀做客迪克·卡维特（Dick Cavett）的节目。"冰箱母亲"的理论依旧在精神病学领域内大行其道，但已经有越来越多的人开始抵制这种观点。彼时出现了更多介绍贝特尔海姆本人的文章。他当时仍在负责芝加哥大学索尼娅·山克曼儿童康复学校的项目，并继续招收自闭症患儿。据报道，父母们被禁止踏入学校。校区花园中设有一尊侧卧的母亲雕塑，学校鼓励孩子们在经过时踹她几脚。不过，贝特尔海姆的地位依旧举足轻重，他对自闭症的想法仍然影响着人们对该病症的主流看法。

当晚，当卡维特邀请贝特尔海姆对自闭症进行解释时，也许电视机前已经聚集了数百万观众。他告诉卡维特，那是"对人类而言，最严重的一种儿童精神疾病"。卡维特请他做出进一步的解释，于是贝特尔海姆便开始彬彬有礼、令人动容地解释起儿童自闭症代表的真正含义来：绝望。

"为了生存下去，"贝特尔海姆说，"你必须觉得自己在某人的心中极为重要。"

卡维特插嘴道："有人在乎你。"

没错，就是这样，贝特尔海姆表示赞同。"就这些心理极度失常的儿童而言，不仅没有人关心他们，甚至还有人希望他们活不长。"

第二天一早，美国境内所有收看过前一晚节目的人看待自闭症患儿母亲的眼神已然发生了变化。这当然不是一种有益的改变。医生、特殊教育教师、心理学研究生、她们的婆婆以及邻居都在以同样的方式来解读自己听到的言论——孩子之所以会患上自闭症，是因为母亲不希望他们活下去。

10

缄默的替罪羊

1964 年冬，一群遭到社会遗弃的人被放逐到了医院大厅最远端的橙色塑料椅上。那里离玻璃滑动门很近，每次门倏地滑开时，寒冷的空气便会涌进来，刺疼他们的肌肤。其中一些人将在日后结下深厚的友谊，成为彼此最可靠的支撑。不过，那天早上，她们还互不相识，只会向彼此挤出几个不自然的笑容，寒暄几句，交换只言片语而已。这些女性一直保持着警惕，以防在她们中间飞奔的孩子们会做出奇怪的举动，甚至发出怪异的声音，可能伤害到他们自己。她们之间唯一的纽带——她们的孩子——也使她们显得与众不同。这些孩子都患有自闭症。

自 20 世纪 50 年代中期起——这是自闭症历史上谴责母亲的时代中冷漠且毫无生气的中期——纽约勒诺克斯山医院（Lenox Hill Hospital）便一直试图找到幼儿严重学习障碍的根源。3 年试点研究后，医院决定无限期延长该研究，并将附近一座大厦的一楼作为实验室，打造出一家旨在拓展儿童学习能力的类似幼儿园的机构。那里只招收三四岁的儿童，而且父母必须承诺每周送孩子来园内学习 5 天。现在，新一期的招生开始了，院方正在考虑招收新的儿童入学。

父母迫切地想给自己的孩子争取到这样的机会。一些人每日来回奔波，单程便要一个半小时。毕竟，没有哪家真正的幼儿园愿意接收这样的孩子。虽然这家设在医院里的"学校"场地有限，但这也许是能让他们的孩子进入学习环境的唯一机会。

今天是面试的日子，负责该项目的女士会对本期申请入学的男孩与女孩做出评估。不过，接受评估的并不只有孩子们，还包括他们的母亲。

其中一位名叫奥黛丽·弗拉克（Audrey Flack）的年轻女子握着 4 岁女儿梅丽莎的手，挨着其他母亲在椅子上坐下。她用另一条手臂搂住梅丽莎 2 岁的妹妹汉娜。为了赶来这里，三人换了两趟公交车，并在泥泞的雪水中走过了整整 4 个街区。步行的时候，梅丽莎不断踢掉鞋子、扯掉手套。不过她们总算来到了橙色椅子这里。坐着等待的时候，奥黛丽还在因为自己在报到时受到的待遇而感到不安。那时，听见她们此行的目的后，接待员垂下眼睑，收起笑容，随后——奥黛丽相当肯定——再次抬头的时候，她已经面带冰霜。她一言未发，只在名单上奥黛丽的名字旁边打上钩，然后向大厅最远处其他母亲坐着等待的地方摆摆头。奥黛丽缓缓转身，瞬间筑起一道心墙。

但是为了眼前与社工杰斐夫人的会面，她必须摆脱这种感觉，坚强起来。杰斐夫人在患儿母亲当中臭名昭著。她是幼儿园的门卫，也是招生过程中的第一站。要是触怒了杰斐夫人，就等于当场葬送了孩子的入学机会。

事实上，该项目的工作人员认为这些孩子均受到了情感伤害，并且这种伤害是他们的母亲造成的。团队使用了"精神因素"（psychogenic factor）这一术语。他们用这种方式表明，这些孩子遭受了情绪创伤，并因此患上了自闭症。确定创伤的根源、推测能够逆转这种心理伤害的办法是该团队的主要目标之一。对于这些孩子的行为存在"有机基础"——即出于生物学而非心理原因的观点，项目组并不认可。

若想让孩子入学，母亲们就必须接受一系列的心理测试。孩子入学后，她们还需每周赶来参加强制性的"个案治疗"。工作人员向父母传达了他们强硬的意见。

> 我们注意到，母亲们明显不够成熟，她们与自己的母亲之间存在强烈的敌对型关系，而沮丧就是她们的母性功能受到干扰的主要特征。父亲们也表现出了明显的幼稚反应。他们或与孩子保持一种手足般的关系，或远离家庭，与家人极其疏离。

工作人员发现，极其矛盾的是，尽管父母的个性中存在很多缺陷，但他们普遍致力于为子女寻求帮助。母亲几乎从不会缺席约定好的治疗。父母"愿意牺牲相当多的时间、精力与金钱来跟进项目"，他们的意愿给工作人员留下了深刻印象。然而，即使为孩子做出了这么多牺牲，父母的行为也仍然被解释为病态行为，"部分原因在于，他们因为自己在潜意识中拒绝了孩子而产生了内疚感"。

　　橙色椅子上的等待时间极其漫长。由于门边很冷，奥黛丽把梅丽莎拉到身旁，拽下她的小羊毛帽，紧紧盖住她的两只耳朵。梅丽莎一如既往地睁大眼睛。它们如同宝石一般闪烁着光芒，甚至引得陌生人展露笑颜，在他们心中留下了她那股洋溢着智慧与宁静的神秘姿态。匆匆一瞥中，他们并未看清奥黛丽究竟做了些什么——这个漂亮的孩子，她的大女儿，面临着巨大的挑战。

　　其中一项便与触碰有关。当奥黛丽将梅丽莎拉至身旁时，梅丽莎变得浑身僵硬，她猝然一挣，挣脱了奥黛丽的怀抱。梅丽莎无法容忍某种触碰——有时候连碰到皮肤的织物都不行，此时便是这样。她匆忙跑开，摘下帽子，扯掉外套，脱掉围巾和手套。邻座的一些母亲也正面临着同样的挣扎。她们的孩子被滑动门的节奏与玻璃上映出的自己的影子所吸引，正在撕扯外套，冲向滑动门。他们完全不在意严寒——似乎完全感觉不到寒意。一些孩子甚至脱下了鞋子。

　　滑动门再次开启，两三个男孩溜到人行道上，袜子浸入雪水之中。不一会儿，他们的母亲便冲上人行道，将他们拉了回来。

　　奥黛丽并不在其中。梅丽莎没有跑出大厅，而是奔向了另一个方向，冲着占据大厅一角的大型盆栽飞奔而去。奥黛丽发现她的时候，她已经跑到盆栽旁边，一脚踏上了花盆。整棵植物立刻连盆带土翻倒下来，梅利莎还攀在树上。奥黛丽一个箭步冲上去，接住梅丽莎，扶住植物，但仍有一些泥土撒到了地板上。奥黛丽抬眼一瞥，将工作人员与路人的表情尽收眼底。无疑，他们都得出了一个结论：医院大厅中的这个女人是一个"坏妈妈"。

　　"今天早上怎么样？"

　　臭名昭著的杰斐夫人向她提出这个问题时，奥黛丽早已疲惫不堪，不仅是因为盆栽翻倒的时候她差点没能接住梅丽莎。不，事实上，对她来说，每一天都是这样的。而且，鲜有人能明白像她这样的母亲在养育梅丽莎这类孩子的过程中究竟都经历了些什么。

　　33岁的奥黛丽成为"冰箱母亲"的时间比丽塔·泰珀还要长几年。梅丽莎出生于1959年，4年后，丽塔的儿子斯蒂芬才来到人间。然而，两位女性面对的敌意却完全相同。人们始终认为母亲是导致自闭症的主要原因，这种观点一直未曾改变，而且几乎是众口一词——不论是在 50 年代初还是 60 年代，世人对待这些女性的态度完全相同。

然而，奥黛丽与丽塔却在相同的敌意面前做出了完全不同的选择。丽塔学过心理学，她倾向于相信自己一定是在无意中做错了某件事，才导致自己的宝宝陷入自闭症的泥潭。奥黛丽的观点则完全不同。毫无疑问，她的确犯了错，可但凡母亲都犯过错。她知道，她所做的一切都不会导致梅丽莎产生这种极端行为，梅丽莎生来便与一般的孩子有些不同。这个想法很残酷。当然，有时她也会生出阵阵朦胧的内疚感。事实上，所有母亲都是这样的。她在理智上确信，人们是因为曲解了精神分析的思想才会开始谴责母亲的。

然而，持续的压力已经消磨了她的斗志，她甚至担心自己会不堪重负，曾一度向心理治疗师求助。虽然机会渺茫，但是她依然选择这样做，只希望能够帮助梅利莎，挽救显然已经陷入困境的婚姻。一年多来，她坚持每周接受一次心理治疗，为此她需要换乘两趟公交车，然后步行很长一段路，才能抵达心理治疗师的办公室。治疗师所在的机构允许根据出诊时长浮动计算诊费，奥黛丽只负担得起每次 1.25 美元的诊金。可是两人的交流并不愉快。一天，由于出门时较为匆忙，奥黛丽忘了带上回程车费，不得不开口向心理治疗师借 10 美分，可他却坚持要分析她忘带车费的原因，并拒绝借钱给她。奥黛丽只能步行回家。

奥黛丽避不开主流观念对母亲的指责。她丈夫的叔叔出生在维也纳，是一位刻板、正统的弗洛伊德派精神病医生。她知道，他将梅丽莎的极端行为归咎于她。他是勒诺克斯山医院项目的推动者，也是他将相关信息告知奥黛丽的。

因此，当杰斐夫人开始抛出提问的时候，奥黛丽突然想到，这场面试的前提就是对母亲的谴责。这场审讯让她觉得屈辱。她只想站起来告诉大家，把责任全推到母亲头上是一种多么可耻的行为，但她并没有这样做。一位母亲已经警告过她，最好顺着杰斐夫人的意思。根据她对杰斐夫人的快速评估，奥黛丽知道应该在她的面前表现出何种姿态——顺从、恭敬的母亲，不会提出不必要或令人为难的问题。因此，奥黛丽选择了保持缄默。一切为了梅丽莎。

奥黛丽是一位艺术家——最初是画家，后来成了雕塑家。一两年后，她创作的逼真的写实画作将被认为具有开创性的意义。1978 年，她为埃及前总统安瓦尔·萨达特（Anwar Sadat）绘制的画像将登上《时代》周刊的封面，其他作品也将被古根海姆博物馆[1]及其他艺术博物馆购买并永久收藏。但在当时，她依旧默默无闻，拮据度日。

奥黛丽从小就对素描与油画极为痴迷。她就读于纽约市一所特别的公立艺术高中，从美国顶级艺术学院之一的库珀联盟学院（Cooper Union）毕业后，又获得了耶鲁大学的硕士学位。尽管只能在深夜抽出时间，但此后她一直坚持作画。1958 年，她嫁给了一位才华横溢的大提琴家。但自梅丽莎出生后，丈夫留在家中的时间便远远少于他在外逗留的时间，当梅丽莎的问题变得更加明显后尤为如此。然而，对奥黛丽来说，梅丽莎的问题一直显而易见。在产科病房的头几日，她就已经察觉到自己的宝宝对外界刺激缺乏正常的反应。

当儿科主治医生来检查新生儿状况的时候，她问他："医生，你觉得我的宝宝听力正常吗？"医生低头看看正在摇篮中打瞌睡的梅丽莎，她正闭着眼睛浅浅地呼吸。他弯腰仔细检查了一番，然后毫无征兆地举起双手，伸展胳膊，在摇篮旁边重重击掌。被惊醒的梅丽莎开始大声啼哭。"她能听见。"离开房间时他这样说。几小时后，梅丽莎的哭声依旧没有停歇。

接下来的 5 年里，奥黛丽再也没能得到真正的休息。虽说新生儿的到来总会迫使父母重新调整自己的生活，但是回家之后，梅丽莎的破坏性却要比普通的新生儿高出好几个量级。第一年，她几乎不怎么睡觉，每次的睡眠时间不会超过一个多小时。醒来之后，她常常会一连尖叫几个小时。她在牙牙学语时发出的声音也与其他婴儿不同。大约 1 岁半的时候，她的嘴里曾蹦出过几个单词，但它们很快便消失了，此后父母就再也没有听过她开口说话。与此同时，奥黛丽一直陪在梅丽莎身旁，始终在寻找办法凭借直觉推测她的想法和需求，并想方设法抚慰她。但是，只要奥黛丽抱住她或靠着她，梅丽莎就会缩起身体。

奥黛丽惊讶地发现，虽然梅丽莎对触碰极其敏感，但似乎没有任何痛感。她学会走路之后，有一次不知怎的将脚伸进了一台蒸汽散热器的下面。奥黛丽知道那里的温

---

1 世界上最著名的私人现代艺术连锁博物馆之一。

度能将人烫伤。然而梅丽莎却并未大声哭泣，反倒是一脸平静——她似乎被某种始终能够吸引她注意力的隐形诱惑迷住了，目不转睛地盯着某处。奥黛丽冲过去，轻轻抽出梅丽莎的脚。压在金属下面的皮肤已被烫成暗红色，很快出现了一个大水泡——二度烧伤。

如果单独将她留在房内超过几分钟，梅丽莎就会推倒或撕碎手边的所有东西，并爬到家具上去够任何她够不到的东西。她的协调性很差，因此，即便她试图完成一些小型任务，例如为自己倒一杯牛奶，手中的容器也一定会从手指间滑落，在地板上摔得粉碎。梅丽莎不知道必须先去除食物的外包装，而是试图连着包装袋一起将奶酪片等食品吞进肚里，不论外面裹着的包装是塑料还是其他材质。如果奥黛丽将手伸进她嘴里，以免她窒息，梅丽莎就会狠咬一口，奥黛丽的手背随之渗出血来。不过，奥黛丽知道梅丽莎并非想伤害她。

1961 年，汉娜出生了。但是，即便有了另一个可以疼爱的女儿，奥黛丽仍然感到了深深的孤独。她推着两个女孩在附近闲逛，在小商店与超级市场中——所有允许她们逗留一段时间的场所——进进出出，打发时间。当梅丽莎开始用手指在眼前比划出奇怪的动作之后，附近的其他家庭便开始远远避开她们。被人孤立的感觉从四方八方涌来，奥黛丽知道，没人明白她正在经历怎样的生活。她甚至觉得，自己无法向艺术圈中最为亲密的朋友吐露心声，如果想在这个圈子里获得认可，女艺术家们往往就要放弃做母亲的权利。她的许多同事无法理解她为何会有一个存在特殊需求的女儿，这甚至可能会对她的职业生涯不利。她也无法让自己的家人明白，梅丽莎的问题不是结结实实地打一顿屁股可以解决的。

奥黛丽经常会去图书馆钻研教科书，试图从中找到能够解释梅利莎这种举动的理论。最终，她在一本书中读到了与女儿的症状相匹配的内容：自闭症。知道女儿的病症有一个名字之后，她松了一口气。同时她也了解到，专家认为自闭症或多或少是由母亲造成的。但是，这本书也好，其他书也罢，都没有就如何抚养这样的孩子向母亲们提出任何建议与支持。曾经有一段时间，奥黛丽时常蜷缩在冰冷的浴室地板上哭泣。

若是无法继续作画，她一定早已精神崩溃了。她设法挤出时间继续创作。到了清晨时分，疲倦的梅丽莎终于合上眼皮，可以睡上一两个小时了，她便利用这段时间进行创作。尽管需要承担起母亲的责任，她依然没让自己游离到艺术界之外。一位画廊老板曾要求她展示画作。在见到她最近的一幅作品时，老板当场就告诉她，他要买下这幅画。事实上，画廊的开幕式便是围绕这幅画安排的。

开幕式当晚，奥黛丽刚踏出公寓大门，就听到里面传来巨大的撞击声。她匆匆越过临时保姆身边，拉开浴室门，发现地板上已是一片狼藉。梅丽莎将两只水龙头都打开了，抽水马桶不知何故在不停地在冲水，因此水溢出马桶，漫到了地面上。奥黛丽跪下来，卷起袖子，将手伸进马桶，掏出两块尿布、几块积木和一团黏土。她不知道究竟是什么撞上了什么，但梅丽莎似乎没有受伤，汉娜也毫发无损。奥黛丽把手指擦拭干净，补上口红，然后前往画廊。在接下来的几个小时里，她在美酒佳肴中接受了一群艺术爱好者的赞美，与他们一一握手。

奥黛丽一定成功地给杰斐夫人留下了她是一位超级合作的母亲的假象。她被告知，梅丽莎即刻便能入学。

事实证明，勒诺克斯山医院项目带给奥黛丽最大的收获就是使她与一些终生最为亲密的朋友相识，她们是同样生活在令人窒息的孤立感中的母亲。现在，她们成为彼此的盟友、守护天使与参谋。大家均为已婚人士，其中一些人脉颇广——一位小说家已有作品问世，另一位的丈夫则是杰出的爵士乐家。但是，所有这些父亲都已从家庭中抽身。一位丈夫正试图离婚，同时仅要求获得未患自闭症的孩子的监护权。奥黛丽发现自己的新朋友们看起来形容憔悴、精疲力竭，她不免觉得沮丧。多年后，与组内的一些成员恢复联系之时，她才了解到，其中有3人未满50岁便已离开人世。她悲伤地意识到，她的模样真实地反映出了她的感受——头发打结，运动鞋上沾满食物残渣，衣服松松垮垮地挂在身上。

尽管与其他母亲变得亲近可以让她得到些许安慰，1964年奥黛丽第一次带着梅丽莎参加这个项目的那一天，也许却是她生命中最为痛苦的一刻。那是一个阴雨天。学校位于第77街一幢褐砂石建筑的底层，大门要比街面矮上几级台阶。奥黛丽按响门铃，一个陌生女人将门打开一道缝，一声不吭地抓着梅丽莎的手腕将她拉了进去，随后便砰的一声关上大门。

她之所以如此粗鲁，并非没有原因。整个计划的基础是由教师或社工进行的治疗性"抚育"。他们认为孩子在家中受到了母亲的伤害，而他们的关注与感情将成为化解伤害的解毒剂。他们之所以当着奥黛丽的面砰的一声将她关在门外，就是因为不想让真正的母亲踏进那里，玷污他们的治疗。

奥黛丽在倾盆大雨中放声哭泣，因为她突然发现，梅丽莎急需帮助，但是除了那些将奥黛丽视作蛇蝎的人，她能够得到的帮助少得可怜。一位过路的警察停车询问她是否需帮助。奥黛丽觉得这个问题很滑稽。她知道自己需要振作起来。

至少，振作已经是她现在极为擅长的能力了。她穿过第 77 街，走进对面的一家咖啡店。她会在那里等待自己平静下来。几小时后，梅丽莎依旧可以回到她的怀抱。那天晚上，她将再次站回到画架前。

1964 年，奥黛丽还无法想象，医疗机构秉持的这种母亲是自闭症罪魁祸首的想法究竟会发生怎样的变化。1967 年，布鲁诺·贝特尔海姆的《空堡垒》将会出版，成为所有对母亲进行指责的书籍中最具影响力的一部。因此，她觉得肯定只有她一个人认为贝特尔海姆的想法荒谬且具有破坏性，并对其完全不予理睬。

事实并非如此。即便奥黛丽白天安抚梅丽莎，夜晚进行艺术创作，父母们也正在组织起来，希望能够颠覆贝特尔海姆对自闭症所下的结论。事实上，1990 年 3 月，当贝特尔海姆自杀后，讣告的内容就已经说明舆论的风向发生了转移。虽然报纸依旧称他为"知名儿童心理治疗家"，但很少有人提及他的观点，即"自闭症是母亲希望婴儿死亡造成的"。《纽约时报》含蓄地写道："现在，这种观点已经过时。"

人们最终认为他的观点已经落伍，是父母们在 20 世纪 60 年代共同努力的结果。他们齐力争取以对自闭症成因的研究来取代针对母亲的指责，增加社会对家庭的支持，获取更多对孩子有益的帮助。父母们早已知晓，清除拦在这些目标前面的障碍并不是一件容易的事。

但他们不会轻易屈服。

11

开始反击的母亲们

露丝·苏利文（Ruth Sullivan）一向不喜欢那些令人痛哭流涕的聚会。1964年的这个冬夜，她脱下大衣，开始向房内的另外13位母亲介绍自己时，很担心这就是一场类似的诉苦大会。与她一样，这些母亲最近也都拜访了纽约州奥尔巴尼市的这幢办公楼，请同一位精神病医生为自己的"问题"孩子看诊。露丝的儿子乔已经来过三次了。现在，这位精神病女医生正在敦促患儿的母亲们结成一个小组，相互认识，分享各自对家庭压力的感受。

然而，露丝并不是来与这些女性分享感想的。她的心中有一项伟大的计划：将这些母亲们组织起来，让世人知道像她们这样的母亲可以为自己的孩子做些什么。她希望能够邀请在座的母亲参加进来。她不愿整天无所事事地坐在家中，因为生活的艰辛而自怨自艾。

自从见到乔把拼图翻过来拼的那个早晨起，露丝便已不再怀疑自己的判断。乔在某些关键方面与她的其他几个孩子有所不同。曾有一段时间，她一直为此困扰。6个月前，乔不再开口说话，但在此之前，他的发育似乎一切正常。与此同时，他却在其他领域将别的孩子远远甩在身后。他比多数同龄人更加敏捷。两岁的时候，他甚至比附近一些年长的孩子跑得更快、爬得更高。

然后就是这些拼图游戏。那天他正趴在地上拼一幅美国地图。一片片拼图铺满了厨房，然后顺着门廊占领了客厅。拼图就快完成了：新罕布什尔州挨着缅因州，新墨西哥州嵌在亚利桑那州旁边。但是他拼得很快，露丝觉得，对一个两岁的孩子来说太快了些。出于直觉，她在乔身边跪下，拆开已经拼完的部分，打乱了小小的拼图片。她还故意把每一片颠倒过来，只露出它们灰褐色的背面。然后，她开始观察乔的反应。

乔似乎完全没有留意到母亲的举动。他稍稍顿了一下，盯着一堆拼图片看了一会儿，然后伸手取出两片。正好是相邻的两片。他立刻将背面朝上的这两片拼图拼到一起，摆在两膝之间的地板上。这里成了他的新起点。从那里开始，他不断将 50 块毫无生气的单色拼图拼成一幅空白的图片。

见到自己的预感得到了如此明确的证实，露丝不禁觉得背脊一阵发凉。

露丝的丈夫威廉是路易斯安那州西部的一位英语教授。露丝拥有公共卫生学的硕士学位并曾担任随军护士，因此很清楚如何接受医疗服务。四处咨询之后，她了解到，得克萨斯州边境小镇博蒙特有一位儿童精神病医生，每个月他都会驱车两小时来到她家附近的一家诊所出诊。1963 年 3 月，她带着乔去就诊。这是她第一次不得不开始重视"自闭症"这个词，因为医生认为自己的诊断确凿无疑。

乔的病症十分明显。医生告诉她，因为他既表现出了特殊的技能，也存在着明显的缺陷，与此同时，他对人缺乏兴趣，却对物体极其痴迷。而露丝夫妇均受过良好的教育，这一点也符合自闭症的描述。肯纳曾反复提到，自闭症与高智商的成功父母之间存在极其密切的相关性，不过后来这种观点被证明是错误的。他并没有告诉露丝这一点。当时露丝只提出了一个问题，即乔的前路如何。"他一生都会表现得有些怪异。"他补充道，然后便表示也许可以等乔再长大一些将他送进一家精神病院。

5 个月后，威廉在位于奥尔巴尼的圣罗斯学院获得了一个教职，一家人搬到纽约州北部，在曼哈顿以北约 240 千米。由于可以接触到更多的儿科专家，他们很快又将乔送到两位儿童精神病医生与两位儿科医生处接受检查。碰巧，4 位医生都接受过列昂·肯纳的培训，他们全都证实了自闭症的诊断。

露丝并不是一个爱哭的人——至少不会在陌生人面前落泪。医生的结论令她感到恐惧，但她的本能反应就是坦然面对，她甚至因为乔的病症得到确诊而感到欣慰。露丝天生就是一位实干家，一个解决问题的人，一位组织者。例如，她是美国妇女选民联盟中的积极分子。几十年来，该组织一直在努力促进妇女的公共事务与政治参与度。挑战能够让她集中精神，清晰地赋予了她行动的动力。作为一名护士，她喜欢从不断与疾病抗争的角度思考问题，这就需要她清楚地知道自己面对的究竟是什么。

但是当她询问他们，她应该为乔做什么的时候，却发现这些由肯纳培训出来专家们沮丧地陷入了沉默之中。露丝最后一次咨询那位敦促她加入母亲小组的精神病医生时，请她推荐一两本相关书籍，好进一步了解自闭症。医生不建议她独自阅读任何有关自闭症的治疗方案，这让露丝大为诧异，并立刻对她生出一股厌恶。医生警告露丝，这样做只会令她变得更迷惘。露丝带着不满结束了这次诊疗，拽着一边扭动身躯一边大声嘶吼的乔向出口走去。途中，诊所里一位魁梧的心理学家向他们伸出援手，抱起了乔。一分钟后，他们才走到人行道上。在这期间，这个高大的男人几乎完全无法制服这个瘦小的男孩。不过他最终还是设法将乔塞进了车里。

这位心理医生的善意之举完全出乎露丝的意料，也触动了她的心弦。有那么一瞬，当乔在后座坐下，车门上锁之后，她放下了防备。车子已经发动，但是现在，她靠向副驾驶座，摇下车窗。"我希望你帮帮我的儿子。"她大声喊道。这个刚刚在她心中化身为仁慈的撒玛利亚人[1]的男人转过身来，打量了露丝很久，他的眼神令露丝觉得自己成了他研究与评估的对象。"你只是一位过度担忧的母亲。"他说。露丝猛踩油门，决定再也不去征求这群专家的意见了。

露丝来到奥尔巴尼的纽约州立大学图书馆，读完了索引中列出的所有与自闭症相关的书籍与医学期刊。最后，她不再感到困惑不解，心中燃起团团怒火。这些作者不是在开玩笑吗？因为她冷漠、排斥乔并且过度焦虑，乔才会患上自闭症？科学依据在哪儿？她问自己，那些能够让她找到可以真正帮助儿子的方法的研究又在哪儿？在她之前的众多母亲也听到了同样的描述，但是她们被它击垮了。即便有人大胆地对这种说法提出质疑，也往往会更多地怀疑自己，因为专家的意见对她们不利，因为这些智力残疾儿童的父母往往在内心深处感到阵阵内疚——他们的孩子承担了他们某些行为所造成的恶果，这样的怀疑让人难以承受。

但是露丝并没有屈从于这些想法和感受。她很清楚这个理论的内容。但是现实——家里的餐桌以及摆放在周围的9把椅子——向她传达的信息更具说服力。露丝与丈夫是婴儿潮中的一员，也都是爱尔兰天主教徒。她自己就是8个孩子中的长姐，

---

1 源自《圣经》，意指乐善好施的人。

现在又是 7 个孩子的母亲。她以同样的方式养育这 7 个孩子，向他们倾注了同样的母爱，却只有一个孩子患上了自闭症。这是一个配有现成对照组的实验。6:1？露丝就需要这样的证据。这是常识构筑的盾牌，而常识就是露丝对待生活中一切的方式。她从不认为乔的自闭症是她造成的——当时没有，以后也永远不会。

不过，所有相信"冰箱母亲"理论的人产生的影响却令她感到惊讶。这种影响在很多方面造成了伤害。它使精神病医生成为无用的资源。它扼杀了任何想要探究自闭症合理成因的冲动。它给父母，尤其是母亲带来了痛苦与困惑，在家中抚养自闭症患儿所面临的大量工作本就已经将她们压得喘不过气来，她们又因为将孩子送进精神病院而感到痛苦。毕竟，这会毁掉孩子的一生，因为针对母亲的处方治疗从一开始就注定是失败的。

意识到这些后，露丝心中的实干家觉醒了。是时候引领人们批判现状了，即便在专业人士的眼中，她的行为已不再可信，但她仍然需要以母亲的身份带领大家。她打算扭转这种现状，以确保母亲的意见可以得到认真对待，实际需求可以得到满足。她相信人多力量大，女性团结起来就有可能促成改变。她开始将一群家有这种不寻常患儿的母亲们召集到一起。

问题就在于，如何才能找到他们？自闭症患儿的父母都不愿意声张。父母往往不愿谈论孩子的疾病，甚至不怎么外出交际。他们不再参加各类活动，退出俱乐部，谢绝所有聚会，除了直系亲属，与其他亲戚相处的时间减少。在这种情况下，多数母亲并不清楚还有多少与她们类似的女性，而她们之所以会感到痛苦，部分原因是她们以为自己孤立无援。露丝无法在报纸上刊登广告，或在电线杆上张贴传单，因此几乎没办法找到她们。

随后，仿佛天降礼物一般，她极其厌恶的那位精神病医生邀请她加入一个新建的组织。露丝致电她的办公室，接受了邀请。她会回到那里，不过那将是最后一次。

当晚，母亲们在围成一圈的椅子上坐定，开始依次发言的时候，露丝表现出一副极其合作的样子。但她抽空随意将一张小纸片与一支钢笔递给坐在她右边的女人，冲纸片点点头。邻座的母亲领会了她的意思。她写下自己的名字、住址与电话号码，然后将纸片传给身边的人。纸片静静地绕了一圈，另外 12 位女性同样留下了联系方式。

纸片传回露丝手中后，她将它塞进衣袋里。那天晚上回家的时候，她带回了运动的火种。

第二天一早，露丝便拿起了电话。她马上意识到，自己赢得了第一回合的胜利。她联系到的所有母亲都热情地响应了她的建议——创建属于她们自己的组织。露丝熟悉的一位圣罗斯学院的修女为她们在图书馆找到了一间房间。接下来的几年中，她们将在那里定期会面，并非是为了获得情感上的支持，而是为她们共同面对的难题寻求解决方法。她们几经努力，找到了正在研究如何帮助他们的孩子与人沟通的学者，为改变教育法制定策略，并向新闻界宣布她们和她们的孩子撰写了一则充满人情味的伟大故事。事实证明，露丝极其擅长吸引记者注意，她大胆地迎合了媒体猎奇的心理，他们喜欢患儿将拼图翻过来拼的这类故事，也喜欢宣扬勇敢的弱势群体可以反败为胜的精神，例如父母为自己的孩子争取一席之地的故事。

在接下来的 20 年中，美国的全国性媒体依旧很少提及自闭症，但是在 20 世纪 60 年代中期，纽约州北部，一些地方报纸的读者已经对这种神秘病症的情况了如指掌，这全都归功于新闻对露丝、她的小组以及患儿的频繁报道。这些报道不时能够推动局势朝着正确的方向发展。1966 年 2 月，《奥尔巴尼纽约人新闻》（*Albany Knickerbocker News*）的一位名叫约翰·马夏切克的记者撰写了一篇有关男孩已经"做好上学的准备"，但"学校却没有准备好接收他"的报道。故事中的男孩就是乔。事实上，他是唯一在报道中出现名字的孩子，为了让这则故事更令人信服，露丝向马夏切克提供了他所需的所有信息——自闭症患儿是天赋与缺陷的神秘组合。在马夏切克笔下，似乎只要给乔一个机会，他就能取得更大的进步。"这个 6 岁的孩子在阅读、写作以及其他语言技能方面远胜多数儿童，"他写道，但是，"普通学校如果想要招收乔这类自闭症患儿，就必须在班级中额外配备一名教师或助手，以防他们在教室中变得无法控制。"文章见报之前，露丝一直在敦促她所在的学区做出这类补救措施。文章发表数月后，她又赢得了这一轮斗争的胜利。

一个孩子，一位老师，一间教室——仅仅是一次妥协，而非一场彻底的改革。但是，对乔来说，这场胜利很有价值，它让露丝看清了应该向何处施加压力。这是她在一路摸索中不断发明的游说方式所取得的早期胜利。多年后，她将根据自己早期学到的经验，为年轻的父母们写下一套指导方针。从一开始，她就意识到，应该将故事清晰地展现出来，这样人们才能"感受到自闭症这场大戏的热度"。同时，她也敦促他们尽力确保将孩子们"令人心酸的美丽"展现出来，以唤起人们的关注。

露丝还发现，找到患儿与强势群体成员在残疾经历上的共鸣，可以使这些人理解他们所处的状况，这一点十分重要。她提到了一位州议员，他由于足部畸形，也曾度过一段艰难的童年，因此他立刻同意施以援手。她在立法机构中的一位盟友的母亲因中风而身陷残疾。露丝发现他成长为"我们国家最敏感、最热心助人的立法者之一"，与此同时，他始终在照顾自己的母亲。"在我们向他描述的一些有关自闭症患儿的现状中，"露丝写道，"他看到了自己母亲的影子。"

她学会了与当权者的秘书成为朋友，他们知道什么时候最适合提出见面的请求。她沉浸在自己试图改变的体制以及官僚机构的技术细节中。"这意味着，你需要阅读报告、预算表、研究报告、规划、法律、法规、简报、法庭审判书、期刊、通讯并且参加无休止的会议……夜以继日，似乎永不停歇地拨打电话……进行说服、劝阻、鼓励和劝诱。"她写道。

起初，露丝并不知道，美国还存在其他的父母团体，在以各自的方式进行积极的回应。来自法国的雅克与玛丽·梅是一对患有自闭症的双胞胎男孩的父母。1955年，他们在科德角创办了一所为自己的孩子量身定制的学校。6年后，纽约州萨福克的父母们也在自家的地下室中创建了自己的学校。他们轮流在邻县纳索的一个节目上推广了自己的努力。父母们在那里修缮了一座农舍，并将其改建成了校舍。然而，这些都是极小范围内的努力，无法成为发起一场全国性建校运动的基础。在大多数地方，州立教育体制依旧认为自闭症患儿是"不可雕的朽木"，拒绝接收他们入学，这些孩子依然无法接受教育。

这种局面还将延续几十年：由于父母们不断努力改善这种反对为孩子提供帮助的现状，情况日益好转。每一代父母都会站在前一代人取得的成就的基础上。但这些具有开创性的组织——露丝·苏利文与奥尔巴尼的母亲们，以及其他散落在美国各地、手中资源很少的组织者们——必须面对世俗的顽固看法，而她们自己就是问题的一部分。"冰箱母亲"理论将她们描绘成造成孩子患上自闭症的核心原因，使人们认为她们的心声不值得倾听。

因此，仅仅拥有激情与组织还不够。最重要的是，露丝与其他人需要可以反驳"冰箱母亲"理论的观点，她们需要一位有无懈可击的证据与信誉的人支持这种观点，这才能迫使精神病学行业承认"冰箱母亲"理论毫无意义，从此将其摒弃。

1964 年，这个人出现了。他曾是圣迭戈的一名锁匠，并努力让自己成为最了解自闭症的人，他做到了。

12

发声者

虽然这个人以"伯纳德·里姆兰"的身份改变了世界，但在朋友们眼中，他还是那个"伯尼"。伯尼拿到了心理学博士学位，这正好可以让他对自闭症发表自己的看法。与他未来的合作伙伴露丝·苏利文一样，他的儿子也患有自闭症，除此之外，他本人也对组织社区活动有着绝对的激情。如果自闭症患儿父母的社区是一个教会，那他们毫无疑问会第一个把里姆兰视作圣徒。

不过仅是犹太人身份这一点，就让里姆兰难以跟"圣徒"这个词扯上关系。不过，在晚年蓄起圣诞老人一样的大络腮胡后，他喜欢在圣诞聚会上装扮成圣诞老人，给应邀而来的自闭症患儿分发玩具。

伯尼的父母是俄罗斯移民，他们在克利夫兰相识，并曾在那里谋生。他们两人都不识字——包括自己的母语俄语。不过，他的父亲学会了金属加工手艺。在第二次世界大战爆发后，他的父亲在加州圣迭戈的军用机工厂找到了工作，一家人就搬到了那边。伯尼从很小的时候就开始为家里挣钱了。在 14 岁时，他就成了一个锁匠的助手，每天下午放学后会骑车赶到圣迭戈市中心的盖斯莱特区干活。几年后，他仍是个青少年，却已经担得起"锁匠"的称号了。他会考虑事物之间的系统联系，始终对不同部分的结合方式保持着好奇。

他的父母认为大学学历只是无用的装饰品，但他还是进入了圣迭戈州立大学学习。他就是在这里发现了心理学。他内心的一部分曾被开锁深深吸引，如今，这部分又为心理学魂牵梦萦。心理学的研究内容与锁匠的工作如出一辙，人性深处的运作机制和人们为了测试这种机制而创造的工具正像锁和钥匙的关系一样——只不过心理学的研究站在更高的层次上。他后来拿到了这所大学历史上的第一个心理学硕士学位。

三年后，里姆兰在宾夕法尼亚州拿到了实验心理学博士学位，接下来就回到了圣迭戈工作。那时，美国国防部刚刚成立海军人事研究与发展中心（Naval Personnel Research and Development Center），该中心的工作人员主要是国内的社会科学家，他们的工作重点是进行心理测试和数据分析，从心理学角度指出并解决有问题的军事行为。里姆兰就在这个中心工作，并且一做就是 32 年。

里姆兰的足迹遍及全美的军事基地，他发表了几十篇论文，为自己的项目产出了充足的数据。他在这段时期生活得很完美，一切井然有序。他与童年时的伙伴、住在同一个地区的格洛丽亚结了婚。他在海军的工作稳固，收入稳定，婚姻也幸福美满。在 28 岁时，他唯一的缺憾就是还没有孩子。接着在 1956 年，这个缺憾也得到了弥补——他们的儿子马克降生了。

一方面，马克是"一个看起来绝对正常的婴儿"，另一方面，里姆兰能清楚地看出"他身上有很不对劲的地方"。事后，每次回忆起当初，里姆兰还是会感到惊奇。马克 8 个月时就会走路，1 岁大时就能说完整句子——这比一般的婴儿都要早。但是，马克从没有对谁说过话，也从未说出"妈妈"和"爸爸"这两个词。从降生之时起，他在大哭时就没有人能成功安抚，护士觉得他很难照料，他也不喜欢父母触摸自己——他们的儿科医生有 35 年的从医经历，却没能认出这些是自闭症的表现。拥有博士学位的里姆兰不能说那时他完全没听说过自闭症这种疾病，但他也没有认出这些表现。

是格洛丽亚首先觉得马克的行为有其医学名称的。一天，她在照顾马克时模模糊糊地想起了自己在大学的心理学课程中见过的一个案例——那是一个好动、难以安抚而且语言让人无法理解的男孩。

伯尼在听她说过这件事后径直奔向他们存放旧教科书的车库。那天，他为了找到格洛丽亚记忆里的那个案例拆开了不少盒子，浏览了所有书脊上印有"心理学"字样的书。最后，他拿着一本书回到了屋里，大拇指夹在某两页间。"自闭症，"他对格洛丽亚说，"这种病叫自闭症。"

在里姆兰看来，这个诊断与其说是给了他一个答案，不如说是给了他一个穷极一生试图解决的问题：什么因素会导致人们患上自闭症这种罕见疾病？当然，他更关心的问题是，怎样才能治愈它？这关系到自己儿子的未来，于是他自己去图书馆查阅相关资料。格洛丽亚的那本教科书表示，这是种极为罕见的病症，因此，很可能不存在多少对其病因的研究。然而，让他意外的是，他最先找到的几篇文章就很肯定地告诉了他马克患上自闭症的原因，那就是他的妻子格洛丽亚。

与露丝·苏利文一样，里姆兰也从来不信这个说法。他立刻就认为这一说法十分荒谬，而原因有两个。首先是数据的问题——更具体点，是缺乏数据的问题。他信任数字，而他发现，所有关于"冰箱母亲"的文章都不具备任何科学或数据支持。他震惊地发现，对这一主题的科学研究资金低得可怜。

第二个原因就是格洛丽亚本人了。伯尼亲眼见过她悉心、温柔地照料马克。此外，马克从出生开始就表现出了对这个世界先天的不适应。他还目睹过格洛丽亚是怎样努力适应马克的行为举止的。

因此，在读到这些关于自闭症的书籍和文章后，他感到十分愤怒。这不仅是因为冰箱理论科学基础的缺乏，更是因为这一理论对格洛丽亚的侮辱。这个伟大的女人为了照顾自己患病的儿子放弃了所有，而这些作者——贝特尔海姆和他的同事们——错误地指控是她使马克患上了自闭症。在接下来的几天乃至几周里，他依然怒不可遏。

但同时，这件事也唤醒了他内心的一部分，他决心要为格洛丽亚以及其他所有受到这种恶毒指控的母亲正名。在接下来的时间里，那个一直以来安静、整洁、书生气的伯尼逐渐被蓄着大胡子、气势逼人、决不妥协的里姆兰所取代。他成了著名的发声者和宣传者。

一直以来，里姆兰都把自闭症视作自己最大的敌人。他想打败这个外来的病症，但要做到这点，必须先开展扭转传统思维、反对这种思想的运动。

一开始，这意味着要站在很多视母亲为自闭症诱因的精神病学家的对立面。但是，要证明这些专家是错误的，他需要反击的证据。

1958 年，里姆兰开始利用晚间、周末以及外出对水手们进行智商测试的时间着手查阅所有提到自闭症的报告、研究成果和病历。他需要的信息散布在全美不同的图书馆、书籍和报刊中。他尽自己所能地去到这些地方，由于影印全部文件的成本太高，于是他用纸笔和自己过目不忘的记忆力将资料一一记下。

里姆兰还给那些身处纽约、伦敦和阿姆斯特丹，他无法亲自见面的调查员们写了信。他向这些人询问了他们未发表病例中的细节，同时寻找着可能被他忽略的其他研究人员的评论。这是一项前无古人的工作——他将所有的自闭症报道中的病例汇总起来，创建了一个关于这种罕见病症的概览，并对其进行分析研究。他在这项研究上投入了两年多的时间，直到确信自己拿到了所有得到报告的自闭症病例。他最终汇总了230个有详细记录的案例，之后开始阅读这些记录。

里姆兰希望创建一个可以检验"冰箱母亲"理论科学合理性的文档。如果结果表明这个理论站得住脚，那么他就认可这一理论；但如果没有足够证据能证明这个理论在科学上是合理的，那他就会继续努力推翻它。

事实证明，"冰箱母亲"理论根本站不住脚。里姆兰刚刚摆出世界上几个有名的自闭症患儿的例子后，责怪母亲的理论体系就彻底崩塌了。里姆兰的第一个重要发现是，几乎所有抚养自闭症患儿的母亲都同时抚养着未患自闭症的孩子。而对于将这些母亲塑造得比黄蜂还有害的理论来说，这些母亲完全没有理由只"针刺"某一个孩子。

里姆兰还发现，针对自闭症的精神疗法是完全无效的。从理论上讲，这种疗法对心因性疾病是有效的。然而里姆兰了解到，多次这样的尝试都以失败告终。在一组有42名儿童的实验中，有29名儿童在接受了高质量的精神疗法之后病情却没有得到任何缓解。里姆兰读到的报告表示，这些孩子"毫无好转迹象"。另外13名儿童或没有得到足够的治疗，或完全没有接受治疗。讽刺的是，只有这13名儿童里有人的进步大到可以去正常上学了。

"冰箱母亲"理论认为，患自闭症的儿童在早年就经受过某种创伤，这可能包括兄弟姐妹的降生、住院经历或父母陪伴的缺失。但里姆兰读到的这230名儿童的经历中没有提到类似的事件。反过来说，里姆兰也一直没能找到证据证明哪个儿童是由于早年经历过这类事件而患上自闭症的。他还发现，人们广为流传的"自闭症患儿的父母有着冷漠、疏离、自我封闭的性格"的说法并不准确，在他的数据库中，至少有23个家庭的父母不符合这一描述——相关记录明确表示，这些父母性情温和而活泼。

至于人们将母亲在医生办公室里对自己的孩子表现出的犹疑以及回答医生问题时的呆板声调视作其"冷漠"的表现，里姆兰并不认可。他觉得，这可能是由于孩子对母亲关切的言语和抚摸表现出的冷漠使她们感到十分疲惫和迷茫。

不过，里姆兰还想到了另一种可能性，那就是这些父母之所以有这样的行为，可能是因为他们自身就拥有自闭症相关基因。也许这些父母和他们的孩子天生就有潜在的自闭症体质，并以遗传的方式世代传递下来，如今他们只是将自闭症以不同形式表现出来了。如果不完全是基因原因，也可能是这些家庭所处环境的某种影响，这种影响导致孩子患上了不同程度的自闭症。

说到底，里姆兰的数据库不断抛出的证据始终表明，自闭症可能根植于人类器官之中，而与母亲的抚养方式毫无关系。他确信，自闭症的病因并不是心理的，而是与生物学因素有关的。

作为一名实验心理学家，里姆兰清楚自己的能力范围。他对生物学相关领域了解不多，于是他开始自学基因学、生物化学、神经心理学、营养学和儿童心理学。要知道，在研究生阶段，他觉得这些知识对他规划中的职业生涯没有帮助，因此是没听过这些课的。也许是为了进一步确认自己的研究没有过于离谱，他决定不断向领域内一位赫赫有名的专家咨询自己想法的合理性，这位专家就是列昂·肯纳。

里姆兰最早在1960年就给肯纳写信说明情况了。他的信充满敬意。当时，里姆兰只是一名年轻、默默无闻又有很多问题要问的实验人员，而肯纳是全球最顶尖的儿童心理学家——他在柏林接受了学术训练，已经行医40年，教科书中还有以他的名字命名的病症。因此，里姆兰在最早的信件中确实表现出了露骨的奉承。"我觉得只有丘吉尔能写出这种波澜壮阔的文字，"他这样描述肯纳的学术文章，"这些文字中的修辞手法有着同样的大师风格。"

阿谀奉承奏效了。很显然，肯纳认真阅读了里姆兰的来信，至少读到了那篇里姆兰口中"粗略地展示了我的研究发现的论文概要"。他鼓励里姆兰把工作继续下去。

随着两人日渐熟悉，他们的关系也越来越亲近，两人就像导师与学生一般开始以更为轻松的语调交谈。

肯纳一定知道，里姆兰的调查将挽救母亲们和自闭症已经受到玷污的形象——这也是他一开始就在做的工作。肯纳还没有找到机会公开宣布放弃自己的观点，但他在用另一种方式进行补偿——他重视里姆兰的想法，不断督促他努力，让他继续完善"自闭症由生物学原因导致"的观点。肯纳不仅发挥了卓越的导师作用，他的行为还具有一定的献身精神。因为，他从未与里姆兰见过面，而这个年轻人的研究有可能对他自己的工作造成负面影响。

不过，里姆兰在联系布鲁诺·贝特尔海姆时碰壁了。里姆兰一直想通过血检进行一些染色体研究。因此，1965 年到 1966 年，在芝加哥地区发现了一个符合要求的实验室后，他写信给贝特尔海姆，希望后者能给自己一份该地区的自闭症患者家庭名单。这时，贝特尔海姆已经读过里姆兰的一些文章，知道里姆兰的研究目标是推翻自己"自闭症由心理原因导致"的理论。

"我……不会给你任何帮助，"贝特尔海姆在给里姆兰的回信中写道。他对里姆兰说，自己不会配合这种"想法拙劣……判断有误且抱有偏见"的人。

后来，里姆兰又写了第二封信。出于一贯的职业礼貌，他希望贝特尔海姆能提供与他的研究有关的"任何重印版、报道或参考渠道"的复印件。这一次，里姆兰让贝特尔海姆更为恼火。里姆兰这次可能是故意的，他知道，虽然贝特尔海姆经常为流行报刊撰写关于自闭症的文章，但他自己的论文从来没有在他工作的儿童康复学校中进行过同行评审。每年，贝特尔海姆都要向自己的主要赞助者福特基金会上交进程报告，但近些年来这份报告也已经缩减至只有 2 页到 3 页。

贝特尔海姆这次的回复言辞尖刻。他告诉里姆兰，自己在儿童工作中取得的进展不需要什么书面证明：他亲眼见证了事实，这就足够了。然后，他又对里姆兰本人进行了一些分析："你瞧，感情对你来说并不重要，但对我来说，这是人与人接触时最重要的东西。"

贝特尔海姆很可能十分愤怒。因为在 1964 年，里姆兰曾把所有研究汇集起来，写了一本书来反驳责怪母亲的理论——这本书彻底粉碎了这一理论体系。

将研究结集出版是格洛丽亚的主意。当时，她眼见里姆兰的"文章集"在 4 年的时间里越积越厚，最后成为长达几百页的专著。在 1962 年的某天，她慎重建议里姆兰考虑出书。她的丈夫认可了这一想法，将所有的研究整理成册，确定了各个章节的名称并拟定了书名:《肯纳明确自闭综合征》(*Kanner's Syndrome of Apparent Autism*)。那时,这本书只有一本,而且还是里姆兰纯手工书写的——他当时连打字都不会。

后来,他联系了自己在海军实验室的秘书,询问她是否愿意替自己打字,顺便挣些钱。这位秘书同意了。她用几个晚上和周末的时间把上司的文字用打字机打了出来,然后,里姆兰又把打出来的文件用复印机印出了十几份。他把这些"书"装订起来,装进信封并贴上邮票,然后去邮局把这些厚重的信件寄给了全美各地的研究人员和心理学家——尤其是那些他觉得会花时间读自己作品的人——其中就包括贝特尔海姆和肯纳。

他还把一份副本寄给了一家名叫艾普顿 - 森特里 - 克罗夫茨(Appleton-Century-Crofts)的小型科学类图书出版社。这个时机恰到好处。当时,出版者们正想颁布一个奖励"心理学界卓越手稿"的奖项。毫无疑问,他们希望这个奖项能为公司带来荣耀和声誉,并逐渐把这个奖办成每年都有的年度奖励。因此,他们希望第一届获奖手稿能做到真正光彩夺目、实至名归。

读到里姆兰手稿的编辑一定觉得这份作品完全符合要求,因为里姆兰很快就收到了一封信,告知他赢得了 1962 年的"森特里心理学图书奖"。这个奖没有奖金,信封里没有任何支票,但是这封信给了里姆兰比金钱更为重要的承诺:该社决定出版这本书。

两年后的 1964 年,在经过更为繁复的编辑、修订和语言精简工作后,里姆兰的这本书终于出版了。出版时的书名换成了《婴幼儿期自闭症:其性状及其对行为的神经学理论的影响》(*Infantile Autism: The Syndrome and Its Implications for a Neural Theory of Behavior*)。书名去掉了肯纳的名字,但他同意为这本书撰写前言。这是一种影响力不可估量的宣传,没有什么能比请来人尽皆知的"自闭症之父"撰写序言帮助更大了。

在序言里,肯纳分享了自己与里姆兰在 4 年间保持联系的经历。他表示,自己觉得这本书的内容值得人们关注。读者们能从这些文字里清楚地读出,除了职业上的尊敬,肯纳本人也很喜欢里姆兰。"自闭症之父"将里姆兰指定为自闭症研究者家族中的一员。

里姆兰的书在 1964 年上市的时候没有激起什么波澜——没有脱口秀上的宣传，也没有报纸上的书评。毕竟，一家名不见经传的小型专业出版社出版了少量技术性书籍，书的副标题还是"行为的神经学理论"，这很难成为出版界的重大事件。有一两本学术刊物以赞赏性的语言提到了这本书，夸赞其令人兴奋且较为有趣，但还要几个月，这些刊物才能出版。

虽然缺乏宣传，但很明显，里姆兰的这本著作还是有人知道的。奥黛丽·弗拉克这些自闭症患儿的母亲们一直在抢购这本书，她们从中看到了把自己从冷酷母亲的形象中解脱出来的可能性——长久以来，责怪母亲的理论一直让她们处于愧疚之中，也使很多局外人滋生了对她们的反感。奥黛丽和其他母亲至少在这本书中看到了终结其他人对她们抱有的刻板印象的可能性。

里姆兰后来发现，父母们居然在从图书馆里偷他的书。他们不仅想读他的书，还想将最后一页撕下来寄给他。当时，距离书后附回执的做法还有几年，而他的一个安排意外地促成了这种互动。

里姆兰在书本的最后一章和参考书目间夹了一份 17 页的问卷调查。这份问卷是一份诊断表，包含 76 个问题："您的孩子喜欢毁坏东西吗？""您的孩子收到新毛衣和新睡衣这类东西时开心吗？""当您的孩子该用'我'来表达自己时，却是否一直使用'你'这个称呼？"

他把这个表格称为"实验表格 1"（form E-1）。这一表格的范畴——实验设计与实验心理学无疑是他真正专精的领域。这是他自己设计的用来确诊自闭症并将其与其他病症（如精神分裂症）区分开的调查表原型，他的本意是把这张表格作为草稿，展示给自己的心理学家同僚们。他写道，这些研究人员能很自然地看出"这份调查表应由儿童的父母们完成"。而父母们以为这句话是督促他们填好表格的；他们还认为，里姆兰的结语——"欢迎读者朋友们来信"——的意思是，他想亲自看到结果。

直到这本书出版一周之后，第一批回执信件才陆续抵达。并非所有读者的书都是从图书馆里偷的。有些人很早就碰巧听说了这本书的相关消息，立刻从艾普顿 - 森特里 - 克罗夫茨出版社预定了这本书，并也剪下了调查问卷，填好，寄给了身处圣迭戈的里姆兰。寄来的问卷还有各种形式。有人将整张问卷手打了出来，还有人把复印件寄给了其他有类似症状的儿童的家庭。有时，里姆兰打开信封，只看到一张纸，纸上写着名字、地址以及对他全部 76 个问题的回答。

自闭症没有集中发病地区，这本书扬名的唯一途径也只是口耳相传。因此，谁能看到这本书并给里姆兰写信只是个概率问题。例如，住在纽约州北部、社会活动极为活跃的露丝·苏利文在很长一段时间里都没有听到这本书的相关信息。

里姆兰收到的每封信都有着一段故事。来信的父母们放下包袱，向里姆兰敞开了心扉，因为里姆兰知道哪些问题可以识别他们孩子身上罕见的疾病，而且，他还是他们见过的唯一有博士头衔的人。并不是所有来信者都知道他本人也是一名父亲。里姆兰从未在书里提到自己家中自闭症患儿的病情，他这样做是为了不让这一事实损坏他在有科学素养的读者和那些职业人士眼中的可信度。

父母们只知道这是一位富有同情心的专家，他们后来才了解到，里姆兰也是他们中的一员。里姆兰将寄来的每封信都看作一段友谊的开始。他亲手给所有来信家庭都写了长长的回信，大多数家庭还接到了他从圣迭戈打去的电话。一些父母后来把他视作关系亲密的朋友。

里姆兰从一开始就意识到了这些父母所蕴含的力量——他们可以像露丝·苏利文的队伍一样掀起一项运动。当时，身处纽约州首府奥尔巴尼的露丝·苏利文已经在更小的范围内聚集起很多自闭症患儿的母亲，她们形成了一股不可忽视的力量。如今，里姆兰与所有这些家庭都有了联系。随着时间的流逝，寄来信件的家庭数量达到了几百个。很快，里姆兰开始制订他的海军出差计划。他将去到全美各地的海军基地，并在这个过程里抽空拜访这些来信的父母。有时，他会同时拜访几个家庭，宽慰这些父母。这种举动会让这些父母了解，他们并不像自己想象的那样孤单，还有人与他们经历着同样的苦痛。

这些家庭还提供给里姆兰另一种至关重要的东西：数据。当父母们对实验表格 1 的回信在家里越堆越多，里姆兰惊讶地发现，自己已经比其他人掌握了更多自闭症患儿的原始数据——虽然，肯纳当时依然习惯性地称他位于巴尔的摩的诊所为自闭症的"信息交换中心"，但里姆兰手中的数据已经要比他多出不少了。

这使得里姆兰可以开展自己的研究工作，尤其是寻找自闭症可能的治愈方案。凭借著作和赢得的出版社奖项，他得以在 1965 年前往斯坦福大学高级行为研究中心，参与为期一年的特别项目并顺利完成。这个项目让他可以自由选择感兴趣的方向进行思考和写作，也为他提供了免费的秘书支持。他自然而然地选择了自闭症进行阅读与写作。

他在自闭症领域的地位迅速提升。几年之内，《盐湖城论坛报》（*Salt Lake City Tribune*）就将他称为"自闭症领域最权威人士之一"，《奥克斯纳德新闻速递》（*Oxnard Press Courier*）也把他称作"交流障碍与行为障碍方面公认的权威人士"。

更重要的是，他关于自闭症有生物学成因的观点也取得了进展。《华盛顿邮报》（*Washington Post*）的记者艾伦·霍夫曼（Ellen Hoffman）在 1969 年 7 月发表了一篇关于自闭症的短篇报道，她在其中提到了"关于自闭症的成因及治疗方案的两种主要思想流派的对立"——这两个派别的代表人物就是里姆兰与贝特尔海姆。

霍夫曼在文章中做了客观叙述，没有偏向哪一方。就这样，一位父亲与一位父母的责怪者以对立的形象出现在了公众视野里——这是历史上的第一次。

伯尼·里姆兰拥有地位和声誉，露丝·苏利文拥有组织的动力和技巧。但在 1964 年，他们一个身处圣迭戈，另一个在奥尔巴尼，互相都不知道对方的存在。后来，出现在电视节目中的一个他们都不认识的自闭症患儿的父亲让他们认识了对方。

在美国电视业第一个黄金年代末期，罗伯特·克里恩（Robert Crean）是一位剧作家和电视剧编剧。那时，各大电视台正开始产出生动、智慧且富有挑战性的剧集，这些剧集提高了其他所有节目的标准，其中也包括克里恩编剧的科幻剧《迷离时空》（*The Twilight Zone*）和庭审剧《辩护律师》（*The Defenders*）。

1965 年 2 月 7 号，刚过下午 1 点没多久，美国广播公司（ABC）播放了一个叫作《65 年的指示》（*Directions 65*）的剧集。这一集的名称是"科纳尔"（*Conall*），讲述了一个名叫科纳尔的 8 岁男孩的故事。根据节目单上的介绍，这个男孩"严重弱智"。实际上，科纳尔患有自闭症，他也并不是一名演员。这个剧集的作者罗伯特·克里恩就是他的父亲。

剧集使用的依然是照片素材和对科纳尔兄弟姐妹们的采访录音，它讲述了一家人如何受到这个孩子所患自闭症的影响。当时，没有多少人注意到这个节目取得的真正突破：这是电视台第一次展示某个自闭症患者的详细信息。后来，克里恩的一个儿子表示，他的父亲之所以付出史无前例的努力要这么做，是因为无论是好是坏，他都想让更多人理解他家庭的境况。

露丝觉得电视对孩子不好，所以家里没有电视。但是那天下午，她的一个亲戚激动地打来了电话。这名亲戚表示，自己刚看到一个关于自闭症的节目，而节目中的小男孩让她想起了露丝的儿子乔。露丝很失望自己错过了这么重大的节目，于是决定自己去联系克里恩。她找到了克里恩的电话，并与他进行了长时间充满激情的谈话——就是两个自闭症患儿的父母刚发现彼此时进行的那种谈话。克里恩在谈话里不断提到自己刚刚读过的"里姆兰的那本书"。露丝坦言自己从未听说过这本书，于是克里恩告诉她，这是本非常重要的书：在他读过的所有关于自闭症的文字里，这本书第一次没有在内容里宣扬责怪母亲的歪理邪说。

露丝记下了这个名字和地址：伯纳德·里姆兰，圣迭戈。长途电话价格昂贵。在结束了与克里恩的谈话后，她坐下来，开始给里姆兰写一封长信。

在有了深入交流后，露丝与里姆兰一拍即合，他们立刻把对方看作自己的最佳盟友。露丝懂得怎样去游说立法者和媒体；而里姆兰清楚科研的细节，能够以医生和科学家们的方式与他们交流。他们两个人都想对这个社会接受、对待以及教育他们孩子的方式做出重大改变，他们也一直在尽力组建自己的父母联系网络。

1965 年夏末，在通信往来很久之后，露丝这个天生的组织者有了将这些分散的自闭患者家庭聚集在一起、成立一个全国性组织的想法。她先试着制定了一些实施方针，然后将这些想法写在下一封给里姆兰的信里。然而，她也收到了里姆兰寄来的一封信。里姆兰告诉露丝，他决定自己成立一个全国自闭症机构，并且希望露丝能来帮忙。

1965 年 11 月 14 日傍晚，全美自闭症患儿协会（National Society For Autistic Children, NSAC）在与曼哈顿由一座乔治·华盛顿大桥相隔的新泽西州提尼克（Teaneck）成立了。在这之前几周，组织者们以电话或信件的方式联系了多个州的父母，告知父母们成立仪式的日期、时间以及一对名叫赫伯特和罗莎琳·卡恩的夫妇的地址。这对夫妇5岁的儿子杰瑞由列昂·肯纳本人确诊为自闭症患者。自那之后，这对还养育着两个女儿的夫妻就没有什么娱乐活动了。因此，他们在承办一场规模不小的聚会时可能会有些手忙脚乱。但另一方面，由于这场仪式在星期二晚上举办，各个学校还在上课，可能压根就不用期望有多少父母到场。

但是，第一批客人乘坐的汽车在刚过晚7点时就到了，其中有些车牌还属于遥远的马里兰州和马萨诸塞州。这些车纷纷拐进埃塞克斯路，朝着道路尽头的一座白色砖房开去。这座房子与教堂遥相呼应，道路的另一头就是一所公立学校，巧合的是，这所学校也标志着卡恩夫妇与当晚到场的所有父母之间的一个共同点：提尼克这一年成了全美第一个主动废除学校内种族隔离制度的地区，可即使在这样的地方，自闭症患儿依然没有得到在公立学校接受教育的法律权利。

确切的数字不得而知，但在快8点时，卡恩的客厅里已经聚集了30~60人。房间里座位不够，但这些宾客也不在乎是不是要站一整晚。因为，在看到彼此的那一刻，他们就明白，此刻房间里的人都对自闭症了如指掌，也都理解抚养一个自闭症患儿要经历的事情，他们之间产生了情感共鸣。在经过这些年的孤独与外界的责备之后，这些父母终于互相有了依靠。他们即使在亲戚和密友间也无法宣泄自己的情绪，但现在，他们可以了。

在这之后，无论何时何地，自闭症患儿的父母们聚在一起时都会是这个样子：圈内人分享自己的故事，交换意见，享受难得的欢乐时光。他们开始因自闭症而欢笑了——因为他们有时会发现，在一些时刻，自己孩子的行为并不令人悲伤，而是十分有趣。在1965年那个星期二的晚上，这座房子里的父母第一次拥有了这个身份——圈内人。

这一圈人的中心就是将他们组织起来的那两个人：从加利福尼亚飞来的伯尼·里姆兰和从奥尔巴尼开车过来的露丝·苏利文。在当晚的议程中，一位一直在试验"语音打字机"（talking typewriter）这种交流装置的儿科医师发表了讲话，然后里姆兰对自闭症患儿行为研究方面的新进展做了一个报告。但当晚最重要的活动还是以表决方式创建了里姆兰和苏利文决定要创办的全国性机构：全美自闭症患儿协会。为了口头表达方便，人们立刻将该组织的简称"NSAC"读作"n-sack"。这个机构的标志是一块拼图。

当晚，人们还制定了一些初始的规章制度，并任命了一些组织官员。来自华盛顿特区的一对患自闭症双胞胎女孩的母亲穆扎·格兰特（Mooza Grant）被任命为 NSAC 第一任主席。在场所有人都决心回家建立分会，整合好当地的父母资源，并联系到已经成立的其他组织（比如苏利文在奥尔巴尼成立的机构），鼓励它们加入自己。

最后，他们还讨论了发布 NSAC 时事通讯的计划。除了每年要交两美元会费、拥有 NSAC 官方会员卡，这份通讯将成为全美范围内的父母保持联系的首要方式，这对整个组织而言是至关重要的——这可以在父母间形成一种认识，那就是从现在起，他们有了彼此，他们都成了一个更大型组织的成员，献身于更广阔的理想。

直到过了午夜，宾客们才离去。女士们清理了烟灰缸，把一个个酒杯放回厨房，男士们取回了自己的帽子和大衣。他们踏出卡恩家的大门，穿过黑暗的夜晚，走回自己的车。

露丝·苏利文在回顾那一晚时总是会说，父母们在驶离埃塞克斯路时心情已经完全不一样了。他们现在拥有了彼此，他们孩子的未来似乎也可以被改变了。

"这是第一次，"她后来表示，"我们心里有了希望。"

13

星期一下午的变故

爱丽丝·巴顿（Alice Barton）只知道这个男孩是个盲人，报纸背面就是这样写的——"学习迟缓的盲孩"，全文并没有提到"自闭症"这个词，这个词对她也没有任何意义。她这天只是在喝咖啡时顺便拿起报纸阅读，这时的她没有任何领养儿童的打算。不过，报纸背面男孩的照片吸引了她的注意力。

"学习迟缓的盲孩"这个标题像咒语一样引起了爱丽丝的兴趣。部分原因是，爱丽丝恰好懂盲文。在20世纪60年代末，纯粹出于挑战自我的目的，她学会了盲文，并能够流利地阅读盲文文章。她当时上了盲文课，并得到了一台盲文打印机。之后，她加入了一个志愿者组织，该组织的工作是将课本中整章的内容翻译成用手指阅读的盲文。

虽然她的盲文技能还不成熟，但在她此刻的脑海里，突然出现了自己教这个男孩读书、让他拥抱书本和更广阔世界的情景。不过，在拨通报纸上留下的电话时，她还是有一些疑问的。

"这个小男孩的学习能力究竟有多迟缓呢？"

电话那头停顿了一下。"其实，"接电话的社工似乎不太情愿地表示，"他有点弱智。"

实际上情况要比这更复杂，不过这名社工可能并不了解。小男孩弗兰基这时6岁，他有着暗示墨西哥血统的深色皮肤，任何见过他的人都会认为他是个可爱的小男孩。弗兰基住在加州圣玛利亚的一家孤儿院，这里距巴顿位于圣巴巴拉（Santa Barbara）的住宅有大约60英里[1]。在孤儿院里，弗兰基被贴上了"可训练的智力发育

---

1 1英里约合1.6千米。

迟缓者"（trainable mentally retarded, TMR）标签，被安排与其他"学习迟缓"的儿童一起上课。

爱丽丝在听到这一切后有些手足无措。社工觉得是时候更主动一点了，于是她敦促爱丽丝："过来见见他吧，然后我们再详谈。"

"我可不觉得我们能照顾好一个弱智孩子。"她的丈夫乔治（George）在她挂掉电话时说。

"反正我已经预约了，到时再看吧。"她这样回答。

在 1970 年 6 月的一个早上，她和乔治顺着加州的 101 号公路开到了圣玛利亚。乔治并不太想收养孩子，因此，在爱丽丝进门去与弗兰基见面时，他待在了外面，在门廊上悠闲地漫步。后来，他沿着房子的一侧走到了后院，那里有一片用栅栏围起来的游戏区，弗兰基正一个人在那里荡着秋千。

此时，屋里的爱丽丝渐渐了解了弗兰基病情的全貌。他不是盲人，但有着严重的视力问题。不过，他的视力问题还没有严重到让他必须学会读盲文的地步。接下来，照顾他的社工在介绍他的智力障碍时不断提到"自闭症"这个陌生的名词。如爱丽丝后来所说，她当时"完全不了解"这个词究竟是什么意思。于是，为了让她更理解这种病症，这名社工开始介绍弗兰基做不到的事情：他不会说话，他不学习，他有时表现得很暴力。更重要的是——他的病情可能永远不会好转。

爱丽丝被震惊了。这一系列描述与她脑海中智力缺陷的表现一点儿也不像，而且听起来有些怪异，让她感到害怕。社工邀请她去房子后院，亲眼看一看自闭症患者的表现。亲眼看到弗兰基后，她受到了彻底的打击。乔治说得对，他们照顾不了弗兰基。现在，爱丽丝只想得体地离开这所房子，叫上乔治，尽快回到圣玛利亚。

但是乔治不想离开。直到现在，乔治也解释不了其中的原因，但是在那天下午，当他和弗兰基两个人——一个是强壮、能干的前海军陆战队士兵，另一个是脆弱、易受伤害的自闭症患儿——独处时，他喜欢上了这个孩子。爱丽丝想把自己的丈夫拉回停在房子前面的车里。她告诉他，他们两个人是照顾不了这个孩子的。但同时，她看到了丈夫眼里的不舍，她发现乔治一直在回头看秋千上的弗兰基，这预示着，他们三个即将成为一家人了。"我们领养他吧。"乔治最终说道。

他们在 1970 年 7 月 3 号弗兰基生日这天将他带回了家。在之后的岁月里，他们每年都会买蛋糕和蜡烛庆祝他的生日。不过，这对夫妻在与弗兰基相处的最初几个月是饱受痛苦的。"这是一场耐力的较量。"乔治这样评价这段时间。也是在这几个月里，他们明白了严重的自闭症患者究竟会有什么表现。

爱丽丝负责在白天照顾弗兰基，因此，乔治没有见到弗兰基第一次用头撞穿墙壁的情形。当爱丽丝在他回家后把这件事告诉他时，他难以置信，只能重复地说这一句话："你是在开玩笑吧！"但他很快对弗兰基有了进一步的了解：一个 6 岁的男孩已经拥有了足够大的原始力量，同时对疼痛有着绝对的漠视——这让他可以只用自己的头骨在 8 英寸[1] 厚的石膏墙上开一个洞。

同时，弗兰基开始害怕一个人睡觉，经常在晚上起来游荡。但是，由于他不会说话，乔治和爱丽丝也没办法用言语安抚他。于是乔治宣布，他们必须在房子里画一条界线了，不然，整座房子都将被一个不说话的孩子摆布，而这个孩子可能会在未来有意或无意地伤害到他们。从那天晚上开始，这名前海军陆战队队员开始坐在弗兰基的卧室门口，扮演起哨兵的角色。

"不可以，弗兰克，你不能起来，"每当弗兰基从床上起来，他都会轻柔地把他领回去躺下，给他盖上毯子。自然而然地，当乔治准备离开门口时，弗兰基总会跟上。"不可以，弗兰克，你不能在晚上出来，"乔治总会轻声说，"快回去。"这种情况来来回回持续了几周时间，让房子里的三个人都精疲力竭。但最终，弗兰基不再从床上溜下来了。

乔治还让弗兰基克服了对指甲刀的恐惧。在他第一次拿出指甲刀时，弗兰基害怕得蜷成了一团。但是乔治坚持认为，他必须也可以教会弗兰基使用指甲刀，于是他一点点地帮助弗兰基摆脱了这种特别的恐惧症。一开始，他会把指甲刀拿出来给弗兰基看，然后就把它收起来。过了一阵后，他开始拿出它来，给自己剪指甲。之后，他会偶然轻轻地剪掉弗兰基的指甲。直到最后，弗兰基终于可以放松到随时不加反抗地让乔治给他剪指甲了。这整个过程耗时 8 个月。

1　1 英寸合 2.54 厘米。

当然了，乔治并不知道他做到了几乎不可能做到的事情。当时，专家们压倒性的意见是，弗兰基已经不可救药了，不值得再费时费力地去教育。不过，并不知情的乔治和爱丽丝还是做出了尝试，他们始终坚持着这样的原则："只要你给了孩子们空间，他们就可以摆脱任何他们想摆脱的事情。"

在这个过程中，对于自己该有什么样的行为，乔治一直在以自己的即兴判断作为最重要的标准。他依赖着自己的直觉做出每个决定。所有与他处于相同境况的父母都必须处理好这些直觉，而乔治的选择是相信这些直觉。与此同时，爱丽丝能清楚地看出弗兰基正在取得进步——虽然这个过程充满痛苦，但结果也显而易见。到那时为止，虽然弗兰基依然没有说过也永远不会说出别人能听懂的话，但夫妇二人都爱上了这个孩子。在与弗兰基相处时，他或发出他们完全听不懂的声音，或一声不出——这也是最困难的部分，夫妇二人要雾里看花般地猜出弗兰基的欲望、恐惧和情绪。在这个过程中，他们与玛丽·特里普利特、丽塔·泰珀和奥黛丽·弗拉克这些人感到了同样的挫败和疲惫，也一样非常劳神费力。

当然，由于他们与弗兰基只是养父母和养子的关系，他们始终保有一条退路，那就是回到自己从前的生活中——他们完全可以把弗兰基送回去。他们可以借口说"我们对他毫无办法"，或者"我们给不了他需要的东西"。他们每天都会想到这一选项，然而，他们还是做出了相反的选择，继续照顾弗兰基。后来，他们正式登记领养了弗兰基，他成了他们永远的儿子——合法且备受关爱。弗兰基也随这对夫妻，将姓氏改成了"巴顿"。

在这种种事态里，乔治和爱丽丝并不孤单——至少不像上一代自闭症患儿父母那样孤独无助。诚然，在20世纪70年代，整个社会仍然不理解这些自闭症患儿以及患儿家庭的诉求。但是在圣巴巴拉，巴顿夫妇知道附近有同样受到自闭症困扰的家庭在陪伴着他们。

这些家庭找到了彼此，联合了起来并且相互扶持。他们团结一心，相信自己孩子的未来会得到改变——而且，也许他们自己就可以带来这种改变。

这个圈子里的人并不多，最多只有三十几对父母。但是对乔治、爱丽丝以及其他很多父母而言，团体里的归属感给了他们坚持奋斗下去的理由。在自闭症的历史上，这是一个新的篇章。

1971 年一个平凡的早晨，在加州圣巴巴拉县教育大楼前的草坪上，本来闲置的洒水器突然噗噗地喷出了水。几秒之内，一直站在大门旁的一对夫妇就全身湿透了。这两个人一直举着手写的牌子站在大门旁，对学校的政策提出抗议。在被水喷到时，他们马上抱起自己的传单和湿掉的硬纸牌退回到了洒水范围外的街上。他们在这里整顿了一下，随后继续自己的抗议。

此时，通过办公室的窗户目睹了一切的学校校长满意地转过身子，背对着自己的办公桌。正是他让工作人员打开的洒水器，当然了，这只是个恶作剧。不过，门口的那两位父母可能永远都会认为这是个意外。也许让他们知道实情会更好些，因为那样的话，这对惹人厌的、不知疲倦的父母乔治和爱丽丝·巴顿就会明白校长的意思了：回去吧，别再浪费教育系统的时间了。这不也是种解脱吗？

对于那些养育着身心健康、能力"正常"的儿童的父母来说，其他孩子住在哪里从来都不是他们会思考的问题。他们看不到这些孩子，自然也就不会去考虑他们的问题了。确实，在乔治和爱丽丝上小学的 20 世纪 30 年代，他们和同学们完全没有理由去关注那些能力远不足以进入小学的同龄人——就像他们两人几十年后领养的那个男孩那样。因此，在 20 世纪 70 年代，当他们以父母的身份为弗兰基在圣巴巴拉的各所学校办理入学手续，却被告知按照法律以及学校惯例，校方有理由并且也确实要禁止弗兰基入学时，他们十分震惊。这件事让他们立刻成为为自闭症患儿争取受教育权利的活动家。

除了这件事，他们在某个晚上听到的伯纳德·里姆兰的讲话也是激励他们成为活动家的诱因。那时里姆兰正辗转于各地传播自闭症知识。在 1970 年，里姆兰商定与距离圣巴巴拉 35 英里的文图拉的父母们见面。在这时，自闭症宣传工作已经有了坚实的基础。但在这之前的一段时间里，他一直努力不让这一运动失控甚至破灭。在 NSAC 成立后的第一年里，领导层内部就在物质和领导风格上产生了矛盾。一些 NSAC 的创办者认为组织主席穆扎·格兰特过于颐指气使，做事没有条理，也不放心把组织的资金交由她掌管。

格兰特自己也有所不满，因为她认为自己承担了运动中大多数日常工作，其他父母没有给予自己足够的帮助。此外，她的丈夫莱斯利在筹集资金的工作中担负着重大职责，这使得他经常出差。格兰特很不喜欢这种情况。毕竟，她自己也在抚养一对患有自闭症的双胞胎女儿，其中之一还有着强烈的自残倾向——她总是击打自己的头，随时都可能打破自己的头骨。两年后，在格兰特的任期已满后，组织重新进行了选举。从 1968 年起，NSAC 有了新的主席——露丝·苏利文。

但自闭症圈子内部已经有了裂痕。在选举之前，穆扎·格兰特已经秘密筹划，准备在马里兰州建立一个 NSAC 的竞争机构了，她起的名字也与 NSAC 针锋相对：美国自闭症患儿基金会（American Foundation for Autistic Children）。NSAC 在听说这件事后，曾警告格兰特不能将组织的联系人名单带走，否则将提起法律诉讼。这是第一次出现这种情况。这之后，拥有相同理想的自闭症宣传团体及其内部人员间将产生更多的敌意和罅隙，多次互相攻击。这种情况从一开始就存在，在接下来的每十年里都会爆发，一次次损害着他们心中更远大的目标。

随着岁月流逝，里姆兰也将被卷入这些矛盾中。不过，在文图拉的那个晚上，他向在场的巴顿夫妇以及其他一些慕名而来的家庭发表了讲话，依然以母亲捍卫者和自闭症患儿救星的形象维护了自己卓越的声誉。他敦促在场的父母们自行组织团队、引发人们的激情并学会提出要求。他与他们讨论了自行设立 NSAC 分会的步骤，告诫他们永远不要接受否定的回答。在 NSAC 眼中，让孩子们得到治疗和让他们接受教育是同一件事，也是他们眼中的重大事项。当他们着手去做这件事时，他们还需要反对那些权威人士。里姆兰鼓励父母们向舆论，乃至学校和州议会施压。

要知道，里姆兰的这些听众本身并没有任何追求变革的驱动力。他们都是三四十岁的加州普通民众，在成长中习惯了信任权威及权威的代表，比如总统、牧师、校长、银行家、医生和警察这些群体，一个得体的人通常也不会去挑战这些权威人士。

在里姆兰失去对精神病学疗法的信任前，他也是这样的人。不过大约在这时，精神病学疗法恰好也在渐渐失去其本身的信誉。里姆兰之所以能在斯坦福大学任职期间受到如此的欢迎，原因之一就是他的这本书给了精神病学疗法和心理学疗法以沉重一击。虽然当时弗洛伊德主义者依然是私人诊所的主力，但是，斯坦福和别处年轻一代的精神病学家和心理学家们正在逐渐瓦解他们上一辈形成的权威架构。各处心理学研究部门都觉察到了这种反抗精神，急于让自己的工作成果大范围造福社会。在这一轮热潮中，各种实验活动得到了迅速的发展，横亘在神经病学、计算机科学、生物化学和基因学间的隔离墙开始倒塌。反传统精神终于迎来了成熟的发展期。

就是在这样的环境里，里姆兰号召父母们与他一起反抗这些权威。这一讲话后不久，一些父母就建立了 NSAC 的分支：圣巴巴拉自闭症患儿协会（Santa Barbara Society for Autistic Children）。各位母亲是这一成果的领头人，在分支建成后，她们也纷纷被选为组织的主席、副主席等领导人。最开始，她们只重复自己熟悉的活动，在家中院子里售卖闲置，为机构筹集资金。但很快，她们就开始与学校官员举办磋商会议，向他们提出自己的诉求；她们还去拜访城里的儿科医生，谋求他们的支持和理解。离开这些医生的办公室时，她们会留下介绍自闭症的传单，希望其他来到这里的父母可以了解自闭症相关知识。

乔治成了这些父母中最积极的人物。他发动了一项写信运动，并坚持了几年。先后收到他信件的有教育委员会、报刊机构，甚至包括当时的州长罗纳德·里根。在爱丽丝产生去校长办公室前静立抗议的想法后，他也跟着去了。无论如何，校长确实在办公室接待过他们几次，并耐心地听他们提出了向弗兰基提供教育支持的诉求，但这一切并没有产生什么实际的效果，弗兰基依然没有得到上学的权利。于是，爱丽丝做出了另一个决定，她要去尝试一下政治手段。

可能对路人来说，这对在烈日下做着微不足道抗议的夫妻是可笑的——尤其在洒水器打开，他们落荒而逃的时候。但是对爱丽丝和乔治以及其他所有没能在和学校的对话中取得任何进展的父母而言，这是为自己的孩子做出的抗争，并不可笑。不幸的是，在他们为自己的孩子提出的教育请求受到重视之前，他们先经受了一次严重的打击。

爱丽丝·巴顿的朋友维尔娜的丈夫亚历克·吉布森犯下了谋杀案，时至今日，爱丽丝依然记得自己刚听说这件事时的反应。当时，她坐在客厅的活动楼梯上，边卸下圣诞树边听着电视新闻。这是 1971 年 1 月的第一周，她与乔治已经照顾了弗兰基 6

个月。突然间，她听到了这样一则紧急新闻——一个名叫吉布森的男子在小区里犯下了谋杀案。她转过头看向电视画面，然后发出了尖叫："哦我的上帝，乔治！快来看这个！这个人是亚历克·吉布森！"乔治循声赶来，他们注视着电视屏幕，陷入了彻底的震惊。爱丽丝依然僵在梯子上，而乔治大声喘着气："我的上帝，他做了什么？"

也许只有 NSAC 圣巴巴拉分部的秘书维尔娜·吉布森本人才了解她丈夫心中郁积的黑暗。亚历克·吉布森本是个知足常乐的人。他任职于航天工业，是一名机械师。他坚信自己能养活全家，工作也小有成绩。1958 年，亚历克与维尔娜带着 3 个孩子——分别为 13 岁和 11 岁的女儿朱妮和桑迪，以及去年 11 月刚出生的儿子道基——被分配到了隆波克的范登堡空军基地，在那边的一个新厂里开展工作。一家人从卡纳维拉尔角搬了过去。

在第一次犯心脏病后，亚历克·吉布森似乎就变了个人。那次病发非常严重，他不得不放弃在这个厂里乃至整个产业里的工作。基本就在一夜之间，吉布森从原本的活力十足、充满自信变得自暴自弃。后来，道基被确诊患上了自闭症。

他们的儿子在 3 岁时表现出了典型的自闭症状。在这之前，维尔娜认为道基比他的同龄人更聪明，成长得更快。他在 6 个月大时就离开带护栏的小床了；在 20 个月大时，他学会了自己上厕所；24 个月大时，他学会了操作洗衣机按键。

然而，道基玩玩具的方式一直很奇怪。他会先把玩具排列在地板上，然后有条不紊地轮流拿起来玩，每一个都只玩一会儿。最后，他不再玩这些普通的玩具，而是开始拿东西旋转起来，比如锅盖等物品。旋转物品成了他新的、主要的消遣方式——再加上用头撞墙。

道基一直没有学会说话。他经常自言自语"酷啦酷啦酷啦"，并用"吗"这个发音与外界交流。无论父母问他什么问题，或者对他说些什么，他都会用这个声音来回答。"你冷吗？""吗。""我们现在要给你穿上袜子。""吗。""道基，过来。""吗。"

维尔娜在道基身上看到的智慧依然存在，她每次望向道基美丽的双眼时都能看出这一点。这双眼睛机警又充满好奇。道基依然在蹒跚学步，但已经表现出了对录制音乐的喜爱。他弄明白了他父亲用车库里的一些零件组装起来的复杂音响系统的运作方式，而每当《音乐之声》这部电影的前奏曲响起时，维尔娜立刻就知道了道基身在何处。亚历克为了不让道基碰朱妮收藏的专辑，在她的卧室门上装了一个滑动带系统，而道基也弄懂了这个系统的机制，成功地通过了它。

他还特别喜欢可口可乐和薯条；同时，他非常不喜欢看到飞机，这会让他暴怒不已。这种令人难以理解的喜恶偏好让他的母亲坚信，在这些奇怪的行为之后，还有一个被困住的"正常"道基，是他主导着这个躯体的行为，只不过她还看不到那个正常的他。对维尔娜来说，自己的孩子成了一个等待她或者上帝拯救的人。在道基被确诊后不久，她便开始信仰基督教，花了很多时间为儿子祈祷。

但是，维尔娜并没有消极地等待奇迹发生。她开始尽全力在隆波克和周边地区寻找她能得到的一切专业帮助。一开始还有些很有前景的选项，比如一些特殊教育项目时不时会出现空缺，这时，她就会开车带道基去做一天的试听。但最终，这些项目都拒绝了道基。一些机构坦率地表示道基无可救药，另一些同意给他个机会，但没过多久，教师们就会在爱丽丝下午去接道基放学时把她拉到一旁，轻柔但坚定地表示他们接收道基入学是个错误的决定，告知她道基不能再来这里上学。

道基的姐姐朱妮在1964年搬出了家。她年纪轻轻就嫁了人，很大一部分原因是为了远离家中的痛苦。道基在过了蹒跚学步的年龄后依然没有取得什么长进。这时，多年来对治疗方案的搜寻以及在各种教育项目上的花费已经快将家底花光了，亚历克不得不卖掉了自己用来养老的百事可乐股票，后来他还卖了他挚爱的自制音响系统。之后，他们还卖过家中最好的家具。

最后，当维尔娜终于找到了肯接收道基的学校后，整个家也不得不分成两半。这所学校是位于洛杉矶的肯尼迪学校（Kennedy Institute），距离维尔娜一家有3小时车程。这所学校主要负责教育有智力缺陷的儿童，其教育宗旨并不与道基的情况完全吻合，但它是唯一愿意接收道基的学校了。为了付学费，吉布森一家卖掉了房子。道基的学习项目不提供住处，于是维尔娜带着道基搬到了洛杉矶，并在一个日托中心里做起一份兼职，留下亚历克和桑迪继续住在他们租的公寓里。他们只想让道基学会说话，但两年后，他还是只能发出"吗"的声音，亚历克备受打击。"这一点儿用都没有，"在一个和维尔娜探望道基的周末，他这样说，"我们得试试别的方法了。"

维尔娜本来还不想放弃，但亚历克之后又犯了第二次心脏病，在这之后，她就带着道基回家了。又过了没多久，在隆波克已没有牵绊的巴顿一家搬到了北方有亲戚照应的圣巴巴拉。当时，圣巴巴拉的进步气质闻名遐迩，这让他们觉得也许这座城市的公立教育系统会对道基网开一面。结果，他们得到的是与乔治和爱丽丝相同的结果——圣巴巴拉的各所学校会在会面后做出模糊的承诺，然后再一个接一个地拒绝他们的入学申请。

最终，他们还是走上了自己从一开始就一直在避免踏上的道路：他们将自己 11 岁的儿子送进了位于卡马里奥（Camarillo）的州立精神病院。他们知道这所机构一定不会拒绝接收他。另外，这所机构不收费，这是他们唯一负担得起的地方了。

后来，是亚历克叫停了道基在这一机构里的治疗。他与维尔娜每周都要往返两次接送道基：他们在星期五接道基回家，然后在星期天下午把他送回去。接道基回家时一切都很好，他总是会扑到他们怀里，似乎突破了自闭症的藩篱，与他们产生了某种情感上的联系。维尔娜觉得，这意味着这家精神病院让道基取得了一些进步。

但是，在送道基回去的星期天，所有人都会陷入煎熬。道基在车上看到精神病院的围墙时，每次都会歇斯底里地尖叫、乱动，最后都要靠穿着白大褂的工作人员将他拽进围墙。亚历克每周都要目睹这一过程，这让他本就脆弱的心脏如刀绞一般。在持续了 3 个月后，他叫停了这种治疗。他与维尔娜在一个星期五把道基从州立精神病院接回了家，再也没有送他回去。

他们的家庭生活陷入了一成不变的模式之中。一家人里只有维尔娜能工作，因此，亚历克会在白天照顾需要 24 小时监护的道基。他们两个明显在这一时期变得十分亲密。这也是必然的结果，毕竟道基没法和同龄人玩耍，而已经一文不名的亚历克也变得十分沉默，不问世事。一家人在东菲格罗阿街租的房子中还有另一家住户。平时，亚历克与道基在楼上的公寓里一待就是几个小时；如果不在室内，那他们两个就是一起去散步了。邻居们注意到了这两个看起来很孤独的人——一个是会在经过别人时发出奇怪声响、个子比多数同龄人都高、长得很帅的男孩，另一个是总陪在男孩旁边、话不多、驼背灰发的男人——邻居们与他们两个没做过什么交流。

就是在这段日子里，亚历克得到了一把伯莱塔点 45 口径的猎枪，但人们不清楚他具体是在什么时候用什么方式得到这把枪的。1971 年 1 月 4 号是亚历克最后一次和道基一起散步，他们两个去了道基最喜欢的麦当劳，点了他最喜欢的薯条和可乐——当时道基已经 13 岁了，但最喜欢的食物依然没有变。他们两个大概在下午 1 点半到家。此时，外面的街道静谧异常，邻居家的孩子们刚过完圣诞假期，都回到了学校里。道基躺在休息室的小床上，准备小睡一会。亚历克走到了厨房，写下了这张便条：

> 我做了件可怕的事。我知道我不可饶恕。
> 我不想再见你或任何人了。

　　他把便条竖在厨房台面上的电话旁边，走进休息室去看望自己睡着的儿子。人们不知道他在房间里站了多久，但在某个时刻，他举起了手中的伯莱塔猎枪，朝道基的头部开了枪。

　　这一枪没有立刻夺走道基的性命，他是在随后赶来的救护车里去世的。救护车上的医护团队表示，他们刚看到道基时，这个男孩依然在床上努力地呼吸，费力地发出咯咯的声音。

　　亚历克可能没有目睹道基死前的挣扎。他在开枪之后马上回到了厨房，把枪放回便条旁边的包装盒里，然后报了警。接着，他出门坐在门口楼梯上，在午后的微风中静待第一声警笛。

　　"他的弱智儿子死亡。"《圣巴巴拉快报》(*Santa Barbara Press*) 第二天在内页上这样报道。第三天，医院官员们接受了采访，希望能澄清事实，不过他们的说法也是有误的。"道格拉斯并非弱智，"一名官员这样告知记者，"医生对他的诊断结果是情绪障碍。"在记者打给道基待过 3 个月的州立精神病院时，这里的工作人员又提供了第三种不同的说法："精神分裂性反应，儿童型。"

　　最后，《圣巴巴拉快报》的编辑收到了一封详述道基病情的信，并将其公之于众。这封信的作者玛丽·艾伦·纳瓦 (Mary Ellen Nava) 自称"自己的孩子像道基一样患有自闭症"。事实上，是她与爱丽丝·巴顿一起写了这封信，不过杂志在刊登出这封信时只印了玛丽的名字。在这封信的开端，关于射杀了自己儿子的父亲，她提出了这样一个问题："这个男人经历了怎样的心理过程？"

　　这是个很明确的问题。纳瓦本人是 NSAC 圣巴巴拉分部的主席，她也是与伯纳德·里姆兰一起参加那场文图拉会议的母亲中的一员。她的儿子埃迪比道基小 3 岁，病情几乎和道基同样严重。埃迪也不会说话，他总是用指甲挠自己的皮肤，经常把皮肤挠出血并感染。不过比道基幸运的是，有一个特殊教育班级差不多刚好能容忍他的行为，于是接收了他。相比较而言，道基的行为就太极端了。如今，玛丽·艾伦已经与维尔娜成了好朋友，她明白每当一所学校开除道基时维尔娜体会到的情绪。

　　这个男人经历了怎样的心理过程？

　　玛丽斟酌着自己的言语，认真地给出了自己的回答。维尔娜告诉过她，亚历克觉得杀死道基是唯一能让他们的儿子得到解脱的方式。一个负责逮捕亚历克的警员很快也表达了同样的感受。当时，在打量了房子里的情况并听过亚历克的证词后，这名警员告诉记者，嫌疑人是打算对他的儿子施行"安乐死"。

　　在审讯中，一名同情亚历克的精神病学家肯定了对被告内心活动的这一描述。他表示，亚历克自己的健康每况愈下，他无法摆脱日渐低沉的情绪，从而滋生了这种让道基"安乐死"的想法。亚历克确信自己的心脏很快就会支撑不住，而如果失去自己的保护，这个世界会对道基无比残忍，维尔娜肩上的担子也会太重。学校对道基表现出的冷漠已经证实了这些恐惧，不过，是枪击发生几周前的一件事让亚历克彻底陷入了绝望。

　　那天，刚满 13 岁的道基正在和几个孩子一起在他们的后院玩耍，突然间，他在众人面前脱下了自己的裤子，开始抚摸起生殖器。这个举动立刻在这些孩子中产生了骚动，并让他们告诉了自己的母亲、吉布森夫妇的朋友艾姬。如果说吉布森夫妇的朋友中只剩一个人能在面对这种事时还不陷入完全恐慌的状态，那这个人就是艾姬了。当时在邻居中，只有几个母亲能在看到吉布森夫妇带着道基经过门前时不惊慌，艾姬就是其中之一。在吉布森夫妇带着道基来串门时，艾姬的孩子们会带着他一起玩，因为艾姬就是这样教导他们的。也许她确实不怎么了解自闭症，但是她清楚，当道基做了一些违背社会规范的事情时，亚历克和维尔娜不该受到责怪。

　　在道基开始在众目睽睽之下自慰时，亚历克立即冲了上去，提起他的裤子。他为道基感到羞愧，训斥着他，并不停地向艾姬道歉。实际上艾姬并不需要道歉，她知道，刚进入青春期的道基只是顺应身体的本能做出了这个举动。像往常一样，挺拔、帅气的道基当时只会用这种音节为自己辩护：酷啦酷啦酷啦。他基本不可能是在以轻率的举止故意制造丑闻——毕竟，他刚刚产生这些身体上的冲动，他也无法理解关于这些冲动的"社会规范"。

像艾姬这样善解人意的人也许可以原谅道基并忘记这一尴尬的事件，但这件事却在亚历克心头挥之不去——他意识到，道基性意识的觉醒意味着他将在未来的 3 年里继续与世界格格不入，这对道基也是非常危险的。如果出现更多这种事件，他的儿子就会被人们贴上一些可怕的标签：异端，对正常人的威胁。很多被贴上这种标签的人都遭到了逮捕，甚至被活活打死了。而道基只有 13 岁，在青春期过后，他还将迎来成年生活。他将面对太多难以理解的复杂社会规范，亚历克知道，道基将永远无法理解由"隐私"或"谦虚"等概念衍生出的各种社交规范。他预见到，自闭症、性冲动和各种复杂礼仪的要求将联合起来吞噬道基。他只能得出这样的结论：等道基年纪更大、更无所顾忌也更加强壮时，他触犯社会禁忌的情况将更严重。他坚信世界是无比残酷的。

为了让道基不去承受将来不可避免的痛苦，亚历克根据自己陷入深深抑郁时形成的逻辑杀了他。这也是他在法庭上的辩护词。亚历克被指控犯下了一级谋杀罪，他对此进行了无罪辩护，他的律师也辩称他有着暂时性的精神错乱。不过这些辩词一直没能说服地方检察官，在最后审判时，它也没能说服陪审团。地方检察官对这一案件有着自己的解释——亚历克·吉布森只是不想再做出牺牲了，他想重回自由之身，所以才杀死了有智力缺陷的儿子。对于完全不了解抚养自闭症患儿的情况的大众来说，这个故事更合理。陪审团里没人有过抚养自闭症患儿的经历，他们更买这个故事的账。最终，亚历克被判处终身监禁。

另一方面，玛丽·艾伦·纳瓦理解亚历克当初面临的困境，也知道他为什么会扣动扳机。她的观点是，自己朋友的丈夫确实做了一件很可怕的事，这件事本身永远不能得到开脱，但是，她认为亚历克并不是出于自私做这件事的。其他自闭症患儿的父母在听说这件谋杀案时也有着同样的想法。他们感到十分震惊，但同时，他们在亚历克再也无法承受的绝望中瞥见了自己的影子。有时，在发现无法为自己的孩子找到一个安全的栖身之地——比如合适的学校，或他们长大成年后社会中的某个位置时，他们也会感觉自己毫无价值。由于《圣巴巴拉快报》没有给他们向读者辩解的机会，纳瓦在展现给全世界这一种视角的同时也是在为他们所有人发言。

"这个……男孩星期一下午还在家里，"她写道，"因为公立教育系统的大门在他面前关上了。这是为什么？"

"也许，"她写道，当亚历克看向自己的儿子、"自己的骨肉"时，会产生这样的疑问，"我的儿子能有什么样的未来呢？"接下来，她恳求这个对自闭症尚不了解的世界多一些理解——不仅是对亚历克，更是对他们所有自闭症患儿父母，"请各位读者帮助我们，不要让患自闭症的儿童以这种悲惨的方式减少了。请向你们的特殊教育部门、精神健康中心和你们的医生发问，请在所有能表达意见的地方发问——为什么人类会患上自闭症？到底是谁患有自闭症？自闭症又是什么东西？因为下一个患自闭症的儿童可能就是你自己的孩子。"

虽然道基的死在一段时间后就被遗忘了，但这一事件确实产生了一些影响：圣巴巴拉官方一直以来对自闭症患儿家庭的漠视态度终于有所改善。由于玛丽·艾伦·纳瓦写了那封信——她是最先接到关心电话的，不过她的自闭症家庭团体里的所有父母都开始接到询问电话了，在"道基案"开庭后的几天内，州立医院和州教育部的工作人员联系上了他们，想尽快与这些父母见面，讨论圣巴巴拉这些饱受自闭症困扰的家庭的需求。一名萨克拉门托的政府代表很快就来到了圣巴巴拉，他在小型黑色车队的护送中拜访了许多家庭。他坐在每个家庭的客厅里或者餐桌前，问出自己的部门总结出的问题，并在一个便条簿上记下父母们的回答。问题多种多样：关于自闭症的，关于这些孩子能学习哪些东西的，关于父母们已经尝试过哪些方法的，以及如果教育系统承诺会为患自闭症的儿童做出改善，父母们希望能有什么内容。

这种对突如其来的关注让玛丽·艾伦和其他父母有些措手不及。他们确信，这种变化的根源是他们的朋友吉布森一家发生的那场悲剧。在对亚历克的审判中，他的律师详细讲述了道基是怎样被一所所学校拒绝的，这个故事肯定触动了萨克拉门托政府中某个高层人士的良心。因为突然间，这些公职人员不再漠视这些父母、用洒水器喷他们了，相反的是，他们开始与他们共进咖啡、展开对话。他们耐心翻阅这些家庭的相簿，当父母们夸赞自己的孩子在婴儿时期是多么可爱时，他们报以赞同的微笑。官员们在结束这些家访时都会做出保证，他们一定会采取相应的举措，不再让亚历克·吉布森身上的悲剧重演。

这并不是张空头支票。一年后，《洛杉矶时报》（*Los Angeles Time*）上出现了一篇这样的报道："部分由于发生的那场悲剧"，加州大学圣巴巴拉分校和圣巴巴拉县教育系统"得到了20万美元的联邦资助，这笔款项将被用来针对自闭症患儿合作开发一套系统模型"。这个模型由加州大学洛杉矶分校年轻的心理学家罗伯特·凯戈尔（Robert Koegel）监督，凯戈尔乐于投身实验，这一模型也得到了保留、进化及扩展。如今，加州大学圣巴巴拉分校已经建立起了凯戈尔自闭症中心，该中心主导着美国西海岸的自闭症评估、治疗和研究工作，接收了数千名来自全球各地的儿童。

其实，它在第一年只接收了20名儿童。这些儿童大多数都是圣巴巴拉本地人，玛丽的孩子埃迪也包括在内。第二年，一家洛杉矶电视台在一部纪录片里指出：这些儿童中有超过一半人（其中不包括埃迪）取得了巨大的进步，已经可以接受公立学校的正常课程了。但是——这部纪录片的画外音，好莱坞演员，同时是一名自闭症患儿父亲的劳埃德·诺兰（Lloyd Nolan）继续说——这个系统还没能改善"整体悲剧性的环境"。

这部纪录片是"道基案"最后一次在电视上播出，在那之后，人们就忘记了这件事。但是，运动的号角已经吹响，人们开始了争取教育改革的斗争。

第三部分

精神病院时代的终结

20 世纪 70—90 年代

14

"在整个冷漠世界的高墙后"

1919 年，当 5 岁的阿奇·卡斯托（Archie Casto）的父母将他送进西弗吉尼亚州的一家精神病院时，他所掌握的词汇量正好与他的年龄等同。50 年后，时代的车轮缓缓滚入 20 世纪 70 年代，他依旧生活在西弗吉尼亚州罗恩县的斯宾塞州立精神病院的高墙内。变革席卷美国，颠覆了美国生活中众多领域内人们对身份与权力的传统看法。他们开始重审种族、宗教、性别以及残疾的概念，住院治疗实践背后的理念开始遭到质疑。

但是，变化的浪潮尚未波及这家精神病院与阿奇。那时，他已步入中年，双亲早已过世。由于没有人曾试图教育阿奇或与他交谈，他已经完全不会使用语言了，曾经掌握的 5 个单词已经一个不剩。他的身高只有小学三年级学生的水平。尽管已经成年，但是他顶着一个小脑袋，长着一双小手与小脚，嘴里甚至连一颗牙齿都没有。众所周知，如果孩子止不住咬人的举动——不论是撕咬别人还是自己，一些州立精神病院就会拔掉他们的牙齿。也许阿奇就陷入了这种麻烦之中，毕竟有时，重度自闭症患者会出现强迫性的撕咬自己的行为。

但当 1919 年阿奇最初被送来此处的时候，自闭症的诊断尚未出现。到了 20 世纪中叶，这一标签问世时，正值壮年的阿奇依旧被关在这里。没有人想过要重新对他进行评估，看看自闭症的概念能否解释他的举动。对掌控着他的生命的官僚机构而言，他已经被贴上了一个完全满足他们需要的标签。他是一个临床上"白痴"——尽管在 20 世纪 70 年代，更开明的文化已经开始转而使用"智力迟钝"的简写符号"MR"。斯宾塞州立精神病院还在世的员工记得，阿奇刚入院的时候，许多员工甚至还未出生。他一直生活在那里，就像精神病院中的一个固定装置——和数百名将在那里终老的病人一样，注定要被埋在医院设在山坡上的公墓内。

20世纪的前六七十年，对于智力存在障碍或表现出障碍的人，社会的主流措施就是将其送进精神病院。那些年里，自童年时期便被送进这些机构的人们表现出了各种病症，其中就包括癫痫、脑瘫与智力障碍等。自闭症——自诊断方式确立之后——也成了入院的理由。这种建议源于耻辱感，以及人们的偏见：此类孩子是一种负担，辛勤工作的体面家庭不应该在家中挑起这样的重担。州政府在纳税人的资助下插手，提供了解决方案：用栅栏围出大片场地，将大量这样的人集中到一起，使他们无法跑到外面，妨碍其他人的日常工作。

各州将这些地方称作"学校"与"医院"，但实际上那里不过是人类的仓库。这些精神病院在全美境内收容了数十万人。无法治愈的精神疾病的患者或多或少已被终身监禁，因为他们的状况永远不会有所改善，只会变得更糟。几乎每个州都有此类机构，许多州还设立了不止一家。

毫无疑问，这些机构收容了许多在今天会被诊断为自闭症的患者，至少在20世纪70年代如此。1943年，肯纳最初在论文中提及的11个孩子多数属于这种情况。将近30年后，当他追踪其中10人时，发现在此之前有5人一直被关在州立精神病院中，而除了唐纳德·特里普利特以及一位住在农场里的名叫亨利的男孩，其他人在接受其他安排之前也曾被送进精神病院，有时还辗转于各院之间。

同时，伯纳德·里姆兰写道，离开家庭的那些人在精神病院中"空虚、绝望"地度日。1967年英国的一项研究统计了这些绝望者的数量。该项研究对几十名自闭症患者从青春期到成年期的状况进行了跟踪，其中有1/4最终陷入了这种状态。1982年，英国另一项针对一家"精神残疾医院"的研究发现，35岁以下、终身居住在该医院中的患者中9%患有典型的自闭症，而其他许多人则表现出了自闭症的若干症状。

这些结论部分回答了人们再三提出的一些问题：以前的自闭症患者都在哪里？20世纪的大部分时间内，他们都被送进了精神病院，不然就被关在家中。一些人被送去专为智力迟钝者开设的"培训学校"，因为人们认为他们属于智障人士。另一些去了一类单独设立的收容机构——寄宿制精神病院，被归类为精神病患者。这些源自19世纪的机构中，有不少一度宣称他们拥有一个具有远大抱负的名字——"庇护所"，即庇佑、保护之所，而且是合法的。但是，在过度拥挤、预算有限的压力下，机构设立之初的慷慨精神早已在这数十年间日渐枯萎，取而代之的是渐长的失望——他们无论如何也无法治疗、治愈或教育这些病人。于是，这些机构的职能转为单纯监管这些被托付给他们的病人。他们为病人们提供食物，却未必会为他们找些事做，甚至经常不为他们提供衣物。

第一次世界大战结束后的那一年，一家精神病院成了5岁的阿奇·卡斯托的全部世界。

1913年2月17日，阿奇博尔德·卡斯托出生在西弗吉尼亚州的亨廷顿。他是赫尔曼与克拉拉·路易斯·卡斯托的第四个孩子。在他出生后，夫妻俩立刻发现，他也是他们最健康和强壮的婴儿，而且相貌漂亮。学会走路之后，他便开始恶作剧，一刻也安静不下来。他喜欢探索一切，只要大人没有留意到他，他便会自己溜走。蹒跚学步的他开始陷入危险的境地，他会跑向火堆，冲到马匹前面，冲进打雷闪电之中。母亲的话没有任何效果——她大声呼唤他的名字时，他既不会放慢速度，也不会回来。

到了3岁，他依旧没有开口说话，也许阿奇生来便存在听力缺陷——对他的父母而言，这是一种具有毁灭性的想法，因为这意味着他必须在特殊学校度过自己的童年，而且日后的发展也会受限，他能找到的工作不多，愿意将女儿嫁给他的家庭也很少。这不是克拉拉想要的诊断结果，但她已经厌倦了跟在阿奇身后跑来跑去的生活，需要别人指导她究竟应该怎样做。阿奇5岁生日过后，克拉拉与家庭医生预约了时间。

几个小时后，他们看病归来，学校已经放学，他们的女儿哈丽特已经回到家中。13岁的哈丽特从未在母亲的脸上见过那样的表情。她也从未听过母亲如此不可控制的哭声。克拉拉不断地啜泣，悲伤地颤抖。随后，哈丽特知道了缘由。医生刚刚宣布阿奇精神失常。

接下来的几天里，卡斯托家中一片混乱。哈丽特并不完全清楚究竟发生了什么，当心烦意乱的母亲向她坦白说"有些事情远比死亡糟糕，这是其中之一"时，她感受到了恐惧。她的父母阴郁、沉默地去了一趟法院，回来之后，克拉拉告诉哈丽特，阿奇将离开家人，到城镇的另一片区域居住。哈丽特见过那里，几年前，那家机构在城市的东部边缘开业。最初那里被称作"无法治愈者之家"，现在则成了亨廷顿州立医院。医院四周围着高高的铁丝网，设有几道铁门以及一间控制出入的警卫室，它看起来就像是监狱，但州立法机构正式指定其为精神病院。只有经过法官批准之后，患者才能被送进这里，这就是卡斯托夫妇之前会去法院的原因。医生敦促卡斯托一家不要再拖延下去。州政府同意阿奇入院，从现实的角度来说，这一举措就像是一种反向的收养。阿奇与家人之间不再有关系，父母卸下了对他的责任，与州政府建立起了合法的联系。卡斯托一家将遵循医生的建议——继续生活，家中将不再有一个5岁的疯子。签完文件，收好行装，阿奇便离开了家，从此再也没有回到家中，现在家人们必须想办法忘掉他的存在。

卡斯托夫妇向哈丽特宣布了有关阿奇的新家规。她不可以再向家人以外的人提及他；她必须装作从未有过这个弟弟。哈丽特很听话，她学会了保守秘密。

踏进医院的大门之后，阿奇便没有留下任何记录。没有家书，没有朋友可以分享童年的故事。没有人会为他拍照。当地的学区从来没有注册过他的信息。

每隔10年，联邦人口普查员都会出现在医院门口，按照法律规定记录阿奇的名字和年龄。这是他依旧生活在精神病院之中的仅存的证据。1920年的人口普查表显示，7岁的阿奇是男性病房中年龄最小的病人，其他男性几乎都是中老年人。每隔几年，地方法院便会来探访他的情况，要求他亲自出现在法官面前。每隔10年，外部机构才会花费这几分钟的时间来确定他的生活状况。有一年，他被带到法官面前时身上套着一件女式外套，仿佛当天陪同人员顺手抓起了那件衣服。

在亨廷顿，所有病人的世界都不外乎是同样的两三间病房：就寝区、就餐区以及窗户上覆着铁丝网的活动空间，他们可以从一个角落踱至另一个角落。阿奇始终与其他数十人共用这些区域。当然，门通常都是从外面锁住的。这三个房间将成为他们永远的世界。

通常遵循医生指示将孩子送进福利机构的父母，只能暗自祈祷自己为孩子选择的医院不是拥挤、脏乱的"蛇洞"。有关许多此类机构极度忽视并公开虐待病人的令人厌恶的报道日渐浮出水面，然而，这些报道激起的愤慨之情几乎以同样的频率迅速消散，人们没有采取任何改善病人生活条件的举措。《纽约时报》曾报道，西宾夕法尼亚州精神病院的护理员"殴打、脚踹患者，直至其昏迷"，他们拒绝给予患者食物，并用湿毛巾勒住他们的脖子来控制他们。他们用力绞毛巾，"直到受害者窒息，瘫倒在地板上"。这简直是则丑闻。这篇报道撰写于 1890 年 3 月 30 日。13 年后，洛杉矶的报纸报道了护士揭发巴顿收容所虐待病人的行径，这又是一则丑闻。据说，在这家精神病院中，女患者会因为做鬼脸或顶嘴等小事而受到惩罚。她们会一连 3 周被绑在一张厚重的防水布下。据说，有人还被注射过会引发严重痉挛和呕吐的化学物质。

又过了 40 年。曾在第二次世界大战期间被迫进入精神病院工作的拒服兵役者将他们在其中目睹的各种暴行的照片证据公之于众时，全美国再次震惊了。他们见过被用链条绑在床上的和一排排赤身裸体坐在自己排泄物上的病人，医护人员依靠殴打病人来维持秩序，或仅仅是为了撒气。他们还报道说，半个世纪后，护理员依旧会用湿毛巾绞住病人的脖子。一些照片成了 1946 年《生活》（*LIFE*）杂志一篇图片报道的主题，阿尔伯特·梅塞尔（Albert Maisel）撰写了配图文字。梅塞尔在这篇题为《疯人院》（"Bedlam"）的文章中抨击了这种"黑暗时代的残留物……伪装成医院的集中营"。他直接引用了拒服兵役的目击者报告中那些令人恐惧的场景。下面这则故事发生在纽约州。

> 4 名护工重重地扇了患者们几个巴掌，拳头不断砸在他们的肋骨上，一些人被掀翻在地，随后又挨了狠狠的几脚。一个重达 105 公斤的恶霸习惯用掌根劈向患者的后脑勺。有一次，他让患者将手搭在座椅上，随后用一把沉重的钥匙砸他们的手指。

梅塞尔小心地指出，美国并非所有的精神病院都属于此类"集中营"，尽管他坚持认为其中的大多数符合这一特征。他还认为，也许工作人员中真正的恶霸为数不多，但这种残忍是患者与工作人员必须共处的环境的固有特性。"我们将男人、女人，有时甚至是孩子们塞进了有百年历史、容易失火的病房之中。这里拥挤不堪，你甚至无法看见这些摇摇晃晃的小屋间的地板，数千人枕着枕套、裹着毯子或一无所有地躺在光秃秃的地板上。"梅塞尔写道。捆绑或单独监禁病人的权力被交到了缺乏培训、人数远远不足的工作人员手中，这是极不明智的。他们懒得花心思应付病人，而是频繁地对他们采取最严厉、粗暴的终极手段。

每次出现这类故事，外界的表现就仿佛他们对此闻所未闻一般。1946 年《生活》刊发了报道之后，公众的怒火被小小地引燃了。国会召集了听证会，梅塞尔到场作证。好莱坞制作了一部名为《毒龙潭》(*The Snake Pit*) 的电影。影片获得了 9 项奥斯卡提名，讲述的是一个被关在州立精神病院的女人的故事，表现了她在那里遭受的侮辱。1948 年，《毒龙潭》的海报登上了《时代》周刊的封面。"大量不为人知的精神病患者生活在脏乱的环境与毛骨悚然的恐惧之中，"《时代》周刊怒吼道，"生活在整个冷漠世界的高墙后。"

与以往一样，在这股抗议浪潮过后，精神病患者的生活状态并未得到改善。精神病院依旧存在，阿奇·卡斯托依旧生活在那里。除了被拔牙，我们无从知晓他究竟遭受了怎样的虐待。然而，巧合的是，《查尔斯顿邮报》(*Charleston Gazette*) 的一位名叫查尔斯·阿门特劳特 (Charles Armentrout) 的记者对阿奇生活的这家机构进行了描绘。1949 年，阿门特劳特潜入亨廷顿州立医院，报道他在走过"腐木建成的房间"以及"昏暗的走廊"时见到的场景。

此次经历令他震惊。他很可能见到了阿奇。已经 36 岁的阿奇在当时可算"被判了无期徒刑"。但是，最令阿门特劳特不安的还是孩子们面临的困境——他们整天无所事事，没有玩具，几乎不穿衣服，浑身沾满自己的排泄物。他们没有接受过如厕训练，这令阿门特劳特感到震惊，因此这个地方臭气熏天——他称其为"属于精神病人的恶臭"，让他无法忍受。

在阿门特劳特眼中，这些病房的火灾风险极高。"他们就像罪犯一样被关押在这里，"他说，"存在智力缺陷的女孩和男孩一样，必须在易燃的木制走廊地板上玩耍。"他在其他地方再次将"青少年病区"称作"易失火的结构"。

他很有预见性。11 月一个寒冷的冬夜，在他披露该院情况的文章发表 3 年之后，阿门特劳特站在医院的草地上，抬头望向吞噬了女病房的火焰，耳边回荡着尖厉的叫喊。他早前撰写的报道并未促成任何改变，他觉得十分遗憾。事实上，1949 年他的文章见报时，6位州议员曾一并发誓会"提供必要的救济"。但他们的努力毫无结果。1952年，关于医院防火支出的法案最终获批，却在火灾发生前不久流产。

感恩节前夜的晚7点，火苗从这幢三层建筑的地下室中窜出。那里住着275名女性患者——是规划时预想的4倍。床垫极其易燃。被大火吞噬时，一位89岁的老妇人依旧被床单缠在床上，无法起身。然而，即便是那些可以从床上爬起来的人，也没法走到建筑物背后那段摇摇晃晃的楼梯上。那是唯一的逃生路线，可是病房的门被锁住了。

人们可以从外面看见她们紧贴在顶层窗户的铁丝网上的脸。消防员很快架起梯子，攀到窗口，但是他们不得不爬下梯子，取喷灯来割开铁丝网。进入建筑之后，消防员逐一打开病房门，让近300名患者有机会逃命。不是所有人都能逃出生天。除了躺在床上的老妇人艾达·卡弗，还有13人葬身火场。5位16岁以下的女孩被烟雾窒息而亡，其中一人——莱娜·文茨——只有11岁。

然而，即便是这样一场悲剧性的火灾也未能加深世人的记忆或引起更多关注。1967年，《看客》（Look）杂志刊发的一篇附图报道震惊了新一代的美国人。文章揭露了被关在几家为智障人士设立的福利机构中的儿童和成年人受到的骇人听闻的待遇。教育家伯顿·布拉特（Burton Blatt）、记者查尔斯·芒格尔（Charles Mangel）以及摄影师弗雷德·卡普兰（Fred Kaplan）以布拉特与卡普兰在一年前发表的令人难以忘怀的《炼狱中的圣诞》（"Christmas in Purgatory"）为基础，共同撰写了这篇文章。

1965年的假期，卡普兰在腰带上别了一部隐藏相机，与布拉特探访了5家不同的机构。这些照片以及布拉特撰写的文字讲述的故事与20年前的《疯人院》如出一辙。同样"肮脏污秽、臭气熏天，赤裸的病人趴在自己的粪便之中，孩子被锁在牢房内，宿舍异常拥挤，人手不足，护理不当"。布拉特和卡普兰的叙述提供了更多的证据来表明，国家轻率地放弃了这些残疾人，布拉特写道："因此创造出一个人间地狱……一个独特的阴间……一片活死人之地。"

"现在，我们感到一阵深深的悲伤，"布拉特写道，"如果美国人民无法意识到州立福利机构应给予严重智力障碍者更好的待遇，并为此做出实际行动，这种悲伤便不会减轻。"根据当时的趋势，布拉特和卡普兰使用的大多是"智力障碍"一词，但在其他方面，他们希望能够真正地与过去决裂。不久之后，布拉特就会得出结论，唯一的解决办法就是关闭这些精神病院。

然而，这些机构并未被关闭，因此，1972 年，一位年轻的记者杰拉尔多·里维拉（Geraldo Rivera）再次发现了这一切。里维拉之前是一位律师，他悄悄潜入纽约市一家名为威洛布鲁克的精神病院，撰写出第一篇大新闻。里维拉一夜成名，部分原因是他展现出了从未被电视镜头捕捉到的画面。"我可以向你们展示那里的景象，让你们聆听那里的声音，"他对观众们说，"但是我永远也无法让你们闻到这里的气味。这里弥漫着污秽的气味，这里充斥着疾病的气味，这里也散发着死亡的气味。"

虐待、忽视、冷漠、匮乏——人们并非有意为精神病院中的生活设计了这一切，但是最终，这些成了这里的特征。在高墙背后的长年生活中，阿奇·卡斯托遗忘了自己曾经掌握过的有限的语言。他没能长大，而是在自己的世界中越陷越深。他微笑的能力如同烛火般忽明忽灭，最终彻底熄灭。现在，姐姐哈丽特注意到，他的面容永远凝固为她心中那种石化般的表情，充满了纯粹的绝望。

哈丽特之所以知道这一点，是因为她依旧偷偷来这里探视。母亲鼓励她这样做，有时甚至会陪同她一道前往。克拉拉·卡斯托也许认为儿子的精神错乱"比死亡更糟糕"，他们需要终生保守这个秘密，但是她仍然希望能够与他保持联系。

哈丽特从未见过亨廷顿后面的病房。如果有访客，院方总会将患者收拾得十分整洁，然后将他们领到前面的接待区——一片干净、整洁的区域，哈丽特可以坐在弟弟的对面。阿奇现在已经完全陷入了沉默，石化般的表情无法鼓励她进行更多交流。但是她尽力相信他能听懂她说的每一个字，并在此基础上对他说话。

如果实在找不到话说——无论是来自家里的消息还是对天气的评论，她便会和附近的一些护工聊天。他们有时会向她透露阿奇在楼上的一些生活状况。因此，她得知，阿奇已经学会了一些在精神病院生存下去的技巧，例如晚上将衣物卷成一团当作枕头，以免它们被偷走；吃饭时始终用一只胳膊护住盘子，以防食物被抢。尽管这些故事远称不上令人振奋，但至少体现出这个男孩身上存在学习与生存能力。

与她交谈的护理员说，鲜有家庭成员像哈丽特那样频繁来访。他们告诉她，大多数亲戚把自己的亲人像垃圾般"倾倒"在这里之后就再也没有出现过。因此，他们表示，阿奇一家"不同寻常"。我们并不清楚他们究竟是在称赞哈丽特，还是在温和地责备她。无论如何，她的来访向工作人员表明，阿奇自身存在不同寻常之处：尽管他被送进了精神病院，他的家人依旧十分关心他。

对阿奇这种生活在精神病院中的患者来说，生活中始终存在的危险是没有任何人在乎他们。从未有哪一群选民像住在这些大型人类仓库中的病人这样，被剥夺了表达意见或进入人们视线的机会。从地理上说，人们听不见他们的声音。从生理或发育角度说，许多人无法开口说话。从政治上说，他们没有投票权。简言之，高墙背后的人们需要外界为他们争取权利，而这样的人几乎不存在。尽管哈丽特承诺会去探视阿奇——在 20 世纪三四十年代，她自己就是在大学里做行政工作的职业女性，却从未想过要挑战做出决策的政府。在那个年代，正经人不会做这样的事情。

至少阿奇享有姐姐的探视。可是，突然之间，他与家人的联系中断了。一天，哈丽特来到医院时却被告知，州政府已经将她的弟弟转至 100 多英里外的斯宾塞州立精神病院。院方并未通知他的家人，也许是因为在阿奇的命运上，他们已经没有了发言权。现在他属于州政府。1964 年，在斯宾塞州立精神病院工作的一名治疗师是这样描述阿奇的新家的："这是我工作过的最糟糕的地方。"

这里是阿奇·卡斯托消失的地方——这一次，他不仅从公众的视野中消失，也从姐姐哈丽特的生活中消失了。尽管已是不惑之年，哈丽特依旧不会开车，因此无法前往斯宾塞州立精神病院。总而言之，他们现在已经永远失去了阿奇，在一个永远也不会善待他，不会帮助他成长、接受教育或探索世界——永远不知道他其实患有自闭症——的体系中失去了他。

15

受教育的权利

严格说起来，汤姆·吉尔霍尔（Tom Gilhool）与自闭症并无多大关联。他从未查阅过多少与自闭症相关的资料，也没有哪位亲戚是自闭症患者。在此之前，他也许根本无法准确地说出自闭症的症状。

但是从长远来说，这并不重要。因为汤姆·吉尔霍尔支持弱势群体，愿意为他们战斗。同时，他也是一位精明的律师。20世纪70年代初，这种身份促使他代表一家名为"宾夕法尼亚州智力障碍儿童协会"（Pennsylvania Association for Retarded Children，PARC）的组织，参与了一场具有决定性意义的官司。因为州政府没有为智力障碍儿童提供教育服务，无力承担私立学校开销的家庭只能放任孩子整日在家中无所事事，或困在潘赫斯特州立学校这家大规模的州立福利机构中虚度光阴。吉尔霍尔将为这些家庭的孩子而战。

彼时，"智力障碍"这个词尚未完全染上恶毒的贬义。彼时，在争取改变社会对发育障碍的态度的斗争中，智力障碍儿童的父母与自闭症患儿的父母截然相反，是经验更为丰富、身经百战的开拓者。几十年前，他们的行动纲领便已开始形成。1950年，全美智力障碍儿童协会成立，PARC就是其分会之一。

那些年里，被贴上"智障"标签的儿童的父母以及不太知名的自闭症患儿的父母分属两大阵营，从某种程度上来说，他们甚至是竞争对手——他们都希望能够先吸引政界的注意，也都盼望第一个获得捐款。两者的分歧具有不少讽刺的意味，因为实际上，这两类孩子存在很大的重叠。例如，流行病学家曾在20世纪60年代末表示，大约3/4的自闭症患儿也存在智力障碍问题。

然而，包括伯纳德·里姆兰在内的一些自闭症活动家似乎宁愿将自闭症与智力障碍割裂开来。与早期的列昂·肯纳一样，里姆兰认为，总的来说，自闭症患者的智力水平相对正常。在这件事情上，他抛弃了自己的一些偏见，将属于真正的"智力迟钝者"的那种"呆滞、空洞的表情"与"漂亮、苗条的"自闭症患儿所流露出的"惊人聪慧"的表情进行了对比。

另一个讽刺之处就在于，两类父母面对着相同的障碍。住院治疗这种默认的解决方案对他们的孩子来说没有任何效果，学校体制亦是如此。但是在 1969 年，宾夕法尼亚州的一群智障儿童的父母将州政府告上了法庭，指责他们在儿童教育方面玩忽职守，希望以此迫使他们做出改变。他们并未邀请自闭症患儿的父母参与其中，后者当时刚刚开始形成组织。但是，各地自闭症患儿的父母很快就将深深感激宾夕法尼亚的这群父母，以及他们所求助的律师。

1969 年冬天，当两名父母代表 PARC 造访他的办公室，与他讨论起诉潘赫斯特州立学校的所有者及运营者宾夕法尼亚州政府的胜算时，汤姆·吉尔霍尔对这家机构并不熟悉。当吉尔霍尔坦言他甚至不清楚 PARC 究竟代表什么的时候，一位名叫丹尼斯·哈格蒂的访客说："汤姆，我想现在有必要教给你一些有关智力障碍的知识。"

哈格蒂说得并不正确。"丹尼斯，"吉尔霍尔回答说，"你不需要向我解释，因为我弟弟就患有智力障碍。"

事实上，情况远不止此。年轻时，吉尔霍尔曾多次前往潘赫斯特州立学校。1953年，他的母亲曾将他的弟弟鲍比送到那里。那年汤姆 15 岁，而鲍比只有 9 岁。在探视弟弟期间，吉尔霍尔见到的并不是一家"蛇洞"般的收容所——不完全是那样。他遇见的工作人员通常都和蔼可亲，鲍比尤其喜欢其中的几位护理员。但是显然有人在不断殴打鲍比，因为有时他的耳朵会像拳击手那样肿起。汤姆坚决反对将鲍比关在精神病院中，但是自从父亲去世，母亲坚持认为，对于整个家庭而言，这是最佳选择。她毕竟和汤姆不是同一代人。

吉尔霍尔向两位来自 PARC 的男子解释这一切的时候，他的目光仿佛越过了他们，穿过狭长办公室唯一的一扇长窗，落到了费城的南部。多年来，他曾在南费城的街道上磨炼自己的行动主义者技能。作为理海大学与耶鲁大学的毕业生，戴着领结、留着络腮胡的他是新一代年轻人中的一员，他们觉得自己受到了号召，面对约翰·肯尼迪总统提出的挑战——"问问自己,你能为国家做些什么",他们要有所作为。

由于弟弟鲍比患有智力障碍,1963 年从法学院毕业时,吉尔霍尔便做好了打算,要为弱势群体服务。公民权利是当时的一项伟大事业,因此,吉尔霍尔投入了"费城教导项目"这样的运动,将费城顶尖大学的导师带至贫穷的社区;与为穷人提供专业法律服务的社区法律服务中心合作;帮助慈善组织成功开展了一场活动,说服宾夕法尼亚州长增加发放给有需要的家庭的援助;协助建立了"自助中心"网络,协调费城的街头帮派实现停战,结束了当时全美最严重的帮派火拼事件。作为社会变革的代理人,他的律师角色不断发生变化,年轻的汤姆·吉尔霍尔功勋累累。

PARC 的父母正是因此选中了他。他们想要一位民权律师,想展开与民权相关的辩论。当时,以宪法为基础的论证正在击败学校中的种族隔离政策,确保少数族裔享有投票权。与在立法机关和州长办公室的情况截然不同,在法庭上,弱势群体似乎有希望进行反抗。

一段时间以来,PARC 一直要求潘赫斯特州立学校进行改革。最近,约翰·斯塔克·威廉姆斯的母亲在前往学校探视时才被告知,儿子已在一年前过世。校方声称,威廉姆斯因为在淋浴时滑倒而身亡,但是 PARC 调查后发现,他的死因其实是烧伤。面对 PARC 代表时,一位校方行政人员答复说:"这是常有的事。我们这里有 2 800 多人。"

那一年,当人们在 PARC 的匹兹堡年度大会上提及这件事,并播放了尸检的幻灯片后,愤怒的成员们立即提起了针对宾夕法尼亚州的诉讼,目标是迫使州政府关闭潘赫斯特州立学校,或要求政府给出其作为政府机构继续存在的正当理由。

两位父母与吉尔霍尔的会面持续了两个小时。几天后,哈格蒂载着吉尔霍尔来到了宾夕法尼亚州首府哈里斯堡,与 PARC 的所有董事见面。"我可以帮助你们。"吉尔霍尔告诉他们。

吉尔霍尔头脑聪明,并不急于出手。在当年余下的时间里,他一直在广泛阅读,与智力障碍领域的专家和活动家交谈,并站在法官的角度,思索能够打动他的宪法论据。

9 个月后,他觉得自己找到了。他向客户展示了一份长达 9 页的企划书,其关键词是"受教育的权利"。吉尔霍尔指出，被关在所谓州立学校中的孩子们其实并未接受任何教育，并打算围绕这一事实建立论据。他相信这一点能在法庭上引发共鸣，因为民权运动引发的一系列旷日持久的案件已经使联邦法官们深入了解了教育这个话题。吉尔霍尔打算辩称，潘赫斯特州立学校以及全州的所有学区拒绝提供全面教育服务的行为违反了美国宪法第 14 条修正案关于美国公民"依法受到平等保护"的原则。

这种声明会向各类传统观念发起挑战。首先，它认为被关在收容所里的人们原本拥有充分的受教育的权利，而机构的高墙将他们与社会隔离开来，剥夺了这些权利。他还需要挑战世俗的假设：教育这些被贴上"不可教化"标签的人纯粹是浪费时间。这些巨大的障碍似乎难以逾越。但是 PARC 想进行尝试，吉尔霍尔也想。

令人惊讶的是，这些障碍很快便轰然倒塌了。吉尔霍尔向法院提起诉讼 8 个月后，1971 年 8 月 12 日正式开庭。由 3 位法官组成的合议庭安排了为期 2 天的法庭辩论。代表州政府的大批律师集中坐在法官右侧的桌旁。吉尔霍尔一如既往地系着领结，独自一人坐在他们对面。他邀请了 7 位证人——全是特殊教育与人类发展领域的专家。他们全都做好了出庭的准备，其中有几人甚至还有机会作证。

庭审第一天下午，吉尔霍尔传唤了前 4 名证人之后，辩方律师、宾夕法尼亚州助理司法部部长打断了诉讼程序，要求在法庭上进行陈述。"法官大人，我们认输。"辩方对法官说。吉尔霍尔惊呆了。就这样简单，审判结束了。

辩方之所以突然放弃辩护，是因为在上午，一群来自各个领域、无可挑剔的教育工作者提出了令人信服的证词。这些教育工作者了解智力障碍儿童，与他们一同上课，研究过他们的发育，开发了创新的教学大纲——他们作证说，他们经常能看到这些孩子学习、成长，变得更快乐。所有证人都认为，不让孩子接受教育是不正当、可耻的，会浪费他们的潜力。而且，根据他们的一线经验，他们可以肯定，所有所谓智力障碍儿童都具备学习能力。此外，他们还给出了极其令人信服的实质证据，因此在法官看来，政府选择接受指控是"在压倒性的不利证据面前的明智反应"。

代表 PARC 父母的吉尔霍尔赢得了官司的胜利。现在，他获得了一个千载难逢的机会，可以为宾夕法尼亚州的智力障碍者详细描绘一幅更美好的未来画卷。他受委托起草所谓和解协议的初稿——争议双方达成协议之后阐明解决方案的文件。两个月以来，他花费了大量心血起草各项条款，为州政府及 13 个学区制定了一系列任务，帮助它们完全改变过去的模式，迅速向未来转变。

首先，吉尔霍尔要求宾夕法尼亚州政府寻访并找到所有符合"智力障碍"标准的儿童——不论他们是待在家中、潘赫斯特、其他福利机构还是在学校。最后期限定在了次年 6 月，部分目的在于让父母了解，他们的孩子现在享有接受公立教育的权利。之后，学校体系必须制定出相应的教学大纲，明确如何给予每个人适合其学习能力的教育与培训。他明确指出这意味着什么：教学计划针对孩子量身定制，教学计划本身也应尽量设在"正常"环境下。具体来说，将孩子"安排在普通公立学校的班级中比特殊公立学校的班级中更合适，而安排在特殊公立学校的班级中又比任何其他类型的教育和培训项目中更合适"。

1973 年，州政府开始实施判决条款，这些条款立即被看作残疾人权利和教育领域的里程碑式进步。由于全美范围内父母们的代表律师纷纷提出了同样的诉讼，连锁效应即刻出现。他们大多从吉尔霍尔在宾夕法尼亚州的诉讼案中借鉴了一些知识框架，在某些案件中甚至使用了如出一辙的表述。到 1973 年年底，约 30 个联邦法院的裁决肯定了吉尔霍尔案中确立的原则。同时，全美立法机关也开始修订法律，确保智力障碍者能够进入公立学校。州政府官员公开声明，显示出他们认可公民确实享有接受教育的权利，而他们需要对数十年来所做的事情进行调整。

在这一过程中，对于自闭症患儿的家庭来说，存在着一种意想不到的情况：一夜之间，美好的事情突然降临在许多地方，而这一连串结果是由一类特殊儿童——所谓智力障碍者——激发的愤怒感所导致的。可以肯定的是，是这些孩子的父母推动了法律诉讼，是这些孩子所处的困境和身负的潜力受到了媒体充满同情的不懈报道。

但是，在强烈的抗议中，没有任何人提到自闭症或自闭症患者。多数大众依旧不熟悉这些术语，因为他们看不到自闭症患儿的存在。他们在这场愤怒的运动中被人忽视，也在积极的立法机构的议程中消失了。

自闭症患儿的父母需要做些什么已经十分明显，他们需要融入这一刻，参与这场重要的对话，他们不得不改变主题：也许是一些微小的变动，也许需要大刀阔斧，总之，要让自己的孩子参与其中。

16

登上校车

1974 年，在整整 7 天的时间里，全球曝光率最高的自闭症患者是一位名叫肖恩·拉平的漂亮的棕发男孩。自 4 月 8 日起，以"陷入困境的孩子"为封面故事的《新闻周刊》（*Newsweek*）被摆上了全美境内的报亭。文章警告说，"情绪障碍"正在美国儿童间大规模爆发。文章描绘了几位患有各类精神疾病的儿童的形象——从精神分裂症到抑郁症再到各种"神经症状"。但是编辑将重点放在了 6 岁的自闭症患儿肖恩·拉平的身上。杂志刊登了他的 4 幅照片，并对其进行了补充报道。这与他的父母不无关系。

康妮（Connie）与哈维·拉平（Harvey Lapin）将为儿子争取最大限度的关注并接触所有能够帮助他的高层人士视为自己的使命。可以呼风唤雨的大人物们——无论是刚刚为 PARC 获得诉讼胜利的汤姆·吉尔霍尔等律师，正在加州大学洛杉矶分校研究一项有望成功的疗法的首席研究员伊瓦·洛瓦斯（Ivar Lovaas），有权决定政府资金流向的政府官员、加州州长罗纳德·里根，还是像伯纳德·里姆兰和露丝·苏利文等其他具有影响力的父母——迟早都会收到拉平夫妇的来信。拉平夫妇尽力与他们取得直接联系。康妮和哈维体现出了新一代自闭症患儿父母的行动模式——走出家门，为自己的孩子在这个世界中开辟出一片天空。对他们而言，这就意味着改变世界本身。

哈维和康妮拉平都是不知疲倦的实干家——这是这对堪称天作之合的夫妻的共同点之一。两人都身体健康、相貌堂堂：康妮皮肤白皙，精力充沛，拥有一头棕褐色的头发，就像一位模特；哈维身材高大，十分爱笑，留着 20 世纪 70 年代的八字胡，喜欢与人熊抱而非握手，他会滔滔不绝地表达心中所想。与哈维对话就像身处乒乓球锦标赛的赛场。他的想法来得又快又急，而且要不了多久就会转换话题。不过，康妮总能理解或把握哈维的语流。两人不过 20 多岁，依旧对彼此充满激情。他们极其擅长讲故事，也极其擅长交友。

20 世纪 60 年代中期，哈维在洛杉矶北面的圣费尔南多谷开设了一家牙科诊所，事业蒸蒸日上。知名的好莱坞影星们常来这里看牙。拉平医生技艺精湛，充满魅力，夫妻俩在那里的生活似乎十分惬意。

1965 年，他们的第一个儿子布拉德出生了。1968 年，肖恩呱呱坠地。1971 年，他被诊断为自闭症。

见到孩子出现退化情况，康妮和哈维也像其他的自闭症患儿父母一样，有过心痛如绞的感觉。换言之，在他们眼里，此前肖恩似乎一直在按照正常的速度发育，但是突然之间，他的行为发生了转变。

14 个月大的肖恩似乎在一天里就完全变了一个人。他很早就学会了走路，并且会使用三四个词。在此之前，他确实很难握住物品——不出几秒，放进手中的瓶子就会砸落在地板上——但是除此之外，他的能力与所有蹒跚学步的孩子并无不同。突然之间，康妮眼睁睁地看着他失去了对外界的反应。他不再开口说话。每当她或任何其他人想拥抱他的时候，他就会将他们推开，而且往往会哭上一整天。从那时起，他的睡眠也出现了问题。他每晚只睡 4 个小时，还会时不时地啼哭。往往在黎明来临的时候，他的哭声仍未停歇。

拉平夫妇匆匆带着他走访了各地的医生，他们给出的结论都是一些可能的常见病症——听力问题、精神分裂症、脑损伤以及无数其他的诊断结论。肖恩接受了各种测试；不断推翻旧的推测，提出新的猜测，紧接着就是更多测试。在此期间，肖恩从未停止过夜啼。他喜欢尖叫，喜欢奔跑，而且几乎不受控制。照顾他的每一天都如同一场激战。穿衣时，他讨厌别人的触碰。喂饭时，如果有人碰了他盘里的东西，他就会大发雷霆。他会弄坏家具，从窗口逃走，在厨房的地板上大便。几个月过去了，随后便是一年多的岁月。最终，康妮和哈维听到了"自闭症"这个词。

在距离他们家半小时车程的地方，加州大学洛杉矶分校一群年轻的心理学家碰巧在早些时候迷上了针对自闭症患儿的研究。他们全都来自加州大学洛杉矶分校的精神心理研究所，属于第一批坚持对自闭症疗法展开实际研究的人。他们认为，完全不应将自闭症归咎到"冷酷"的母亲身上。拉平夫妇花了一些时间才把肖恩带去咨询，但在见到肖恩之后，医生们马上得出了自闭症的诊断。肖恩表现出的症状与列昂·肯纳最初记录的 11 起病例如出一辙。"典型自闭症"指的就是他这样的情况。

加州大学洛杉矶分校的这群研究者阅读过里姆兰的著作。他们了解儿童，而且早就摒弃了"冰箱母亲"的理念，因此康妮根本无须背负冷酷母亲的罪名。她将在另一片战场开始战斗，开启为自闭症展开游说的新时代。

她想让肖恩上学，可是没有学校愿意接受他或任何自闭症患儿。

与当时几乎所有州一样，加州的法律赋予了公立学校不容置疑的权力，允许他们拒绝任何他们认为"不可教化"的儿童入学。即便是特殊教育课程——智力残疾者往往会与癫痫症患者、听说障碍者等类型集中在一间教室内学习——也不对身体或精神残疾过于严重的孩子开放。学校不喜欢这样做，可这就是现实——他们有权力也的确在告诉这些学生："走开。"

拉平一家将 3 岁的肖恩送往洛杉矶地区一家公立学校开设的早期干预特殊教育班之后，开始与这一现实产生了冲突。入学 3 天后，康妮来学校接肖恩回家时被告知，老师已经咨询过上级领导的意见，学校"决定"请他从明天开始再也不要来了。他一直在四处乱跑，用牙咬其他孩子，并拒绝完成老师要求做的事情。

康妮的语速开始加快，她恳请校长再给肖恩一次机会。她的要求被当场拒绝。校方告诉她，他们无法放任一个如此不受控制的自闭症男孩与这么多易受伤害的孩子们共处一室。这样做很危险，而且不利于孩子们的学习。

受伤的康妮抑制着自己的情感，带着肖恩回到家中，然后开始拨打电话，向其他学校争取就读机会。在这个过程中，她小心翼翼地避免提及"自闭症"这个词。她在更远一些的地方找到了一所公立学校，他们开设的课程与第一所学校类似。她其实并不觉得孩子能在这些地方真正获得教育。有利于学习？笑话，她想。根据她在第一家学校了解到的情况，学校提供的服务更像一种公共托儿服务而非教育，不过这聊胜于无。但在肖恩入学一天之后，这所学校也要求他退学。

同样的事情也发生在第三所学校中。此后，关于肖恩及其母亲的消息开始在公立学校系统内部流传开来。学校极其粗鲁地要求康妮别再浪费大家的时间。

康妮的生活陷入了低谷。她迂回躲闪，低声乞求，隐瞒事实，依旧未能找到一家愿意接受肖恩的公立学前教育项目。之后，她和哈维开始寻找其他机构，并偶然发现了一家专为"智力障碍者"开设的小型私人托儿所和一项招收自闭症患儿并参与"通过奖惩来改变其行为"的实验研究计划。

他们一度将肖恩同时送往这两处机构，但是它们都没有给肖恩带来多大益处。托儿所的费用不菲，但完全无法治疗他的自闭症。至于后一项研究，实验研究人员用来纠正肖恩行为的惩罚方式令康妮感到恐惧：肖恩挨了耳光，还被喷了一脸芥末。康妮觉得，每天回家的时候，与其说他受到了教育，还不如说他遭受了创伤。

至此，康妮和哈维已近崩溃。基本上，他们4岁的儿子不被任何学校接受，而他们的家庭生活则处于一种无法控制的病症的掌控之下。

因此，1972年，她和哈维首次尝试将肖恩送入一家收容机构。他们是出于两个考虑做出这项决定的。一方面，他们觉得肖恩的行为带来的经济问题已经超过了他们为人父母所能承受的范围。他们承认，如果肖恩的问题纯粹属于医疗问题——如果他无法呼吸、血流不止或呕吐不止，他们会毫不犹豫地将他交给专业人士。

另一方面，他们需要在未曾间断的紧张状态中歇一口气。肖恩整夜吵闹，直至天明，而且天天如此。全家人为此筋疲力尽，尤其是现在又添了一个男婴。哈维和康妮都担心，一旦他们崩溃，睡眠不足，思维混乱，或者因不知该怎样帮助次子而产生的精神痛苦耗尽他们的乐观与精力，最终会发生些什么。

康妮与哈维也曾在某种程度上因为自己生活颠倒而感到悲哀，生活对他们而言产生了如此惊人与意想不到的变化。即便孩子没有严重残疾，为人父母也不是一件容易的事情。可是一旦他真的患有残疾，祖父母或保姆却无法伸出援手，让他们可以获得片刻喘息之机，那么这种长期的压力就会带来强大的负面影响。事实上，几十年来，每当医生提出将孩子送入收容所接受治疗，他们对父母说的话也不无道理。对孩子而言，住院并不能解决他们的问题，但是却可以一下子卸下父母肩上大部分真实而沉重的负担。对一些家庭来说，一天24小时无休止地应付重度自闭症患儿是一项巨大的挑战，仅仅是父爱或母爱根本不足以支撑他们咬牙坚持。

一天清晨，拉平全家驾车离开山谷，向西行驶一小时来到卡马里奥州立精神病院，询问医院的儿童病房是否还有空床位可以收治肖恩。汽车进入医院，驶上几年前亚历克·吉布森带着之后被他亲手杀死的自闭症儿子道基走过的车道时，康妮变得十分木然。她从不认为自己的儿子会被送入精神病院。她知道，哈维的感受与她相同。坐在后座的肖恩不知道他们到了何处，而坐在他身旁的7岁的布拉德也有些害怕。从某种程度上说，他也隐隐觉得这次旅行结束之后，弟弟不会与他们一同回家。

但是哈维和康妮在下车之后却觉得十分惊喜。他们没有料到卡马里奥的院区如此美丽。儿童精神科主任诺伯特·里格尔（Norbert Rieger）热情地接待了他们。里格尔亲自带着他们四处参观。整整一个上午，他们都在边走边聊。里格尔愉快地向他们展示了经过装修的教室与看起来干净有序的住处。没有见到想象中"蛇洞"般的收容所，哈维感到既安心又困惑。在走过交错的走廊，踏上相连的楼梯间时，哈维并未感到太多的遗憾或悲伤，他只是觉得很迷惑——仿佛自己正在迷宫中穿行。如果这里十分可怕，事情就会简单得多：他早就掉头离开了。

里格尔带他们参观了肖恩将会入住的小屋。这是专门留给自闭症患儿的区域。卡马里奥吸引了来自附近的加州大学洛杉矶分校以及其他地方的研究人员，因为这里收治的患儿可以成为他们的研究对象。因此，卡马里奥赢得了"全美最佳自闭症项目"的美誉。在20世纪60年代末和70年代初发表的关于自闭症的学术文献中，有很大一部分将卡马里奥作为主要研究基地。拉平一家很清楚，这并不能说明什么，因为在自闭症这一领域几乎不存在竞争。尽管如此，里格尔也许是他们遇见的最富同情心的权威人物。对患儿，他表现出了真正的关心和尊重。也许肖恩应该留在这里。

在整个访问过程中，肖恩一直在捣蛋。他大声尖叫，试图逃跑并抓住所有出现在自己视野中的东西。仅此一次，康妮没有感受到必须勒令他举止得当的压力。此次访问的目的之一，就是让里格尔对肖恩的情况进行评估。

里格尔得出的结论是，入院治疗的方法注定会失败，但是当时，哈维和康妮并未意识到这一点。"所有来卡马里奥的孩子都有一个共同点——他们很难与他人建立起关系，"1971年，他这样告诉一位记者，"卡马里奥无法教会他们这一点。"许多进入卡马里奥的孩子再也没有回过家。一旦患者"年龄超过"儿童项目的上限——就像他手头正在进行的项目这样，他们就会被转移到成人病房。关于成人患者遭遇虐待和忽视的报道仍在不断浮出水面。里格尔认为没有太多理由将肖恩这样的男孩留在卡马里奥这类机构。

参观结束之后，里格尔首先在自己的办公室内开口。

"你们已经参观了整个院区，"他说，"已经看过了整套设施。"

拉平夫妇点点头，没有接话。里格尔沉默了片刻，目光在两人之间流连。

"哈维、康妮，"他终于静静地说，"回家想想解决办法。走投无路的时候再把他送过来，"他说，"把带他回家吧。"

夫妻俩对望了一眼，感到既震惊又困惑。里格尔刚刚花了半天时间来观察肖恩，他一定发现了他的症状有多么严重。

事实上，里格尔一直在关注拉平全家人，而不只是肖恩。他也观察了康妮和哈维以及他们对待肖恩的方式。他听到了康妮与学校交涉的故事，也评估了哈维极具魅力的个性。也许因为一些直觉，再加上刚才的所见所闻，他重复了那句仍然令夫妻俩感到困惑的话。

"你们会想出办法的。"他说。

驱车离开卡马里奥的时候，哈维觉得自己有一阵难以抑制的轻松感。两人都不愿选择的选项——将肖恩送走——刚刚被剔除了。与此同时，哈维觉得里格尔交给了他一项使命：为肖恩找到更好的解决方案，如果这样的方案不存在，那么就自己创造一个。康妮也这样想。

那一天永远改变了两人的观点。从那时起，他们在面对肖恩的自闭症时，不再感到无助。相反，两三年之后，他们将成为那一代立场最坚定、活动时间最持久的自闭症父母。首先，他们虽然是在为肖恩的利益而奋斗，但也总怀着为所有自闭症患者增加机会的额外目的。这听起来像是利他主义，但是他们采取的方法中包含一个清晰、务实的逻辑：无论推出或努力开展何种计划或项目，如果他们能够让其惠及所有人，那就意味肖恩也将因此受益。

哈维很快联系上了 NSAC 洛杉矶分部，告诉他们自己愿意成一名为志愿者。不出一年，他就成了洛杉矶分部的主席。两年后，他晋升为协会的全美宣传部部长。三年后，他当选为协会主席——露丝·苏利文曾经担任的职位。

哈维协助协会将总办事处从纽约的奥尔巴尼搬至华盛顿特区。协会租用的办公室就在马萨诸塞大街上，从国会大厅出发搭乘出租车很快便能抵达那里。哈维认为，掌握权力至关重要，如果选对了办公地点，就可以更靠近政治领域内大人物的生活圈子。同时，他也相信明星的号召力，并不懈地请求他们给予帮助。他甚至会敦促自己的牙科患者帮忙介绍大名鼎鼎的好莱坞影星。在结识名流之后，他会坚持不懈地请他们承诺为自闭症的康复事业出一份力，而且在他们点头答应之前绝不放弃。

在担任 NSAC 的宣传部部长期间，他设法在 70 年代中期组织了首场自闭症义走和电视捐赠节目。影星保罗·纽曼（Paul Newman）与乔安娜·伍德沃德（Joanne Woodward）、歌手约翰尼·卡什（Johnny Cash）与弗兰基·阿瓦隆（Frankie Avalon）、电视演员乔·坎帕内拉（Joe Campanella）等人均参与其中。1973 年的一天，哈维带着寄给全美各地电视台、电台与报社的 800 个大信封出现在了加州北岭的一家邮局，每个信封内都放有一篇介绍自闭症以及即将举行的全美大会的新闻稿、一段由传奇个性演员劳埃德·诺兰录制的公告和一张以当年 NSAC 名誉主席简·皮特斯（Jean Peters）——演员、亿万富豪霍华德·休斯（Howard Hughes）的前妻——的照片为主题的宣传海报。在海报上，皮特斯的膝头坐着一个孩子——一个脚踩运动鞋、身穿高领毛衣的小男孩。这个男孩就是肖恩·拉平。

他们再次有意地将肖恩曝光在大众面前。长久以来，由于感到耻辱，父母往往选择将孩子患有自闭症的事瞒得严严实实，而将住院治疗作为一种解决办法。现在，这些有影响力的活动家们发现，这种下意识的反应往往适得其反。1972 年，时任 NSAC 主席的克拉伦斯·格里菲斯（Clarence Griffith）恳请父母"将孩子送到镜头面前"。曾在《漫长的努力》（The Siege）中介绍过自己女儿的活动家克拉拉·帕克（Clara Park）也在写给父母的信中发出了类似的呼吁。"如果不知道这些孩子的存在，公众就不会关心他们。"她写道，"将他们藏起来并不能帮助他们。"在与简·皮特斯拍摄海报的时候，肖恩曾在她的腿上小便。虽然拉平一家很尴尬，却也被他的行为逗乐了，皮特斯的镇定与宽容也给他们留下了很深的好感。从最后的照片中完全看不出曾经发生过这样一段插曲。肖恩端坐在皮特斯的膝盖上，皮特斯在微笑，而肖恩看起来很漂亮、很有魅力。这才是重点所在。

对哈维和康妮来说，为了肖恩的未来而努力，帮助他们剥下了因他而遭受的层层痛苦的外衣，让他们可以更多地享受在养育自闭症患儿的过程中遇到的意想不到的古怪时刻。他们更容易笑出声来，嘲笑肖恩的怪癖，有时甚至以他的这些习惯为乐。哈维攒了一肚子肖恩带给他的"令人难以置信的真实故事"，随口就能讲给人听。

"说个有趣的。"说话时，他的眼神中透着笑意，"两次，"他伸出两根手指，"连续两年。"美国国税局连续两年审计了他的纳税申报单。由于他申报减扣的医疗费用看起来数额巨大，国税局两次就这个问题找到他。"确实如此，我的医疗开销很大，"他抗议说，"我有一个患有自闭症的孩子。"他两次与国税局派来的一位审计师坐在一起，辛苦地向他展示所有证据——整个过程耗时几个小时。哈维通过了审计，得到了减免。

随后，他又收到了一条审计通知："连续三年！"他不可置信地扬扬眉毛，笑容随后展现。

在审计当天，哈维"碰巧"带着肖恩一起参加了审计会议。"希望你不介意。"他对税务专员说。对方已经在桌子上打开公文包，从成堆的文件中抽出一打表格和文件。

"他会安静地坐在这个角落里。对吗，肖恩？"那个时候，肖恩确实表现得十分安静。哈维把他带到桌子最远端，他十分配合地坐了下来。税务专员点点头，笑了笑，继续低头找文件。

哈维拉出一把椅子，准备开始处理文件。但还没坐下来，他突然又站了起来，猛地一拍额头。

"糟糕，"他说，"我把一些文件落在楼下的车里了。您可以帮我照看一下肖恩吗？"

"当然。"税务专员答道。他瞟了一眼坐在桌子旁的肖恩。他仍然静静地坐着，似乎沉醉在自己的世界之中。"没问题。乐意为您效劳。"

"太好了，万分感谢，"哈维说，"我马上回来。"随后，哈维走出房间，轻轻带上房门，倚在墙上。他将耳朵贴在门上，点燃一支烟，然后开始倾听里面的动静。

最初几秒钟，他只听到街上的车流声与门内传来的翻动纸页的声音。

随后，有人开口说话了。

"你在做什么呢？"口气很友好，但是有点不自然，带着稍许批评的意味。

"不，小家伙，那些是我的……"

哈维在走廊里吐出一口烟圈，看着它在眼前漂浮变幻。

"我想我刚刚已经告诉你了，那些是我的……"

哈维估计现在还没到一分钟。

"小家伙，你听见我说话了吗？"

哈维在外面享受地吸着烟。不用着急了。

"住手！你爸爸呢？快住手！"

接下来传来了纸张被丢开、家具被撞翻的声音。

"还给我！还给我！"

差不多了，哈维掐灭了香烟。

"天哪！发生什么事了？"哈维推开办公室的门，发现税务专员正抓着肖恩的手腕，试图掰开他紧紧攥着一叠表格的手。桌面和地板上散落着大量文件，两把椅子仰面倒在地上。紧接着传来一种新的声音：肖恩开始大声尖叫。

"无须多言，"哈维最后说，"那个人突然急匆匆地离开了那里。"目的已经达到。哈维确实有一个儿子，他的病情足以证明这些医疗费用并非造假。第三次审计不到一个小时便结束了。这也是在肖恩的医疗费用问题上，哈维接受的最后一次审计。

哈维不仅觉得这些故事十分好笑，有时还会用它们来取悦并吸引人们为这项事业捐款。税务专员的故事完美地向人们传达了肖恩所患疾病的严重程度以及他们一家因此面临的挑战，但从某种程度上说，这个故事可以使听众像知情者或盟友那般发出会心一笑。寻找和培养盟友是这项战略的关键部分。他和康妮一直在努力结识更多人，寻找更多门路，时刻留意任何一个可以为肖恩——以及所有自闭症患儿——的生活带来改变的人。

20 世纪 70 年代，许多自闭症知识宣传领域内的知名人物——伯纳德·里姆兰、加州大学洛杉矶分校的心理学家爱德华·利特沃（Edward Ritvo）、威斯康星大学的安妮·多恩兰（Anne Donnellan）、纪录片制片人迈克·加文（Mike Gavin）、残疾人权利活动家比尔·布朗斯滕（Bill Bronsten）等，都曾在北岭拉平家的餐桌上一边享受美酒美食，一边聆听这些令人激动的故事，共同度过漫漫长夜，因为他们已经成了朋友。在这个亲密的圈子之外，但凡科学、教育、法律与残疾人权利运动等领域内的"重要"人物，最终必定会收到康妮与哈维的邀请。他们认识每一个人，每一个人也都认识他们。

因此，他们很快便结识了汤姆·吉尔霍尔，并成了好友。有一次，吉尔霍尔带着两个女儿来到洛杉矶，准备在加州度假，结果却发现酒店搞错了他的预定信息。最后，父女三人只好住进拉平家中。康妮和哈维则在这场他们认为不可避免的战斗中向这位律师朋友寻求了帮助。

这是属于他们以及其他自闭症患儿父母的一场战斗，是日益高涨的让"自闭症患儿走出精神病院"运动带来的意想不到的结果。这是他们面临的困境：尽管社会对精神病院的抨击正渐渐迫使学校承担起更广泛的教育残疾儿童的义务，但是没有一家学校认为这项义务应该惠及所有孩子。学校可以而且确实继续在将它们认为不适合其教学计划的儿童拒之门外。换句话说，尽管自闭症患儿不太可能再被送往收容机构，但是他们依然无法享有接受教育的权利。

1972 年，肖恩·拉平已满 4 岁。尽管他已经开始参加一项由县政府出资的自闭症试点项目，但是 3 年之后，这项任务就将期满，届时肖恩只有 7 岁。如果拉平一家无法在加州为自闭症患者撬开学校的大门，肖恩就会再次失去接受教育的机会。

因此，在吉尔霍尔提供的法律专业知识的帮助下，拉平一家与其他地方的自闭症患儿父母同时起诉，在全美各地的法庭与州议会大厦内进行诉讼与游说。他们提出了同样的诉求：在教育法案中明确提出"自闭症"一词。拉平就儿子入读公立学校一事提起的诉讼自然被命名为"肖恩·拉平诉加州案"。

正当拉平一家在为开庭做准备的时候，从另一个政府部门——州立法机构的会议室中传来了鼓舞人心的消息。NSAC 及其分部的游说活动终于显出了成效。全美立法者都对自闭症投入了更多关注，支持自闭症患儿受教育权利的法律陆续获得通过。1974 年 6 月出版的《全美自闭症患儿协会通讯》简直就像是父母力量的一次庆典。在马里兰州，"马里兰州分部……对提供综合教育服务的法规的通过与签署产生了影响"。在俄克拉荷马州，"俄克拉荷马分部投入时间……与塔尔萨公立学校进行谈判，最终于 1973 年 8 月 27 日促成俄克拉荷马州的公立学校首次开设针对自闭症患儿的课程"。前进的脚步并未停止：托莱多的学校又开设了 4 个新的"自闭症项目"，北弗吉尼亚的学校为"自闭症及准自闭症患儿"开设了 7 门课程，得克萨斯州的拉伯克学校也为自闭症患儿开设了两门新课。

1974 年夏，变革之风似乎就要吹到加利福尼亚了。那一年，萨克拉门托的立法者遭遇了由一群自闭症患儿的母亲推动的运动。为了促使自闭症教育法案能够获得参议院与众议院的通过，她们一直在不懈地努力，并因此声名远扬。在关键的程序性投票当晚，当她们觉得自己似乎处于败局时，她们便走上州议会大厦周围的街道，将立法者从酒吧中拉出来，在唱名表决前将他们送回会议室。

她们的领袖是金伯莉·甘德（Kimberly Gund）。与其他母亲一样，那一年，她也是立法者办公室的常客，但她也会积极深入选区，开车驶过全州各地，在所有女子俱乐部的午餐会、教会团体或允许她入内的扶轮社集会上发表演说。她会带着幻灯机与音响设备，通过自己女儿雪莉的经历以及拜托旧金山 49 人足球队的场馆播音员（一位朋友的朋友）录制的音频来介绍自闭症。这段音频当然获得了人们的关注，甘德与其他母亲亦是如此。到 1974 年夏末，她们的法案已经获得了加州参众两院的通过。

万事俱备，只欠州长签名了。从这项法案摆上他桌头的那一天起，倒计时便已开始。州长有 12 天的时间来做出决定——否决、签字或什么都不做，在第三种情况下，法案会自动成为法律。几天过去了，州长没有任何明确表态。对甘德和整个自闭症社群而言，形势开始让人忧虑起来。1974 年，罗纳德·里根的第二任也是最后一任州长任期行将结束。他已在总统竞选中提出要削减政府支出，并明确表示，他认为教育部门预算过高。对自闭症教育法案来说，这并不是一个好兆头，因为如果这项法案获得通过，政府每年就必须为每位入学就读的自闭症患儿花费 3 000 美元。

甘德自己就是一位共和党人。她在宣传时指出，从长远的角度看，这项法案可以为政府节约资金，因为如果可以通过教育帮助自闭症患儿在年轻时获得更强的独立性，那么他们在今后的生活中就会更少需要政府的支持。几个月来，她一直将注意力放在立法机构上，因而并未与州长建立起任何关系。现在，她没有任何关系可以利用。如果里根正在考虑否决该提案，那么自闭症社群就需要找到让他愿意签名的方式。

之后，哈维·拉平找到了门路。

生活在洛杉矶的拉平一家对教育法案的参与度不如身在萨克拉门托的甘德。但是与她一样，他们也对加州州长的想法感到担忧。哈维一直支持民主党，而且不是里根的粉丝，因此他担心会出现最糟糕的情形——这位行将离职、更上一层楼的州长会在最后一刻行使否决权。由于他一直没有表态，最终出现这一结果的可能性似乎越来越大。

因此，哈维给自己的一位名人朋友去了电话，请他帮自己一个忙。

劳埃德·诺兰是好莱坞历史上最成功的性格演员之一。他曾获得艾美奖，出演过数十部电影，扮演过恶棍、士兵、警察与医生。在 10 年的时间里，他出现在 55 部电影之中。自从第二次世界大战中一起为美国陆军部拍摄电影以来，他便与里根成了好友。与里根一样，诺兰在政治上也倾向于保守。在里根首次竞选总统期间，诺兰就曾与他一起参加筹款活动。

最重要的一点就是，诺兰几乎从未在其大部分职业生涯中公开谈论过自己的儿子杰伊。1956 年，杰伊被诊断为自闭症，并被送入了精神病院，那一年他 13 岁。在接下来的 13 年间，杰伊只能在家人们偶尔来这家位于费城的私人精神病院探望时才能见到他们。1969 年，26 岁的杰伊因为进食时窒息而离开了人世。当时，诺兰也未曾就他的离去公开发表过任何评论。

然而，在 4 年之后的 1973 年，诺兰在向《洛杉矶时报》的记者厄休拉·维尔斯讲述关于杰伊的故事时，态度已经发生了明显的变化。他还在国会作证，支持将自闭症认定为发育障碍的一种，以使其能够获得法律的支持。那一年的晚些时候，他还为一部关于自闭症的电视纪录片《一个人的少数族裔》（*A Minority of One*）配音，并参与了 NSAC 的活动。他因此结识了时任 NSAC 洛杉矶分部主席的哈维。哈维和康妮自然与这位电影明星成了好友。

因此，1974 年 9 月，由于里根一直没有在教育法案上签名，哈维和康妮便拜访了诺兰，恳请诺兰劝说他的州长朋友签署法案。那天发生的事成了哈维·拉平"自闭症冒险故事集"中的经典之作。

一番简短的谈话之后，哈维陪着诺兰走到放置在吧台的电话机旁，示意这位名流拨打电话。诺兰点点头，拿起听筒，拨了一个号码。片刻之后，在哈维和康妮的注视下，他告诉电话那头的人："我想找州长。"

"劳埃德·诺兰。"过了一会儿，他说。

又过一分钟，诺兰开口说："你好，罗恩。"

寒暄与玩笑过后，诺兰直奔主题："我想你应该知道，我有过一个患自闭症的儿子。"

哈维和康妮听不见里根的回答，但是无论他说了什么，诺兰都认真聆听了一段时间。

最后，诺兰再次开口。

"我从未开口求过人，"他告诉自己的老友，"可是现在，你的桌子上放着一份教育法案。它可以使那些和我的儿子患有相同疾病的孩子接受教育。"

沉默。

"如果你能够签字，我会由衷感激。"

正如哈维之后讲述的那样，"就是这样。他提出请求，挂断电话。接下来我们只能等待"。

1974 年 9 月 30 日，里根在最后一天签署了法案。当天拍摄的照片显示，里根坐在办公桌前。他的好友劳埃德·诺兰与其他立法者一道，站在他身后。伯纳德·里姆兰与金伯莉·甘德也到场了。当天哈维照常在牙科诊所接诊。康妮则像往常一样，在家照顾 3 个孩子。

法案签署不久之后，拉平一家撤销了诉讼。在父母的推动下，由里根签署的新法律意味着肖恩及与他类似的加州儿童终于可以进入公立学校就读了。

1975 年 9 月下旬的一个下午，当肖恩根据新法案在公立学校的第一天学习生活结束时，康妮走到车道的尽头，等待校车的到来。但是，握着一位成年助手的手走下校车的人却是一个康妮从未见过的男孩。

"这不是我儿子。"康妮一边对助理说,一边透过车窗向内张望,想找到肖恩。

"不,这就是肖恩。"助手一边说,一边低头冲男孩微笑,将他的手递给康妮。

"不,这不是肖恩,"康妮拼命向车厢内张望。

"是的,他就是。"司机盯着手中的记事板,在车里大声吼道。

"你在开什么玩笑,"康妮吼了回去,"我认识自己的孩子。这不是我的儿子!"

"真的吗?"助手问道。

"当然了!"

他们很快就发现,肖恩已经被交给了住在前一站的一家人——他们莫名其妙地将肖恩带回了家,而他们的孩子却被送到了这里。

在校车驶回前一站的途中,康妮打电话给哈维,告诉他究竟发生了什么。

"司机坚持认为这个孩子就是肖恩,"她在电话中告诉哈维,随后笑了起来,"最后,我告诉他们俩:'你们知道会发生什么吗?好吧。我留下这个孩子——但在别的地方,就会有一家人度过一个极其糟糕的夜晚。"

哈维笑了。

"好吧,"他说,"但是我想知道,这个孩子会说话吧?"

"嗯,他会说话,而且还很可爱。"康妮说。

"好极了,"哈维说,"我们把他留下来吧。"

第二天,一切事情都很顺利。第二天早上,肖恩搭乘校车前往学校,开始他在公立学校的第二天。曾经登上《新闻周刊》封面的这个男孩不会再"被送走",因为世界已经适时发生了改变,为他留下了一片空间。

17

第一次见到大海

阿奇·卡斯托 60 岁那年，肖恩·拉平开始进入公立学校就读。彼时，阿奇依旧住在西弗吉尼亚州罗恩县的斯宾塞州立精神病院，他还将在那里度过 14 年。1988 年的一天，他终于出院了。

20 世纪 70 年代开始，美国精神病院的数量开始大幅减少，这并不是因为老年病人大量出院，相反，是因为入院的儿童与年轻人的数量出现了相对的停滞。1965 年，21 岁以下的病人占全美精神病院住院人数的 48.9%，是该年龄段住院人数的最高值。1977 年，这一数字已经下降到 35.8%，到了 1987 年更是下降到了 12.7%。

从很大程度上来说，这种趋势是法律规定造成的，现在，孩子们可以全天待在其他地方，比如学校中。1975 年，联邦政府颁布的《全体残障儿童教育法案》（The Federal Education for All Handicapped Children Act）——后来被更名为《残疾人教育法》（Individuals with Disabilities Act, IDEA）——向所有接受联邦基金资助的公立学校发出了一项全新的指令。如果还想继续获得这笔资助，学校就必须给予患有身体或精神残疾的孩子平等接受教育的权利。法案列明了符合条件的残疾的种类。1990 年以后，自闭症也位列其中。

1972 年，汤姆·吉尔霍尔接受了南加州大学的教职，在法学院任教三年。他在那里开始了另一项具有里程碑意义的诉讼——"哈尔德曼诉潘赫斯特州立学校案"。这一次，他将该机构虐待儿童以及疏于照管的记录作为诉讼的核心。这起案件导致宾夕法尼亚州于 1977 年同意在智力障碍儿童家庭附近的社区内，而不是一些大型精神病院中为他们提供服务。至此，潘赫斯特开始走向没落。由于没有儿童和青少年入学，该机构的住院人数开始暴跌。

然而，对包括阿奇·卡斯托在内的这类被判了"无期徒刑"的老年居民来说，离开精神病院的活动将在全国范围内间歇性地缓慢开展，遭遇了一些阻力，地区分布也不均衡。一部分原因在于缺乏对成人更好的安排手段。现在，"更好"的新定义主要是指位于真正社区内的小型"集体宿舍"，住在那里的居民都是"房客"。在理想情况下，他们可以在这些环境中享受更加"正常"的生活。规模对这种憧憬而言至关重要。集体宿舍的大小需要根据人员规模进行缩放。

全美范围内需要数以千计的此类机构，但是在 20 世纪 70 年代，它们的数量极为稀少。大型精神病院的病人无处可去——大约 25 年后，这个问题才得以解决——这是尽管大型精神病院受到了重创，却依旧很久后才消失的关键原因。许多人未能等到出院便已离开人世；另一些人年纪渐长，他们将在一个终于能够望到尽头的体系内再度过一段时光。

露丝·苏利文曾在纽约州北部协助创建了 NSAC。1969 年，由于丈夫获得了马歇尔大学的教职，他们一家搬至西弗吉尼亚州的亨廷顿。1979 年年底，她开始全职在家，通过电话、邮件以及传真机为全国各地的家庭提供自闭症的相关信息与转诊服务。她收到的父母来信越来越多，这些人的孩子已经成年——和她的儿子乔一样，20多岁，依旧与父母住在同一屋檐下。与露丝一样，随着孩子年龄渐长，父母关注的重点已不再是入学问题。父母们开始期待，等孩子逐渐长大，到了必须离开学校的那一天，他们也许就会开始独立生活。

露丝决定找到一种可以保护儿子的解决方案。50 多岁的她开始攻读心理学、语言学以及特殊教育的博士学位。同时，她也在西弗吉尼亚州为成人自闭症患者开设了第一批集体宿舍。她每周需要数次驱车前往俄亥俄大学上课，在余下的时间里，她创立了一个新的组织——自闭症服务中心，负责购买住宅、为成年人提供帮助，她自己则担任执行董事。1979 年，该组织旗下的第一间集体宿舍投入使用。几年后，乔搬进了自闭症服务中心的一处房产。

1988 年的一天，一位当地女性向露丝提出了一个不寻常的要求。这位年近九十的老人说，她最近一直在阅读一本大众期刊，碰巧读到了露丝所写的一篇关于自闭症的文章。她说露丝对自闭症的描述让她想起了自己的弟弟。尽管他从未被诊断为自闭症，但她觉得他的症状也许与之相符。她问露丝是否愿意见见他，以确定她的预感。但是露丝必须为此驱车前往罗恩县的斯宾塞州立精神病院，自 20 世纪 50 年代初起，他就一直住在那里。

步入中年后，哈丽特·卡斯托终于再次见到了弟弟阿奇——她学会了开车。尽管她不喜欢开车，但是她强迫自己考取了驾照，这样才能前往他所在的遥远的精神病院。直到知天命的年纪，她才开始抗拒阿奇带来的耻辱和尴尬，对自己多年来一直怀有的这种情绪感到后悔。她想与上了年纪的弟弟建立起新的关系，以此弥补那些年的愧疚。

不过，在确定路线、定期前往州立精神病院探视之后，她发现这并不是一件容易的事。有时，哈丽特觉得自己看到他会感到痛苦，他注定一辈子无法走出斯宾塞州立精神病院的高墙。一言不发的阿奇并没有让事情变得更加容易。哈丽特想说服自己，她的来访对他来说十分重要，但是每次探访结束，当她弯腰拥抱他道别，并将脸颊贴近他的时候，他会全身僵硬，眼神一如既往地冷酷，似乎并未被姐姐的深情所感动。

但是哈丽特依旧月复一月、年复一年地坚持去探视他。姐姐来到医院的时候，阿奇终于开始慢慢地留意到她了。一天，病房中的护士告诉哈丽特，每当探视结束，哈丽特离开大楼的时候，阿奇就会跑到窗前，看着她坐进车内，盯着车子渐渐驶远。哈丽特听后，止不住流下泪来。

在随后的探视中，哈丽特开始相信，不论阿奇是否开口说话，他都已经开始明白，两个人属于对方。院方允许她开车带他去附近的田野兜风。后来，车程日渐拉长，她甚至可以带他回家吃饭，然后在熄灯前将他送回斯宾塞。在这些渐渐变长的探视期间，她开始质疑长期以来人们对阿奇做出的所谓"低智商"的评估。

例如，每次出发前，他总能一眼便从医院停车场上的 50 多辆车中找到她的蓝色汽车。一开始，她需要手把手地教他如何系安全带，但是后来，他就能自觉完成这项任务了。一次，两人到家后，她请他协助卸下当天取回的番茄苗，然后将它们搬进车库，而她则转身进屋去处理其他事情。后来，她突然意识到他也许根本不知道"车库"是什么意思，于是立刻冲了出来。但是她看到阿奇已经将所有植物从车里搬了出来，并在水泥地面上一行行地整齐摆好。还有一次，她看到阿奇自发地走进前院，拾起一些乱丢的奇形怪状的垃圾，将它们扔进垃圾桶。显然，在漠然无语的表象背后，他远比世人所认为的要聪明。

虽然在她拥抱他的时候，他依旧会全身僵硬，还是不喜欢被触碰，然而作为姐弟，他们正在形成属于他们的独特亲情。每次去医院探视时，哈丽特都可以在阿奇见到她的瞬间，发现他褪去漠然的表情，展露出短暂的笑容。虽然笑容转瞬即逝，但是对哈丽特来说，这已经足够了。

她与露丝·苏利文一起开车前往斯宾塞州立精神病院的那一天，露丝在见到阿奇的那一刻就断定，哈丽特的判断完全正确。毫无疑问，阿奇患有自闭症。露丝完全可以确定这一点，而她的意见十分重要。自从获得博士学位并被称作"苏利文博士"以来，她已经颇具名望，斯宾塞州立精神病院没有质疑她对阿奇的诊断。

但是，她和哈丽特开始试图将阿奇转出斯宾塞州立精神病院，住进露丝所在的组织即将投入使用的一间集体宿舍时，却遭遇了截然不同的反应。斯宾塞州立精神病院的负责人表达了强烈反对，他们坚持认为，正是因为阿奇一生都生活在州立医院体系的保护下，如果带他去其他地方，他会觉得茫然无措。这位负责人认为，阿奇无法承受环境的变化，这会要了他的命。

事实证明，他的判断完全错误。由于哈丽特的坚持以及露丝·苏利文的声望，院方允许74岁的阿奇搬去西弗吉尼亚州亨廷顿。他不再需要与数千人挤在一家医院之中，而是将与5位室友同住。自1919年以来，他第一次拥有了一个属于自己的房间。他没有像负责人预言的那样迅速与世长辞，而是仿佛重新回到了他在20世纪初错过的童年。70年来，泰迪熊成了他的第一个玩具，他经常抓着它不放。他学会了骑三轮车。如果他兴奋地在床上跳跃，工作人员会立即劝阻，因为他们害怕他会撞上天花板并因此受伤，毕竟他已经年逾古稀。他们的劝阻效果不大。

在接下来的几年中，阿奇继续在自闭症服务中心所提供的社区内不断成长。作为一个老人，他学会了自己穿衣服、洗澡，保持房间整洁——这些全都是他离开斯宾塞州立精神病院后习得的技能。他开始画画并给画上色。一次，一个善良的勤杂工教会了他如何用锤子将钉子钉入木板，于是这成为他最喜欢的活动之一。1995年，他与同住的自闭症患者一道，被带至北卡罗来纳州的外滩群岛。他在81岁时第一次见到了大海。

他终于学会了接受姐姐的触碰。哈丽特经常去他的新家探访，她发现曾经面无表情的阿奇现在脸上总是挂着笑容。她也看到，他有时会贴近工作人员的脸，对他们的牙齿感到好奇，当然，这是因为他自己一颗牙齿也没有。他会用手指敲他们的门牙，然后用手掌去蹭他们的脸颊。一天，当哈丽特俯下身子与他道别的时候，他也做了同样的举动。他举起手摸了摸她的脸颊。她也照做了。此后，这便成了他们互道再见的方式。

在过完 90 岁生日几周后，哈丽特离开了人世。那是 1993 年。也恰在那一年，曾经禁锢了她弟弟大半生的收容所——斯宾塞州立精神病院的最后一位病人出院了。之后，院方曾举办一场拍卖会，包括家具、厨具、草坪上的树木以及患者的 X 光片在内的全部物品都被标价出售。后来，那里开过一家橡胶公司。几年后，医院大楼被拆除。2000 年以来，那里已经成为一家沃尔玛超市。

阿奇一直住在集体宿舍中，直到 1997 年去世，享年 83 岁。当时有人将他称作最年长的自闭症患者。百余人参加了他的葬礼。在他身后，他曾经居住的宿舍被以他的名字命名为"卡斯托之家"。

晚年得救的阿奇在这 9 年中享受了美好的生活，并在这座以他命名的房屋中留下了自己的痕迹。他曾经睡过的床铺上方的天花板上还残留着一道道裂痕。

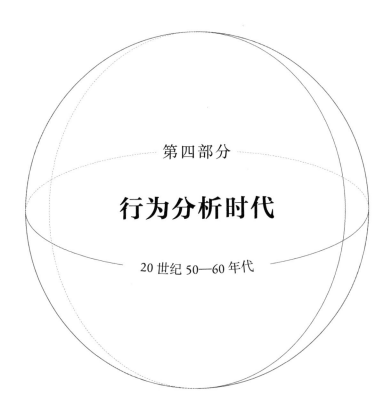

第四部分

行为分析时代

20 世纪 50—60 年代

18

行为主义者

麦角酸二乙酰胺（LSD）曾在很长一段时间内享有良好的声誉，当时没有人称其为"迷幻药"，拥有它并不犯法，而且在一段短暂的疯狂年代中，它将成为一种时尚，直到失去政府的眷顾。

提炼自真菌的 LSD 于 1938 年首次问世，但是直到 1943 年瑞士化学家阿尔伯特·霍夫曼（Albert Hoffman）在机缘巧合下因它而获得兴奋感之前，人们并不知晓它具有致幻的性质。1938 年，霍夫曼为山德士制药公司研发出了呼吸兴奋剂，一种被称作 LSD-25 的化合物。接下来的几年，他一直忙于其他项目，但是 1943 年 4 月 16 日，他再次合成这种化合物，准备再次研究的时候，突然反常地感到一阵烦躁与眩晕。由于无法集中精神，他返回家中，躺在床上，闭起眼睛，日光似乎变得异常刺眼。在接下来的两个小时里，他的脑海中一直在闪烁异常优美的形状与绚丽的色彩——这场令人惊叹的假想秀异常真实。随后，一切结束了。

当晚，霍夫曼再三思考之后，猜测自己不知怎么吸入了他一直在研究的化合物——也许是通过指尖的皮肤——由此引发了这种反应。3 天后，为了证实这种猜测，他再次摄入了 250 毫克 LSD-25——这次采用了口服的方式。随后，他骑着自行车外出。自此，拉开了 LSD 实验时代的大幕。

接下来的 15~20 年中，科学家而非普通人开始对这种药物进行测试。1955 年，《时代》周刊将 LSD 称作"最受精神病学研究欢迎的工具"。到 20 世纪 60 年代初，共有约 1 万篇有关 LSD 的研究论文发表，其中大部分是关于它对人类受试者的影响的——他们在实验室条件下出现了"致幻反应"，研究者对这种反应进行了测定。LSD 产生的某些效果——最明显的是幻觉——与精神疾病的主要症状类似，这一点令研究人员十分着迷。可以利用 LSD 来研究脑化学对情绪、认知以及整体精神健康的影响，这种可能性令他们兴奋不已。

本着这种精神，1959 年，纽约的一位精神病医生在一位 8 岁自闭症男孩的巧克力牛奶中加入了一点 LSD，希望能让这个缄默无语的孩子开口说话。受到最近在成人身上的突破性研究的启发，阿尔弗雷德·弗里德曼（Alfred Freedman）博士前往位于布鲁克林的里格学校（League School）——一所自闭症教育的先驱学校——并安排了 12 名学生参与试验。其中 5 人的言语令人无法理解，而另外几个人根本不愿开口说话。

当时，已有文献记载，LSD 具有使缄默不语的人开口说话的作用。一位"女性紧张性精神病患者已经几年未曾开口"，根据一份报告，在服用 LSD 后，她再度开口说话。还有一位被称作"G 先生"的 60 岁男子"突然爆发出阵阵大笑，由于他未曾开口说过话，这种情形极不寻常"。这些成人都不是自闭症患者，但是报道提及的 LSD 对语言的效果令研究人员觉得，LSD 在自闭症患儿身上的效果似乎值得期待。

因此，从"外表纤细瘦弱的"拉尔夫开始，这 12 名儿童依次按照每天一人的顺序服用了致幻药品。LSD 被加入他们最喜欢的饮料当中。随后，弗里德曼与另外两位研究人员观察、等待并记录了接下来发生的事。

拉尔夫表现出了普通人在服用 LSD 后的典型反应。他瞪大眼睛、皮肤泛红，举止怪异——至少对他而言算得上怪异。研究人员观察到，他与周围的一位成人有过短暂的眼神接触，这一点不同寻常。但是随后，他的目光开始追随房间内某件别人看不见的物体。他产生了幻觉。显然，他比平时更为活跃，甚至更加高兴。过了 1 个小时左右，他的情绪开始变差，对周围的一切失去了兴趣，包括直接摆放在他面前的物品。在很长一段时间里，他几乎只是安静地坐着，一遍又一遍地抚摸着嘴唇，仿佛刚刚意识到它们的存在。4 小时后，他的警觉性开始恢复。5 小时后，他变得极为烦躁，直到再次喝下一杯巧克力牛奶。之后，"他开始摇晃小床，虽然有些郁闷，但是已经放松下来"。在此期间，药物引发的快感逐渐消失殆尽。其余的孩子呈现出了不同的反应，但是没有任何人奇迹般地开口说话。

1962 年，与两位合著者一道发表研究结果的时候，弗里德曼显得有些沮丧。他认为，作为对于自闭症患儿服用 LSD 后的反应的首次记录，他的研究具有一定价值。

但是，他不得不在整整 10 页文字、图表和表格的最后，以"并未出现促使沉默的患儿开口说话的预期效果"来结束整篇论文。弗里德曼对 LSD 的研究就此结束，至少这是他对自闭症给出的答案。

然而，其他人的研究才刚刚起步。纽约贝尔维尤医院的首席精神病医生劳蕾塔·本德（Lauretta Bender）相信，每日服用 LSD 是一条可行之路。1961 年，她选择了 14 名年龄在 6~15 岁的男孩和女孩作为实验对象，其中多数人的症状完全符合今天对自闭症的定义。这些儿童并不是志愿者。当她开始为他们注射微量的 LSD——每周 25 毫克时，他们正被关在纽约市皇后区的克里多莫州立医院。本德声称，自己及团队"在首次使用药物时极其谨慎，甚至征得了父母的同意"。

在接下来的 4 年中，参与试验的儿童数量不断增加，LSD 的用量与使用频率也在不断增长——最终达到了 150 毫克的高剂量，每日给药两次，每次口服一半剂量。一些儿童甚至参与了长达 24 个月的研究。本德因此得以连续多年不间断地发表论文，她成了在自闭症患儿身上应用 LSD 这一研究领域中最多产的研究者。到了 1969 年，她一共在 89 名儿童身上进行了试验，发表了 8 篇重要论文，远超任何以儿童为实验对象的研究人员。

加州大学洛杉矶分校和美国其他地区的机构均进行了类似的研究。研究的主持人是精神病医生与心理学家，所有实验对象均为被关在收容机构中的儿童。一些研究人员对 LSD 的兴趣甚至超过了对自闭症的。

这些实验所带来的科学结论与其道德感一样模糊，因为多数试验甚至在程序上就存在根本性的问题——几乎不存在控制组，没有客观指标，研究人员大幅依赖主观想法与带有偏见的观察展开实验。简言之，他们希望见到更加快乐的孩子，所以找到了他们。因此，1967 年，哮喘科医生兼知名 LSD 爱好者哈罗德·阿布拉姆森（Harold Abramson）在对多数研究结果进行汇总之后，在《哮喘研究杂志》（*The Journal of Asthma Research*）上信心十足地宣布，LSD 代表着"新的希望……尤其是对自闭症与精神分裂症患儿而言"。

但是在 20 世纪 60 年代行将结束之时，将 LSD 作为自闭症治疗方案的热潮却开始逐渐减退。一方面，获取 LSD 的难度日渐增大。1965 年，瑞士制造商山德士公司停产。1968 年，由于人们逐渐开始将其应用到娱乐活动之中，除个别情况外，美国政府禁止私人持有 LSD。虽然美国国家心理卫生研究所（National Institute of Mental Health, NIMH）存有实验用的 LSD，但是获取这些药品的过程已经极为艰巨。

此外，更为严谨的评审人员正在回顾过去 5~10 年发表的研究报告，并就 LSD 对儿童有益的说法提出了质疑。

20 世纪 60 年代，试图借助稀奇古怪的方法来治疗自闭症患儿的研究人员反复引用了一个残酷却简单的事实：没有什么能够帮助自闭症患儿。这个借口被人们用来证明 LSD 实验的合理性。加州大学洛杉矶分校的心理学家伊瓦·洛瓦斯再次以此为借口，于 1965 年开始使用依靠电池供电的驱牛棒对儿童实施电击。他的研究结果既具有重要意义，也极富争议。

洛瓦斯出生于挪威。1950 年，他在获得一笔音乐奖学金之后进入艾奥瓦州的路德学院。后来他迷上了心理学，并进入华盛顿大学攻读心理学硕士学位。20 世纪 60 年代初，他曾加入加州大学洛杉矶分校的一个团队，测试 LSD 治疗自闭症的效果，并一直对实验结果极其失望。

那时，洛瓦斯早已对自己早年在华盛顿大学所学习的弗洛伊德理论感到失望。在西雅图的皮内尔慈善医院工作了一段时间之后，他开始从哲学上摆脱这些理论。皮内尔慈善医院拥有 29 张床位，主要为社会地位优越的家庭服务。它收治的多数患者均被诊断为精神分裂症，并在这里接受精神分析治疗。洛瓦斯在皮内尔的主要工作职责包括在患者情绪激动时带领他们到病房外散步，从而帮助他们冷静下来。在散步的过程中，他获得了了解病人的机会。他很快就得出结论，尽管精神分析用意良好，但是它对他们没有任何用处。一年夏天，两位患者相继从楼上的窗台纵身跃下，自杀身亡。多年后，洛瓦斯用他那一贯的直言不讳的方式对一位记者说："我认识他们，他们还没有疯到那种程度。"

由于没有数据或测试证明精神分析疗法的疗效，洛瓦斯对此深感失望。而且这种疗法几乎完全无法帮助那些病症更为严重的精神疾病患者。这更加令他感到灰心。他开始被一种截然不同的方法所吸引，走上了电击实验的道路——对象是残疾儿童。

洛瓦斯并未在被其称作"惩罚研究"的首次实验中使用驱牛棒。相反，1964 年，他最初在加州大学洛杉矶分校的神经心理研究所进行实验时使用的是通电的地板。研究对象是两个男孩，5 岁的双胞胎兄弟迈克和马蒂，两人均患有自闭症。他们从不开口说话，也不会对别人的言语做出任何反应。在他们 70%~80% 的清醒时间里，两兄弟一直在重复某些行为：反复摇晃身体，抚摸自己，击掌或拍打手臂。洛瓦斯想知道自己能否抑制这些行为的发生，并试图让他们在听到别人呼唤时走上前来。他打算通过计算疼痛量来实现这两个结果。

为了实现这一目的，他将男孩们依次带入一个房间，让他们站在两位成人中间。地板上纵横交错地贴着金属胶带，与电池相连。成人穿着鞋子，孩子们却赤脚站在胶带上。开关打开后，电流穿过金属胶带，击中所有接触它的人。"绝对痛苦和可怕"是洛瓦斯对这种经历的描述。

实验开始时，金属带就已经通电，对 5 岁的赤足儿童实施电击。同时，其中一位成人展开双臂，大声呼喊"到这里来"。如果男孩张开双臂走向他们，哪怕仅仅是出于冲动，他们也会立即关闭电源，终止电击的痛苦。如果他毫无反应，3 秒钟后，另一位成人就会轻轻将他推向呼唤他的成人，这样做也可以终结痛苦。每个男孩均会在第一轮实验中经历 50 次电击（研究人员在 3 天内进行了 3 次实验）。只要他们又开始像平常那样摇晃身体或拍打手臂，电源就会再度接通。此时，成人会对孩子高喊："不行！"与此同时，只有当他们停止这些不受欢迎的动作时，电源才会被切断。

洛瓦斯对实验结果十分满意，因为两个男孩迅速调整了自己的行为，会在被呼唤时走向张开双臂的成人，并会在听到"不行"之后停止自己的行为。在洛瓦斯看来，这两个男孩都变得"更加警惕、充满感情以及……令人惊讶的是，在成功避免电击时，似乎显得十分开心"。

但是实验效果无法持续很久。如果无法持续接受洛瓦斯口中的此类"电击训练"，这两个男孩就会在几个月内恢复之前的行为模式。不过，洛瓦斯认为，他已经证实了"惩罚是改变行为的一种有效工具"这一观点。

此后，洛瓦斯采购了 Hot-Shot。这是一家位于明尼苏达州萨维奇市乳牛饲养区中央的公司生产的尺寸、颜色各异的家畜电击棒品牌。洛瓦斯购入了一款长 12 英寸、电击量为 1 400 伏的产品。它专为体重达到 2 000 磅[1] 的动物所设计。如果用在人类身上，会造成巨大的痛苦。他可以证明这一点，因为他和几位助手都领教过它的威力。尽管痛苦只持续了几秒，但是他们表示，那种感觉就像是牙医在未上麻药的情况下钻开了你的牙齿。

新一轮惩罚研究的对象是为了研究而临时转到洛瓦斯监护之下的 3 名住院儿童——8 岁的琳达和约翰以及 11 岁的格雷格。洛瓦斯将 3 人描述为患有"智力障碍"，但是可以从他的描述中清楚地发现，他们患有重度自闭症及其他残疾。他们的生活完全无法自理，而且会做出各种令人讨厌的行为。例如，约翰会喝马桶里的水，吞食自己的粪便；琳达患有功能性失明；而格雷格则无法行走。他们每次使用电击棒对格雷格实施电击时，都必须先将他从轮椅上搀扶起来。

电击主要用于控制他们共有的一种最为恐怖的行为：自残。三个孩子都会用拳头猛击自己的脸部，尤其是耳朵，或将头狠狠地撞向附近带有尖锐硬边的物体。在 90 分钟的时间里，约翰扇了自己 2 750 次。3 个孩子满头满脸都布满了伤痕。琳达被带入加州大学洛杉矶分校的那一天，一只耳朵正在流血。没有一个孩子会说话，自残似乎是他们向外界传递的唯一信息。

后来洛瓦斯解释说，他故意挑选了自己能找到的自残程度最严重的孩子。他前往南加州的两家精神病院——卡马里奥和太平洋州立医院，请他们挑选出自残现象最严重的儿童。他们立刻选出了约翰、琳达和格雷格。这 3 个孩子自蹒跚学步起就开始自残。此后，他们的父母都选择了最后一种控制其行为的方式：一天 24 小时的身体拘束。为了防止琳达触碰自己的头部，她的手腕被与大腿绑在一起，两者之间只留下少许空隙。从日出到日落，她整天都趴在床上。清醒的时候，她会上下摆动一条腿。而格雷格则正对天花板仰面躺着，手腕和脚踝被绑在床的 4 个角上。在过去两年间，他一直处于这种状态。由于缺乏活动，他的跟腱已经萎缩，因此失去了行走能力。

洛瓦斯想知道，在儿童出现自残行为时，是否可以通过即刻对其实施惩罚来阻止此类行为的出现。为了避免身体上的痛苦，他们将遭受痛苦——对洛瓦斯的许多批评

1　1 磅约合 0.45 公斤。

者来说，这种悖论有违常理，而且他的解释永远也无法令他们满意。

最先接受实验的是约翰。在这 5 分钟的时间内，研究人员会解开他的手铐和脚镣，让他坐在一名护士的腿上。洛瓦斯举着电击棒坐在他们对面。约翰立刻开始对自己施暴。洛瓦斯伸过手，将电击棒贴在约翰的腿上，扣动扳机。持续一秒的电击吓到了 8 岁的约翰。在瞬间的痛苦中，约翰畏缩了，轻微的战栗席卷全身，但他也停止了自残行为，至少暂时如此。短暂的停顿之后，约翰再次挥拳砸向自己的脸庞。洛瓦斯再次对他的腿部实施电击。这次，约翰暂停自残的时间延长了。我们并不清楚具体的数据，但是 5 分钟之内，约翰和洛瓦斯似乎再次重复了这一模式，甚至有可能反复了两次。然而，实验的结果无可争辩：电击大幅减缓了约翰自残的频率。在这次试验中，他殴打自己的次数从最初的每分钟 50 次减少到了电击后的 0 次。

在接下来两天的两轮试验中，洛瓦斯没有对约翰使用电击棒，而是由洛瓦斯的两位同事负责治疗。他们对他放任自流，以便洛瓦斯观察约翰对他们给予他的仁慈有何反应。事实上，他立即恢复了自残行为，而且从第二次到第三次实验中，他的情况甚至出现了恶化。然而，有趣的是，总体而言，他自残的次数要低于实验刚开始时。在非测试期间，约翰在实验室内甚至靠近实验室时表现出的暴力行为都少于在研究所其他地方表现出的。第四天，研究人员又恢复了最初的纪律。洛瓦斯重新回到座位上。坐在护士膝头的约翰开始挥拳击打自己的脸。洛瓦斯对他实施电击，约翰再一次放下了拳头。

这样的实验还将持续几周，但约翰最引人注意的表现不是在使用电击棒的过程中出现的。相反，这种表现发生在两次实验的间隙。实验第一天的早晨，在 5 分钟内被电击三四次后，约翰被送回了自己的房间。研究人员决定暂时解开一直束缚着他的手铐脚镣，而且没有关上他的房门。

起初，约翰在房间一角的水槽下方一动不动地缩成一团。20 分钟后，他小心地从水槽下爬出来，走到位于房间另一个角落的橱柜旁。他飞快地往里面瞥了一眼，然后迅速跑回水槽边。15 分钟后，他又重复了同样的动作——走出去，奔回来。

最后，他站起身，小心翼翼地试探着走向敞开的大门，来到走廊上。他顺着墙找到了隔壁的房间，走了进去。不久后，他又回到走廊上。

就在那时，他似乎受到了什么刺激，开始奔跑起来。不过他看起来并不害怕，相反，他似乎十分享受。虽然只有一条走廊与几间实验室，但是自从几年前被送进精神病院，这已经是他能够随意探索的最大的空间范围了。他似乎还不满足，一遍又一遍地来回奔跑。洛瓦斯及其团队则从镜子与门廊中观察着这个首次品尝到某种形式的童年自由的男孩。

随后，约翰发现了一件美妙的事情，并因此突然停住了狂奔的跑步。他可以抓到自己的身体。在此之前，他的双手一直被缚在身后，现在，他几乎可以用手摸遍每一寸身体。他抓住这个机会，沉浸在这种原始的乐趣之中，整整 1 个小时，他把自己挠了个遍。

不久后，他获准洗澡——由于他的暴力行为，人们一直无法给他洗澡。但是这一次，在自残行为短暂中断的期间，他顺从地让洛瓦斯的工作人员将他放入一盆温水中。碰到温水时，他高兴地尖叫起来，立刻滑向盆底，直到从头到脚都浸泡在水中。他在水下睁开眼睛，惊奇地凝视着围在浴缸周围、穿着白大褂的研究人员。他们也正惊奇地盯着他看。

洛瓦斯的实验在另外两个具有自我毁灭倾向的孩子琳达和格雷格的身上也取得了类似的效果：他与其他实验者在对琳达实施电击时，会对着她大喊："不行！"三轮试验之后，只要说出这个词，她就会停止殴打自己的行为。

再次对约翰进行试验时，洛瓦斯对实验的内容进行了延伸，尝试在更广泛的环境中终止约翰的自残行为。他将约翰带到研究所的其他地方，甚至研究所外，对他实施电击。之后，洛瓦斯写道："约翰在实验室外有效地摆脱了自我毁灭行为。"

实验结束之后，此类积极效果究竟能够持续多久依旧是个未知数。这些孩子并不是来加州大学洛杉矶分校接受治疗的。他们是为了进行研究而被挑选出来的实验样本，实验结束时便会被送回洛瓦斯发现他们的精神病院。但是他很清楚，有时候也会因此哀叹，3 个孩子又恢复了曾被他成功抑制的自残行为，而且会被再次绑回到病床上。但是，洛瓦斯不是他们的看护。从将他们送回精神病院的那一刻起，他对他们的个人责任就已经结束。对他来说，研究才是重点，这意味着他将对更多的孩子进行更多的实验，也许如果他足够聪明、足够执着，终会找到可以帮助所有自闭症患儿的方法。

洛瓦斯吸引了大量的关注，拥有无数的热心拥趸与严厉的批评者。在接下来的几十年里，他将成为——至少在学术界——一位明星演员、一团炽热的光芒、一位能言善辩的战士与一名积极的运动家。作为一名教授，他知道如何在公众面前作秀，会在演讲中穿插关于他在挪威度过的童年时代的笑话与逸事，比如在 20 世纪 40 年代，当他不得不去挤奶时，如何在寒冷的清晨让穿着靴子的双脚暖和起来。"我让奶牛尿在我的靴子上。"他说。

他又高又瘦、肤色黝黑，不间断的体育锻炼使他保持着健硕的身材。20 世纪 60 年代，他曾是加州大学洛杉矶分校体育馆的常客。当时，只有校队运动员才会经常使用体育馆。他是一位一流的滑雪爱好者，尽管技巧高超——也许正是因为这些技巧——他在坡道上极其争强好胜，还摔断过腿。他在女生中极受欢迎。根据飞短流长的传言，他身为教授，从不会放过摆在面前的机会。洛瓦斯有过两段婚姻：第一段发生在他年轻的时候，并为他留下了 4 个孩子；第二段则要晚得多。在此期间，他度过了 17 年的单身生活，据说他曾在此期间纵情享受，但是没有人为此谴责他。这里是加利福尼亚，是 20 世纪 60 年代。他曾被加州大学洛杉矶分校心理学系的学生票选为"大男子主义"的代表人物，他的滥情史为他惹来的最严重的批评也不过如此。他带着玩笑的心态将这个头衔视作一枚荣誉徽章。

他的敌人们发现很难无视或反驳他的观点。他笑声爽朗，思虑深沉，工作努力，而且会用幽默、无礼的语言来驳斥所有对他的研究方法或发现有所怀疑的人。在一次晚宴中，在认为无法理解其研究的人再度对他发起挑战时，他便高举沙拉碗，宣布："这只碗中盛着的大脑都比在座各位加起来要多。"

有时，他会坦白承认自己的错误，正如他就自己的研究对象向《今日心理学》（*Psychology Today*）的记者所做的描述那样。"他们是小怪物，"洛瓦斯宣称，"他们有头发、鼻子和嘴巴——但是从心理学的角度来说，他们并不是人类……这是对心理学发起的考验。"

正是这项"考验"以及他使用的科学的可能性一直令他兴奋不已。他会在古稀之年向《洛杉矶杂志》（*Los Angeles Magazine*）的罗伯特·伊托（Robert Ito）吹嘘："如果希特勒在四五岁时被送到了加州大学洛杉矶分校，我早就将他教育成一个善良的人了。一位人道主义者！"无畏、有远见、有点无礼，这是洛瓦斯的典型特征。因为他显然一边说着玩笑话，一边表达着自己的真实想法。洛瓦斯对自己正在实践的科学深信不疑——这门学科宣称的人类心理学原理可观察、可证实、可测量，很可靠，并经得起反复实践。对他来说，这与释梦或试图通过墨迹占卜未来截然不同。世界各地的科学家们于此前的几十年间在实验室中进行的工作是洛瓦斯相信的科学的基础。但是，这门科学未能在人类的身上发现人类大脑工作的基本原理。相反，它们主要的发现都来自在鸽子、猫和狗身上做的实验。

虽然并非所有人都乐意接受这个事实，但是，适用于动物的原则同样适用于人类。

19

"尖叫、掌掴与爱"

1965 年春,《生活》的读者在翻开 5 月 7 日出版的新一期杂志,浏览了演员约翰·韦恩肺癌复发的封面故事之后,发现了一组令人不愉快的照片。照片上几个看起来不满 9 岁的孩子似乎正在遭受虐待。在照片拍摄的瞬间,一个男孩的眼里噙满泪水,而一个成人正在掌掴他的脸颊。照片中的女孩则正在遭受电击。整组照片中,一个系着领带的中年男子似乎正在控制发生在加州大学洛杉矶分校实验室中的这个看似疯狂的情景。附文用大号字体解释了读者看到的一切:"令人惊讶的电击法有助于治疗重度精神病患者。"

《生活》发现了洛瓦斯,以及他信仰的科学所引发的争议。

强化(reinforcement)与惩罚(punishment)。20 年来,两者之间难以维持的道德平衡是洛瓦斯针对自闭症患儿的研究所面临的最典型的争议。行为主义者使用的这些术语常常被人误解,它们实际上是从针对大鼠、小鼠与鸽子的实验中演化而来的特定的临床与分析工具。

强化就像一种奖励。如果在实验对象做出期望行为之后立即给予强化,显然能够促使实验对象重复这种行为。例如,如果在鸽子踩杠杆后喂给它食物颗粒,就能强化这种行为。它能鼓励这只鸽子今后增加踩杠杆的次数。

惩罚则完全相反。如果在行为发生之后立即给予惩罚,就可以抑制这种行为的重复发生。多数情况下,惩罚是电击这类"令人厌恶"或不愉快的经历。被电击时,老鼠往往会停止它们之前正在做的事情。如果随着时间的推移,它们在做出同样行为时不断遭受更多的电击,它们就会开始完全避免这种行为。通过令人厌恶的经历,它们能够"学会"不再这样做。至少在短期内是这样。

几十年来，这类心理学理念的实践者们在各自的实验室中勤勉工作，试图概括出生物和环境的相互作用如何决定几乎所有生物行为的核心原则。强化与惩罚以及刺激、反应、塑造、操作性条件反射、负面强化和消退等术语都是属于该学科的词语。这类心理学的研究对象从环境中学会了应该做什么以及不应该做什么，从而能够获得"奖励"或避免接受"惩罚"。与此同时，实验者一直在完善自己控制奖惩环境的能力，从而对行为进行操纵。

这就是行为主义科学。

多数高中毕业生都知道，行为主义的诞生来自科学家于20世纪初在俄罗斯偶然观察到的狗的表现。当时，生理学家伊万·巴甫洛夫（Ivan Pavlov）正在通过测试食物触及舌头时唾液释放的速度来研究狗的消化系统及其本能反应。他利用细长的橡胶软管制作了一个精巧的装置。软管的一端挂在通过手术植入实验用犬唾液腺内的突起的管子上，另一端则放置在一个量杯内准备收集唾液。为了进行实验，巴甫洛夫将一定量的肉粉倒入这些狗口中。随后，狗会分泌唾液，巴甫洛夫则根据量杯刻度来判断它们在一定时间内产生的唾液量。

但是问题出现了。实验进行几天之后，巴甫洛夫就注意到，这些狗的表现超出了实验预期。它们会在尝到肉粉之前就开始分泌唾液。事实上，从巴甫洛夫的助手穿着白大褂走进实验室的那一刻起，它们就已经开始流口水了。对消化系统研究来说，这个发现是一种毁灭性的打击，它推翻了所有的测量结果。

随后，巴甫洛夫灵光乍现，他的结论与他的实验用犬一起被载入了史册。他意识到，这些狗可以从环境中学习。它们不仅会对食物给予舌头的自然刺激做出反应，而且会将之前的中性景象——身穿白大褂的实验室助手——与肉粉的味道联系在一起，并因此做出反应。后来，这种现象被称作"条件反射"（conditioned response）。

巴甫洛夫花费了几年时间来研究这种现象，并设计了其他实验来测试其他刺激，如用铃声操纵狗消化系统反应的方式。1904年，由于跟踪并记录了消化的过程，巴甫洛夫被授予诺贝尔生理学奖，但他在获奖演说中却对自己涉足了心理学领域一事表现得更为激动。在如何通过操纵环境来控制犬类行为这个问题上，他发现了一些指导性的法则。他认为这项发现对人类同样具有重要意义。巴甫洛夫在演讲结束之际宣告了这样一个事实：在他的有生之年，科学家——包括他自己——正在"我们的心理结构——这个在过去与现在均处于黑暗之中的机制"的领域获得新的发现。

在巴甫洛夫获得诺贝尔奖后的几年，最具革命性的行为主义观点也许就是动物与人类在心理学上存在很多共同点。1913年，美国心理学家约翰·华生（John Watson）——注定成为"行为主义之父"——在后来被称作"行为主义宣言"的演讲中毫不留情地阐明了这一观点。"行为主义者，"他宣称，"认为人与兽并无差别。"这种立场就如同达尔文的进化论，具有极其大胆的暗示，并有损人类的独特性。

但在行为主义批评家眼中，这门学科还对人类进行了一种更为微妙的中伤。它将所有生活体验映射到一个机械框架之中。生活在其中的人们就像发条玩具，所有的心理装备与开关均由一些很容易被操纵并完全可以预测的刺激反应模式控制。这种设想似乎抹杀了对其他哲学框架而言至关重要的各种人类维度。比如自由意志，或潜意识和灵魂。但是，就算这些东西确实存在，也不可见、无法测量。行为主义只对可见和可记录的东西感兴趣，观察与数据收集是它的基础。

也许对那些总是喜欢唱反调的人来说，行为主义最令人不安和沮丧的一点就是它确实有效。在看到哈佛大学伟大的行为主义者斯金纳（B.F. Skinner）通过强化食物奖励，在仅仅90秒的训练中便能使一只鸽子完成360度旋转时，人们不得不发出一声惊叹。当然，早在斯金纳之前，驯狮人、耍蛇者以及牛仔都使用过反射训练的原理，尽管他们从未使用过这一术语。军事训练教官、校长和父母也是这样做的。本能或经验告诉他们，如果想让另一个人做出符合自己期望的行为，奖惩将会是一种极为有效的方式。从某种程度上说，斯金纳向我们展示的不过是常识。

但在斯金纳的领导下，科学家在实验室中通过可复制的实验，进行了数千项能够将常识转化为可量化内容的研究。他们在这些实验室中创造出许多可以利用这门科学为人类服务的应用。行为治疗旨在治疗成瘾与恐惧症。为了维持课程纪律、强化学习效果，研究人员开发出了行为主义方法。洛瓦斯则采用行为主义方法，试图让自闭症患儿的举止更接近常人。

有时候，人们会误以为是洛瓦斯发明了应用行为分析（applied behavior analysis,

ABA）方法，但事实上，ABA 的出现主要应该归功于 20 世纪 50 年代末和 60 年代初华盛顿大学的一群心理学家。例如，西德尼·比茹（Sidney Bijou）是最早利用 ABA 来治疗残疾儿童的研究人员之一。在 1948 年成为华盛顿大学儿童发展研究所所长之前，比茹曾在斯金纳的指导下开展过研究。比茹是一位富有创新精神、倡导动手实践的研究者，他曾与该领域内的另一位领袖唐·贝尔（Don Baer）——后者通过对猫的行为研究获得了博士学位——开展过合作。1957 年至 1960 年，他曾驾驶一辆内设实验室的房车走遍西雅图，拜访那些有孩子"自愿"参与研究的幼儿园。这间流动实验室是一个功能齐全的行为主义测试中心，配有椅子、录音装置、单向镜以及他自己设计的闪烁着蓝灯、带着操纵杆的桌面装置。按照灯光指示按下操纵杆，桌上就会弹出一些小玩意。他可以根据自己的需要编写程序。将实验室带在身边的优点就是可以为研究创造一个稳定不变的环境，即便这些孩子分散在市区各处。最后，他在华盛顿大学的校园内开办了一家集幼儿园与实验室为一体的机构，房车自此正式退役。

1962 年 7 月，附近一家精神病院西部州立医院的儿童病区主管、精神病医生杰曼·罗斯（Jerman Rose）与比茹取得了联系。罗斯曾接受过精神分析方面的训练，但是对病区中一位身心失调的小男孩而言，精神分析疗法似乎毫无成效。因此罗斯急切地想寻求比茹的帮助。比茹将治疗这位病人的任务委托给了华盛顿大学的两位行为分析师。其中一位是心理学系研究生托德·莱斯利（Todd Risley），另一位则是助理研究教授蒙特罗斯·沃尔夫（Montrose Wolf）。这个男孩名叫理查德，当时 3 岁。他患有自闭症，人们喜欢叫他"迪奇"。

1964 年，"迪奇研究"在《行为研究与治疗》（*Behavior Research and Therapy*）杂志上发表。它的出现首次代表研究人员可以毫无争议地采取 ABA 向自闭症患儿心中灌输有益的行为，消除会妨碍学习、对身体有害的行为，为患儿带去永久的改变。如果没有沃尔夫及其团队做出的努力，迪奇在 5 岁前就会失明。

9 个月大的时候，迪奇的重度自闭症行为就已经变得十分明显，他开始变得毫无条理，具有自虐倾向，越来越难以相处。他能记住电视广告的内容，可以连续几个小时逐字背诵这些广告，但是无法正常使用语言。他无法忍受别人触碰他头部的任何位置。他的脾气大得吓人，后来他的母亲说，迪奇会狠狠地对自己施暴："他浑身一团糟，遍体鳞伤，血流不止。"除此之外，他几乎看不见东西。大约在自闭症症状开始显现的时候，他的双眼也患上了白内障。两岁时，他接受了一系列去除白内障的手术，但是医生最终不得不切除了负责聚焦的眼部组织。如果不佩戴处方镜片，迪奇就无法看清周围的事物。

但是他拒绝佩戴眼镜。这尤其令人担忧，因为迪奇的眼科医生曾经警告过他的父母，如果长期不佩戴矫正镜片，他的视网膜就会永久失去功能。而现在手术已经完成了大半年，父母始终无法让迪奇配合治疗。父母常用的招数在迪奇身上根本没有效果。他们无法用他可以理解的词汇向他说明情况，哄骗和威胁都不奏效。这些方法都需要双向交流与情境理解，但是这两项能力迪奇似乎都不具备。

沃尔夫和莱斯利采取了行为分析的方法。起初，他们观察了迪奇与母亲及州立医院护理员的互动方式。他们见到了他发脾气时的模样：尽管大人不断努力使他冷静下来，却丝毫无法浇灭他的怒火。显然，只有在解决了这个问题之后，才能开始着手处理眼镜的问题。

受到最近两项与自闭症无关的研究的启发，他们采取了旨在消除迪奇发脾气行为的轻度惩罚与"消退"计划。在第一项研究中，华盛顿大学的研究人员指导幼儿园老师在几个难以应付的幼儿表现出某些"令人讨厌的"行为（可以列举和描绘的，包括过度哭泣、不与他人玩耍、不受控制划伤自己）时完全无视他们，从而成功改变了这些幼儿的行为。由于失去了教师的关注，这些不良行为很快便"消退"并迅速消失不见。

相反，当孩子们表现出更为可取的行为，例如与同伴一起游戏时，他们就能立即重获老师的关注。老师的关注被证明具有强化作用，这些更恰当的行为的发生频率迅速增加。"关注"不仅是老师对孩子们的赞扬。它的意义比这更微妙。走向他们、对他们微笑、向他们提供帮助都被可以视为某种形式的关注。现代人眼中的育儿常识事实上是 1962 年华盛顿大学实验室中的突破性发现。在此之前，人们并不重视成人给予孩子的关注所具备的强大的强化作用。

掌握这一点之后，对迪奇进行观察的团队很快就形成了一种假设，即他在发脾气时获得的关注可能会强化这种行为，甚至使它们更频繁地发生。事实上，医院工作人员收到的指令是，只要迪奇感到不安，就要尽量安抚他。可以理解，他的母亲也有同样的冲动。但是多数人口中的母性本能——或爱——在行为分析师眼中却像是问题的根源。迪奇的母亲正在因为他大发脾气而奖励他，尽管那根本不是她的本意。

沃尔夫和莱斯利借鉴的另一项研究的实验对象是鸽子，研究人员意外发现了其中最有趣的结果。研究人员不希望鸽子在实验间隙啄食物释放杆。他发现，如果关掉鸽子所在房间的灯，将它们置于一片黑暗之中，它们就会停止令人讨厌的啄食行为。他开始经常使用这种方法并称其为"面壁思过"（time-out）。这种方法注定会成为美国父母和教师广泛采用的纪律工具，但鲜有人意识到，这种方法始于一间行为主义的实验室，通过口耳相传或在接受过一些行为训练的心理学家教授的教师培训课程上得以传播。然而在 1963 年，这还是一种崭新的方法，而且只在鸽子身上进行过测试。当沃尔夫和莱斯利决定尝试着将其用作阻止迪奇发脾气的"轻度惩罚"时，这可能是这项技术首次在人类身上获得科学的使用。

按照行为分析师的指示，当迪奇再次发脾气时，医院工作人员及其父母采取了完全不同的应对方式。他附近的成人仍然保持冷静，不会安抚他。他们会立即牵起他的手，态度敷衍地将他带到指定的"面壁思过"房间。没有人表现得大惊小怪，也没有人和他说话或拥抱他，门就这样被关上了，迪奇独自在房间里呆了 10 分钟。

结果令人吃惊。在成人不再给予关注的情况下，随着每次"面壁思过"期的结束，迪奇控制情绪的能力日渐增强。几周后，他平复心情所需的时间越来越短，发脾气时的暴力行为也越来越少。两个半月过后，迪奇已经不会在生气时搔抓或拍打自己的脸了。最终，他发脾气的次数也越来越少，已经不会再影响与他人互动了。

现在，两位心理学家可以开始应对最大的挑战了：让一个憎恨任何人或东西触碰头部的 3 岁男孩戴上眼镜。为此，沃尔夫和莱斯利采用了一种被称为"塑造法"的经典行为主义技巧。首先，他们要让迪奇习惯眼镜就在附近的感觉。他们在房间四处放置了几副没有镜片的眼镜框。只要他走向任何一副眼镜，就给予他奖励——即便他只是无意朝那个方向走去。最后，让他更近距离地靠近镜框，让他可以伸手摸到它们。他只要这样做了，就能再次获得奖励。然后，在他将眼镜框拿到面前时再给予奖励。研究人员试图使他保持饥饿的状态，这样一来，他们使用的强化剂——时而是糖果和水果，时而是小份的早餐——就能激励他采取行动。但是几天之后，这些强化剂似乎失去了吸引力。进展放缓了。

随后，在某个上午的晚些时候，当迪奇故意拒绝吃早餐之后，沃尔夫和莱斯利带着冰激凌出现了。转机就此出现。迪奇显然很喜欢吃冰激凌，因为他很快就允许他们把眼镜放置在他的头上，越来越贴近鼻梁，甚至搭到耳边。他不太习惯最后这一步，而是喜欢将眼镜腿塞到耳朵下面，但是经过更多冰激凌的奖励之后，这个问题也得以解决。

由于担心突然见到对焦清晰的物体的冲击性过于强烈，沃尔夫和莱斯利有意去掉了镜片。但他们最终还是为镜框镶上了镜片，度数也逐渐增加。所有这些都是在独立的阶段完成的，每一个正确的动作都能获得一勺冰激凌的正强化奖励。最终，在几个月后，迪奇在回家之前已经可以每天连续佩戴 12 个小时的眼镜了。事实上，这项小小的成就已经是一项惊人的成果。

在接下来的几个月里，沃尔夫和莱斯利继续在迪奇身上进行试验。他们试图教他说话。通过绘有物体的图片以及丰富的奖励，他们逐渐将他仿语症般的语言塑造成了显然更为实用的表达。刚开始，他只会机械地背诵与冰激凌有关的单词。但是由于父母也加入了教导的行列，在经过几个月乃至几年的训练之后，迪奇的语言技巧得到了改善，他已经能说清楚自己想要什么了。

掌握了这些语言并能够看清世界之后，迪奇的生活发生了改变。最后，他踏入校门，在年轻时得到了一份门卫的兼职工作，并独立生活在一间公寓之中，人们只需偶尔向他提供照顾。来自华盛顿大学的团队并未治愈迪奇的自闭症，却帮助他在世界中找到了一席之地。

沃尔夫和莱斯利最终利用冰激凌使迪奇服从了指挥。正面强化剂。一份奖励。实际上，当《生活》在 1965 年 5 月介绍洛瓦斯位于加州大学洛杉矶分校的项目时，这种甜点的身影也曾一闪而过。文中明确指出，该计划在很大程度上依赖正面强化剂，尤其包括水果、冰激凌等食物。而在洛瓦斯的实验室中，孩子们表现出了"持续的关爱"。甚至有几张孩子们相互拥抱的照片，印证了文章标题《尖叫、掌掴与爱》中的最后一个词。

但是文章还透露，孩子们一直处于饥饿的状态。只有这样，他们才会为获得食物而努力表现。但是，也许这些照片留给多数读者的整体印象却是，洛瓦斯项目的核心是让孩子们遭受惩罚。

《生活》用一种无情且沮丧的笔触描述了这些孩子身患的疾病。作者解释道，自闭症是"精神分裂症的一种特殊形式"，会导致"孩子彻底地沉默寡言，将自己的心灵封闭起来，不与人接触，他们无节制的癫狂已经将他们的家变成了地狱"。与自闭症患儿生活在一起简直就是一场"噩梦"，是一连串"骇人听闻的疯狂"。当然，这听起来甚至比洛瓦斯实验室中发生的痛苦还要糟糕。

第一张照片显示，当一个系着领带、面孔因愤怒而扭曲的男人冲着不会说话的比利大声咆哮的时候，这个3岁男孩满脸泪水。画面上的人不是洛瓦斯，而是研究员伯纳德·佩洛夫。佩洛夫张开的五指出现在比利头部左侧，也许他是想揪住比利的耳朵，也许是准备扇他一个巴掌。无论如何，他似乎都在严厉斥责这个男孩。文章解释了他这么做的缘由：比利在演讲课上开了小差，为了能让他重新集中注意力，佩洛夫打了他。在第三张照片中，两个人靠得很近，鼻尖几乎贴在了一起，尽管比利的下唇看起来像是在颤抖，但是他正在直视佩洛夫的眼睛。

照片中被电击的女孩是9岁的帕米拉。她也从手头的任务——洛瓦斯的阅读课中分神了。

当时是洛瓦斯对自闭症患儿进行ABA实验的第二年或者第三年，但他并没有去努力寻找自闭症的本质。正如《生活》所言，"在加州大学洛杉矶分校进行实验的团队对病因不感兴趣"。相反，根据这篇文章，洛瓦斯希望可以"通过强迫孩子的外向行为产生改变"迫使他们的内在机制发生变化。他试图教会他们进行眼神接触，能够组词、用词、阅读和与人拥抱。

《生活》明确表示，在这项工作上花费的时间与经历的痛苦都是值得的。ABA确实有效。例如，《生活》告诉读者，比利已经学会念自己的名字了。对于一个以前只能发出咕噜声与尖叫声的孩子来说，这是一项了不起的进步。洛瓦斯耗费了几天时间，通过不断的拥抱与食物奖励，教导他将嘴唇聚拢，做好发出字母b的准备。成功实现这一点后，下一个阶段就是促使、鼓励比利震动声带——将无声的b转变为洪亮的buh。如果比利走神的时间过长，洛瓦斯就会掌掴他的脸。接着是继续训练他发出组成他名字的所有音节，直到他可以独立地说出"比利"——一个单词的胜利。

在接下来的 20 年里，洛瓦斯将继续完善和实验自己的方法，但是其中一项重要理念已经在《生活》的版面设计中得到了体现：将任务分解为可教、可学的小型行为表现。格兰特拍摄了一组来到实验室，在黑暗的房间里透过单向镜观察自己孩子的母亲的照片。那一天，她的儿子正在学习拥抱另一个男孩——至少看起来像一个真正的拥抱。课程开始时，这位母亲在昏暗中紧张地啃着自己的指甲。随后，孩子们开始相互拥抱。她开始高兴地仰头大笑，同时愉快地拍起手来。"眼前的一幕令她欣喜若狂。"配图文字这样写道。幸亏有了这组照片，《生活》的这篇报道最终给读者留下了积极的印象。至少在那短暂的瞬间，无论沿途洒下了怎样的泪水，洛瓦斯正在做的一切似乎都是值得的。正如《生活》所总结的那样："洛瓦斯希望能找到一种比现有方法更快捷、简单的方式来帮助所有存在心智问题的孩子。"

笑着拍手的母亲站在一面单向镜的背后，洛瓦斯看不见她。不过，事实上，他需要像她这样的父母。在他面对指责他采用的方式极端、残酷或不道德的批评时，他们对他所做工作的支持是他的最佳保护。

因此，在《生活》刊登那篇报道几天之后，来自全美各地的父母都通过加州大学洛杉矶分校的总机打来电话、留言或寄来一封封言辞焦急恳切的信件，努力为自己的孩子在项目中争取一个名额，这种景象一定令洛瓦斯感到欢欣鼓舞。洛瓦斯没有能力应付突如其来的大量关注，因此他将所有信件与名字都转给了自己最近认识的一个名叫伯纳德·里姆兰的人。两人相识于 1964 年年末，《生活》刊登那篇报道之前。

彼时，里姆兰尚未成为自闭症研究领域中的关键人物，因为他那本为"冰箱母亲"正名的具有历史意义的著作刚刚问世。和以往一样，他仍在继续追踪与自闭症有关的所有新研究，不论它们是多么罕见。那年秋天，在通过非正式渠道听说洛瓦斯的早期惩罚研究之后，里姆兰出现在洛瓦斯位于加州大学洛杉矶分校弗朗茨楼的办公室内，并向他介绍了自己。当天他们一直待在一起，洛瓦斯向他展示了自己如何教无法使用语言来表达的孩子说话。对此，里姆兰表现得十分惊讶，并将自己的感受如实告诉了洛瓦斯。随后，他邀请洛瓦斯一同参加当晚自己将出席的晚宴。

当里姆兰告诉洛瓦斯，一同出席晚宴的还有一些夫妻，而且他们都是自闭症患儿的父母时，洛瓦斯立即找了一个借口推辞。他后来承认，自己无法忍受与实验室患儿的父母们共处一室，这并不是因为他认为母亲应该为自闭症承担责任——没错，他曾经支持过这个观点，但是他早已否定了它。只是因为他发现，自己遇见的父母无一例外，都表现得沮丧忧郁、沉默寡言或略怀敌意。一般来说，他会尽量避开他们。因此，他拒绝了里姆兰的邀请。

然而，里姆兰并未就此放弃，反而从个人魅力的角度展开劝说。他告诉洛瓦斯，如果父母们听说了他正在对自闭症患儿进行研究，一定会为之倾倒。洛瓦斯最终接受了他的邀请。

当晚是洛瓦斯与其研究的患儿的父母之间关系的转折点。他在品尝红酒与意大利面的过程中发现，这群父母完全出乎他的预料。在远离实验室与孩子之后，他们给他留下了轻松、迷人、富有魅力的印象。他们可以提出一些很好的问题，也会因为对方的玩笑而开怀大笑。第二天早上，洛瓦斯回到实验室后，一个新的想法开始在他的脑海中成型：这些人会成为他优秀的盟友。

在未来的岁月里，事实将一再证明，这种想法是正确的。当《生活》在 1965 年5 月刊登那篇报道的时候，里姆兰本人就十分热衷于 ABA 研究，而这已经成为洛瓦斯的优势。洛瓦斯将恳请加入加州大学洛杉矶分校项目的所有父母的联系信息转发给了里姆兰，而里姆兰则一如既往地为每个家庭寄去了充满关切的私人长信。

这个时机对里姆兰来说也十分完美，他正在为自己新组建的一个全国性自闭症组织招募成员。在接下来的几个月里，他会经常四处奔波，在患儿家中和教堂地下室里与父母们见面。他想给他们带去一些希望，因此经常提到洛瓦斯实验室所做的工作。并不是所有父母都会相信这些。一些人在看到《生活》刊登的照片之后会问："那里的人不是会打孩子吗？"里姆兰已经准备好了回答。他告诉他们，研究人员会将惩罚的使用频率降到最低，正强化才是这种方法的支柱。他也再次为它的效果以及洛瓦斯本人——加州大学洛杉矶分校研究员——做出了担保。

里姆兰告诉大家，洛瓦斯是"真正关心这些孩子的专业人士之一"。

在当时，这基本上是真实的。

1965 年，洛瓦斯刚刚开始这项事业不久。

20

对厌恶疗法的批评

在 1981 年，洛瓦斯将自己思考出的教育患自闭症患儿的所有手段总结在了短短的 38 个章节内，之后，他给这些成果装订上了软壳封面并结集出版。他花了 15 年不断改善自己的教育方法，这本书就是他工作成果的总结。这本书名为《教育残障儿童》（*Teaching Developmentally Disabled Children*），但人们更喜欢用更具创意的副标题"关于自我的书"（*The ME Book*）称呼它——它表达了一种观点：只要正确运用本书内容，就能让自闭症患儿成为一个更完整、更具备"自我"意识的人。这本书对那些想自己实践 ABA 方法的父母进行了指导，这是同类型书中的第一本。洛瓦斯在序言里告诉父母，通过这本书的指导，他们将完成与洛瓦斯本人在实验室里所做的相同的实验；而且他们会将复杂的技巧分解成若干小模块，并通过高频奖励和偶尔的惩罚措施不断强化这个过程。

洛瓦斯在《关于自我的书》中坚持着自己的想法，那就是，如果父母们能把自己作为孩子治病过程中的重要因素，他们就可以与孩子形成紧密的联系。这样做还能同时解决许多问题，比如，他发现孩子们如果想取得进步，就需要在清醒的每一刻都沉浸在教学环境里。换句话说，孩子身边的成人需要悉心安排每一个时刻来强化孩子们正在学习的课程。洛瓦斯很遗憾他没能在 20 世纪 60 年代把这一方法用在他研究的第一组儿童——包括琳达、格雷格和约翰在内的孩子身上，这些孩子回到精神病院后病情都复发了。不过如今，父母们可以每天强化学到的课程了。

此外，洛瓦斯从自己的数据中得出结论，大多数儿童每周大约需要 20~60 个小时的 ABA 指导。即使州立医院允许他开展 ABA 治疗项目，政府机构也提供不了足够人手对哪怕一名儿童进行每周这么长时间的治疗。但是他强调，如果治疗人员是这个孩子的母亲，情况就完全不一样了——如有需要，母亲们会把所有的时间奉献给自己的孩子。

洛瓦斯还发现，实验地点也会对孩子们的表现产生影响。虽然孩子们可以在他位于加州大学洛杉矶分校的一间空荡荡的小实验室里掌握一些特定的技能，但在其他环境里，有一些儿童是做不出同样表现的。他们是在这间实验室里上的课，在这个熟悉的房间里，当别人告诉他们"指向椅子"时，他们就会指向室内所有的椅子。但是如果把他们置于拥有不同椅子的另一个房间，他们就无法完成同样的任务了。在行为学术语中，这是因为他们还没能足够"泛化"（generalize）识别椅子这一技能，无法在不同的环境里做出同样的表现。

《关于自我的书》就是用来解决这些问题的。它呼吁由自闭症患儿的父母带头、以这本书和洛瓦斯本人做的一系列关于 ABA 方法步骤的视频为参考，在家中教育孩子。同时他警告父母们，这项工作内容海量，很难一个人做好。他建议这些父母招募一些高中生和大学生，组成由 4~8 名老师组成的小组轮流工作。他还建议在孩子们不到 3 岁时进行每周 20~60 个小时的治疗，这一方案的本质在此后被称为应用行为分析的"洛瓦斯模型"（Lovaas Model）。

《关于自我的书》自 1981 年出版后收到了不少反对的声音。问题可以用这本书 16 页的一句话来解释："用力打屁股，只要打得够疼，总是有用的。"简言之，洛瓦斯依然在宣传"厌恶疗法"，也就是行为学家口中的"惩罚疗法"。在这里要说明的是，《关于自我的书》里强调要节制地使用这一手段。在前面一页里，有一段位于黑框中的警告文字："作者和出版者要在此强调，本书中提到的与厌恶疗法有关的训练项目一定要在专业人士的指导下进行。"

这本书还强调，在使用惩罚疗法时应尽可能做到细致和科学："在使用严厉的惩罚手段后，应确保你所针对的行为有所减少，只有这样才能表明对惩罚疗法的使用是正当的。"洛瓦斯还强调，惩罚手段不一定包括身体接触，有时一句严厉的"不行"也是可以的。

其实，洛瓦斯在 20 世纪 60 年代提出的惩罚手段是扇巴掌，书中提议的方法已经温和许多了——即便如此，这些方法还是受到了严厉的批评。1981 年《关于自我的书》出版时，人们针对厌恶疗法的大论战刚刚开始。这一年，严重残疾协会（Association for the Severely Handicapped，TASH）成了全美第一个正式宣布反对在儿童或成人教育中使用惩罚疗法的团体。很快，其他团体开展了类似的运动，"疼痛才能带来进步"的说法越来越站不住脚。

ABA 还有着严重的形象问题。洛瓦斯曾在第一批儿童身上使用过电牛棒，这一广受议论的实验以及其代表的含义产生了宿醉效应[1]。即使是布鲁诺·贝特尔海姆也曾指名批评洛瓦斯，表示他使用的方法将儿童变成了"言听计从的机器人……退化成了巴甫洛夫实验中的狗"。在整个 20 世纪 80 年代，专注于在 ABA 治疗中使用惩罚手段来改变病患行为的所谓厌恶疗法是业内最具争议的议题。它替代了已经在 20 世纪 70 年代失去热度的"冰箱母亲"理论，成为自闭症领域另一个重大矛盾点。路易斯安那州立大学的心理学家约翰尼·玛特森（Johnny Matson）在《科学》（Science）杂志上称惩罚疗法"可能是发育性残疾领域受到最多讨论的议题"。

最开始，这个冲突只是专业人士圈子里的议题，后来父母们也被扯了进来。人们互相攻击与侮辱。两方人士有着同样良好的意愿，但他们在对最基本的道德困境之一——"结果在多大程度上能赋予手段合理性"展开讨论时发生了不少冲突，有些人甚至因此绝交。在自闭症相关讨论中，这被重塑成了亟待回答且不可分割的两个问题：在治疗有着自残行为的严重残疾病人时使用惩罚手段是错误的吗？还是说，在这种情况下不使用惩罚行为才是错误的？

伯尼·里姆兰在 1988 年对这一话题发表了评论："虽然对自闭症患者使用电击疗法也让我很不舒服，但是如果放任他们自残而造成了严重后果——比如失明和头骨破裂，那会更让我难受。在一个案例中，一个患者咬掉了自己的两根大拇指。"他还表示，如果自己的儿子马克有自残行为，他一定会考虑使用厌恶疗法来制止他。

对 NSAC 的第一任主席穆扎·格兰特而言，这种讨论是与自己切身相关的，因为她有两个患自闭症的青春期女儿，而小女儿琳达不断地用头撞击硬物，导致两只耳朵都留

1　指人们在对新事物的热情过后逐渐产生不满的现象。

下了永久性疤痕。格兰特夫妇决心把孩子留在家里照顾。"我无法想象，当我嗅着家旁的玫瑰花香时，我的女儿却被困在精神病院里的情形。"穆扎曾这样说。

但是，琳达每时每刻都有着暴力行为。格兰特夫妇觉得，全天候监视琳达或者让她吃药来调节行为都有些残忍，于是穆扎的丈夫莱斯利·格兰特在他们位于马里兰州切维蔡斯郡的家中的地下室里，自己设计并制作了一个用来处理刺激的装置原型。这个装置就是一个内部安有传感器的头盔，每当佩戴者把头用力撞在硬物上时，传感器就会激活绑在佩戴者手臂或者腿上的电极，由电池对佩戴者做出 9 伏特电压的刺激。莱斯利·格兰特表示，这一刺激的强度就像被用力打出的网球击中头部一样。格兰特夫妇在 20 世纪 70 年代表示，自己的女儿有着 15 年的自残史，但在戴上这个头盔后的几天之内，这种行为就消失了。

他们还在约翰·霍普金斯大学的应用物理实验室招募了一个团队来进一步改善这个装置。这个团队在 4 年的时间里设计出了一个更为简洁的版本，该版本有一个遥控器和用来统计在一定时间内电击次数的计数器。这个改进后的装置被命名为 SIBIS——自残行为抑制系统（Self-Injurious Behavior Inhibiting System），并在佛罗里达州的一个工厂里投入了小规模商业生产。报道指出，截至 1988 年，有大约 25 名儿童佩戴了 SIBIS 并都得到了积极效果。里姆兰告诉父母们，在这些 SIBIS 的早期佩戴者中，有 6 个人的自残倾向非常成功地受到了抑制，他们可以不再佩戴 SIBIS 生活了。

但是，在 SIBIS 的反对者眼中，这也正是其危险之处，因为这体现出了电击手段强大的吸引力。使用者们可能会认为，如果使用一些电击手段就可以取得进步，那么想取得更多进步，进行更多的电击就可以了。这样一来，惩罚疗法本身很容易成为可以无限使用的自残工具。

同时，SIBIS 也是宣传活动中绝佳的靶子。它有黑色绑带的外观看起来就十分危险，而它电击儿童的功能听起来也绝非正途。虽然 SIBIS 在全美范围内同时投入使用的数量很少，但对反对厌恶疗法的活动家们来说，它已经在人群里激起了足够的恐惧，可供他们利用。这些活动家反对使用任何形式的惩罚手段，比如扇巴掌、掐身体或者在儿童做出错误行为时朝他们嘴里喷射喷剂，甚至包括更为柔和的"面壁思过"和"过度矫正"（overcorrection）手段。假如一个人在餐厅里不小心把杯中的果汁洒到了地板上，这时要求他不仅重新倒满杯子，还要去给其他所有用餐者倒满，便属于过度矫正。即使是这一手段，在厌恶疗法的批评者眼中也是既不得体又不恰当的，他们把这看作一种对人格的侮辱。

到了 20 世纪 80 年代中期，残疾人权利组织、父母机构和几位杰出的教育家都加入了反对厌恶疗法的运动中。这些反对声无法取得绝对的胜利，但它们将对厌恶疗法的相关讨论产生极大影响。这项运动有着极强的情绪感染力，其逻辑也与当初让许多大型精神病院关门的有力号召如出一辙。反对者们的论点很简单，那就是残疾人像其他人一样也有自己的权利，仅仅因为他们难以相处就把他们关进一些大型建筑是不对的。同样，仅仅由于他们难以教育就强迫他们接受让自己不舒服的惩罚也是错误的做法。

这一论点在其很多支持者中产生了共鸣。美国自闭症协会（Autism Society of America, ASA，前身为 NSAC）在 1988 年宣布反对"厌恶疗法手段"，很多父母也发出了反对的声音，其中包括一些每天费尽心力照料有自残行为的儿童的父母。人们极具贬义色彩地把厌恶疗法的实施者比作虐童者、纳粹医生和极权国家。"如果允许这种惩罚手段存在，那就如同让我们生活在柏林，"一名活动家在持中立态度的发育性残疾计划委员会主持的一场公开会议上这样说，"并忽视了一场核屠杀。"抗议者们威胁要包围那些认可使用厌恶疗法的人员发言的活动。安妮·多恩兰是一位极具影响力的反厌恶疗法活动家，她曾与他人合著作品攻击洛瓦斯及其他行为分析学家，甚至恳求西班牙宗教法庭对这些厌恶疗法的支持者做出审判——她给出的罪状就是他们在这篇文章里列举的厌恶疗法的一系列使用规范。多恩兰将这篇文章与 1486 年出版的拉丁文专著 *Malleus Maleficarum* 做了类比。她在举例时并没有说明背景，社会科学家们都是在查阅了百科全书后才知道这本书被译为《女巫之槌》，是两名德国神父为西班牙宗教法庭写成的追捕女巫的手册，介绍了刑讯逼供的方法。这一类比让那些受到多恩兰批评的人很不舒服。

同时，另一方也不甘示弱。主流行为学家们也通过类比反击了这些反厌恶疗法活动家们。他们将厌恶疗法与根治性手术[1]（radical surgery）和化疗（chemotherapy）这

1　大范围切除肿瘤原发部位及其周围组织的外科手术疗法。

种同样严酷但富有成效的医疗手段做了对比。他们认为，虽然厌恶疗法会带来短暂的疼痛，但只要最小限度地使用并严格进行控制，是可以长期缓解孩子们的病情的。在这种情况下，不使用厌恶疗法才是不道德的。不过在大部分语境中，他们并没有贬低对方的道德品质，而是花了一些篇幅嘲笑了对方缺乏科学严谨性。由于反厌恶疗法运动的参与者更看重意识形态而非数据，心理学家罗伯特·福克斯（Robert Foxx）表示该运动是"盲信"的，并对他们的"政治正确"以及"断章取义"的嗜好做出了批评。

福克斯似乎对安妮·多恩兰格外恼火。他对后者"只用正强化疗法成功治愈了有'严重'行为障碍的患者"的声明提出了质疑。后来，他在读到多恩兰与他人合著的书——当时几乎已经成为反厌恶疗法运动官方手册的《无须惩罚手段就能进步：行为问题者的有效学习之道》（*Progress Without Punishment：Effective Approaches for Learners with Behavior Problems*）后提起了控诉。他表示，多恩兰在这本书里描述的和许多其他媒体上报道的案例实际上只属于轻度行为障碍，比如吐口水、伸出舌头、每周袭击老师一两次或不停地讲"敲门笑话"[1]（knock-knock joke）。除此之外，多恩兰很多案例中的患者都只是孩子。福克斯暗示道，多恩兰可能压根就没见过患有真正严重行为疾病的人——比如那些不停击打自己的强壮、难以被制服的成年人，或其他患有严重疾病者——这些人若生在 20 世纪 70 年代，都会被关到疗养院或者精神病院中去。福克斯轻蔑地表示，这些反厌恶疗法运动的参与者们"压根不会屈尊去为这些人提供治疗"。

实际上，《关于自我的书》中包含的项目确实极为依赖正强化反馈，比如奖励给行为得体的孩子们玩具、冰激凌或者拥抱他们。但是，由于行为主义在一些地区受到了人们的强烈怀疑，洛瓦斯的方法很难受到人群的欢迎，一位儿童精神病学家的发言便体现了这一点。当时，一位母亲询问他对用洛瓦斯风格的操作性条件反射来治疗自己儿子的意见，这位精神病学家回答道："如果你想让你的儿子变成海洋馆里的一头

---

1 以敲门动作开始、两人合作进行的对话形式的游戏，通常以一个双关语结尾，常见于儿童之间。

战战兢兢的海豹，那你就这样做好了。"

这个项目难以大范围推广的另一个原因是成本问题。对典型的美国家庭来说，同时雇佣多达 8 名大学生的花费实在太过昂贵。20 世纪 80 年代，在家里全面开展 ABA 项目的花费可以达到每年 5 万美元，这超过了同期美国住宅中间价的一半。同时，时间成本也太过庞大了。

而且即便父母花了这么多钱，洛瓦斯也无法保证自己的方法能够治愈自闭症。他不鼓励人们"寄希望于病患恢复正常或者完全康复，也不希望人们为了这个目标奋斗，因为这常常是难以达到的、太过绝对的理想。"他的方法只能让孩子恢复到目前的状态，无法更进一步了。洛瓦斯还向父母们提出了这样一条建议："懂得知足的人往往是最快乐的。"

即便如此，在 20 世纪 80 年代，还是有父母成为这一方法的忠实信徒。这些父母大多数来自洛杉矶，为了将自己的房子改造成 ABA 学校，他们纷纷进行了二次抵押，而每一所改造成的学校只服务于他们自己的孩子。他们在房子里雇了一队队大学生，无比虔诚地遵照着《关于自我的书》中记载的方法行事，并不时咨询加州大学洛杉矶分校的工作人员，以确保自己走在正确的道路上。但是，除了在新泽西州和印第安纳州设立办事中心，洛瓦斯的工作成果依然没有辐射到洛杉矶之外的地区。此外，关于如何正确使用洛瓦斯方法的对外培训框架从未成形，这意味着有学习需求的治疗师们还需自己去到加州大学洛杉矶分校接受相关培训。

洛瓦斯在 ABA 圈子之外也没有什么名气。如今，距离他在《生活》杂志上发表那篇引起轰动的文章已有 20 年之久，而公众的记忆是短暂的。虽然刊载过他的文章的学术期刊的读者都较为博学，但这并不是一个很大的群体，其中一些杂志更是只有几百名读者。在全美自闭症教育领域内，洛瓦斯还远远算不上头号人物——这一称号的归属者是北卡罗来纳州的一位名叫埃里克·邵普勒（Eric Schopler）的心理学家和教授，他研究自闭症的时间差不多恰好和洛瓦斯一样长。邵普勒那时已赫赫有名，被视为自闭症领域的巨人，而他不久之后就会发现自己再也无法忽视洛瓦斯这个名字了；同样，洛瓦斯也将不断接触到邵普勒这个名字——他们两人对科学、意识形态以及谁对谁错的问题展开了长达数年的争论，受到了自闭症领域内各方的关注。

21

贝特尔海姆的反对者

很多个清晨，埃里克·邵普勒会穿着沾满泥土的靴子从他的农场里的谷仓一路走到他位于北卡罗来纳大学的办公室。在他的员工们看来，这正体现了他不拘一格的魅力——这是个聪明而不羁的男人。他是一名心理学家，在伊利诺伊州参与一段时间的儿童工作后到了北卡罗来纳大学，从 1964 年开始研究自闭症——这时他已经快 30 岁了。没过多久，他就确定了自己标志性的穿衣风格：短夹克衫、工装裤，有时会打领带，穿运动外套。当然了，还有沾着泥的靴子。他的第二任妻子米琪同样是一名心理学家，两人饲养了一些蜜蜂、小鸡、兔子，还有一匹马和一头牛。

邵普勒的贡献甚多，其中最具标志性的就是，他从早期起就一直坚持自闭症的成因是生理层面的。他同时表示，我们不仅不该责怪自闭症患儿的母亲，还应该在治疗孩子们时把她视为同盟。当然了，是伯纳德·里姆兰首先提出了这个观点，但他作为父亲，本身就是利益相关方。而邵普勒是一名与此事利益无关的心理学家，他与布鲁诺·贝特尔海姆有一定的交集，挺身而出反对后者的学说对他而言没有任何好处。"有很多次，"一位家长这样告诉贝特尔海姆的批评者、作家理查德·波拉克，"埃里克·邵普勒都是我们反对贝特尔海姆时的领头人。"

邵普勒于 1949 年在芝加哥大学拿到了心理学学士学位。在芝加哥的库克县福利局做了一段时间的社会工作者后，他重新回到了芝加哥大学，继续攻读并成功拿到了社会服务管理方向的硕士学位。到了 1955 年，他在罗德岛普罗维登斯（Providence）的艾玛·P. 布拉德利医院（Emma P. Bradley hospital）担任代理精神病学社工，服务于饱受困扰的儿童患者。

当医院开始筹划一场关于儿童期精神病的座谈会时，邵普勒提名贝特尔海姆为演讲者之一，因为他认为这是个与后者见面的绝佳机会。不过，医院院长驳回了这一提议，他的理由是贝特尔海姆"授课时的无礼态度"可能会对员工产生不好的影响。

虽然贝特尔海姆可能压根就没听说过艾玛·P. 布拉德利医院，邵普勒还是决定亲自告知他他被座谈会的筹划委员会拒绝一事。他在信中甚至还颇有些风趣地对贝特尔海姆说，自己很遗憾鼎鼎大名的他"身为老师的能力"被他的性格"拖了后腿"，因为这也剥夺了邵普勒向他学习的机会。

几天后，邵普勒收到了贝特尔海姆的亲笔回复，后者邀请他去自己位于芝加哥的儿童康复学校参观两周，以便亲眼看看自己"要教授的内容"，而非"相信别人对自己的评价"。

其实这是他们两个人的第二次互动了。20 世纪 40 年代末，还在芝加哥读本科的邵普勒曾参加过一场贝特尔海姆面向犹太裔学生的演讲。与贝特尔海姆的经历一样，邵普勒也是生于欧洲的犹太人，他全家离开德国逃往美国，成功躲过了大屠杀。不过在演讲当晚，贝特尔海姆一如既往地对犹太人进行了抨击，他表示，犹太人总体上并没有尽力掩盖自己的犹太身份，而他认为正是这种张扬导致了反犹太主义。据邵普勒回忆，贝特尔海姆演讲结束后，全场陷入了死寂，而他是在场学生中唯一对贝特尔海姆提出质疑的。他询问贝特尔海姆，后者对犹太人的看法与一般的反犹太主义者是否有区别，区别又在哪里。可以想见，贝特尔海姆十分生气，他气急败坏道："我是唯一给出了疗法的医生！"邵普勒追问："你是说，通过站在疾病一边的方式？"贝特尔海姆喊道："是的，站在疾病一边！"

显然，贝特尔海姆在收到邵普勒从罗德岛寄来的信时没有想起这件事，而邵普勒在抵达芝加哥，开始为期两周的参观时就十分清楚，自己并不喜欢贝特尔海姆。不过，贝特尔海姆给参观者们设定的门槛很高，比如说，父母们是永远都不会被允许进入这所学校的，因此能被邀请进入学校也是个不小的诱惑。除此之外，邵普勒一直计划着回到芝加哥大学攻读博士学位。他觉得，能认识这一领域公认的领军人物可能是十分有用的，即使这个人他并不喜欢。

邵普勒觉得儿童康复学校既迷人又令人不安。他能感受到这个地方精心设计过的快乐氛围——贝特尔海姆为每个房间挑选的色彩主题、随处可见的毛绒动物玩具以及孩子们几乎随时可以去拿糖果的橱柜。贝特尔海姆坚信，为了抵消母亲身上的冷漠，他们应该溺爱这些"精神病"儿童，而这些设置就是外在表现。

贝特尔海姆后来被指控扇孩子们耳光。邵普勒并没有目睹这件事，但他看到贝特尔海姆欺负和纠缠女性教职员工。在邵普勒看来，这些员工对贝特尔海姆充满敬畏，相比秘书，她们的行事风格甚至更像女仆。他在每天一次的员工会议上听到贝特尔海姆对学校里 40 多个儿童取得的进展侃侃而谈，并在其中用弗洛伊德理论解释了他们的自闭行为。邵普勒认为贝特尔海姆的解释无法令自己满意，他觉得后者在这所学校里的工作根本就没有取得成果。在之后一周或更晚的某一时刻，他有了这样一个想法：妈的，我能做得比他更好。

1962 年，邵普勒开始攻读临床儿童发育方向的博士学位，同时，他还在隶属于犹太儿童局（Jewish Children's Bureau）的芝加哥儿童精神分裂症治疗研究中心（Chicago's Treatment and Research Center for Childhood Schizophrenia）担任治疗专家。邵普勒在研究中心见到了许多自闭症患者——那时，儿童精神分裂这一诊断总体上被视为自闭症的同义词。邵普勒发现贝特尔海姆太过沉迷于弗洛伊德式的分析法，导致其忽视了病情的重点，于是他决心在自己的博士论文中基于实证调查，而非似是而非的理论来进行研究。

研究中心里的孩子们有着舔洋娃娃和闻铅笔等一系列行为，而邵普勒对他们这种用嘴和鼻子感知世界的方式产生了兴趣。他提出，这些儿童是在使用自己的"近感"（near senses）来获取信息，也许对他们来说，使用这些方式比通过视觉和听觉这些"远感"（distance senses）来获取信息更有意义。为了检验自己的理论，他找到了贝特尔海姆，希望能接触并观察其学校中的孩子。贝特尔海姆断然拒绝了他。"为什么你们这些科学家总想证明我们在临床上的一贯认识是错误的呢？"他这样问邵普勒。

贝特尔海姆可能已经看出，邵普勒的这项研究是为了证明自闭症有着神经学基础，在持有精神分析观点这种偏见的贝特尔海姆看来，这是十分荒谬的。"我当然不会让我的孩子们服务于那种愚蠢的想法。"他这样告知邵普勒。

无论如何，邵普勒还是在另一些孩子身上完成了自己的研究。他的研究清楚地表明，患有自闭症的儿童确实更倾向于通过这些近感来获取信息，这本身是一项很新奇的发现，也表明患上自闭症确实是有神经学原因的。他于 1964 年在自己的博士论文里阐述了这一研究成果，不过，他后来在自闭症领域"最知名人士之一"的美名与这项研究并无关系。他引发轰动效应的工作并不在神经学方向，而在教育领域——他在整个州范围内为自闭症患儿建立了学校网络，而父母们可以随时进出这些学校。

邵普勒的弟弟约翰就是北卡罗来纳大学的一名心理学家，这是他被这所位于南方的大学吸引的部分原因。他在拿到博士学位后不久就来到了北卡罗来纳州。他在这里的第一份工作是作为心理学家，为大学里一个名为"精神病儿童组"的实验提供咨询。他后来会发现，参与这项实验是他人生中最奇特的经历之一。

严格说来，这项实验并不是针对自闭症的调查研究——实验的真正目的其实是在一群 3~4 岁的儿童身上验证一个由弗洛伊德式分析法得出的理论。实验设计者是精神病专家雷克斯·斯皮尔斯（Rex Speers），因为他对这样一个想法产生了兴趣：只要让孩子们每周在一个 14 英尺 × 20 英尺大的实验室里互动几个小时，就可以在儿童"被损毁的"、破碎的自我之上重建一种"群体的自我"（group ego）。为了让孩子参与进来，孩子的母亲也需要完全听从群体治疗的安排，这是"为了融合进母亲的婴儿期冲动，并有意识地处理这些冲动"。那些身处绝望中的家庭积极报名参加了这一项目，有一个距此地 170 英里远的家庭甚至每周驱车来参与两次实验。

邵普勒已经见过太多这类实验了，他没用多久就搞清楚了眼前的情况：这些孩子都患有自闭症。他怀疑，这些群体精神治疗根本不会给这些孩子和他们的母亲带来任何好处。

另一位青年咨询心理学家，很快将成为邵普勒主要合作者的罗伯特·赖克勒（Robert Reichler）有着和他一样的看法。赖克勒那时 26 岁，毕业于纽约市的阿尔伯特·爱因斯坦医学院，为了在精神病学领域深造而来到了北卡罗来纳，并同样被安排到了精神病儿童组工作。工作的第一天，他在实验室整面墙的单面透视镜后看到了一幕中世纪地狱般的景象。这些孩子们被允许在房间里四处跑动，失去了管束的他们开始在尖叫声中四处飞奔、转圈、乱丢东西——但就是不说话。赖克勒隔着玻璃都能听到他们的声音。这一疗法要治愈爱的缺失造成的伤害，在这个前提下，研究者会绝对地放任这些孩子。赖克勒看到一个女孩在地板上小便，却没有人去制止。后来，这个孩子开始在同一个地方大便，其他男孩开始玩起粪便，还涂到了自己身上。还有一些孩子猛击着自己或者其他孩子的头部。他们脱下衣服，将生殖器暴露在同伴面前，并开始互相把玩。有一名成人治疗师也在这个房间里，他站在一个高台上观察着这些孩子，不时地在喧闹声中插一句："吉米，我发现你今天对汤米非常生气。"这些儿童有着明显的语言缺陷，因此，赖克勒觉得这种随意的语言干涉毫无意义。

有一名4岁的女孩只会一句在其他人耳中有意义的表达，她还会不断重复这句话："该死的，该死的。"在整个过程中，房间角落里的一台收音机始终在大声播放仪仗队的声音。在辉煌的铜管声部出现时，一个赤裸的男孩站在桌子上，开始以极高的弧线朝单面镜小便。赖克勒清楚，自己不想再看下去了，他下定决心绝不在这个房间里工作。

邵普勒和赖克勒很走运。在他们被分配到精神病儿童组之后不久，这一项目的资助就到期了，资金陷入了停滞状态。但是，父母们还在继续给大学打电话，1965年，其中一通电话被直接转给了邵普勒。当时的邵普勒像赖克勒一样也想找点事做，于是，他们两人几天后一起会见了这位名叫马蒂的母亲。

马蒂3岁的儿子戴维患有自闭症。当时，他还在服用上次咨询的精神病学家开出的名叫三氟拉嗪（Stelazine）的药。由于药物作用，赖克勒眼前的男孩就是个行尸走肉。但是如果不服药，马蒂解释道，戴维将无法管束。他会尖声大叫，四处狂奔，也会击打自己的头部。他语言能力有限，只会不断重复"咔——嘎——咔"这一句。马蒂坦承，她觉得服用三氟拉嗪是唯一可以不让儿子住进精神病院的办法，但同时，她也不喜欢戴维受这种药的影响后的样子——长期恍惚，了无生气，迷茫失神。她希望戴维能摆脱这种药物。

作为医务人员，赖克勒马上叫停了这种药。他与邵普勒定下了日期，准备在那个中断的实验使用过的房间里对戴维进行治疗。在停药之后，戴维很快就恢复了狂野的状态。在实验的第一天，房间中充满了他奇怪、毫无掩饰的呜咽声，他还不停地想冲到走廊上去。赖克勒不知道该怎么办，只能每次都用双臂轻轻地把他围住，抱到地板上一个可以坐的地方。为了让戴维长时间待在一个地点，帮他集中注意力，赖克勒创造了一个方法：挥动他可以看到的一切物品，比如汽车玩具、积木块和自己的眼镜。在这个过程中他也会仔细观察，即使戴维的目光只是短暂停留在他手中的物体上，他也会发出欢呼声并拥抱他。然后，他会试着让戴维再这样做一次。

邵普勒就站在单面镜后面，记录着发生的一切。接下来几次治疗的内容与第一次如出一辙：赖克勒试图与戴维建立联系，而有那么几个瞬间，戴维似乎确实在努力回应赖克勒。晚上，邵普勒和赖克勒会坐上几个小时，讨论怎样增强这种一对一的互动。最后，他们发现戴维喜欢吃甜食，便开始利用这一点来强化他表现出的任何亲密行为。每当他把两块积木堆在一起时，赖克勒就会在他的舌头上放一块糖。后来，赖克勒要求他说出物体的名称并发出除"咔——嘎——咔"之外的声音，每当他成功，他们都会奖励他。戴维开始明白其中的门道，很快就可以说出图片里的事物了，比如狗、男孩、树和房子。赖克勒本人并没有意识到，他这是在凭直觉进行行为分析。

如此 6 个月后，他们开始了对治疗过程的录制。从那之后，只要摄像机打开，赖克勒就需要努力不让戴维走出镜头。这时，戴维已经对每次治疗中这名成年医生创造的游戏表现出了喜爱。在一次治疗中，赖克勒抽着一根细雪茄，推着一辆玩具车在地上爬行，低声发出火车的"呜——呜——"声。后来戴维也学他做出了同样的动作，这是治疗取得的又一个小突破。

后来有一天，戴维指向了赖克勒的雪茄，赖克勒觉得他是在询问自己。"是的，"他很快答道，"这是我的雪茄。"然后把雪茄从嘴里拿了出来，让戴维更近距离地观察。戴维又一次指向雪茄，并以一种疑问的语气重复着赖克勒刚说过话里的最后一个音节："茄啊啊啊？"这是戴维第一次问出问题，赖克勒激动得跳了起来。他在地板上与戴维面对面盘腿而坐，猛吸了一口雪茄，然后一次次地在他们两人之间喷出少量烟雾。

戴维望着眼前扭动、盘旋的烟雾出了神。在烟雾彻底消失时，他脸上浮现出了笑容，然后，他开始不太常见地轻声笑了出来。

"伸出手来。"赖克勒命令道。此时，这个几乎从未留心过人类声音的男孩乖乖地把手伸了出来。赖克勒指导着戴维用手摆出碗的形状，然后俯身过去对准碗口，向其中又吹进了一股烟。戴维先是吃惊地坐直了身子，把双手缩了回去，然后开怀大笑起来。是的，这样的事发生了。在小房间里的那几分钟，这个患有自闭症的男孩完全被他的成人玩伴所吸引，享受到了与人相处的乐趣。

邵普勒和赖克勒发现，如果提前告知戴维治疗的具体安排，比如活动将总共花多长时间、以什么样的顺序进行，戴维就会在治疗中有更好的反馈。他们还发现，在过程中关注引起戴维兴趣的东西——就像赖克勒在吐烟游戏中那样——是非常有用的。很明显，比起语言交流，戴维会对视觉刺激做出更多反馈。于是他们开始越来越多地使用图片作为语言构筑工具。在 6 个月的时间里，戴维的词汇量从 0 激增到了 1 000 左右。

一天早上，马蒂在把戴维送来后询问邵普勒，自己可不可以也在单面镜后面观察治疗过程，后者欣然应允。这是一个十分重大的决定。

马蒂承受着抚养一名自闭症患儿的压力，即便如此，她还是开始旁观起每一场治疗。她认真记下了赖克勒在实验室里与戴维的互动，并在家中也开始重复这些活动。不仅如此，她还做出了自己的创新，尝试与戴维玩新游戏，加入新的图片和文字，或设计出类似拼图的游戏。邵普勒热心鼓励她做的这些努力。毫无疑问，她对治疗的直接参与以及对实验室治疗效果的不断强化让戴维取得了更大的进步。

这些工作的成果显著。在两年半之后，5 岁的戴维已经能开口说话、与人互动并有了与同龄人一样的自理能力。最引人注目的是，他很快就进入了一所普通幼儿园。在马蒂看来，北卡罗来纳大学的那两位研究者让她的儿子摆脱了三氟拉嗪与住进精神病院的悲剧宿命，获得了新生。

戴维也回馈了邵普勒和赖克勒。1967 年，二人把治疗戴维时的录像带做成了一段时长 24 分钟的影片，希望用这段资料获得 NIMH 的资助，来继续探究帮助自闭症患儿学习的方法。这段影片浓缩了戴维 20 个月的经历，在结尾处，影片展示的是戴维在那所普通幼儿园里带领一组儿童玩"西蒙说"游戏 [1] 的戏剧性场景。资金申请得到了批准，NIMH 同意资助一项在北卡罗来纳大学进行、由邵普勒监督的为期 5 年的初步研究。

---

[1] 一般由 3 个或更多儿童参加，其中一个人充当西蒙。其他人必须根据情况对"西蒙"的命令做出不同反应。

这笔经费让邵普勒可以雇用一小队员工，并在停靠在医学院外的 18 号房车内设立一个办事处。这辆车的内部已经被隔成若干间狭窄的办公室和逼仄的实验室，虽然设备还非常不齐全，但车里至少有电力供应和一台电话。

邵普勒早期做出的一个决定缓解了该项目有限的规模带来的不足，他也始终在按照这一决定行事，那就是将父母视作治疗队伍中关键的一部分。在某些方面，它预示了之后伊瓦·洛瓦斯对将父母引入 ABA 治疗过程的认可，洛瓦斯认为，这既使治疗效果得到了成倍提高，也节约了资金。但在邵普勒眼中，这些父母不仅仅是廉价、可训练的助手。他请父母参与自己的治疗之举有着更深刻的意义。他把他们看作合作治疗师，并强调，专业人士能从父母身上学习的东西与他们能教给父母的一样多。各大自闭症会议上的与会者都知道，邵普勒是最平易近人的专业人士。在经过一整天冗长的展示和证明后，他依然会与在场的父母交流到很晚。

他在整个职业生涯中都致力于让父母参与孩子们的治疗。1971 年，他在《当代心理治疗》（*Journal of Contemporary Psychotherapy*）上出版了一篇题为《精神病儿童的父母是替罪羊》（"Parents of Psychotic Children as Scapegoats"）的文章，他在文章中向自己的同事们公开发话，称父母们在自己的项目里"有效充当了合作治疗师的职责，使他们的孩子最终获得了社交能力"。同一年，在《自闭症与儿童精神分裂症》（*Journal of Autism and Childhood Schizophrenia*）的创刊号中，他与赖克勒写道："我们不应该始终把自闭症患儿的父母看作他们的孩子患上自闭症的诱因，我们是时候认识到他们可以成为解决孩子身上问题的关键了。"

作为一名自身并非自闭症患儿父母的专业人士，邵普勒这样早地公开表明自己的立场，在人们眼中，他就成了贝特尔海姆的一名反对者。父母们让邵普勒在业内取得了巨大的声誉，同时，他也享受着父母们对他的信任和喜爱。这些父母会不惜一切代价地支持他，这对他过去几乎做不下去的实验来说非常重要。其中，有两位母亲尽了最大努力来保留他的研究项目，她们就是贝蒂·坎普（Betty Camp）和玛丽·路·沃伦（Mary lou Warren）。贝蒂是一位特殊教育老师，她的丈夫是一位大学校长。非裔美国儿童曾经很难获得自闭症的诊断——医生通常会直接给他们贴上"弱智"的标签——不过他们的儿子诺米是个例外。与西边的康妮·拉平一样，贝蒂也曾费尽心力地劝说各所学校收留诺米，但每一次都失望而归。曾有一所学校短暂接收过诺米，但没过多久，学校就通知她，不希望诺米再来上课了。诺米从两岁起就没有说过话，他很难把注意力集中在一件事上，也无法长时间坐在课桌旁，但他绝不是个喜欢捣乱的孩子。他比同龄人高，但行为有礼貌，总是一副冷静与顺从的姿态。贝蒂坚信诺米有学习能力，因此，在她的全力推动下，他在1968年顺利进入了邵普勒在北卡罗来纳大学的治疗项目。

与诺米一样，玛丽·路·沃伦的儿子乔治也不会说话。与诺米不同的是，乔治会到处乱跑，也喜欢四处攀爬，因此总惹出麻烦。人们都喜欢用玛丽·路童年时的外号"波波"称呼她。和许多自闭症患儿母亲一样，波波长期处于睡眠不足状态，在与精神病学家的交流中也总处于弱势地位。她对乔治最鲜活的记忆是1965年复活节那个星期日。当时，她邀请了公婆和其他朋友来做客，在吃过甜点后，他们准备回到花园中旁观她的两个孩子邓肯和麦克雷寻找复活节彩蛋。这是这一家人为数不多的感到"正常"、可以放松的时刻。突然间，她的婆婆发出了尖叫声，手指向了房子二层。人们抬头看到，在二层的走廊旁窄窄的扶手上有一个高台，而乔治正在上面摇摇晃晃地行走。在他的父亲上气不接下气地赶到时，他也轻巧地跳回了走廊上，楼下众人就在恐惧中目睹了这一切。

她的另一段鲜明的回忆与北卡罗来纳州一所教学医院的医生有关。那是1967年3月24日——她永远无法忘记这个日期——这名医生告诉她乔治患有"一种严重的、非典型的情绪失调"。他对此精炼地解释道，无论这个孩子患的是什么病，它都是无法治愈的，然后他就告辞去接待另一个预约的病人了。在离开的时候，他还劝告波波把乔治送走并"试着忘记他"。

1968年，大约在贝蒂·坎普将诺米送去的同一时间，波波在邵普勒的房车办公室里成功地为乔治做了预约登记。那时，乔治开始有了自残倾向，而波波对此手足无措。不过，当地的报纸上刊登了一个关于不同的音调，她发现故事中描述的症状与乔治非常接近。在这篇文章中，作者还提到了邵普勒以及他在北卡罗来纳大学的项目，于是她立刻就致电邵普勒。她第一次见邵普勒时就注意到了他鞋上的干泥块，再结合他的整体气质，她感到有些难以置信：真的吗？这个人是个心理学家？

那时的邵普勒和赖克勒仍处于学习和即兴设计治疗方案的阶段，他们两人给贝蒂和波波做出了如何照顾儿子的详尽指导。例如，贝蒂在第一周把打印出的半张说明书拿回了家，上面告诉她该怎么重复她在 18 号房车中见过的那些分类和辨识活动。同时，这份指导书还建议她考虑自己儿子的现实情况，并据此设计自己的活动——这一部分的指导刻意做得很模糊。"这些活动是为了你自己和他的快乐，"他们这样说，"如果你的尝试有效果，一定要让整体过程简单、层次清楚且前后一致。"

与马蒂的儿子、在邵普勒和赖克勒的电影中有过演出的戴维不同的是，诺米和乔治并没有取得那样的进步。他们两个人都在北卡罗来纳大学待了几年，但他们都没有学会说话，也没能变得像成年人一样独立。不过，他们的母亲都认为他们在这里的这段时间是他们人生中的转折点——这两个孩子在这里学会了与他人产生情感关联，他们在别的地方可能永远都学不会这项技能。邵普勒从来都不执着于"治愈"自闭症，他认为，这种通过努力得来的成就本身就是值得庆祝的。

贝蒂和波波当然也这样认为。她们无比感激邵普勒和赖克勒，不久之后，当这个项目处于绝境时，是她们伸出了援手。

基于观望原则，NIMH 在 1966 年仅同意资助儿童研究项目（Child Research Project）5 年，如果在这期间做出的成果体现了价值，就会出现其他资助者。而在 1970 年年初，邵普勒与赖克勒在与全体父母每月一次的例会上顺便提到了一个事实，那就是截至目前还没有其他资助者出现，这也就意味着，这一研究项目还有不到一年的时间就将结束。

这些会议的主要内容通常都是对治疗方案的讨论，比如哪些方法有效果、哪些没有。但是，波波在那晚站了出来，把会议引向了不同的方向。她坚称，父母团体必须想出办法让这一项目继续下去并持续发展。在场的父母们纷纷点头同意，有一个人表示，他们应该发动一项运动，让北卡罗来纳州政府为这个项目掏钱，这个提议激起了热烈的掌声。他们的目标就此定了下来。

接下来的几个月里，心理学家邵普勒与精神病学专家赖克勒一直在 18 号房车里起草着法律条款——他们还从没有过这方面的经验。波波做记者的丈夫弗兰克有一个参议员朋友查尔斯·拉金斯（Charles Larkins），后者表示，只要邵普勒和赖克勒可以自己起草大部分条款，他就代表父母们支持这项法案。

邵普勒和赖克勒一点也不懂政治，于是，他们天真地在条款中提出了所有能想到的要求。他们设想了一个广泛的、基于学校且遍及全州的项目，这个项目将18号房车中的治疗与服务内容推广到了整个北卡罗来纳州。项目的3个控制中心分别位于3所公立学校内，工作人员会在悉心布置过的场所中进行组织严密的课程活动，不过，师生比例将近1比1。它还允许教师们根据每个孩子的情况对课程内容进行修改——自此以后，这些孩子将不再是病人了，他们是学生。当然了，对这个项目来说，父母与家中的指导依然至关重要。邵普勒和赖克勒还为这个项目想出了一个容易记住的首字母缩略词：TEACCH。它的全称是"针对自闭症及相关交流障碍儿童的治疗与教育项目"（Treatment and Education of Autistic and Related Communication Handicapped Children）。

在读过这两位司法界以外人士拟定的法案草稿后，拉金斯依然与他们站在同一阵营。他润色了草稿的语言，使它在法律上更为得体。父母们则组织起游说活动。波波负责筹集资金，而贝蒂·坎普和戴维的母亲马蒂开始整合父母们的力量，对州立法机构展开信件轰炸。在波波有了创立一份时事期刊的想法后，弗兰克将其付诸实践，父母们就通过这个平台来讨论信中的要点。波波敦促父母们联系所有的朋友，甚至朋友的朋友，去给各州众议员写信。

与此同时，邵普勒和赖克勒发现，北卡罗来纳州负责精神健康领域的官员对"来自北卡罗来纳大学的两个自命不凡的家伙"给立法机构写信一事很生气，他认为这是在自己的地盘上撒野。他召集了邵普勒和赖克勒与自己见面，希望他们两个能停下目前的工作。而邵普勒和赖克勒气愤不已，他们径直找到了拉金斯，后者立刻致电这名官员，说服他不去阻碍这项法案的通过。

法案能否获得通过远未可知。于是贝蒂·坎普和其他母亲想出了另一个办法，为了能吸引尽可能多的立法者来聆听邵普勒和赖克勒的讲话，她们决定为立法机构全体成员提供丰盛的早餐，包括培根、火腿、鸡蛋、粗燕麦、咖啡和果汁。她们租下州议会大厦旁一所教堂的地下室，并通知政客们会有很多记者出席；同时，她们告诉记者们，会有很多立法者到场。

那天清晨，地下室里挤满了父母、他们的孩子、立法者以及各路媒体。每位被选举出的官员到场时都会被领到挨着孩子的座位上，立法者、父母和自闭症患儿坐满了6张桌子。

赖克勒率先开始了展示。他表示，TEACCH 的想法得到了约翰·霍普金斯大学的列昂·肯纳博士——这个自闭症领域最知名人士的赞赏。他简要介绍了病情及当前提供的教育状况。大部分时间里他都在算账。赖克勒指出，现在帮助孩子们更加独立，可以帮他们减轻日后对州政府资助的依赖。

话还没说完，赖克勒突然停了下来，张大嘴盯着波波的儿子乔治落座的方向。就在这一刻，乔治正试着把粗燕麦喂给北卡罗来纳州职衔第二高的民选官员、副州长小霍伊特·泰勒（Hoyt Taylor Jr.）。由于到场稍晚了一些，他是悄悄溜到乔治旁边的空座位上的。就在他的注意力集中在前方讲话的赖克勒身上时，乔治手里盛满粗燕麦的勺子打到了他的下颚。波波赶紧冲过去拉回了乔治并不断向泰勒道歉。泰勒微笑着表示自己无碍，示意赖克勒继续讲。在赖克勒重新开始演讲后，泰勒又快又隐蔽地解下了自己的领带，把它放进了口袋里。

结果表明，这是一个好兆头。波波第二天遇到了她的朋友拉金斯议员，后者兴奋地告诉她，副州长了解了他们要传达的信息：这些患自闭症的儿童和他们的家庭需要帮助。而泰勒对拉金斯做出了保证："在困境得到改善之前绝不懈怠。"

北卡罗来纳州立法机构于 1971 年 1 月的一个星期三通过了这项批准并资助 TEACCH 项目的法案。在得到州长签名、正式成为法律之后，该法案立刻就将北卡罗来纳州变成了人们表达同情的中心地带。它为饱受自闭症困扰的家庭提供慷慨的援助，这与美国其他各州形成了鲜明的对比。在接下来的几年，这一项目经历了稳步的成长，该州为自闭症患儿提供的教室数量从最开始的 10 间增加到了约 300 间，北卡罗来纳大学也开始提供基于 TEACCH 项目的实习机会和博士后项目。除此之外，TEACCH 还吸引了全美乃至全球的游客前来参观。越来越多的法条得到修订，要求美国各个学区提供适合自闭症患儿参与的学习项目，而 TEACCH 就是最受欢迎的项目之一。以 TEACCH 为基础开展的项目还在英国、以色列、新加坡和很多其他国家成了主流。

邵普勒在业内的地位持续提升，最终，在列昂·肯纳卸任的那一年，他成了《自闭症与儿童精神分裂症》杂志的主编，并在这个位置上坐了 24 年。在北卡罗来纳大学，邵普勒继续受到父母们的拥护，他们将他看作自闭症专业人士的模范。在同事中间，邵普勒的意见有着举足轻重的地位。他的"自闭症可通过教育得到改善，父母应该参与教育过程"的想法成了自闭症领域的传统观点。因此，当洛瓦斯在洛杉矶也开始赋予父母治疗师的职权时，人们并不感到意外。

不过，这两个人在其他事情上总是意见相悖。在 20 世纪 80 年代，邵普勒名扬四海、广受敬爱；而洛瓦斯总是引起事端，他树立了不少敌人，也没有什么名气。不过在 1987 年，当洛瓦斯发表了一篇论文，向自闭症世界展示自己的工作时，一切都变得不一样了。

他的工作成果举世震惊，他也因此声名鹊起。这些成果也让埃里克·邵普勒成了他的新敌人，他们的对立关系将持续终生。

22

47%

伊瓦·洛瓦斯在《生活》杂志上初次亮相20多年后，1987年3月10日这一天，他再一次登上了全国新闻。当天早晨，《纽约时报》科学版首页刊登了一篇题为《研究人员报告自闭症治疗新进展》（"Researcher Reports Progress Against Autism"）的文章。题目的字体很小，但这则新闻产生了巨大的影响。

据《纽约时报》报道，洛瓦斯找到了一种方法，能以47%的成功率"把大批自闭症患儿改造成正常儿童"。洛瓦斯向《纽约时报》记者丹尼尔·戈尔曼介绍了这些儿童在经他治疗后展现出的样子："如果你现在与已经是青少年的他们见面，你根本看不出来他们有过任何问题。"

1987年的这项研究有着里程碑意义。它涵盖了1970年洛瓦斯在加州大学洛杉矶分校开展的被他称为"幼儿自闭症研究计划"（Young Autism Project）的工作，主要内容是对幼儿进行大量洛瓦斯模式的ABA治疗。洛瓦斯收治了19名2~3岁的儿童，每周对他们进行至少40个小时治疗，包括患儿与治疗师坐在椅子上一对一地交流等手段，这是洛瓦斯模式的特色内容。这些孩子会进行数百种练习，总数高达几万次。治疗师会发出指令，比如："举起胳膊！触摸杯子！给我娃娃！拿起书！"当孩子们按照指示做出相应动作时，治疗师就会发给他们饼干之类的奖励。

有时，这些孩子会不顾这些奖励，做出一些不该做的动作，这时他们就会受到惩罚。比如说，如果一个孩子打了别人，或者盯着房间角落里旋转的电扇愣神，那治疗师就会大声制止："不行！"其他时候，洛瓦斯亲切地告诉《纽约时报》记者："如果孩子们太过失控，我们有时也会打他们的屁股。"

洛瓦斯这几年在减少使用惩罚手段——没有电击手段，也不再扇巴掌，但他的治疗依然遵循着无情的原则。洛瓦斯在自己的研究报告中表示，治疗过程涵盖了"几乎全部病患全年 365 天全部的清醒时间"。每名儿童会在这上面投入两年时间，有些人投入的时间甚至更长。

据洛瓦斯说，其中的 9 名儿童——也就是 19 人中的 47%——最终取得了令人满意的效果。在一连串对不同领域——包括社交技能和智力水平的测试之后，治疗师认定这 9 人最终都具备了"正常功能"。的确，他们的智力水平都得到了大幅提升，一些儿童的智力甚至取得了 25%~30% 的增长。这些儿童无须进入特殊教育班级，他们都得到了普通小学一年级的接收，并且都顺利读完了一年级。

洛瓦斯还报告称，有一名儿童的智力测试结果达到了 130，如今这名儿童已经长成了青少年，立志在气象学领域有一番作为。洛瓦斯表示，这个年轻人以及其他儿童之所以取得了成功，都是因为掌握了学习方法。ABA 方法教会了他们集中注意力、模仿他人和全身心投入。

在整个描述中，洛瓦斯一直在避免使用"治愈"一词。因为他如果使用这个词，就暗示着自己解决了自闭症的生理诱因。他使用的词是"康复"，表示这些孩子的自闭行为消失了。从实用角度看，"康复"一词与"治愈"也没有什么差别，而这正体现了他 6 年前出版《关于自我的书》时警告父母们万不可有的心态：千万不要希望去"治愈"他们孩子身上的自闭症。

幼儿自闭症研究计划持续时间长，每周还要进行许多个小时的治疗，洛瓦斯认为这种高强度正是治疗取得成功的关键。诚然，其他 10 个最终依然没获得"正常功能"的孩子也经历了同样高强度的治疗，最终却没有"康复"到正常儿童的状态。但是他们是取得了进步的。而且，比起每周只用 ABA 方法进行 10 小时治疗的控制组儿童，他们进步的幅度更大。

最重要的一点不需要过多解释：ABA 方法是有效的，使用得越多，效果就越好；而且，如果把 ABA 方法大量运用在自闭症患者身上，就几乎有 50% 的可能性取得以前不可能获得的成果。

在《纽约时报》那篇文章引起轰动之后，伯纳德·里姆兰接到了无数个电话，来自全美各地的父母都打来电话咨询他问题。哥伦比亚广播公司的新闻播出这一发现后引发了第二轮高潮，所有人都在询问他两个问题："这是真的吗？"以及"我们应该把孩子送到加州大学洛杉矶分校吗？"

当时，里姆兰为了追踪全球的相关研究，刚刚兴办了季刊《国际自闭症研究评论》（*Autism Research Review International*）。他在这份刊物的第二页报道了这项取得47%成功率的突破性研究，但并未加以评论。不过，他在第三页发表的社论中给出了自己的看法。"洛瓦斯的这项研究，"他宣布，"是可信的。"

但是据里姆兰所知，洛瓦斯和他的研究结论已经受到了一些人的攻击。整个自闭症领域里的不少人表达了对这项研究的怀疑，各种批评声非常尖刻。"有一位杰出的专业人士，"里姆兰写道，"甚至把洛瓦斯称作另一个布鲁诺·贝特尔海姆。"当然，这可以说是终极侮辱。"它暗示洛瓦斯的工作对患自闭症的儿童以及他们的家庭都产生了毁灭性的打击。"

里姆兰没有说出这位专家的名字，但这并不难猜。埃里克·邵普勒从来都不怎么喜欢洛瓦斯。现在，他向洛瓦斯开战了。

邵普勒和洛瓦斯几年前就在印第安纳大学举办的一场小型自闭症研讨会上见过面。那时是1968年，自闭症研究仍是一潭死水。这场研讨会有包括3个英国人在内的26人到场，这基本就是当时领域内的全部人员。当时，TEACCH项目尚不存在，而洛瓦斯还在使用电击疗法。

邵普勒做的展示回溯了自己博士论文中关于感知模式的研究，接下来，洛瓦斯向听众讲解了自己正在使用ABA方法做的工作。在总结完自己的观点后，他又加上了一句话，而在邵普勒看来，这句话是在批评自己的展示。据他回忆，当时洛瓦斯说的是"为什么我们言语间好像在说这些孩子有神经问题呢"，接着，洛瓦斯强调，任何一个孩子如果被关在空无一物的房间里，又没有人可以交流，都会很快表现出自我刺激的行为——这与那些患自闭症的孩子一模一样。"甚至我的儿子也会这样，"据说，接下来洛瓦斯是这样说的，"所以，我们别再讨论自闭症患者了，不如只讨论自闭症的表现。"

在邵普勒看来，洛瓦斯这种"被拿走几分钟玩具的正常男孩与终身残疾的孩子之间并没有重大差异"的说法是非常荒谬的，因为他正亲自在北卡罗来纳为那些残疾儿童做治疗。他对洛瓦斯的印象开始急速下滑。

接下来几年，邵普勒参加的其他会议加深了他对洛瓦斯的负面看法。洛瓦斯演讲完，都会在轮到其他人讲话时偷偷溜走。邵普勒还注意到，洛瓦斯"每场会议都会和不同的女人"现身，并且从不与儿童父母们接触。"他做完自己的展示，然后就离开。"

在第二期《国际自闭症研究评论》中，邵普勒发表了一封信，表示自己对里姆兰关于洛瓦斯的研究成果"不加鉴别的报道感到惊愕"。他指责那些新闻媒体"夸大其词并且极具误导性……地报道了"洛瓦斯声称的"发现"，而如今，里姆兰在重复这些媒体犯过的错。

在信中，邵普勒呼吁人们不该相信洛瓦斯的研究，并以表格形式列出了这项研究具有的问题，包括洛瓦斯用来衡量儿童取得进步的标准不能成立——他没有正确建立实验控制组，最重要的是，包含了所有那些他声称"康复"的儿童的小组一开始就混进了"高功能"儿童。

在其他任何领域，"高功能"都不是一个具有攻击力的词。但在自闭症领域，每个专业人士都知道邵普勒在暗示什么：为了得到自己想要的结果，洛瓦斯事先对实验内容做了手脚。首先，这些"高功能"儿童本身更接近"普通"孩子。其次，高功能的自闭症患儿——尤其是会说话的那些——几乎一定会比低功能和不会说话的儿童取得更大的进步。邵普勒总结道，洛瓦斯实验中使用的儿童根本不是随机样本，无法全方位地代表自闭症患儿。

里姆兰也给了洛瓦斯做出回应的版面。"我们相信，邵普勒博士对我的研究所做的分析是错误的。"洛瓦斯这样写道。接下来，针对邵普勒指出的自己文章中的错误，他逐项进行了驳斥。他尤其花了很大精力反驳对自己刻意挑选高功能儿童来进行研究的指控，他表示，自己选择哪些儿童取决于他们进入自己的项目时是否恰好有治疗师有时间接手。

从这时起，两人之间的战争爆发了。在接下来的七八年，两人向对方发动了不少人身攻击，都曾威胁要起诉对方。在一轮又一轮的攻击与反攻中，他们还曾试着联合其他研究人员孤立对方。有趣的是，他们两人都喜欢把学术杂志作为自己攻击对方的主战场。要在这些杂志上发表文章，从交稿到出版往往需要几个月时间，这也是他们之间的战争持续了这么长时间的原因之一：他们给对方一拳可能需要半年时间，等对方回击又需要半年。

洛瓦斯阵营的攻击有时由一些代理人进行，他们会代表洛瓦斯发动对邵普勒的攻击。邵普勒则努力联合自闭症领域的知名人物公开谴责洛瓦斯，不过结果并不如人意。洛瓦斯本人深入调查了邵普勒早年的文章，希望从中找到他的丑闻。他发现，邵普勒在早期的一篇文章里记述了自己治疗一个5岁女孩的过程，洛瓦斯选取其中的一些内容进行了加工，暗示邵普勒与这个女孩发生过性关系。邵普勒则愿意经常提醒人们，洛瓦斯曾经用电牛棒电另一群5岁上下的孩子。

所有这些私人矛盾都对科学进步没有任何好处。毫无疑问，邵普勒是这场战争的主要推动者，每当洛瓦斯似乎有意结束这场争执时，他都会重新点燃战火。这场争执的动力有很多，包括邵普勒本人对洛瓦斯的反感，还有他们以职业角度出发对患儿父母和科学界注意力的竞争。不过，邵普勒的朋友们认为，他对洛瓦斯根本的不满是他由衷地认为洛瓦斯对待科学事实过于轻率，而这会对人们造成伤害。

邵普勒和他的副手加里·麦西博夫（Gary Mesibov）曾在一本书中斥责一些研究人员"使人们滋生了对科学进步不切实际的期望"，这很明显指的是洛瓦斯，于是，洛瓦斯又一次威胁邵普勒，要状告他诽谤。此外，洛瓦斯也曾试着以彼之道还施彼身，指控邵普勒也引起了"不切实际的期望"，他哀叹"研究人员都普遍认为很难帮助自闭症患儿"。

但是实际上，不只有邵普勒一个人在质疑洛瓦斯的研究成果。加州大学洛杉矶分校另一位备受尊敬的精神病学家爱德华·利特沃（Edward Ritvo）也抱怨道："不幸的是，很多贴着本校标签的不实研究都得到了广泛的传播。"英国的第一位儿童精神病学教授迈克尔·鲁特（Michael Rutter）在自闭症领域有着崇高的声望，他认为这种治愈自闭症的宣言"与临床经验和基于流行理论所能期望的结果背道而驰"，并对此表达了质疑。对洛瓦斯来说，一个主要的问题就是，他的实验就算是可复制的，也无法在短期内得到成功。

洛瓦斯对聚光灯的痴迷开始反噬。他本人从未使用过"治愈"这个词，也永远不会这么说，因为这个词在 ABA 的世界里没有任何意义。但是，媒体却始终维持着"治愈"这个话题的热度，他们喜欢把"康复"——这个洛瓦斯确实使用过的词翻译成"治愈"。随着批评者们蜂拥而至，洛瓦斯连"康复"这个词都不提了，他转而用起一个更为精确但没那么戏剧化的表达：参与实验的儿童"在智力和受教育程度上达到了正常水平"。

对普通人来说，这代表着巨大的不同。"康复"这个词会让他们觉得那些原本不声不响、受到孤立的儿童变成了普通的孩子，开始和小伙伴们买卖棒球卡，在操场上打打闹闹。而"正常水平"只意味着孩子们在做数学题和排队领午饭时表现更好了。事实上，从零开始学会这些技能将改变任何一个孩子的人生，但是，这与完全摆脱自闭症还是不一样的。

洛瓦斯后来在 1993 年与两个同事约翰·麦克伊钦（John McEachin）和特里斯丹·史密斯（Tristram Smith）发表了一篇关于后续研究的文章，这一次，他对语气和措辞的选择要谨慎得多了。他这次没有对《纽约时报》吹牛，但他的实验结果与上一次比同样出色，甚至更好了。在 1987 年他口中"正常"的那些儿童中，除一名儿童外，其他所有孩子都维持着自己的智力和受教育水平，而且他们的智力水平和社交能力都始终比作为控制组的 19 名自闭症患儿更出色。即使是埃里克·邵普勒非常信任的副手加里·麦西博夫，在听到最新的研究成果后也对洛瓦斯表示了敬意，并承认"行为干预长期来看是有效的"。

不过，麦西博夫还是提出了那个一直存在的问题：这些成果要与什么进行比较？洛瓦斯一直无法回答这个重要的问题。ABA 方法已经在推广过程中遇到了严峻的阻力。它有几点一直备受争议，包括对惩罚手段的使用、巨大的投入和过久的周期。其实，洛瓦斯的这种方法依然处于纯粹的实验阶段。从临床试验的角度看，以幼儿自闭症研究计划为代表的投入巨大的案例只有科学家在实验室里尝试过的这一次，对科学而言，这是不够的。科学事实的确立，要求实验结果是可重现的，也就是说，必须有其他的一些研究人员——最好是分散在不同地点且具有一定规模——重新做一遍实验，看看能否得到相同的实验结果。

　　甚至连洛瓦斯最热心的支持者之一，同样身为行为主义学家的理查德·福克斯也斥责了他这一点不足。福克斯写道，洛瓦斯可能很值得业界的一致赞赏，但是只有在他成功重现自己的这个实验之后。福克斯敦促洛瓦斯和他的同事尽一切努力成立一个独立的研究小组，重现自己的实验。福克斯预测，如果始终无法重现实验，那洛瓦斯的工作将一直处于"科学的边缘之地"。

　　毫无疑问，邵普勒对洛瓦斯的 ABA"故事"的攻击一度成功地引起了人们的怀疑，给洛瓦斯引发的兴奋浇了冷水，并让父母们不再一拥而上地支持他鄙视的那种"盲目的热潮"。诚然，洛瓦斯本人依然拥有不少追随者，他们主要是集中在洛杉矶地区的父母和研究生们，更广大的人群并没有在 1987 年那篇标志性研究发表之后立刻接受洛瓦斯模式。

　　另一方面，TEACCH 却取得了这种地位，甚至一个与洛瓦斯非常亲近的合作者也承认了这一点。在 20 世纪 90 年代，特里斯丹·史密斯发表了一篇关于自闭症领域内方法论的综述，他在其中写道："邵普勒的项目在全美以及欧洲都得到了实践，它成了针对自闭症患儿的最具影响力的特殊教育项目。"

　　理查德·福克斯是正确的。进入 20 世纪 90 年代后，洛瓦斯治疗自闭症的方法以及对 ABA 的看法确实沦落到了边缘地带。之后，一位名叫凯瑟琳·莫里斯（Catherine Maurice）的母亲出版了一部《让我听见你的声音》（*Let Me Hear Your Voice*）。

23

看着我

1988 年一个隆冬的下午，哥伦比亚大学的硕士研究生布里吉特·泰勒（Bridget Taylor）在乘电梯下到惠蒂尔大厅的过程中，听到两个学生在谈话间提到了一个自己熟悉的名字。"就贴在就业安置办公室里，"其中一个声音说道，"有人在找接受过洛瓦斯方法训练的人。"在电梯门打开的时候，泰勒临时决定去哥伦比亚大学师范学院用来张贴招聘启事的 120 房间。她很快就看到了贴在布告牌上的这张海报："寻找能实施洛瓦斯干预法的医生。"她继续读了下去。这份工作的对象是一个住在曼哈顿的孩子，报酬为每小时 60 美元。这个数目是她过去几年间照顾儿童的工资的 6 倍之多。于是泰勒把海报撕下来放进口袋，然后出门去找电话亭。

布里吉特·泰勒的家里就有残疾人士，小她两岁的弟弟（生于 1966 年）约翰患有唐氏综合征。她的父母拒绝了人们把他送进看护机构的建议，并把他接回了家，这时她家里已经有 4 个孩子了。这样，布里吉特成了第二小的孩子。她和弟弟睡在一间卧室里，两个人很快就密不可分。

约翰在回到家中时只有两岁，布里吉特并不觉得弟弟有什么不同之处。从根本上讲，随着他们渐渐长大，这一点依然没有改变。她积极适应了身为姐姐的职责——告诉自己的弟弟妹妹一些生活小窍门，比如怎样爬树，怎么在玩捉迷藏的时候不被人看到。布里吉特习惯了在约翰跟不上的时候主动放慢速度，也学会了用各种不同的方式把一件事解释给约翰听。她对弟弟的唐氏综合征并不在意，就照着这种方法，她在自己 7 岁、弟弟 5 岁的时候教会了他认字。

但他们两人也发生过争吵。随着年龄越来越大，约翰开始对一些事物着迷，比如音乐。他经常会躺在地板上的收音机旁连听几个小时的音乐。他还养成了一个习惯，那就是在布里吉特有了自己的卧室后站在她的门边不停地重复一个词。布里吉特无法忍受这种行为，她的第一反应是冲约翰吼叫，但这只会加剧这一现象。后来有一天，也许是出于一个行为主义者早期的本能，又或许是出于一个姐姐的愤怒，她把约翰喜欢听的那台收音机的旋钮拔了下来。她表示，约翰不停止重复单词的行为，她就不把它装回去。她明白了一点：她不该更多地关心他，而应该一言不发，用厌恶疗法让他安静下来。慢慢地，约翰似乎忘记了自己曾经多么喜欢重复一个单词，这个行为彻底消失了。

布里吉特在四年级时已经明确了自己的志向，她在学校布置的一篇作文里写道，自己想成为"一名帮助其他家庭的心理学家"，不过，她那时并不了解心理学具体包括些什么内容。那个时候，她的朋友们在暑假时都会去餐厅和服装店兼职，而她总在寻找照顾儿童的工作机会，尤其是那些有着学习障碍类缺陷的儿童。上高中后，她有了读心理学预科的机会。而为了交大学学费，她也做着两份相关的工作——一份是在为弱智儿童开办的幼儿园里工作，另一份是在教养院里做轮值看护。

1983年，19岁的泰勒在攻读心理学专业时，被一个即将展开的新项目招募了。该项目位于新泽西里奇伍德，距曼哈顿不远，开车穿过乔治·华盛顿大桥便到了。项目的研究主题是自闭症，名为"适合自闭症患儿的生活"（Appropriate Living for the Autistic），旨在将自闭症患儿交给值得信任、有能力的人士照顾，以提供自闭症患儿的父母2~3个小时的休息时间。这是布里吉特生平第一次接触自闭症。

在开始工作之前，她与其他一些受雇的年轻人接受了来自罗格斯大学（Rutgers University）的在读博士生卡洛琳·布鲁伊（Carolyn Bruey）为期一天的指导。布鲁伊后来撰写了多本关于自闭症的书。培训当天，布鲁伊夹着一本《关于自我的书》走进了教室。在接下来的几个小时里，布鲁伊带着学生们学习了塑造（shaping）、强化、鼓励（prompting）和废除（extinction）的概念，还列举了将复杂技巧分解为若干小型构成部分的例子。布鲁伊还在课堂上强调，要想取得相应的效果，就需要在儿童做出正确行为后立刻给予奖励。他们还练习了将在治疗中对孩子使用的交流方式，这需要他们尽可能地缩短所使用的语言，比如"请递给我那个球"就要被缩短为"给球"。

在一天时间里学习这么多内容是很令人疲惫的，但是泰勒感到非常兴奋。她早就听说过与自闭症患儿交流很难，但她从未想到还有这么具体、成套的针对他们的工具。后来，她也买了一本《关于自我的书》，并翻来覆去地学习了其中的内容。

她在项目中遇到的第一个孩子是 3 岁的杰弗里，他不会说话，极不配合，也很易怒。他讨厌身上有衣服的感觉，无论身在何处、天气怎么样，他都会把衣服扒光。

杰弗里已经在罗格斯大学的道格拉斯发育障碍中心（Douglass Developmental Disabilities Center）待了一段时间。但是现在，泰勒还会在他放学后把他带到公园里，在没人监控的环境中，她得以尝试些从布鲁伊那里和《关于自我的书》上学到的治疗方法。她在治疗的第一天就运用了自己学到的知识：她把一块饼干掰成几块，然后叫杰弗里听自己的指示坐下。泰勒知道杰弗里还从没有经历过这种治疗，因此，她在发现他喜欢饼干而且明显很愿意为了拿到饼干而按照指示坐下时，是又吃惊又开心的。

从这时开始，杰弗里在泰勒的帮助下取得了一个又一个的进步。她让杰弗里第一次坐到了秋千上，然后让他用腿慢慢摇动秋千，最后自己荡起了秋千。很快，杰弗里就可以自己解字谜并玩一些简单的游戏了。每次结束野外治疗后，她会送杰弗里回家，把他一次次地扔到床上——杰弗里非常喜欢这个游戏。她没有使用任何惩罚手段就完成了这些治疗。

杰弗里的母亲与泰勒的反应差不多，她除了对泰勒充满感激，也感到了十足的喜悦和惊奇。在她记忆里，这是第一次有家庭之外的专业人士真正关心自己的儿子。很快，项目中的其他父母开始预约泰勒，希望她能在项目要求的治疗时间之外对自己的孩子进行私人治疗。

然后，泰勒就被解雇了。

泰勒的受欢迎似乎造成了组织内部的冲突。父母们纷纷要求该机构把"那个叫布里吉特的女孩"调给自己的孩子。于是组织方找来泰勒，责令她不许再做任何私人工作，否则后果自负。她拒绝了这个要求，然后就退出了该组织。在她看来，她这是主动辞职，而非遭到解雇。

接下来的几年，她一边继续在哥伦比亚大学攻读教育学硕士，一边私下为不同的家庭进行治疗。虽然她发现身边还是没几个人听说过 ABA 方法，听说过洛瓦斯这个名字的人更少，但她已经彻底成为这种疗法的信徒。

将这张招聘启事贴在哥伦比亚大学以及其他一些地点的是一位来自纽约的母亲。她家境富裕，且有着很高的学历。她名叫凯瑟琳·莫里斯，居住在曼哈顿最高档的住宅区之一，拥有法国文学与文艺评论领域的博士学位。在后来的自述中，她表示自己在 1988 年的初冬感到了由衷的迷茫和害怕。就在那年圣诞节前几周，她生下了一个男孩米切尔。那时，家中已经有 3 个孩子，全都未满 4 岁。不过，压在她身上的重担并不是抚养这 3 个孩子，而是来自另一个消息——一位儿科医生最近刚通知她和丈夫马克，他们的第二个孩子，也是他们唯一的女儿安妮·玛丽，患有自闭症。

安妮·玛丽满 1 岁以后，凯瑟琳已经感觉到她与普通孩子有些不同了。她曾经掌握了一些词语，大约有 10 个，包括"嗨，爸爸"，但后来就不再使用它们了。她对母亲的声音毫不敏感，别人呼唤自己的名字时甚至都不会抬头看一眼。她玩玩具的方式也不太正常，比如说，当她拿到一个大鸟娃娃时，她会拿着它的喙去啄墙上的斑点。最近，她开始悲痛欲绝地哭泣，同时长时间地用头撞地板。

当安妮·玛丽被诊断为自闭症时，凯瑟琳感到非常害怕。

她读过的所有自闭症相关读物都表示，这是一种终身病症，不存在康复一说。有人建议她对安妮·玛丽试一下游戏疗法（play therapy）。这种疗法虽然没有成功治愈自闭症的记录，但在当时非常流行。她还试过一种拥抱疗法（holding therapy），这种疗法要求亲子间多次进行长时间拥抱。

之后的一天早上，她住在芝加哥的妹妹打来了电话。她做牙医的妹夫前一天在诊所会客室里瞥到了一本略有些过时的《今日心理学》。他匆匆翻看了几眼，发现了一篇题为《挽救格蕾丝》（"Saving Grace"）的文章。这篇文章讲述了加州大学洛杉矶分校记录的一个在自闭症治疗领域取得的令人惊讶的突破，据记载，自闭症患儿正在逐渐从病情中康复。这本杂志使用了"康复"一词，根据凯瑟琳的既有认知，这是完全不可能发生的。但她的妹妹告诉她，一个叫伊瓦·洛瓦斯的人正把不可能变成可能。

凯瑟琳立刻给洛瓦斯位于加州的诊所去电，想要预约。接电话的员工乔安妮是个富有同情心的人，她温柔且明确地告诉凯瑟琳，目前诊所已经无法再照看更多儿童了。自从《今日心理学》发表了那篇文章之后，有无数人打来咨询电话，而他们诊所后几个月的病患名额都已经被约满。不过，乔安妮建议莫里斯买一本《关于自我的书》。她告诉凯瑟琳，这本书附带的录像带可以指导她在家里进行 ABA 治疗，与此同时，诊所的工作人员可以充当远程顾问的角色。

在拿到书和录像带之后，凯瑟琳和丈夫坐在一起观看了录像内容。他们发现，录像中的孩子们在被迫重复一些看起来毫无意义的动作（比如把手臂举过头顶），他们都觉得这些内容让人很不舒服。此外，这本书也让凯瑟琳感到有些不安，因为其中提到要用打屁股以及其他一些严厉的惩罚手段使孩子们保持专注。她下定决心，永远不会让安妮·玛丽落入这种圈子之中。不过，在与马克商量之后，他们还是决定在公寓外面对自己的女儿进行 ABA 治疗。

之后，泰勒走入了他们的生活。她在看到招聘启事的当天就打来了电话应聘。面试那天，她刚露面时，莫里斯还觉得她太过年轻，可能不具备教导自闭症患儿的经验和知识。不过，泰勒成功推销了自己。当莫里斯提到洛瓦斯这个名字以及《关于自我的书》时，泰勒接过话头，表示自己清楚加州大学洛杉矶分校的全部工作内容，并告诉莫里斯，自己已经用改善后的洛瓦斯方法进行了几年的治疗。她举的改善之处就是放弃厌恶疗法。最终，莫里斯当场雇用了泰勒。

"看着我。"布里吉特·泰勒共与安妮·玛丽进行了几百次不定期治疗，这 3 个字就是她第一次治疗时的开场白。在《关于自我的书》中，第一节课便是"看着我"的内容。这其中的逻辑是，只有在与老师有了眼神接触后，学生才能集中注意力，而集中注意力是顺利学习的先决条件。在治疗的第一天，坐在泰勒面前的安妮·玛丽不停地哭泣，多次试图逃走，她看起来很讨厌这个陌生人每次在自己想离开时都强迫自己坐回椅子上。泰勒坐在安妮·玛丽的面前，不断重复这几个词——"看着我"。每当安妮·玛丽看向她的时候，她都会拿一块金鱼形的饼干给她，然后微笑着叫道："这样看就对了，安妮·玛丽！"

旁观整个过程的凯瑟琳内心非常挣扎。母亲的本能迫使她想去干预治疗，将每天都从中感到痛苦的安妮·玛丽解救出来。在治疗开始的第一周，她认真考虑过是否要结束疗程并告知泰勒不用再来了。

但是经过几周的治疗，莫里斯发现安妮·玛丽开始以全新的方式感知这个世界了。整个过程是缓慢的。一开始，安妮·玛丽只是看向了泰勒。后来她开始看向自己的母亲。她慢慢学会了用手指东西和拥抱，并又一次学会了使用词语交流。在某一时刻，安妮·玛丽原本平缓、稳定的进步突然快了起来，这也是一个转折点。她开始说出更多的词，并和他人有了更多的眼神接触。后来有一天，她的妈妈在厨房里给她还是婴儿的弟弟修一个瓶子时，她喊着"妈妈，妈妈"，走了进来——她当时是真的在找自己的妈妈。

安妮·玛丽接受 ABA 方法治疗几个月后，父母带她回到了一开始确诊她患有自闭症的专家那里。这名医生对这个小女孩能取得如此明显的进步而感到惊讶，他认为，安妮·玛丽所有可评估的基础技能，"交流、社会行为、运动能力与日常生活技能都达到了正常水平"。

简言之，在接受了大约半年高强度的 ABA 治疗并辅以一定的言语和作业疗法[1]后，安妮·玛丽的自闭行为减少了。大约 6 个月后，她又接受了一次评估，得出了相同的结果。虽然她身上仍存在一些微量的自闭人格——人们称之为"残余"（residua），但是在更为重要的方面，比如在社交能力、理性思考能力、学习能力和独立成长的能力上，安妮·玛丽已经成为"康复"人群的一员。多亏布里吉特·泰勒和她带领的那些治疗专家——加上《关于自我的书》中介绍的方法——安妮·玛丽踏入了洛瓦斯那 47% 的行列。

接下来，让人们感到惊奇的是，在泰勒及其团队的帮助下，这家人的第二个孩子也康复了。就在安妮·玛丽逐渐摆脱自闭症困扰的同时，她还是婴儿的弟弟米切尔却慢慢表现出了自闭症的症状。和姐姐一样，米切尔在蹒跚学步的时候曾学会了几个词，但后来好像就忘记了它们，并开始表现出与周围人的疏离。在进行了一系列评估工作后，医生们很有把握地告诉凯瑟琳：米切尔的行为可以算作自闭症的症状。

---

1 指应用有目的、经过选择的作业活动，对丧失自理能力的患者进行的复健治疗。

虽然这对凯瑟琳来说是个致命的打击，但她绝不会被打倒。泰勒重新开始了治疗，还介绍了更多治疗师进入项目，训练他们为米切尔进行 ABA 治疗。与上次一样，莫里斯还另外雇用了一名言语矫正师。后来人们发现，从某些角度看，米切尔要比他的姐姐更难治疗，因为他经常会突然发怒。但这个项目又一次取得了完美的结果。在经过 1 年的治疗后，人们在评估米切尔时发现他与姐姐一样达到了"康复"标准。

从 1991 年开始，凯瑟琳·莫里斯把自己一家人的经历以及 ABA 方法取得的效果写成了文字。诚然，在她之前已经有不少作者或好或坏地彻底重塑了自闭症在人们眼中的形象。布鲁诺·贝特尔海姆的畅销书讲述了一个有关责怪母亲的理论的故事；伯纳德·里姆兰的著作大举批评了贝特尔海姆及其理论；克拉拉·帕克在 1966 年出版的《漫长的努力》是第一本由自闭症患儿的母亲写成的回忆录，它激励了包括布里吉特·泰勒在内的许多年轻人进入自闭症研究的领域，也帮助建立了一个自闭症患儿父母交流社区；当然，还有《关于自我的书》，它把许多未来的 ABA 治疗师带入了人们的视野。

但是，仅就产生的影响而言，莫里斯的书达到了一个单独的层次，原因有几个。首先，莫里斯是一位非常出色的作家。更重要的是，她懂得怎样激励人们产生希望。这本书名为《让我听见你的声音》，于 1993 年出版。它成了全美范围内的谈资，人们在家中、在学校、在实验室里，甚至在法庭上都能感受到它巨大的影响力。

书的副标题说明了原因——"一个家庭战胜不同的音调"（*A Family's Triumph over Autism*）。战胜就代表康复——这是一个关于康复的故事。不可否认，莫里斯千方百计从现实角度讲述着自己的家庭和 ABA 方法的故事，她措辞谨慎，很注意不把 ABA 描述成解药，也尽量不让人们认为使用 ABA 方法就一定能康复。在她的笔下，ABA 治疗花费大、耗时长且令人十分疲惫，最重要的是，对于每个特定的孩子，它能取得的效果是难以预料的。她在这一点上的立场很坚定：就其能取得的结果而言，ABA 方法是一种赌博。

但是对这本书的读者们来说，布里吉特·泰勒和 ABA 方法取得的成功不可能只是侥幸——她已经顺利地让同一个家庭里的两个患儿康复了。在《让我听见你的声音》

这本书上市之后，全美有自闭症患者的家庭都在讨论它，它立刻成了抚养自闭症患儿的父母必读书目上的第一个。从这时起，每个确诊儿童患有自闭症的儿科医生都会向父母推荐这本书。

在所有的自闭症会议上，这本书都是卖得最好的，它的作者莫里斯也成了向自闭症"大众"讲解洛瓦斯 ABA 方法的绝佳阐释者。

洛瓦斯本人为这本书写了后记。书的装帧很浪漫，人们可能会误认为讲的是一个爱情故事。莫里斯的这本回忆录给予了 ABA 方法它从未得到过的尊重。同时，伯纳德·里姆兰为这本书写了前言，他赞赏了莫里斯的文字中蕴含的力量和诚恳，此外，他还做出了一个预测。

"《让我听见你的声音》，"他宣布，"将会给父母们和我的专家同僚们传递一个充满力量且早就该出现的信号。"

这个预言立刻就得到了应验，并持续了很长一段时间，却是以冲突和痛苦为代价的。

24

从法庭到教室

1996 年 6 月 19 号，莉莉·迈尔森（Lilli Mayerson）来到了韦斯特切斯特县卫生部门的一个办事处。该办事处位于纽约州霍桑县布拉德霍斯特大道，专为有特殊需求的儿童服务。当时，莉莉的丈夫加里（Gary）正在丹佛参加各种商务会议，无法脱身，而他们都不想推迟这一预约。时间对他们来说突然变得非常宝贵。

几周前，县里的一名发展心理学家对莉莉的儿子进行了评估，莉莉得到的建议是，她应该"立刻"对儿子的自闭症病情进行"强力干预"。听到这一消息后，莉莉和加里的心中只有一个想法：每拖延一天都是在牺牲自己儿子的未来，他们要立刻对自己的孩子进行 ABA 治疗。

县里给迈尔森夫妇分配了一名叫苏安·加兰特的案例协调员，她也是那天会议的主持人。法律规定县政府需要为病人提出将来一年的治疗计划，而这份计划需要儿童父母的签名。当天，双方在见面后先是寒暄了一阵，介绍了其他员工，之后工作人员把加兰特总结的讨论结果递给了莉莉。

这份结果的内容让莉莉目瞪口呆。

和加里深入研究过 ABA 方法之后，他们预计县里会为自己的儿子安排每周 25 个、30 个甚至可能是 40 个小时的治疗。

但是这张纸上的数字差得非常远。

计划内容包括每个月一个半小时的言语矫治、两个小时的名为"家庭疗法"的治疗、每周 45 分钟的职业治疗，还有每周 8 个小时的 ABA 治疗。

莉莉·迈尔森最终拒绝签署这项协议。

几天之后，加兰特接到了暴怒的加里·迈尔森打来的电话。加里称该部门拟定的草稿是"卑鄙无耻"的。他同时告诉加兰特自己是一名律师，知道全国的患儿父母都在提起诉讼，要求增加 ABA 治疗的经费，并在取得一次又一次胜诉。迈尔森的意思很明确：他本人是一位懂法律且动力极强的父亲，如果他的儿子不能接受每周至少 20个小时的 ABA 治疗，那他就将起诉该县。

因为 ABA 方法而爆发诉讼的时代开始了。

凯瑟琳·莫里斯的著作出版后几年，父母们对"专家"的态度发生了巨大的变化。在以前，父母们对医生、校长、精神病专家和其他专业人士心存畏惧，生怕与他们走得不够近，因为这些手握大权的人可以帮助他们的孩子。对父母们来说，意志坚定是一回事，但是他们如果太过固执和激进，就会对自己产生负面影响。

但在 20 世纪 90 年代，一切都改变了。这些自闭症患儿的父母有了一个新武器：法律。1990 年，已经实行了 15 年的《残疾儿童教育法》更新为《残疾人教育法》，新法案强制要求公立学校为所有想接受教育的残疾儿童提供受教育机会。也正是在这个1990 年版的法案里，自闭症第一次被认定为一种残疾。这是个非常关键的变化。从那时起，学校必须为自闭症患儿量身定制教育项目。如果父母们不认可学校提供的项目，按照新的法律条文，他们有权利提起诉讼。

关于教育的诉讼案在美国历史上并不少见。比如，父母们曾起诉学校，要求其改变处罚孩子的方式，也曾要求学校组建女子篮球队。对自闭症患儿教育方面的诉讼在以前还较少出现，但在 20 世纪 90 年代，众多学校迎来了法学专家口中"洛瓦斯案例"的轰炸。一些法学和医学作者写道，ABA 治疗的经费问题成为"法律上的热点话题"和"对父母及学校而言具有很大风险的议题"。一项分析显示，当时围绕自闭症的特殊教育诉讼案所占比例已经达到了实际接受特殊教育的儿童比例的 10 倍之多。换句话说，自闭症患儿的父母们为了让自己的孩子获得更多的 ABA 治疗机会，正在不成比例地大量行使起诉权。

没有人喜欢这些争执。它们对学校和父母的关系是有害的，在这些交锋中，双方都付出了极大努力想击败对方，在这个过程中，学校系统的经费都用来支付法律费用了，这一现实令人感到悲哀。有一个家庭为庭审雇用了一名专家证人，后来这名专家开口就要纳税人支付自己 135 832.67 美元酬劳。另一方也花费不少。一对来自纽约奥斯威戈县的父母参与了要求增加 ABA 治疗经费的庭审，结果发现他们状告的学区找来了 17 名证人为自己辩护。这些学校往往会大费周章地与自闭症患儿的父母进行对抗，这让它们的公众形象一落千丈。那些在网上读过关于 47% "康复率"的文章、起初就支持洛瓦斯 ABA 理论的父母完全想不到学校有什么合法原因不对 ABA 方法进行资助。当他们的要求遭到官方正式拒绝时（几乎总会这样），他们先是感到难以置信，很快就开始怀疑教育系统内部出现了严重问题。后来，加里·迈尔森在描述自己对韦斯特切斯特县的诉讼时使用了更极端的词，他表示，自己对抗的是"平庸之恶"[1]（banality of evil）。

很多其他父母也是这样认为的。如今，ABA 不仅是一种疗法，它还促成了父母们的一项运动。它拥有了自己独有的宣传口号："ABA 是唯一被证实有效的基于科学且有医学支撑的治疗方法。"这段话出现在网上论坛、ABA 会议的发言还有宣传册上。对无路可走的父母来说，他们的时间本就十分有限，而所有反对 ABA 方法的言论都不够有说服力，于是这段话的正确性更显得不言自明了：他们的孩子需要立刻进行大量的 ABA 治疗。

不过，在反厌恶疗法以及洛瓦斯的众多同行多年间对其方法论提出的质疑中，确实留下了不少反对 ABA 方法的论据。截至 20 世纪 90 年代，在很多专业人士眼中，洛瓦斯前 30 年在加州大学实验室中所做的工作依然激进、未被证实且有些疯狂。仅仅这一点就让各学区有了质疑 ABA 方法的理由。

同时，还出现了其他一些反对的声音。美国教育依赖专业认证，比如社会工作证书和教师证等，但洛瓦斯的项目是由高中生和大学生在患病儿童的家中进行的，这就引起了一个最大的问题：质量管理。在洛瓦斯的项目中，他资助了一些几乎不受管理的兼职新手治疗师在线下治疗那些很容易受到伤害的儿童。在很多特殊教育体制内的人看来，这是不负责任甚至危险的。

---

1 或称"恶的平庸性"，为美籍德裔犹太思想家汉娜·阿伦特（Hannah Arendt）在《艾希曼在耶路撒冷：一份关于平庸的恶的报告》（*Eichmann in Jerusalem: A Report of the Banality of Evil*）中使用的描述，指并非出自邪恶的动机，而是因为不做思考、缺乏理性判断而犯下罪行。

确实，在莫里斯的作品刚出版后的几年里，突然间出现了大量训练不足的新手治疗师进入该领域，这引起了越来越多经验丰富的 ABA 治疗师的担心。他们开始着手建立更严格的标准和证书授予机制。但是，在迈尔森夫妇迫切需要 ABA 的时候，它仅在有限的几个州里成功施行，而纽约州并不在其中。

学校管理人员也明白 ABA 项目需要的花费：对每一个儿童都需要投入 5 万美元。要抽出这些钱，学校只能拆了东墙补西墙，从其他项目——比如艺术、音乐和体育教育这些关乎学生整体身心健康的项目的预算里调取资金。除了很多人对洛瓦斯方法本身就怀有的疑虑，这种治疗有很大可能只是又一次突发奇想的结果，为此投入这么多经费似乎有些风险过大。此外，全美很多学区内已经存在持有专业证书的教育人士主导的自闭症项目了。这些项目不会对学校本身的预算产生影响，而且，它们中的一些是基于北卡罗来纳州的 TEACCH 以及其他衍生项目的，学校熟知且信任这些项目。

就这样，全美范围内关于 ABA 的战争开始趋于白热化。父母们在最开始无疑是弱势一方。作为原告，他们选择的对手是长期聘请律师团的各个学区，这些学区还有专门用于法律纠纷的应急基金。对父母一方来说，根据 1986 年对 IDEA 的修订，他们只能期望在赢得诉讼后拿到州政府提供的补偿。而如果他们败诉，他们就只能带着这些账单生活一辈子了。

父母们还面临着一个固有的劣势。在教育相关的诉讼案中，法庭的判决结果往往有利于职业教育机构。一般来说，在涉及课程内容时，法官们是不想对学校的教学内容和方法指手画脚的。将这些考虑在内后，再看洛瓦斯案例对教育系统的冲击，似乎胜利的天平已经倒向了学校一方。

但在 1994 年左右，事态的发展开始变得出人意料。学校开始纷纷输掉诉讼。父母们也不是一直在赢，而且即使赢了，他们的要求中也只有一部分会得到满足。但是，父母们胜诉的趋势开始愈发明显。1996 年之前，他们赢得了超过一半的诉讼，这个数字在 1996 年时达到了 75%。每一场胜诉都激励着更多的父母冒险一搏，在看到有越来越多与他们的孩子患有同样疾病的儿童得到了 ABA 项目的治疗后，他们有了更大的动力。例如，根据报道，1996 年在纽约门罗县只有 4 个家庭的孩子得到了 ABA 治疗，而当地的一个父母组织在 1997 年成功地将这个数字提升到了 30 以上。正由于这个组织的不断施压，纽约罗切斯特市周围 1 200 平方英里内的学区都在 1997 年为儿童提供了 ABA 项目。

突然间，学校和县卫生部门处在了被动位置，有时他们花在庭审上的钱甚至比直接资助 ABA 项目的还要多。这个位置是十分不利的。这也是为什么加里·迈尔森在 1996 年 6 月打给为自己儿子服务的社工苏安·加兰特时如此信心十足。他是一名律师，他并非在虚张声势。

迈尔森在那天早上打来的电话引起了不小的轰动。当电话里的迈尔森向自己喊叫时，加兰特匆忙做了记录。挂断电话后，她立刻冲向老板苏珊·卡普兰（Susanne Kaplan）在大厅里的办公室。卡普兰本人是残疾儿童服务部的主管，但她对迈尔森的案例并不十分熟悉。她信任自己手下人员的专业性，相信他们可以为负责的儿童制订合适的医疗计划，因此一般将个人项目的细节交给手下处理。

但是，在得知迈尔森对加兰特所说的话之后，卡普兰决定去咨询部门律师，以后自己与员工要怎样与迈尔森夫妇沟通。他们确实依然负责为这个孩子提供服务，但如果这个狂怒的父亲确实要起诉己方，那么她的员工的任何言论都可能被对方用来攻击自己。

卡普兰、加兰特和其他两名员工共同起草了准备递交给律师的备忘录。他们在上面列出了自己担心的内容，加兰特后来将这份备忘录称作"法律警告"。他们列出为迈尔森的儿子设计的项目内容，同时说明了迈尔森夫妇希望项目包括的内容。他们还特意强调迈尔森是"懂法"的，并重复了他关于全美父母都在就学区开展 ABA 项目的诉讼浪潮中取得胜利的言论。

在进入特殊教育这一行时，这些女性完全想不到将来有一天会担心起律师和诉讼问题，尤其是苏珊·卡普兰，她比其他人入行的时间都长。她更想不到，在那份备忘录上签下自己的名字时，她便走入了一场风暴的中心。

无论后来人们把苏珊·卡普兰描绘成怎样的人，她自始至终都不是父母们的敌人，在服务残疾儿童的过程中也从没有出现过玩忽职守的情况。她在韦斯特切斯特县获得的中层管理职位给予了她监管早期干预项目的重任，但她能获得这一职位并非由于某些政治活动，这一职位是对她在该领域内长期工作的褒奖。总之，卡普兰是一位性情温和、沉默寡言的人。27 年前，她以幼儿园教师的身份踏入面向残疾人的教育领域，之后拿到了特殊教育专业的硕士学历，并进入了管理层，最初 10 年在韦斯特切斯特县行政部门工作。她非常好学、举止温和，而且——用她自己的话说——脸皮非常薄。

卡普兰也并不对 ABA 持敌对态度。她在 1994 年就开始与纽约州扬克斯的福瑞德·S. 凯勒学院（Fred S. Keller School）主任珍妮特·特怀曼（Janet Twyman）教授取得了联系，要知道，这所学校的特殊教育项目课程就是基于 ABA 设立的。当全美其他行政人员都忙着在 ABA 案件中为自己辩护时，她已经想到了为韦斯特切斯特县家庭提供额外的 ABA 治疗的可能性，并以潜在合伙人的身份联系了特怀曼。

遗憾的是，凯勒学院中受过训练的治疗师人手不足，无法在受到足够监管的同时为韦斯特切斯特县的家庭提供高质量治疗。确实，在卡普兰与特怀曼的对话中，"质量"问题一直是无法回避的。特怀曼试图让卡普兰认为每周雷打不动的 40 小时治疗对 ABA 项目来说太过简单粗暴，比起治疗的患者数量，治疗的质量才是更有意义的标准。

最终，卡普兰明确要求将洛瓦斯式的 ABA 治疗加到 1994 年 3 月前州政府资助项目的官方名单上。她这样做的主要原因是，父母们为了启动 ABA 项目，已经开始自掏腰包。她希望能尽自己的一份力。

不出意料，迈尔森夫妇在 1996 年 6 月率先开启了自己的 ABA 项目。在加里·迈尔森怒气冲冲地给县政府打了那通电话后，治疗时长的问题几周后依然没有得到解决。工作人员曾对迈尔森儿子的治疗计划进行了两次修改——首先，将每周的 ABA 治疗时长从 8 小时提高到了 10 小时，然后又增加了每周 10 小时的"家庭训练"，由治疗师指导他们在 ABA 框架中与自己的儿子互动。加里·迈尔森还曾提出，如果每周可以给孩子进行超过 30 小时的 ABA 治疗，他可以支付几乎一半的费用，但最终这个提议也石沉大海。双方继续讨价还价。但是迈尔森夫妇觉得自己没有时间可以浪费了，他们的儿子需要立刻进行 ABA 治疗。

莉莉·迈尔森很快组建起了一支由持学士和硕士学位的女性组成的 ABA 治疗队伍。第一个疗程于一个星期三的早上在他们位于马马罗内克的家中进行。他们如愿展开了高强度治疗。到了秋天，他们的儿子每周会接受 25~30 个小时的 ABA 治疗。同时，加里也在不断地开出支票，每月支出达到了 3 400 美元。

这份工作很累，但取得的成果也让人感到振奋。孩子几乎从第一天开始就对他人有了回应。不出两周，他开始与他人有了眼神接触，并且不会很快移开视线。同时，他身上一些经典的自闭行为——比如焦虑地拍手——开始消失了。他开始懂得词语的含义，并开始听从一些简单的指令。几个月后，他开始一点点吐出单词。这个过程很痛苦，交流也非常初级，但是他与人的每一次沟通，对他自己以及支持 ABA 的一方来说都是一次胜利。

然而，当治疗中断，并且没有成年人与其进行高强度互动时，这个孩子又会回到焦虑拍手的状态。一旦让他独处，他又会回到自己的世界里。用 ABA 的术语来讲，从某种程度上说，他会"倒退"（regress）。这并不是说他会完全退回到接受治疗之前的状态，但倒退是确实存在的。

全盘考量之下，迈尔森夫妇很容易就能得出结论：他们的儿子接受的 ABA 治疗强度越大，恢复得就越快，病情也更轻微。因此，加里·迈尔森要求进行一场可以将这场争执带到法官面前的正当程序听证会。他还觉得自己在充当儿子的律师，全权处理这一案件。他希望能将自己眼中这一项目的性质——不充足、冷酷和不公平亲自呈现在众人面前。他唯一需要的就是证据了。

在草拟那份给律师的"法律警告"备忘录时，苏珊·卡普兰特别提到，迈尔森可能会使用她本人及手下员工的言论来攻击他们。后来，她的担心成了现实，加里·迈尔森将这份备忘录作为控告县政府的主要证据。

为了能让律师更加了解情况，卡普兰在草拟这份警告时加了这样一句话。"最近，"她写道，"我们在依照一条将早期干预 ABA 治疗控制在每周 10 小时内的政策行事。"

她使用的"政策"和"控制"两个词是有问题的。所有人都了解相关法律的要求，尤其是在20世纪80年代的几宗涉及IDEA的案件庭审之后，人们更加清楚法律条款的内容。学校必须为每一名残疾儿童量身定制治疗项目。法庭要求项目经过合理的设计，并能够取得"有意义的教育效果"，但这不是说该项目要出色到突破人们的想象。确实，法庭创造了这种"凯迪拉克-雪佛兰标准"的说法，告诉学校奢侈的"凯迪拉克标准"并不是必要的，只要项目针对每一个独特的孩子都进行过有意义、充分的考量，提供经济实用的"雪佛兰标准"就足够了。其中，定制化疗法的质量是至关重要的。法官们似乎并不喜欢教育系统内一刀切的方式。

但是，卡普兰那份保密的备忘录的措辞很容易被解读成另一种含义，即一个控制治疗时间的政策。对这种说法最直接的理解就是，在她为韦斯特切斯特县制定的早期干预项目中，每名接受ABA治疗的儿童都会得到预定好的同样时长的治疗。同时，这种时长是有上限的。在加里·迈尔森看来，这完全没有定制化的意思。

由于一个完全偶然的事件，那份备忘录在1996年夏末落在了迈尔森手里。关于他儿子的ABA项目的听证会定在10月份，作为出庭律师，他本人已经准备了很久——他更加深入地阅读了IDEA条文，学习了父母们在纽约州打过的类似官司，并为加深对ABA方法的了解，私下与伊瓦·洛瓦斯见了面。他还遇到一个他很喜欢的专家证人——在凯瑟琳·莫里斯的《让我听见你的声音》一书中出现过的心理学家伊拉·科恩（Ira Cohen）。科恩认为迈尔森夫妇的儿子确实需要每周40个小时的治疗，并且准备好上庭作证。

在一个周末的下午，迈尔森打开了他从县政府那里拿到的一盒文件。这些文件中包括一份他儿子档案的复印件，根据《纽约州信息自由法》，他有权阅读这份文件。其实他对文件的大部分内容都已经很熟悉了，但揭开两份粘在一起的文件时，他在其中看到了他从未读过的苏珊·卡普兰的备忘录，也就是那份"法律警告"。还有另一种叫法——迈尔森总是喜欢称这份备忘录为"确证"。

迈尔森很快就明白了，是卡普兰办公室里的某个人犯了一个致命的错误，他本人是永远不该看到这份文件的。这份文件很可能受到了客户－律师保密特权的保护，也不该被寄到他家里。但是现在为时已晚——他们已经把文件寄了过来，保密特权也就失效了。

迈尔森开始阅读这份文件，他在第二页看到了这样一句话："最近，我们在依照一条将 ABA 治疗控制在每周 10 小时内的政策行事。"他的控诉就将围绕这句话进行。

他难以相信苏珊·卡普兰真的将这句话写在了文件中。他对此既感到无比愤怒，也有着难以抑制的喜悦，因为他可以利用这句话来证实自己的观点：韦斯特切斯特县在阻止自闭症患儿得到尽可能多的 ABA 治疗，而这恰恰是他们迫切需要的。

他等不及要看到苏珊·卡普兰坐上法庭的证人椅了。在她宣誓过后，他将拿出切实的证据质询她。

迈尔森在庭审的整个上午都不加掩饰地表达对这个轻声细语的女人的蔑视，就连法官也觉得有些过分。很明显，这位律师的表情和耸肩的动作已经让卡普兰有些不满了。

"我正在试图尽我最大的努力回答问题。"卡普兰抗议道。

"你的肢体语言太夸张了，"法官杰拉德·列普舒茨也斥责迈尔森，"我希望你别再做这种动作了。"

这一天的庭审地点并不是法庭，而是在纽约州马马罗内克展望大道 136 号的公立图书馆中的一间刚好空闲的会议室里。而毫无疑问，那天出现了这间屋子里有史以来最咄咄逼人的一轮提问。

卡普兰震惊了。她以前也曾在正当程序的听证会中做过证，但现场从没有像那天一样。她陈述证词的时间超过了一个小时。"我是来这里帮忙的。"她在提问开始时这样说。她带着好意来到了庭审现场，突然就开始在一群陌生人面前受到攻击和嘲笑。攻击她的人便是迈尔森。作为一名家长和律师，他质疑着卡普兰的品格和道德水平。

在迈尔森又一次对卡普兰提高了嗓音时，对形势有着清晰判断的列普舒茨阻止了事态的发展，他建议迈尔森冷静下来。

"您身上有两个身份，我知道想把它们分开很难，"列普舒茨插话说，"但是，您必须把父母的身份和律师的分开，"列普舒茨继续说，"这是无法改变的事实。"

迈尔森道了歉，然后继续自己的问询。

他举起了一份"法律警告"备忘录的复印件，大声读出了卡普兰写下的将 ABA 治疗时间限制在每周 10 个小时的那句话，然后对卡普兰提出了要求："解释一下这句话。"

卡普兰给出的回答是永远都无法让迈尔森满意的，但从那一刻起，她始终坚持自己说的就是事实。她表示，10 小时并不是 ABA 方法的时长上限，而仅仅是起点和底线。"我们将 10 小时看作治疗的开始。"她说。他们在治疗年幼的孩子时会先遵照 10 小时的标准进行，首先观察儿童是否可以接受如此高强度的治疗，然后再决定是否增加时间。

从其指导方针的性质来看，这种解释是合理的，但迈尔森当即提醒卡普兰她那句最关键的表述——"我们在依照一条将 ABA 治疗控制在每周 10 小时内的政策行事。"这句话中并没有低起点和慢慢增加的意思。

"这句话并没有表示这个意思，"迈尔森追问道，"你现在是说，这句话的意思与备忘录表示的意思是不同的，对吗？"

卡普兰试着解释说，备忘录的措辞并不重要，当时有很多父母在担心这些 12~18 岁的青少年接受 ABA 治疗的强度是否过大，而她的员工是在针对这些担忧进行安慰。

"这是我们开始治疗时采用的方式。"她又一次表示。

然而，又一次——也是最后一次，迈尔森说出了对自己、法官以及卡普兰本人来说都无比明显的事实。

"备忘录上没有这样写，对吗？"他又一次发问。

"是的。"卡普兰意识到继续争吵也是没用的，最终给出了这样的回答，"备忘录上没有写。"

在那天早上剩下的时间里，迈尔森一直在尽他所能地把卡普兰描绘成一个恶人。他不断直接询问她是否在故意误导听众，并不断地提起卡普兰已经回答过的问题。当他们谈起有哪些因素影响了迈尔森的儿子接受治疗的内容时，卡普兰已经饱受伤害，疲惫不安，她终于忍不住爆发了："我不知道你到底有什么诉求。"

这是说出庭审佳句的绝佳时机，而迈尔森抓住了这个机会。

"我在找寻真相，"他仿佛吟诗般说出了这句话，"这就是我的诉求。"

庭审跨越了两个月，耗时累计整整 9 天。在 1997 年 4 月，列普舒茨法官认定县里为迈尔森的儿子提供的项目时长不足，县政府应该赔偿这个家庭私下为 ABA 项目支出的 20 287.5 美元。他还做出判决，县政府要继续资助这个家庭完成 1997 年 8 月的治疗，治疗时间要达到"每周 32~40 小时"。至于疗法本身，他认为"ABA 方法是对自闭症患儿而言合适的治疗手段，能取得出色的效果"。审判结果满足了加里·迈尔森起诉时的全部愿望。

在加里·迈尔森看来，ABA 方法经费的不足是急需引起关注的重大事件。他清楚如果想产生较大的影响，就要创造一个引起全美关注的事件，于是他选择了去重击一个心怀最大善意的中层管理人员。苏珊·卡普兰的同事们都觉得她这样一个善良的女人不该被如此妖魔化，她的职业记录也支持这一点。但是，如果加里·迈尔森在庭审上不是如此具有攻击性，他是拿不到这么多经费的。即使他眼中的阴谋并不存在，单纯的官僚主义惰性以及 ABA 治疗师的缺乏也足以阻止他的儿子得到更多的治疗时间。

他的表现也许在学区人士看来太过严苛，但对自闭症社区的成员来说，迈尔森在韦斯特切斯特县取得的胜利让他成了英雄。全美的自闭症患儿父母都想请迈尔森做自己的律师。没过多久，他就从纽约的一家大公司辞了职，成为一名专为各个家庭在特殊教育领域打官司的专家律师。大约 20 年后，他曾经不会说话的儿子进入大学学习，为他这一系列诉讼的正确性做了无声的辩护。

凯瑟琳·莫里斯几乎以一己之力让伊瓦·洛瓦斯这个名字被自闭症患儿的父母所知晓，但是，只有在父母们不断地将"洛瓦斯案例"搬上法庭之后，主管教育和卫生政策的政府机构才注意到这个问题。虽然政府官员们一开始是抗拒的，但这些政策制定者们最终还是对该疗法转变了态度。

1999 年，纽约州卫生部出版了其史上第一部有关早期干预的《临床实践指南》（Clinical Practice Guidelines），并在其中称赞 ABA 是"所有针对自闭症患儿的干预项目中至关重要的因素"。几个月后，同样是史上第一份的由卫生部部长就心理健康领域所做的报告，对马马罗内克地区居民的心理健康状况进行了审视，并宣布"30 年来的研究已经显示出 ABA 方法的功效"。它甚至称洛瓦斯 1987 年的那项研究是经过"精心设计"的。在新千年到来之际，同意提供 ABA 治疗的学校达到了前所未有的数量。

但是，并非所有学校都举起了白旗。在 20 世纪 90 年代中期频繁的诉讼失败之后，各级教育部门明白了重新夺回胜利的方法。但自相矛盾的是，在学校寻求法律援助的过程中，梅琳达·贝尔德（Melinda Baird）这些法律顾问会建议他们同意施行 ABA 方法。贝尔德曾在田纳西州的特殊教育项目办公室任内部律师，她在 1996 年离开那里，转而为独立学区出谋划策并为其听证会出任代理律师——这个事业就是场赌博。截至 2001 年，她处理过的案件已经遍布田纳西州、亚拉巴马州和佛罗里达州，她成功地为学校教职员工举办了数百场关于如何避免卷入诉讼的交流会。2000 年，她撰写了一篇名为《为正当而合理的自闭症项目描绘蓝图》（"Building a Blueprint for an Appropriate and Defensible Autism Program"）的论文。她不仅在其中提到使自闭症患儿的父母免于诉讼的方法，还鼓励学校尽量对儿童使用"折中法"，也就是根据不同儿童的需求将包括 ABA 在内的多种疗法结合起来。

这种所谓的折中法在美国许多地区得到了推广，也导致了许多独立项目的产生。这些项目会加入少量的 ABA 方法——有些地区每周只有一两小时，但同时会配以一些其他的服务，比如提供言语矫正或职业治疗、感觉统合、游戏疗法、音乐疗法或 TEACCH 教室。设立这些项目的理由是，将多种疗法结合起来总会比只使用某一种疗法要好，这一论点依然饱受争议。不过，折中法确实明显造福了学校管理人员，当人们再指责学校没有给儿童提供某些至关重要的治疗时，他们就可以把这些项目拿出来做挡箭牌。

不过，还有一些社区对 ABA 的投入要大得多。比较出名的是印第安纳州、新泽西州、纽约州和马萨诸塞州，这些地区的学校对 ABA 方法的资助更多，从某种程度上说，加州也可以被包括在这张名单上。这些地区之所以会出现资助力度的不同，部分是由于父母激进的活动，也就是加里·迈尔森造成的影响，还有部分原因是当地充满同情心的法官在诉讼中对父母们表示的支持。与之前那些为了让自己患自闭症的孩子得到 TEACCH 教学而搬去北卡罗来纳州的父母一样，一些家庭只是为了获得更长的 ABA 治疗就举家搬到了这些州。

与此同时，ABA 这个词在不同地区也开始有了不同的含义。就在"洛瓦斯案例"成功进入校门后，与 ABA 类似的理论也一个个在学校里立了足。它们都有着自己的首字母缩写——PRT、SCERTS、DRI、RDI、VBA、PBS、ESDM，虽然名称千奇百怪，但它们都宣称自己的理论基础是 ABA。很多方法都试着比洛瓦斯的方法更"自然"，试图不那么僵化，更注重与学生的互动。如今，即使是对最初的洛瓦斯方法拥有解释权的洛瓦斯研究所也在试着让治疗过程更以孩子为中心和更加有趣。

最终，曾一度被认为是边缘的、昙花一现的、被过度吹捧的 ABA 方法成了主流的自闭症治疗方法。很多研究得出的结果让人们理所当然地认为接受 ABA 方法要比不接受任何治疗强得多，而且有很多儿童由于接受 ABA 方法而取得了巨大的进步。他们的智力获得了提升，语言能力也得到了加强。至于最开始导致人们大量需求 ABA 的饱受争议的研究成果——洛瓦斯在 1987 年宣布的 47% 的康复率——直到约 20 年后才较为可信地得到了再现。威斯康星州早期自闭症项目的创始人格伦·萨罗斯（Glen Sallows）和塔姆林·格劳普纳（Tamlynn Graupner）为验证一项与洛瓦斯的 ABA 十分相近的疗法的效果，进行了为期 4 年的实验，并于 2005 年发布了研究成果。他们在成果中指出，有 48% 的儿童智力水平得到了提升，并且 7 岁时就可以在正常的教室里取得出色的成绩和交到朋友了。不过，这项治疗并不是对洛瓦斯方法的完全复制。例如，萨罗斯和格劳普纳就没有使用厌恶疗法，并在治疗过程中加入了一些其他疗法。即便如此，这一研究还是因其使用的方法赢得了众人的赞许，其中包括那些怀疑论者。同时，人们认为它支持了洛瓦斯最初宣称自己取得的研究成果。

不过从实际角度来看，这个新证据是多余的。ABA 方法已经被人们接受了，没有几个人怀疑洛瓦斯在加州大学洛杉矶分校工作时是否真取得过重大发现。即便如此，他的工作还是没有对自闭症的核心问题做出解答——洛瓦斯本人甚至都没有对此做出尝试，而行为分析学家们也认为这个问题与自己疗法的效果没有多大关系。

但是，除了他们，世界上还有其他科学家也把目光投向了自闭症患儿。在大西洋对岸，有一些研究者将自闭症研究带到了新的方向。在他们看来，理解自闭症的本质并非无关紧要，而是最重要的事。

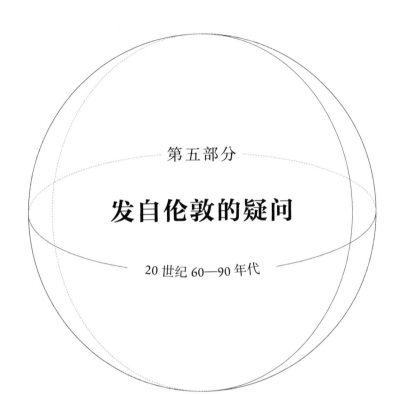

第五部分

发自伦敦的疑问

20 世纪 60—90 年代

25

先行者的国度

佛罗伦萨路是位于伦敦市伊令地区的一条街道，街上大部分都是小别墅住户。这条街的中部有一座砖房，房子里挤满了床铺，它曾经是英国国家铁路局的员工宿舍，更确切地说，是乘警宿舍。1965 年，当乘警搬离、自闭症患儿入住，这座房子变得不同。

从那时起，这座房子登上了自闭症的历史舞台。

20 世纪 60—70 年代，英国自闭症研究人员的短缺状况和美国一样严重。少有的若干自闭症研究者也都集中在伦敦附近并互相熟识，他们也与他们的美国同事们交流甚密。的确，在第二次世界大战之后，英国和美国科学家就主导了人脑研究领域，取代他们的德国同事，成了业界最前沿的研究者。

因此可以想见，那时本就为数不多的自闭症研究文献，关注点几乎都落在美国和英国的儿童身上。在太长的时间里，自闭症研究文献提及其他国家的情况太少了，这甚至会让人误以为说英语也是自闭症的一个诱因。

虽然英国和美国研究者使用的语言相同，但他们的研究重点还是有明显差异。美国人想治疗甚至治愈自闭症，他们有种紧迫感，想尽快找到治愈自闭症的方法。而英国人的研究路径更为平和。受好奇心的驱使，他们想对自闭症进行解释，想描绘出自闭症的轮廓，并理解自闭症患者。

在接下来的 50 年中，这种研究态度在英国研究人员中持续下去并产生了一系列与众不同的成果。其中，一个由在英国受训的实验心理学家和精神病专家组成的团队的研究成果改变了全世界对自闭症的认知和理解方式。

英国研究人员也始终关注着一个更宏大的问题：自闭症能在宏观上揭示什么样

的人脑运行机理？这并不是说这些科学家不想为患自闭症的儿童和他们的家庭带去解脱，只是在那时，患有自闭症的儿童被看作稀少而神奇的现象，而他们偶然地集中在了一个地点——佛罗伦萨路上的那座砖房里。

的确，20世纪60年代英国的自闭症研究者几乎都要亲身前往那里，但首先，父母们要让那里运转起来。

说英国自闭症患儿父母早期的组织工作仅仅与美国父母保持了同步，对前者而言是不公平的，因为他们在很多重要方面都是真正的开创者——往往是他们开创了先例，美国父母再追随他们的足迹。比如，是英国人于1962年首先组织了自闭症的全国性社团，是英国自闭症患儿的父母首先使用报纸来传播他们的故事，也是他们首先用一块拼图来作为自己的标志，这个标志也在之后被全世界的自闭症团体无数次模仿。

然而，第一所自闭症学校却不是英国人建立的。1960年，纽约市内及周边已建立起一些自闭症学校。但这些英国人建立的学校最先赢得了全球声誉，吸引了世界各地的游客。这所学校一开始叫"自闭症患儿社会学校"，它因证明了自闭症患儿可以接受教育而赢得了声誉——这项工作的完成，大部分要归功于一位住在顶层的女士，她名叫西比尔·埃尔加（Sybil Elgar），是一位和蔼的、天生便适合做教师的女性。

自闭症患儿的教育工作让埃尔加迎来了人生的第二春。第二次世界大战刚结束时，她接受过殡仪业训练，之后做过政府职员和学校秘书。人到中年，她不得不退出职场，全心全意地照顾起自己生病的母亲，人生之路愈发狭窄。于是，她在40多岁时报名参加了函授课程，学习如何做一名教师。

她只能通过邮件联系自己的教授，因此这段学习过程是缓慢而枯燥的。不过，学业也要求她在教室里亲身接触儿童，1958年在伦敦圣约翰森林地区进行的探访让她在某种程度上完成了这个要求——她在马尔堡日托医院专门为有"严重情绪障碍"的儿童设计的病房里待了一天。她当时还没有意识到，自己探望的很多孩子都可以被认定为自闭症患者。

那天的经历使埃尔加产生了很大的情绪波动。她在医院里目睹的是精神病院的典型生活：孩子们无法获得关注和任何有益的刺激，也没有在学习任何有用的东西。在对朋友们的倾诉中，她表示，那所医院会"毁坏灵魂"。由于一直被当时的记忆困扰，她在 1960 年对那家医院进行了第二次探访。她本希望情况会有所好转，但事实却并非如此，于是她决定自己为这些无依无靠的儿童开办一所学校。那时她已经 46 岁了。

两年后，埃尔加开始在她伦敦北部家中的地下室照料 6 个有"严重情绪障碍"的男孩，这些男孩中至少有一部分可以被诊断为自闭症，但当时大多数医生对自闭症并不熟悉，埃尔加也从未听说过这种病。不过在 1963 年，她注意到了自闭症的概念与自己工作的联系。埃尔加找到伦敦的三位儿童精神病医生，希望为他们手中有类似症状的患儿提供帮助，把孩子们接进自己的学校。但是这几位医生轻视埃尔加的学历和工人阶级口音，都没有考虑她的建议。

然而，她的建议引起了一位患儿母亲的注意。海伦·格林·艾莉森（Helen Green Allison）是一位在伦敦生活的美国人，她的儿子乔出生于 1957 年，在 4 岁时被诊断为自闭症。艾莉森在第二次世界大战结束后来到牛津大学学习，从那时起定居英国，为军事情报机构工作。1961 年，她在 BBC 的一档广播节目《女性时间》（"Women's Hour"）中谈到了自己的儿子，节目播出后，英国各地有相似经历的家庭联系到了她，接着，她与其他父母一起建立了世界上第一家自闭症宣传组织，并将其命名为"精神病儿童社区"——一个马上就让他们后悔不迭的名字。几个月之后，他们正式将自己的组织更名为"全英自闭症患儿协会"（National Society for Autistic Children）。

那时，艾莉森已经把乔安置到了西比尔·埃尔加的学校里。乔住进那里的第一天就打碎了地下室里所有的灯泡，但是埃尔加冷静地更换了灯泡，并主动去接触这个难以管控的男孩。经过观察，她发现即便是对坐到椅子上这种简单的动作，乔都是通过特定方式学习效果更好，比如亲身示范而不是口头指示。埃尔加灵光乍现，产生了一个重要想法，那就是一些自闭症患儿的视觉处理能力要比听觉处理能力更强。这个论断本身就支撑着自闭症的神经学基础，但在 1963 年，这种可能性甚至还没有进入大学研究人员的头脑。埃尔加还试验性地为孩子们的日常活动设定了规律，她制订了严格的计划表，为工作区和游戏区设立了边界。这个做法与职业精神分析学家的做法截然相反，当时，专家们推荐的做法仍是给自闭症患儿无限自由的环境来释放被他们冷漠的母亲压抑的自尊心。这个做法总是失败，而每当这时，专家们就会推荐把孩子送到医院里去。

埃尔加的方法收到了成效。乔安静了下来，甚至平生第一次开口说了话。在艾莉森把这件事告诉其他父母后，埃尔加的学校愈发红火起来。地下室的面积容不下越来越多的学生，于是全英自闭症患儿协会决定资助她建立一所更大的学校。埃尔加的丈夫杰克曾是铁路职员，他在1964年碰巧听说有一所警察宿舍要出售，于是协会及时出价，埃尔加夫妇最终住进了佛罗伦萨路10号这座房子的顶层。

这个新的教育中心迅速扩张进了与佛罗伦萨路10号紧邻的两所房子，社会各界把他们的学校看作自闭症患儿的社区学校，政府和私人捐款源源不断，其中包括披头士乐队的三个成员，他们经常会陪孩子玩几个小时。心理学家埃里克·邵普勒从美国横跨大西洋来到这里进行内部参观。他收获了不少新想法，并在回国后将这些想法融入自己在北卡罗来纳的项目。西比尔·埃尔加这位无与伦比的老师最终会得到英国女王的致意以及父母们的尊敬——他们后来将学校更名为"西比尔·埃尔加学校"，以此感谢埃尔加每天进行的工作，感谢她为证明自闭症患儿可以被教育而做出的努力。

之后的几十年，有数以百计的儿童在那里接受了教育，其中许多出现在一些探索自闭症本质的前沿研究中。

1967年的一天，佛罗伦萨路上出现了一男一女两位科学家。他们拖着像窗式空调那么大的沉重木盒，盒子的一侧有一个洞，洞口刚好能让一个孩子把头伸进去。接下来的几个小时，患有自闭症的孩子们排起了长队，挨个坐在盒前的椅子上，把头伸进去，让这两名科学家观察并做记录。

这两位科学家便是尼尔·奥康纳（Neil O'Connor）和贝亚特·赫梅林（Beate Hermelin）。即使在实验心理学家云集的伦敦，他们也已经赫赫有名，成为学术传奇。而对他们的研究工作来说，数据就是一切。尼尔·奥康纳生于澳大利亚，贝亚特·赫梅林生于德国，他们所做的实验阐释了自闭症患儿大脑的运作方式及其与普通人的不同之处。他们被视为这些杰出实验的卓越设计者，在他们之前，几乎没有人提出过这些疑问。

他们的工作地点在莫兹利医院（Maudsley Hospital）外。这是一家位于伦敦南部的精神病院，红砖墙体十分气派。它通常被简称为"莫兹利"，与贝特莱姆皇家医院（Bethlem Royal Hospital）协同运作。贝特莱姆皇家医院由20世纪臭名昭著的精神病院"贝德拉姆"直接改造而成。20世纪，莫兹利的病房曾成为当时英国最顶尖的研究生项目"精神病学院"（Institute of Psychiatry）的教室，英国大部分顶级精神病学家都在拿到行医执照前学过其课程。

奥康纳和赫梅林都曾在莫兹利生活过一段时间。但大约从1963年开始，他们的办公区域被调整到了一座歪斜的小木屋里。这座木屋在第二次世界大战后匆匆建起，处于高楼的笼罩下。虽然环境不理想，但这里还是成了一群研究人员的聚集地。他们所属的组织是英国医学研究委员会（Britain's Medical Research Council）[相当于美国国立卫生研究院（National Institutes of Health，NIH）] 名下的一家企业，名为社会精神病团体（Social Psychiatry Unit，SPU）。SPU想在这一领域有所作为，便将分散在各处的实验室心理学家、社会科学家、统计学家和研究生们聚集了起来。

这个团体为智慧的发酵提供了土壤。毕竟，20世纪60年代的伦敦流行攻击偶像、打破旧习，艺术、音乐、时尚、幽默领域内的一切"成就"都受到审视、嘲弄和改革，最终达到去伪存真的目的。同时期的英国社会科学界也是如此。尤其在莫兹利那些研究者云集的小木屋里，各路同事、朋友、竞争者互相激励，只为了一个共同的目标，那就是用实验来检验所有的精神病学和心理学教条是否正确。这也是赫梅林和奥康纳的专业领域——实验心理学的核心气质：获得数据，检验一切。

1963年，这两位科学家将注意力转移到了自闭症上。他们想对儿童做实验并评估他们的表现。在那时，人们不看好这项提议的作用，因为多数儿童不是有着普通人察觉不到的交流方式，就是很不配合。然而，赫梅林和奥康纳相信，仍有很多实验是不需要很多互动或语言交流就能完成的，他们仍可以使儿童们做出可观察和量化的身体或心理反应。他们就是怀着这些目标，造出了那个怪模怪样的木盒子。

盒子内部被涂成全黑。除了让孩子们把头伸进去的那侧，对面那侧还有一个小洞，研究人员可以通过这个小洞观察孩子在盒子里的反应。那天，有 20 多个孩子被带进了研究人员工作的小房间，出于不同原因，孩子们都把头伸了进去，有的是因为好奇，剩下的则是因为会得到糖果。

在伸进头去的最初几秒，孩子们只能看到一片漆黑。接下来会突然有光亮起，照出远处黑暗角落里的一张浮动的人脸——实际上这是一个靠在第三个开口处的真人。这个人会先闭眼 10 秒，然后再次睁开，在 30 秒之后，光会熄灭，盒子里又成了一片黑暗。

奥康纳和赫梅林对儿童眼睛的移动很感兴趣。他们想观察光线亮起时孩子们的眼睛看向哪里、持续多久，然后将结果与另外几次实验做对比。在另外的几次试验中，他们会让同样的儿童参加，不过实验设置上有关键的不同，这些实验不再展示真人面部，而是用成对的竖直白色卡片呈现不同的图像、抽象几何图形以及人脸照片。

赫梅林和奥康纳那天共花了几个小时给 28 名配合实验的儿童做记录。第二天，他们又把盒子带到另一所学校进行实验，这次的实验对象年龄更小些，但人数和所谓的"精神年龄"与参加第一次实验的孩子们相同。另外，参加第二次实验的控制组儿童没有自闭症。

在实验结束后，奥康纳和赫梅林分析了数据。他们发现自闭症患儿与控制组儿童对盒子中黑暗空间的注意程度差别很大。通过儿童眼球的移动，他们判断出控制组儿童对暗处几乎完全不感兴趣，而自闭症患儿对暗处和无形空间非常好奇。

差别很小，但是真实存在。赫梅林和奥康纳追寻的自闭症的线索总是这样细微，令人难以察觉。在 5 年的时间里，两位科学家进行了无数次类似的实验，不断发现着自闭症患儿与其他儿童看待世界的方式的不同，这些差异很微小，但可量化。例如，他们发现，比起听觉或视觉，很多自闭症患儿更依赖触觉。总之，他们的一系列实验产生了非常多的数据，证明自闭症可以从神经学上得到解释。最后，他们证明了与患上自闭症有关的是大脑，而非一些人声称的"母爱"。

对莫兹利外面那些木屋中的同事们来说，赫梅林和奥康纳提出的问题和追寻答案过程中的守则对他们产生了深刻影响。在之后自闭症研究的发展过程中，研究人员一直遵守着这些规定。随着越来越多的研究者涉足自闭症研究，也出现了越来越多新奇的问题，这些问题中就包括看起来最基本的一个：自闭症有多普遍？

这不是也永远不会是一个容易回答的问题。但在伦敦，有人第一次试图解答这个疑问。

26

第一次统计

为了估计世界上的自闭症患者数量，维克多·洛特（Victor Lotter）于1963年离开南非，前往伦敦。由于在14岁时患上了强直性脊柱炎，他在进入开普敦大学时年龄已经偏大，因此，他正式涉足心理学领域的时间也比同僚们晚了一些。由于骨骼要承受非常痛苦的自身免疫性攻击，他曾休学几年，背部形成了一道怪异的弯曲，步伐也变得蹒跚迟缓。在申请开普敦大学时，洛特已经快30岁了，此时他的大部分知识都是靠自学得来。学士毕业时，他获得了开普敦大学授予的人类学研究的顶级奖项，另外，尼尔·奥康纳也录取了他，希望他去伦敦莫兹利外的木屋里工作。

洛特身着西装和领带，衣着光鲜地到了伦敦。他希望选择一些难题来做自己的博士论文，奥康纳欣然应允，将确定米德尔塞克斯郡（Middlesex County）自闭症患病情况的宏大课题交给了他。迫于父母们的压力，英国政府的卫生机构计划向自闭症患儿提供支持，他们与SPU取得了联系，希望该团体能帮助他们确定患有自闭症的儿童人数。洛特的任务便是统计一个与曾经的"伦敦郡"相邻的人口稠密地区中自闭症患儿的数量。

值得注意的是，所有人——包括尼尔·奥康纳这样富有经验的研究人员——都不知道米德尔塞克斯郡或世界上其他任何地方的自闭患者究竟有多少，因为没有人以系统的研究方法探究过这个问题。如果一个样本数量小到其中每个人都能得到研究，同时又大到足够产生统计意义，那么就可以针对这个样本进行流行病研究。为此，维克多·洛特决定只在他的研究中涵盖1953—1955年出生的儿童。符合要求的儿童共有约78 000人，在洛特进行实验时，他们的年龄普遍在8~10岁。

为了采集所需数据，洛特必须逐个拜访档案办公室，挨家挨户地接触儿童，这本身就是一项不小的工作，但他同时还要面对另一种完全不同的挑战。

洛特要统计自闭症患儿的数量，但是，诊断一个儿童患有自闭症是个并不明确的过程。当他去翻阅医学文献，制作出一张自闭典型症状的简单表格时，他发现这些症状指向一堆名称各异、相互矛盾的综合征，而这些综合征都有着列昂·肯纳几年前描述的自闭症症状。在那时，同样的症状有许多不同的名称，除了肯纳命名的"婴幼儿期自闭症"，还有劳蕾塔·本德的"儿童精神分裂症"（childhood schizophrenia）、贝娅塔·兰克（Beata Rank）的"异常儿童"（atypical child）、玛格丽特·马勒（Margaret Mahler）的"共生性精神病"（symbiotic psychosis），以及很多其他说法，包括"儿童精神分裂症"（schizophrenic psychosis of childhood）、"最早发性痴呆"（dementia praecocissima）、"幼儿痴呆"（demantia infantilis）、"青春期精神分裂症"（prepubertal schizophrenia）、"假性病态人格型精神分裂症"（pseudo-psychopathic schizophrenia）、"婴幼儿期精神病"（infantile psychosis）和"潜隐型精神分裂症"（latent schizophrenia），这些术语都可以互换使用。当时，英国的儿童精神病学家迈克尔·鲁特写道："人们根本不知道这些作者说的是同一种疾病。"

距离列昂·肯纳以唐纳德·特里普利特及其他 10 名儿童为样本做出关于自闭症的描述已经过去了 20 年，在这 20 年中，随着其他专家想法的涌入，自闭症的症状和定义变得越来越模糊。早在 1955 年，肯纳本人就抱怨过自闭症诊断的乱象——有太多自闭症的诊断仅仅是依靠"一两个单独的症状"做出的，这样既不准确，也不谨慎。他认为自己的一整套概念正在被前后不一的标准削弱，正如他后来写的："几乎在一夜之间，英国就出现了大量的自闭症患儿。"

这一事态只会令精神病学界外的人感到困惑，因为，外行人会认为对自闭症的判别是简单、客观且始终标准如一的——自闭症就是自闭症。

但事实并不是那样，也永远不会是那样。

自闭症在当时甚至现在都是没有生物标志物的：它无法通过验血或者擦拭口腔来确认，只能通过对个人行为的观察和解释来做出诊断，这也就意味着对自闭症做出判断时几乎不可能摆脱主观因素的影响。肯纳的自闭症判断方法也证明了这一点。他列出的判断指标相当模糊，包括"智慧和深思的"表情以及"对物体有极深的感情"。

使用这些方法解释个体行为的医生们注定会在是否使用"自闭症"这一标签上产生分歧。

不过，在旁观者眼中，"自闭症"在很长一段时间内仍会是一种很有科学性的诊断。

最后，由于缺乏对自闭症的权威解释，维克多·洛特只能自己去完成这项工作了。就这样，一名只有学士学位的年轻心理学家，在导师的指导下，在人类历史上对自闭症流行度的第一次研究中负起了重大责任。他可以决定把哪些人算作自闭症患者，这是项历史性的任务。

调查问卷是流行病研究的基本工具，洛特设计了一份调查问卷，并把问卷寄给了米德尔塞克斯郡所有在校生年龄合适的学校和全部精神病院。与问卷一同寄出的还有给工作人员的信，信中要求他们对照行为清单检视儿童行为，并发给自己显示出自闭倾向的儿童的名单。这番安排让他走出了 78 000 人样本目标的第一步，也帮助他缩小了研究范围。在寄出的行为清单中有 21 个条目，比如：

◎ **大多数时间独处。**

◎ **携带或者收集奇怪的物品，如石头或者罐头盒。**

◎ **经常发出"特殊的"或奇怪的声音。**

◎ **肢体动作非常笨拙。**

◎ **试图用古怪的方式检查物品，如用鼻子嗅或者用嘴咬。**

这张表格是洛特临时凑出的。首先，他参考了列昂·肯纳声称是自闭症核心的两个标准：极端的自我孤立和对维持原状的过度坚持。不过洛特并没有局限于此，他还借鉴了第二种诊断框架，这个框架的名字诡异而可笑——"克里克的 9 点"（Creak's Nine Points），它于 1961 年 5 月发表在《英国医学杂志》（*British Medical Journal*）上。这 9 点原本是用来定义自闭症患儿的另一种称法"儿童精神分裂综合征"（schizophrenic syndrome in childhood）的，同样，这种称法也可以与其他术语互换。

"9点"从一个专家小组为期9个月的讨论和协商中产生。一位享有盛名的伦敦精神病学家米尔德拉德·克里克（Mildred Creak）是这个小组的负责人，他们最终讨论出了一张自闭症特点表，其中包括"强烈、过度以及看起来无逻辑的焦虑"、怪异的动作和姿势，以及"明显不清楚自己在整体情境中的身份"这几条。尽管专家们做出了最大努力，但在实践中，"9点"依然显得模糊并令人困惑。例如，"明显不清楚"这个形容方法是无法让人进行准确和客观描述的。批评家们将它们贬低为"对症状的人为、不自然的堆积"，并借此强调了"9点"中表达方式固有的模糊性质。而克里克本人也承认，应用"9点"时的"主观判断"会"明显导致解释时出现分歧"。

即使如此，在将这9点与自己对列昂·肯纳想法的阐释结合起来后，洛特总结出自己对自闭症状的认定。就这样，他开始了对自闭症患者人数的统计。

洛特调查问卷的反馈率很高，回信覆盖了米德尔塞克斯郡97%的8~10岁儿童。老师们在回信中指出，大约有666名儿童在这个阶段至少符合他行为清单上的部分行为。接下来，洛特依靠自己导师的专业性，更加仔细地审查每份回信，并按照自己的定义，将疑似患有自闭症的儿童缩减到了88人。

接着，他开始动身去探望这88名儿童。他还另外审查了14家政府医疗中心，这些中心收留了大部分因残疾而失学的儿童。他在这些儿童中又筛选出了47人。最终，他的名单上有135个名字。洛特的妻子安（Ann）同样是一名心理学家，她还是洛特本人的研究助理。1963年秋天，他们一起开始了这项研究工作。他们走访了公立学校、精神病院和安置大部分自闭症患儿的所谓"教养所"。在这些地方，他们细致地观察了每个孩子，对他们进行智力和语言测试，并与非常熟悉这些孩子的工作人员交谈。这一过程持续了数月。但是努力得到了回报，1964年春天，洛特夫妇在135名儿童里成功剔除了超过一半的健康儿童。

接下来，洛特夫妇要经历研究中最情绪化的部分了。为了从父母那里收集孩子详细的医疗和行为历史，他们要对剩下的61名儿童进行家访。一些儿童住在家里，还有一些儿童住在精神病院里，但无论孩子们住在哪里，洛特夫妇都能看出这些家庭经历的压力和绝望。的确，通过这一段时间的研究工作以及他们对各个机构和家庭的走访，洛特夫妇比其他人都更多地感受到自闭症在家庭生活中的真实样貌。在刚开始这个项目时，维克多·洛特还不能自称为自闭症专家，但这几个月的研究无疑让他获得了这个头衔。

仍留在名单上的全部 61 名儿童都表现出了一些自闭症状，但是洛特现在必须自行做出一个决定：出于统计自闭人数的目的，到底患有哪些症状才代表患上了自闭症？

他又一次通过即兴发挥解决了这个问题——他决定自己判断。他简单地将 61 名儿童分成两组，按顺序将自闭行为最多、病情最严重的儿童排在上面，病情最轻微的儿童排在下面。然后，他在第 35 个人名下面画了一道线，认定线上的儿童为自闭症患儿，而将线下的儿童排除。即使洛特自己也无法解释这一选择的根据。他写道，线上的那 35 个人只是那些"被认为应该被包括在内的"。但他同时承认他这一选择的主观性，正如他所写的："把线画在哪里，是完全随意的。"

78 000 名儿童中有 35 个患病，也就是 0.045%，这是自闭症最初的所谓"患病率"。接下来几年，这一统计数字的重要性会持续升高，这不仅因为其本身的历史意义，还因为所有关于自闭症患病率的研究都会被拿来与它做比较。无论后来关于自闭症患病率研究的论文发表在何时何处，它们都无一例外地会被拿来与洛特的统计做对比，就好像洛特统计的数字是绝对可靠、客观和普世的一样。

但洛特本人从不这样认为，他也在 1966 年的一篇论文里表明了这一点。在这篇论文中，他总结自己的研究时表示，只要自己在研究时的决定有一点变化——无论是画线的选择还是对症状严重程度的判断——那个 0.045% 的结果就会出现巨大的改变。

总之，洛特这次出色而诚恳的流行病学研究表明，无论在当下还是将来，在试图量化自闭症患病率时，研究者们都会陷入这种左右为难的境地。定义模糊会导致难以认定不同时间的不同研究是否指向同样的人群，这种对自闭症认定的前后不一致会持续导致自闭症患者数量统计的不准确。1966 年，在总结米德尔塞克斯郡自闭家庭的这段研究经历时，洛特直率地写道："这种综合征的定义太模糊了，因此，'实际'患病率这个概念可能根本没有意义。"

研究人员在伦敦学到的这第一课，会在接下来的 50 年中被无数次重复。

27

科学研究的起点

科学研究是需要导师推动的。前人栽树，后人乘凉，每一位有建树的研究者都能为自己研究领域的先行者列出一整张名单。一些人甚至会记得自己与老师第一次见面的情境，就是在那一刻，命运让他们建立了联系。

而对一个名叫乌塔·奥恩海默（Uta Aurnhammer）的德国女性来说，她生命中的那一刻发生在 1964 年的莫兹利。奥恩海默本来不准备在社会科学界工作，不过，她还是在 1963 年拿到了德国萨尔大学（Saarland University）的心理学学位。来到伦敦后，她改变了想法。最初她只是想去伦敦学英语，但 20 世纪 60 年代充满活力的伦敦吸引了她，她开始想办法留下来。在得知研究心理学领域的一个半工半读项目仍有空缺后，她不抱什么期待地申请了。幸运的是，她不仅被录取，还成了伦敦精神病学院的一员，这也意味着她将会在莫兹利工作。

到莫兹利后，奥恩海默发现那里是智慧的圣殿，每个人都认为自己做的事情将突破从未被突破的壁垒，意义极其重大，而这种改革精神十分对奥恩海默的胃口。她喜欢被同伴叫去一起骑车。在平时，她要么在做功课或者拿着词典阅读极为艰深的心理学报告，要么在莫兹利的食堂与同学和教工交流想法。在莫兹利生活的前几个月，奥恩海默甚至还认识了自己未来的丈夫克里斯·弗里斯（Chris Frith）。弗里斯是一名英国心理学家，不会说德语，他们的友谊完全靠英语维持——这对奥恩海默的英语学习倒是很有好处。他们在相识一年后结婚，奥恩海默更名为乌塔·弗里斯。

弗里斯能找到导师，还是要归功于她参加的"读书报告会"。她和其他年轻的心理学学生会定期从任务表中挑选研究论文阅读，每周都会聚在一起交流最有意思的文章。弗里斯随机挑选了一篇前一年出版的论文，在她的报告周到来时，她兴奋地想与同学对这篇文章进行探讨。这篇论文涵盖了一些探究"精神病"（最终，"精神病"一词会被弃用，改为"自闭"）儿童特点的实验。

在莫兹利，弗里斯与一些这类"精神病"儿童相处过，也亲身观察过论文中提到的这种儿童的表现。这些孩子经常对坐在面前的人熟视无睹，或者对身后有人将书本摔在桌子上的巨大声响毫无反应。他们的听力完好无损，但他们从不回头看，也不会受到惊吓。就像有些儿童不会对高温和酷寒做出任何反应一样，这种对外界刺激选择性的自我封闭正是自闭症的表现之一。也正是这种表现让父母感到困扰，同时撩拨着心理学家们强烈的求知欲。

弗里斯曾在病房中听到一些精神病学家将这些行为与不健全的亲子关系联系起来。她觉得这种说法没有说服力，但也找不到支持替代理论的数据。然而，在弗里斯阅读的这篇论文中，作者们设计的实验发现这种认知模式只在自闭症患儿身上出现，并同时影响着他们对形状、大小、明暗的认知以及画线的方向。这确实是个非常冷僻的发现，但它又是基于实验做出的，无可辩驳地指出了自闭症中的神经学成分。

弗里斯将这篇论文带去了读书报告会。此时，她还并不知道论文作者们的工作地点与她接受临床训练的地点一样，都在莫兹利的校园外。当她意识到这点后，她请同学将作者们介绍给自己。这篇文章的两位作者正是奥康纳和赫梅林。一天午饭时，弗里斯在医院食堂里结识了他们，同样的母语使她与赫梅林迅速产生了共鸣，也让她可以更加流利、深刻地探讨实验心理学话题。弗里斯对奥康纳和赫梅林的研究提出了一些极有洞察力的问题，这给两位教授留下了很深刻的印象，在这次见面结束时，弗里斯已经有了导师人选。很快，奥康纳和赫梅林就发出邀请，希望她能接受他们的指导，攻读实验心理学博士学位。

于是，出于实验需要，弗里斯在1966年也要踏上前往佛罗伦萨路10号的旅途了。而这次的实验将是那个时代最有趣、最有影响力的研究之一。

出发前一晚，弗里斯熬夜准备着实验材料——一整套手绘卡片。实验主要是由她的两位新任导师设计的，她则主导实验的执行过程。整个实验就像一个记忆游戏，弗里斯会首先朗读有8个词的列表，读过每个列表后，她会让孩子们以相同的顺序重复这些词。

但词表间也有所不同。在一些词表中，词语是随机排列的，例如"一天、她、农场、当、猫、落下、后面、搜索"。而在另一些表中，词语的组合犹如句子的一部分，是有含义的，例如"坐、汽车、回家、现在、给、我们、写信"。按照惯例，对照组必不可少。这次实验的对照组是未患有自闭症的同龄儿童，每组中的每名儿童要进行8次实验，每次实验要重复8个词表。

实验结果是不明确的。对于无序词表，自闭症患儿与非自闭症患儿的表现旗鼓相当，甚至在最后几个词的记忆方面，自闭症患儿的表现更好。

然而，对于有序词表的记忆，非自闭症患儿展现出了明显的优势。他们显然在这些词语中认出了短句，并借此记住了表中全部的词语。

可是，对患有自闭症的儿童来说，"给、我们、写信"这样的词语序列好像与"猫、落下、后面、搜索"并没有什么差别。他们无法看出词语间的语义联系，也就无法借此帮助自己记忆。很明显，他们就是看不出来其中的联系。

接着，弗里斯又拿出了她前一晚制作的卡片。卡片上用简单的线条画了一些平常的事物，比如房屋、鸭子、剪刀和雨伞。她把这些卡片分成四组，正面朝上，放在一个孩子面前，接着，她把卡片打乱，然后让每个孩子将它们恢复原样。

这次依然有线索可以辅助记忆。放在一起的卡片有着逻辑上的关联性，比如，弗里斯把快烧完的蜡烛与正在燃烧的蜡烛放在一起；另一张图片中是放着鸡蛋的鸡蛋杯，旁边的图片也有类似的图案，唯一的区别是杯里的鸡蛋只有半个。

在这个纯粹的视觉记忆实验中，由于研究人员提供了视觉上的含义相关性，非自闭症患儿同样表现得很好，而自闭症患儿表现得也同样出色。其实，他们的得分与控制组儿童的得分几乎一样。

这个实验结果十分有趣，它也成了自闭症研究领域的经典案例。该实验使人们得出了一个具有颠覆性的假设：虽然自闭症患儿可能不理解复杂的语言，也难以察觉其中的含义，但是他们很会推导以非语言方式传递的信息。此外，这些结果进一步说明，比起以听觉为渠道学习，自闭症患儿更适合通过视觉进行学习。在之后的若干年中，这些结论不断地被其他实验证实，并对针对自闭症患儿的教学方法的革新产生了重大影响。

奥康纳和赫梅林在发表这篇论文时，在首页脚注部分写有这样一句话："这篇论文是由乌塔·弗里斯与两位作者合作完成的。"他们非常大方地将弗里斯列为合著者——对一名研究生做出这种褒奖在这一领域是不常见的，也许这正表明了弗里斯的两位导师的信念，他们坚信这名学生将在这一领域有所作为。

他们的判断非常正确。乌塔·弗里斯后来会成为自闭症领域最为显赫的名字之一。她一方面对自闭症的性质提出深刻的疑问并设计实验解答，另一方面还成了一位对公众进行自闭症科普的领军人物。后来，她主持了多档相关电视节目，她的名字频频见诸报端。她写成了著作《拨开自闭症的谜团》（*Autism, Explaining the Enigma*），这是第一本由一线研究人员从科学角度出发向普罗大众解释自闭症的书籍。在此书中，弗里斯带着最初吸引她和她的导师们进行自闭症研究的惊奇感描述了她在佛罗伦萨路 10 号那座砖房里进行的实验，后来，她也将这种惊奇感传递给了她自己那群出色的学生们。她在书中用平实的语言描述了他们实验的细微差别，在表述这些实验的结果时。她引导人们将对"自闭"头脑的研究看作对全体人类大脑的研究。这本著作之后会被翻译成 10 种语言，并一再重印。

公众对自闭症的好奇度开始提升。最初于伦敦提出的关于自闭症患者人数的疑问在 20 世纪 70 年代得到了众多学者的研究，在这时，这些疑问终于掀起了轰动。不过，研究人员并没有找到全部问题的答案；正相反，已有的疑问在不断地引出新的、更重要的疑问。

28

搜寻全英国的双胞胎

20世纪70年代初，一位名为M.P.卡特（M.P.Cater）的全科医生去世了。他一生主要在英格兰东部生活和工作。他的妻子在整理他的个人遗物时，在其书桌抽屉里发现了一张患有自闭症的双胞胎的名单。卡特的这项工作始于1967年，他那时已经在几家医学期刊中发布告示，请求"身边有这类患病双胞胎存在的医生联系本人"。身为全英自闭症患儿协会在东安格利亚地区的组织者，卡特在组织中非常积极。他与美国实验心理学家伯纳德·里姆兰交流甚密，他们一直商量着要对自闭双胞胎进行一项联合研究。遗憾的是，卡特在开展该研究之前就去世了。

卡特妻子感觉这份短短的名单可能很重要，于是想把它交给能善用它的人。就这样，这份名单辗转来到了伦敦精神病学教授迈克尔·鲁特手上。

当时的鲁特40岁出头，却已经成为英国儿童精神病研究领域的明星，他也是英国拿到这个学科教授头衔的第一人。鲁特以超凡的智慧和在学术写作中难得一见的清晰、直率的风格而闻名，他会在之后的职业生涯中被女王授予爵位。其实，自闭症只是鲁特的研究兴趣之一。从20世纪60年代起，他在其后的50年里一直以一个思考者和研究者的身份引领着这个领域的发展。

1973年，在见到卡特这张双胞胎名单的那一刻，鲁特立刻看出了其广阔的应用前景。虽然其他研究人员也在研究关于双胞胎与自闭症的课题，但是这类文章少之又少，而且提及的案例和数据极其有限。而鲁特认为，只要有足够案例，他就有很大机会同时解答两个十分有趣的问题：双胞胎同时患有自闭症的概率有多大？同卵双胞胎和异卵双胞胎患病的概率是否一样？如此大数据量的案例，有很大机会解释基因在自闭症成因中的比重。如果分析结果显示同卵双胞胎患自闭症的概率比想象中更大，我们就能使用基因来定位自闭症患者了。

但由于纳粹曾以基因为借口屠杀精神病患，这个负面影响经久不衰的科学界丑闻使得与基因有关的研究在几十年间都成了禁忌。第二次世界大战结束后的很多年中，研究人员一直回避人类基因与精神病症状或智力低下的联系。尤其在美国的精神病研究领域，认为基因与人脑的功能性存在联系是最政治不正确的事。美国之所以有这一禁忌，很大原因是当时美国有很多精神病学家生于欧洲，而他们中很多经历过大屠杀，也有很多学者的家人死于那场浩劫。从这一点上说，情绪胜过了求知精神。因此，丹麦精神病学家埃里克·斯特龙根（Eric Stromgren）在 1948 年访问美国时感到十分沮丧，因为他发现仅仅与美国同行谈论"基因原因存在的可能性"都是不被允许的。"基因已经成了一个肮脏的词。"他回忆道。

不仅如此，当时一味责怪母亲的理论依然盛行，这也就消除了探索自闭症基因或生物成因的必要。在这两个因素的共同影响下，若干年间都没有出现多少关于自闭症生物成因的真正研究。不过，在拿到那张名单后，迈克尔·鲁特准备好去打破这个研究禁忌了。

当鲁特开始指定研究纲领时，他确定了目标研究人群：英国所有的双胞胎——无论是同卵还是异卵，只要其中一人表现出自闭症症状，就都属于研究对象，这也是卡特列名单时遵循的原则。那份名单上的十几个名字让鲁特在研究的起步阶段有了非常好的成果。为了追查到卡特可能遗漏的任何双胞胎，鲁特与卡特当初一样，也联系到了儿科中心、社会服务机构、精神病院等职业医疗机构。也许是由于鲁特拥有的崇高声誉，他获得了高度配合。人们把大批装有儿童完整、原始档案的信件寄给了他。

这些信件都声称名单中提及的双胞胎中至少有一人患有自闭症，但是鲁特想确认诊断的正确性。鲁特治学严谨，这就意味着他要逐个确认案例。他的名单不断扩充，他还要亲自去拜访每个家庭，面对面地对儿童进行评估。但问题是，名单上的几十个儿童散布在英国各地，相互之间有着几百英里的距离。而他本人在精神病学院工作繁忙，因此没法亲自去拜访这些孩子。于是，他将一名圈外人士带进了这个项目。

苏珊·福尔斯坦（Susan Folstein）在美国密苏里州长大。1970年，她成为被康奈尔医学院（Cornell Medical School）录取的5名女性之一，在当时，这是女性可能得到录取的最高学位。她曾告诉一位教授，她未来也想成为一名大学教授，于是那位教授建议她去"成为某件事的专家"。巧合的是，这位教授也曾在莫兹利学习并认识迈克尔·鲁特，于是他将福尔斯坦介绍给了鲁特。

就这样，在1974年夏天，福尔斯坦来到了英国北部。此时，她正穿过泥地，前往一小片活动房屋的营地。在那里，她看到一位母亲正弯下腰帮助一名没穿衣服的孩童向泥地里小便，母亲的红色松散长发及腰，孩子也有一样的发色。那个地方不通电话，也不供电或自来水，不过这位母亲对于在她的活动房屋边见到一个美国人却一点也不惊讶。这是因为几周前，福尔斯坦就已经给她寄过信，表明自己希望研究她的双胞胎儿子。这位母亲不识字，还专门进城去找负责照料自己孩子的医生给自己读这封信。

活动房屋里到处都是摆满精美雕花玻璃的架子，两个女人在其中找个地方坐了下来。更多的孩子出现了，坐到她们身边。福尔斯坦花了很长时间观察那对双胞胎，同时向那位母亲询问一些相关问题，并进一步解释这项研究的目的。她们边喝茶边谈，福尔斯坦还主动向那位母亲介绍了已知的一些关于自闭症的知识。那位母亲渐渐理解了这些内容，评论道："哈！看来读书还是有好处的啊。"

在1974年到1975年晚春的大部分时间里，福尔斯坦每周都有两天在路上。按照鲁特提供的名单，她在英国来回奔波，与来自不同社会阶层的人们喝茶、聊天。自闭症确实存在于英国的各个阶层。比如，那个红发母亲是一个吉卜赛人，这个群体不怎么受欢迎。福尔斯坦还探访过其他群体，比如一对著名音乐家与女演员夫妇，他们育有一对双胞胎。福尔斯坦曾去到他们位于乡下的豪宅，在美丽的花园里度过了一个下午。还有一次，福尔斯坦联系到了一对双胞胎的爷爷。这位老人曾经是一位将军，福尔斯坦在他家里用晚餐，使用的是银制餐盘，但食物已经发霉了。名单上的很多儿童已经被送到了专门的机构，但福尔斯坦发现，很多精神病院外观美丽别致，内部却阴森可怖。

在这几个月里，福尔斯坦成了她渴望成为的专家。通过鲁特设立的标准，她掌握了观察和报告自闭行为的方法。不过，依然是鲁特负责管理她详细的报告，以判断这些儿童身上是否存在真正的自闭症状。他还在报告中排除了可能因其他疾病的影响而判断失误的案例。比如，一些儿童患有风疹或在出生时留下了生理创伤，也可能导致一些可观察的自闭行为。他只想留下那些可能为遗传导致自闭的值得探究的案例，这就要求两个孩子必须是同性，并有可以对其中至少一个孩子做出自闭症的诊断的明显依据。

福尔斯坦完成她的田野调查时，只剩下了 21 对符合要求的双胞胎。不过，考虑到双胞胎本就数量稀少，并且这次研究对自闭症的认定有着极为苛刻的条件，这个数字也并非令人无法接受。不管怎样，数量的稀少并无大碍。1976 年 7 月，当鲁特和福尔斯坦于瑞士小城圣加伦的一场会议上公开自己的研究成果时，就是在这 21 对双胞胎内部做出的病情统计结果震动了整个自闭症学界。

当时，鲁特在观众席上旁听福尔斯坦做报告。福尔斯坦指出，有 11 对同卵双胞胎和 10 对异卵双胞胎——共 21 对双胞胎最终通过了筛选。在这些双胞胎中，至少有一名儿童患有自闭症。她还向房间里的人宣布，自己和鲁特非常确定在研究过程中没有遗漏全英国任何一对双胞胎。她提醒所有人，虽然 21 这个数字确实很小，但它也在源头上反映出双胞胎有一定概率共同患上自闭症。

接着，福尔斯坦发表了关键发现：有 4 对双胞胎是两人同时患有自闭症，而这 4 对双胞胎均为同卵双胞胎。同时，在那些 DNA 并不比普通兄弟姐妹有更多相似性的异卵双胞胎中，没有任何一对是两人同时患病的。

即使样本量很少，结论也已经非常明显了：基因遗传特征对是否患自闭症是有影响的。正如福尔斯坦所指出的那样，已知同一个家庭中两个孩子共同患有自闭症的概率是 1/50，但这次研究中的同卵双胞胎中两个孩子共同患病的概率高达 1/3。这么高的概率绝不是偶然产生的，基因一定起到了某些作用。

那一天，对自闭症起源的研究迎来了一个转折点。在之后的 25 年里，对基因的研究愈发火热和深入。在早期，人们曾希望能找到"自闭基因"，但短期内没有成果。虽然如此，研究人员每年还是会持续发现有关人类染色体的新知识。直到 21 世纪初，所有这些发现汇聚在一起，构成了人类完整的基因图谱。最终，基因研究工具不再像 1974 年苏珊·福尔斯坦在英国进行田野调查时那样简陋，它们发展得更为精准、完善，便于人类对自闭症和染色体的关系进行更深入的研究。

那个年代，在英国进行的自闭症研究基本都把佛罗伦萨路的那座房子作为研究中心，而这次的双胞胎研究却并非如此，这完全是因为患有自闭症的双胞胎数量太少，并且相距太远。不过到了 20 世纪 80 年代，研究人员依然会去探访住在那座房子里的儿童。在这时，他们提出的关于自闭症的问题更为深刻，得到的答案也会产生更大的影响力。

20 世纪 80 年代初，一位年轻人提着装有两只娃娃的手提箱走入了前门。他便是这样一位研究人员。当时，他脑海里构思着一个即将产生巨大影响力的实验，这个实验将促进所有人对自闭症本质产生好奇，继而获得了解。

29

莎莉 – 安实验

对探索自闭症内在性质的研究人员来说，有一个问题看起来简单明了，却也最为棘手："是什么导致了什么？"比如，列昂·肯纳研究中涉及的儿童都有至少两种症状表现：处理语言有困难和缺乏社交联系。

这里存在的问题就是，这两个症状中，哪一个是因，哪一个是果？

是语言缺陷最早出现，阻碍了与他人的交流，从而打断了正常的社交发展？还是社交缺陷最先出现，造成语言学习中极为重要的与他人的互动减少，从而遏制了语言能力的发展？

自闭症学者对这两个问题给出了自己的答案，经过一段时间的发酵，这些答案酿成了很多不同的自闭症研究"模型"。由于当时缺乏实践的确认，这些"模型"往往是基于可获得的间接、稀少的数据而做出的保守猜测。比如说，有些人认为某些感官功能不正常才是自闭症的原始动因，它同时影响语言能力和社交能力。同时，还出现了许多其他理论。

1984年，在伦敦市绿树成荫的布鲁姆伯利住宅区，一所位于戈登街的狭窄石砌公寓中正在进行一场谈话，这场谈话中诞生了一个关于自闭症的全新理论模型。当初，乌塔·弗里斯在成为举世闻名的学者前，就是在这里工作多年，进行着一个叫"认知发展单元"（Cognitive Development Unit，CDU）的研究项目。现在，她的生活地点与莫兹利相隔有数英里远，中间隔着半个伦敦和泰晤士河。但由于她常常怀念学生时期的点点滴滴，弗里斯还是会鼓励她的研究生们拜访她位于戈登街的办公室。他们经常会在下午晚些时候办茶会，激烈地讨论认知心理学最新的发展趋势和学界论战。弗里斯还鼓励她的学生去吸收传统心理学定义之外的想法，保持与其他学科同事的联系。她的目标是让她的学生们感到这是一场没有定式、永不完结的研讨会。

一天下午，弗里斯和一个名叫西蒙·巴伦－科恩（Simon Baron-Cohen）的年轻人座谈，边品茶边与他一起为他的博士论文打磨想法。巴伦－科恩和弗里斯一样，对自闭症有着无比的激情。从牛津大学毕业后不久，他就到了一所名为"根连根"的学校工作。学校有 6 名自闭症患儿和差不多同样数量的工作人员。巴伦－科恩在成长环境中从未接触过自闭症，因此，这第一次接触对他影响很大。他担任起了各种职务——在艺术课上他是老师，在烹饪课上他要烤饼，学校郊游时他是司机。他无时无刻不在近距离接触这些孩子，也近距离触及了他们的自闭症。

这些孩子让他着了迷。他发现，除非脸已经挨得非常近，否则当他想让孩子们凑在一起时，他们总是会偏离方向。这也让他意识到，那些带着强烈好奇心凝视着他的孩子其实根本不是在看他，至少不是凝视他这个"个体"，而只是在看他的某一部分，一个躯体中的模块或形状。巴伦－科恩了解到，这些孩子完全沉浸在自己特有的好奇心里，不会注意到自己在注视他们。他在那一刻感到困惑和奇妙，心里再也放不下这件事了。他想知道世界在这些孩子的头脑中是什么样的。

巴伦－科恩和弗里斯在戈登街见面的那天，"认知发展单元"的一位新员工、来自苏格兰的心理学家艾伦·莱斯利（Alan Leslie）也加入了他们的讨论。莱斯利的专业兴趣是儿童间的扮演类游戏研究。同时，他们三个人那时都刚在最新一期《认知》（*Cognition*）上读到一篇介绍"心智解读"（theory of mind）的文章。

这篇文章由两位奥地利学者海因茨·温默（Heinz Wimmer）和约瑟夫·佩尔纳（Josef Perner）合著。为了探究幼儿识别欺骗的能力，他们设计了一场精彩绝伦的实验。现在的问题是，如何利用他们的实验得出关于自闭症的新发现。

"心智解读"有其特定的指向，心理学家们用这个词来描述一个个体对其他人独立、与自己不同的心理活动的敏感程度。也就是说，个体是否有能力意识到其他人也有其独特的思考、梦想和信条。如果一个人缺少"心智解读"的能力，那他／她终其一生都无法理解他人也有自己的观念和视角的事实，他／她会更倾向于将其他人看作像随风飘舞的叶子那样没有自身意愿的物体。

到这里，需要提一下"读心"（mind reading）的概念。这个说法后来被更名为

"心智化"（mentalizing），指人类总是在通过直觉推测其他人的想法，并以此做出判断。一些人声称，心智化能力出色，可以帮助自己在丛林法则的世界中生存下来。举个例子，当一个陌生人挥舞着球棒，气势汹汹地快速向你跑来时，如果你猜他是想杀了你，并拔腿向相反的方向逃跑，那这个聪明的猜测很可能就救了你的命。

这些概念最早在20世纪70年代就开始受到人们关注。当时，宾夕法尼亚大学进行了一项关于人类与灵长类动物交流能力的研究，在相应的学术文章中提出了这些概念。研究人员表示，在对一只名为萨拉的黑猩猩进行的实验中，他们发现，即使是动物也能猜测人类接下来打算做什么。这篇论文的题目是《黑猩猩有心智能力吗》，1978年一经发表便立刻成为学界经典。

回到那两名奥地利学者合著的论文上。这篇1983年发表的论文之所以能让巴伦－科恩、莱斯利和弗里斯都兴奋不已，是因为它对心智化理论的研究更为深刻。文章作者提出，如果心智化理论真的正确，那么为了验证它，进行一场探究人类洞察欺骗的天赋的实验是最好的选择。他们认为，任何欺骗行为，比如说谎，都依赖于对另一方感知现实能力的了解，因为说谎就是试图去操控这种感知能力。因此，存在欺骗行为，就表明欺骗他人者在利用心智理论。而由于这两名奥地利学者是儿童发展研究人员，于是他们的问题就进一步转化为：儿童在多大时产生了这种感知欺骗的能力？

最终，他们得出的答案是大约在4～5岁。他们也广泛激起了伦敦心理学家们的兴趣，不过不是因为他们得出的这个结论，而是他们对所谓"错误信念测试"（false-belief test）的开创性运用。该测试内容如下：向被试儿童展示一个关于淘气木偶的故事，当故事里的一个木偶被骗去相信一件虚假的事时，测试者会要求儿童进行辨别，能辨别出欺骗行为的儿童即通过了测试。

在三位心理学家谈话的过程中，巴伦－科恩开始勾勒出博士论文的大纲。他希望设计一个能检测自闭症患儿识别欺骗行为能力的实验，从而发现他们在心智角度历经的心理过程。问题是，什么样的实验能在这些孩子身上取得效果呢？

巴伦－科恩对此做出了解答。在设计出实验后，他提着装有实验道具的手提箱，进入了佛罗伦萨路那座房子的前门。

巴伦 – 科恩曾每周一次去那所学校担任助教，因此对那里并不陌生。第一个被试者坐到身边后，他开始边对这个小男孩讲故事，边用手里的两个娃娃演示情节。

他用右手把金发娃娃立在了桌子上，"这是莎莉，"他说，然后用左手把黑发娃娃立了起来，"这是安。"

男孩看着，没有作声。

接下来，巴伦 – 科恩在每个娃娃前放了一个盒子。盒子有两英寸高，开口向下。"莎莉有一个黄色的盒子，"他继续说，"安有一个蓝色的盒子。"

"莎莉还有一个弹珠，"他从口袋里掏出一个弹珠来，"她把弹珠放在她的黄色盒子下面。"

巴伦 – 科恩继续演示这个故事，把弹珠放在了黄色盒子下面。

"然后，莎莉就出去玩了。"

他把金发娃娃藏在自己背后。现在，莎莉不在，安准备做一些淘气的事情了。

"安把莎莉的弹珠拿到了自己的盒子里。"巴伦 – 科恩说，把弹珠从莎莉的黄色盒子移到了安的蓝色盒子里。

男孩继续注视着实验进行。

关键时刻终于到来了。"莎莉回来了。"巴伦 – 科恩说，将莎莉放到了两个盒子之间，然后向男孩问出了最关键的问题。

"莎莉会去哪个盒子里找自己的弹珠呢？"

他停下来，等着这个男孩做出选择。

像大多数实验者一样，巴伦 – 科恩也提前对实验结果做了预测。他认为，大多数人会选择黄色的盒子，因为他们看到莎莉将弹珠放在了黄色盒子里。从莎莉的角度思考，她回来后会去黄色盒子里找弹珠的。

这名被试男孩看到了同样的实验过程，但巴伦 – 科恩预测男孩无法站在莎莉的角度去思考这个问题。

莎莉会去哪个盒子里找弹珠呢？

男孩最终指向了蓝色盒子。他明确知道弹珠在蓝色盒子里，而没有指向莎莉误认为弹珠依然存在其中的黄色盒子。男孩没有通过错误信念测试。

巴伦－科恩的第二个被试儿童也做出了错误的选择。下一个，再下一个，这几个被试儿童的判断全部错误。巴伦－科恩对他们如此一致的错误判断选择感到惊奇。孩子们都没有通过测试，这也就不断证明着他预测的正确性。

不过，后来还是有个男孩做出了正确判断。他正确地指向了莎莉的黄色盒子。又跳过几个被试之后，再次有孩子通过了测试。不过，在这些 6~16 岁的儿童和青少年中，最终还是有 85% 的人选择错误。这其中有许多人语言能力上佳，有着和普通人一样的智力水平。

接着，巴伦－科恩又带着这两个娃娃去到伦敦其他学校，对年龄更小的非自闭症患儿进行实验。这个控制组里的所有儿童都不大于 4 岁，其中有部分还存在智力缺陷，智力比那些做过实验的自闭症患儿低。这次实验步骤相同，巴伦－科恩给这些孩子讲了同样的故事，并对他们问出了相同的问题："莎莉会去哪个盒子里找自己的弹珠呢？"

这次得出的结果几乎与自闭组的实验结果完全相反。这些儿童中有 86% 通过了测试，其中包括那些智力有缺陷的儿童。很明显，智力缺陷并不影响他们站在他人的角度看待世界。根据巴伦－科恩的假设，这些儿童拥有自闭症患儿所缺乏的活跃的心智能力。

当巴伦－科恩把实验结果告知弗里斯时，她既惊讶又开心。她从未想过会得到如此有指向性的结果。弗里斯认为巴伦－科恩的这个发现非常重要，鼓励他去收集更多的数据。

实验的最终成果在 1985 年的《认知》杂志上发表，巴伦－科恩、艾伦·莱斯利和乌塔·弗里斯分列第一、第二和第三作者。这篇论文在该领域有着里程碑意义。为了向那篇关于黑猩猩心智理论的论文致敬，他们将自己的这篇文章命名为《自闭症患儿有心智能力吗》（"Does the Autistic Child Have a Theory of Mind?"）。在文中，他们基于自己总结的数据得出了大胆的结论。他们写道："我们的实验结果显示，自闭症患儿群体不具有心智能力的假说是正确的。"

这篇论文的发表产生了即时且持续的影响，尤其是对巴伦－科恩的科研地位而言。那时他 25 岁，却突然走到了实验心理学领域的前沿，"莎莉－安实验"更成了研究生课程必讲的内容之一。

巴伦－科恩、莱斯利和弗里斯发现了从未得到报道，然而极为重要的原理，它也可能对自闭症本身的性质有着决定性影响。"我们发现了一种认知缺陷，"他们宣布，"这种认知缺陷与总体的智力水平基本没有关系。经过完善后，它可以用来解释一些自闭行为，比如无法进行扮演类游戏，以及一种局部认知失灵造成的社交障碍。"

正如其他很多发源自伦敦的重大理论一样，自闭症心智理论的正确性也会在多年内成为讨论的焦点。后来，弗里斯在与自己的学生阿米塔·沙（Amitta Shah）和弗朗西斯卡·哈佩（Francesca Happé）合作时又提出了关于自闭症的另一套理论，她们称之为"弱中央统合"（weak central coherence）。她们在实验中发现，自闭症患者在识别或操作整套模式和系统的部分模块时有着高超的技巧，但在理解各部分如何组织在一起作为整体工作时却不尽如人意。换句话说，他们的全局思路较弱，但细节能力超强。

同时，巴伦－科恩还提出了一些其他想法。比如，他认为可以将自闭症看作"极端男性化思维"的产物，其表现是系统化思维的倾向，但同时缺乏对他人的同理心。这种提法可以用来解释为何男性中自闭症患者比女性高出许多，以及为什么工程师群体比诗人群体患自闭症的频率更高。

伦敦的研究者们不断产出新的数据来支撑他们的想法，同时，随着新数据的涌入，这些想法在各自进化、扩展或消亡。不仅是针对自闭症患者，在伦敦产生的这些关于自闭症的疑问也在持续解释着全人类的思考方式。

第六部分

重新定义自闭症诊断

20 世纪 70—90 年代

30

自闭症谱系

20 世纪 80 年代中期，一个词语应运而生："连续统一体"（continuum）。这是一位对自闭症有颇多研究的学者提出的。她认为，自闭行为出现在分布如此广泛的智识和社会阶层中，以如此不同的强度和组合方式存在着，而这个词正可以完美地表达这种情况。她认为"连续统一体"这个词描述了"一种具有高度复杂性的概念，而不仅仅是严重或轻微这样的线性关系"。

但就在她就"自闭的连续统一体"这一概念写作一段时间后，她发现还有个更合适的词可以描述这种情况："自闭症谱系"（autistic spectrum）。这个词的运用完全重塑了人们解释和对待自闭症的方式，同时引起了政治、社会和科学界的反响。总而言之，这位作者对"自闭症谱系"一词的启用改变了自闭症的历史。

这位作者就是伦敦自闭症研究领域中的重要人物洛娜·温（Lorna Wing）。温有着多重身份，她是治疗经验丰富的精神病专家，是发表过若干开创性成果的学者，是用自己平实易懂的著作帮助自闭症患者家庭的作家，也是为自闭症患者谋求权益的活动家。从 20 世纪 60 年代到 2010 年，她持续活跃了 50 年，获得了任何同行都无法比肩的成就。在关于自闭症的全球座谈中，温都有着特殊地位，即使是美国学者也无法撼动，而这是因为她与其他研究者有着一点关键的不同。邵普勒与洛瓦斯、奥康纳与赫梅林、洛特、弗里斯和巴伦－科恩等研究者只在工作中接触自闭症。

而洛娜·温的不同情况在于，自闭症是她回家后需要面对的噩梦。

据温后来回忆，她第一次发现自己的女儿苏茜有问题，是在 20 世纪 50 年代的一天。那天，她带着 6 个月的苏茜乘火车，同车厢还有一位带着男孩的母亲，那个男孩与苏茜差不多大。在那个时代，人们对自闭症知之甚少，虽然温与她在解剖课上解剖同一具尸体时认识的丈夫约翰·温（John Wing）那时都已经是有执照的精神病学家，但他们也对自闭症一无所知。

温注意到，那个男孩一直被旅途中窗外的景色和声响吸引。比如，看到窗外的羊群时，他会兴奋地指向它们，并回头看自己母亲的反应。而苏茜却从没有这样的举动。苏茜总是在被动孤僻和极度兴奋、不停尖叫间游走。她很少吃东西和睡觉，也从不像那个男孩一样和自己的母亲进行轻松的互动。那时，在发现这一切后，温感到了一阵冰冷。

苏茜3岁时，她的父亲碰巧参加了精神病学家米尔德拉德·克里克的一场讲座。克里克那时正在参与界定自闭行为的工作。那天的讲座使约翰·温对自己女儿的情况有了新的猜测，果然，在不久之后，苏茜被确诊为患有自闭症。

苏茜的病情很严重，而那时，对严重自闭者只有两种治疗方案：将儿童送进治疗机构，或者对母亲进行精神分析。

洛娜·温对这两种方案都不满意。她准备亲自上阵，利用自己受过的医学训练治疗苏茜，让她远离治疗机构，并帮助其他受自闭症困扰的家庭。她调整了自己的职业重心，开始进行儿童精神病学研究，并与丈夫约翰一起加入了莫兹利的SPU。后来，约翰成为该团体主席。在那里，温夫妇全身心地投入研究工作，这一团体最终产出了几百项研究成果。他们监督的研究项目之一便是维克多·洛特对自闭症人口进行统计的开创性尝试。

但对这位母亲来说，研究工作只是她对抗自闭症的多种方式中的一种。温还是英国境内对父母开展的自闭症宣传活动的领军人物。1962年，她帮助设立了全英自闭症患儿协会，当时的委员会选举西比尔·埃尔加为新学校的管理者，而她就是这个委员会的成员。她还是协会中科研政策的制定者，这个角色无比适合她。由于她在父母和学者群体中都有很高的地位，她成了父母和学界的中间人。

但位居要职的缺点也随之而来。在由男性主导的精神病学领域，女性想得到同事的重视是很难的。而作为一个自闭症患儿的母亲，人们也会怀疑她是否有能力客观地进行自闭症的科学研究。

这不是一个小问题。在美国，伯纳德·里姆兰也面临过同样的情况。他那时是几个反对盛行的责怪母亲理论的父亲之一。在写作或研究会议发言时，他从不提及自己患有自闭症的儿子马克。即使在他 1964 年出版的那本开创性著作中，他也没有说明自己的儿子就是他用来举例的若干儿童之一。他不想自己的努力被批评者们诋毁为一名倍感压力的父亲的宣泄。

温在 1970 年出版的著作《自闭症患儿：父母和专业人士指南》（*Autistic child: A Guide for Parents and Professionals*）中也采用了同样的处理方式。这本书以直接与父母对话的方式告诉他们抚养自闭症患儿的难处，此前从没有专家写过这样一本书。因为在以前，这个问题被认为是没必要考虑的：儿童都被送进了机构，父母自然就不需要抚养建议了。另外，当时受众最广的关于自闭症的书籍是布鲁诺·贝特尔海姆的《空堡垒》，这本书让人们确信父母对自闭症是无能为力的。但温认为，至少很多人会尝试让家庭保持完整，而父母们需要以简单、直接的语言传达的相应建议。因此，温指出了日常生活中一些不起眼行为的重要性，比如在父母呼唤孩子的问题上。"首先，"温建议，"应该确保永远在使孩子感到快乐的情境中喊他 / 她的名字。"

那些受自闭症困扰的家庭在读到这本书时，仿佛瞬间找到了出路。这本书历经几次重印，也被多次翻译成其他语言，其中包括几次民间的自行翻译。比如在以色列特拉维夫，合作创建了以色列第一个自闭症组织的自闭症患儿母亲埃德娜·米肖里（Edna Mishori）就曾在 1971 年对其进行翻译。她花费了无数个夜晚，一页页对照着希伯来语 – 英语词典完成了自己的译本。接着，她自己抄录并装订译文，然后交给了以色列其他家庭传阅。

鉴于《自闭症患儿》一书在 20 世纪 70 年代产生的重大影响，可以说，在那时父母们眼中，是洛娜·温写出了关于自闭的"教科书"。随后，温对其进行了改写。

温创造"自闭症谱系"这个词，是因为她对自闭症的看法发生了改变。而她之所以改变看法，源于装满文件的一套抽屉。这套抽屉位于莫兹利医院大厦行政楼的地下室内，抽屉内卡片文件上的内容全部为手写，分别记录了伦敦坎伯韦尔区政府精神科服务的每个申请者的详细个人信息，所有这些卡片构成了一个名为"坎伯韦尔记录"的数据库。为了保证信息的实时性，每天会有 6 名女性行政人员坚守岗位，根据最新的田野调查报告手动更新数据库。而当该区的儿童第一次享受这种社会服务时，无论他们在何处，这个地下室都会在数据库里为他们创建一张新卡片。这个数据库是温和丈夫约翰在 20 世纪 60 年代中期创建的。他们当时的目的有二，一是确保政府向有需要的群体提供相应的服务，二是为精神科学研究建立一个数据库。

1972 年的一天，温带着一个新的研究项目计划来到那个地下室。当时，学者们在统计不同地区自闭症患者数目时经常会遇到"准自闭者"的问题，温想探究这个问题。准自闭者常常是那些确诊的自闭症患者的亲属，他们身上也会明显表现出一些自闭行为，虽然还不足以做出患有自闭症的诊断，但他们的语言或者社交行为与当时人们普遍认知中的自闭症表现非常相像。

在另一些情况下，他们在某些方面的自闭行为非常轻微，以至于难以认定他们是否符合自闭症的全部标准。20 世纪 60 年代，维克多·洛特在统计米德尔塞克斯县的自闭症患儿数量时就发现了这一现象；20 世纪 70 年代，苏珊·福尔斯坦在寻找同时患有自闭症的英国双胞胎时也发现了这一点——很多双胞胎中有一个孩子有着明显的神经缺陷，但并不符合她用来判定患有自闭症的全部标准。福尔斯坦最后不得不将这些双胞胎从自己的统计中剔除。

温明白政府提供的支持服务的价值，也清楚将这些服务合理化的重要性。而为了做到这一点，只需一个将这些不够明显的症状纳入某种病症的诊断——这也可能是她想把所有表现出自闭症状的人全部纳入统计的原因。无论症状的表现是否强烈、组合方式是什么样子，要实现她的这个目标，坎伯韦尔记录就是起点。

这个项目过于庞大，一个人无法完成。于是温发了招聘启事，希望找到一个对儿童工作和认知评估领域都有经验的心理学家和她共事。一位当时在莫兹利受训的年轻心理学家朱迪斯·古尔德（Judith Gould）曾参与一个以指导教学为目标的研究项目，有着高度满足这两项要求的履历。在接受约翰和洛娜·温的面试后，她获得了这个职位。于是，在 1972 年的那天，由温和古尔德新组成的科研队伍来到了那间存放着记录的地下室。

仅仅从卡片上提取数据是不够的，温还坚持对卡片信息进行严格的确认，于是她与古尔德开展了马拉松式的田野调查，在坎伯韦尔日夜不停、挨家挨户地探访，将卡片描述的信息与真实情况进行对照。她们将调查范围限定为 15 岁及以下的儿童，然后亲身去探访这个范围内所有被诊断为患有自闭症的儿童。这还只是个开始。除此之外，对于那些有着更广义的发育障碍的儿童，她们也想一一探访，这其中包括智力缺陷、语言迟缓以及全部学习障碍。同时，她们也把其他一些零散的自闭倾向包括在内，比如对重复行为的兴趣和对社交活动的冷漠。

针对这些卡片上记录的儿童，温与古尔德找到了超过 900 位教过他们的老师，并对所有人进行了一对一访谈。在那之后，她们又花时间与超过 132 名儿童及他们的家庭相处。她们会把前一天收集到的数据返回给系统，系统再报告给地下室里的秘书们，然后由这些秘书将数据记录在卡片上。在项目进行到差不多一半的时候，有一天，一名工人将一台桌子大小的人工打字机带到了地下室——莫兹利开始步入了机械化时代。接下来，行政人员有了大量工作，他们需要将卡片上的数据通过打字机打印出来。最终，那些地下室里的卡片被运送到了莫兹利校内，交由校园里的主机处理。

由于项目的实地考察任务过于繁重，直到项目启动 4 年后，温和古尔德才开始着手研究成果的发表事宜。不过，在 20 世纪 70 年代后期，她们已经产出了一系列文章，这些文章成为后来温对自闭症概念展开颠覆性思考的基础。温提出的理论打破了当时流行的对自闭症概念的认知，并开始改变所有人解释自闭症的方式。

温表示，由于判定自闭症的门槛太高，之前所有对自闭症的分析都遗漏了一些非常重要的方面。而现在是时候放开眼界了，不应再像肯纳当初的研究一样，只在当几个自闭行为紧密联系、形成一个综合征时才把患者确诊为自闭症，这样会忽视太多需要帮助的人。正如温后来所写的那样，这会"把不完全符合自闭类别的人排除在外"。毫无疑问，作为一个自闭症患儿的母亲，她一定受到了自己生活经历的影响，这让她更留心那些被门槛过高的"贴标签"式判定系统忽视的家庭，以及这种忽视对这些家庭产生的影响。她写道，这种对自闭症过于狭窄的定义"对指定相应的教育、行为管理和医疗措施以及其他治疗方法等方面都没有好处"。

虽然她认为这种狭窄的定义已经失败，但这并不意味着她认为自闭症完全没有具体的定义方式。她与古尔德提出了一种她们称之为"三重损伤"（triad of impairment）的框架理论，该理论涵盖了对自闭症有决定性影响的核心因素：第一点是常规社交技能方面的损伤；第二点是与语言技能，包括肢体语言相关的损伤；第三点损伤的表现是无法进行温所谓的"社交想象"（social imagination），这种损伤在角色扮演游戏中就有所体现。

三重损伤理论的关键是其灵活性与多样性。温强调，该理论认为自闭症的症状能以各种组合方式及不同的强度表现出来，"一直延伸到几乎与正常人没有差别的地步"。她大胆断言，即使是伟大的肯纳也没能洞察这种整体倾向。她在最开始描述这一概念时使用了"连续统一体"，她的著作中也有一章被命名为"自闭特点的连续统一性"。直到1988年，她开始频繁使用"谱系"一词来描述同样的概念。

到了20世纪90年代，温认为"连续统一体"这一说法的暗示性太强，会给人们带来自闭症严重程度存在浮动的印象，便彻底放弃了它。她希望学者和临床医生能够摆脱对自闭症过于简单的衡量标准，而是更加灵活、敏锐地识别并解释不同的自闭特点。毕竟，这些特点不可能总是像做诊断的医生喜欢的那样，同时出现在某些狭窄的范围内。温经常重复自己的一句感悟："大自然画出的每条线，都会由它亲自抹掉。"

如果推广"自闭症谱系"这个词的人不是洛娜·温，而是其他任何人，那么这个概念可能只会出现在几本期刊的引用中，默默无闻。但温在她的同事和患儿父母群体中都有着其他研究者无法比肩的号召力，同时，她也希望谱系的想法真正在人们心中扎根。于是，她在20世纪80、90年代不知疲倦地对其进行了宣传。她不断地在文章中提到这个概念，也多次在学术会议上提及。修订自己经典的父母手册《自闭症患儿》时，她更是将其更名为《自闭症谱系》（The Autistic Spectrum）。作为一本每个受自闭症困扰的家庭的必备读物，这次更名意义重大。它在自闭症社群中产生了巨大反响，让"自闭症谱系"这个概念人尽皆知。

《精神疾病诊断及统计手册》（Diagnostic and Statistical Manual of Mental Disorders, DSM）是APA出版的书籍。1984年，这本书的编辑们决定对其进行更新。由于那时温在领域内有着卓越的地位，他们邀请她来参与自闭症标准修订第一稿的写作，这一版写作也让温在之后那三年学界持续不断的辩论和谈判中掌握了很强的话语权。

新版手册于1987年出版，这本书带有非常明显的温的风格。在前一版中，作者提出了 5 种不同的自闭症类型，甚至将年龄和症状持久度也当作区分因素。而在这一版中，自闭症类型被缩减到了两种。

第一种类型是"自闭性障碍"（autistic disorder），这种自闭类型的判定与列昂·肯纳对自闭症的定义是最接近的。

不过，第二种类型明显受到了谱系理论的影响。它将所有那些不完全符合"传统"自闭症定义的"准自闭者"都涵盖在内。虽然这种类型的标签使用了 DSM 一书中典型的冗长的命名方式——其他广泛性发育障碍（pervasive developmental disorder not otherwise specified，PDD-NOS），但 PDD-NOS 这一简写还是成了被普遍使用的重要标签。它的广泛流传有一个重要原因：儿科医师知道孩子父母害怕听到"自闭症"这个词，于是他们有时会用 PDD-NOS 代替。不过，那些了解个中缘由、希望医生明确传达病情的父母抱怨说，PDD 实际的意思恐怕是"医生尚未找出病因"（pediatrician didn't decide）。

抛去冗长的名称，由于这个分类确实有效，它流行了起来。正如温曾提出来的那样，并不是每个需要帮助的人都完全符合人为设定的自闭症标准——它的界限过于严格，标准过于狭窄。对于这些活生生的不同个体，应有针对其病症的相应诊断。

这也是在温指出这个分类的原理后，自闭症谱系的概念开始慢慢得到支持的原因。它考虑到了不同个体生命的多样性：这些人各自有着独特的、多种多样的特点，又共有着一些难以界定的、与经典自闭症患者相比决定性的不同。

温认为列昂·肯纳只是洞察了自闭症的冰山一角。在她看来，肯纳的工作无疑是历史性的，因为他将自闭症带进了公众的视线。但同时，温开始认为肯纳只发现了自闭症的一小部分，对于谱系理论，还有很多需要了解的内容。

这也就是为什么她在向世界介绍自闭症谱系概念的同时，也引入了另一种极少有人听说过的诊断概念。这个概念就是阿斯伯格综合征（Asperger's syndrome）。

31

汉斯·阿斯伯格

温与汉斯·阿斯伯格（Hans Asperger）只见过一面。身为一名奥地利儿科医师，阿斯伯格在英语国家毫无名气。那时他正在伦敦短途旅行，温恰好读到过他一篇几十年前的论文，觉得很有趣，便邀请他去莫兹利医院的餐厅喝茶聊聊。温后来回忆，他们当时用英语对话，这让年长的阿斯伯格有些吃力，但奥地利人仍然热情诚恳。一两年后，即 1980 年，阿斯伯格去世了，他这时依然在奥地利以外的国家没什么名气。

但这种局面在 10 年内就会因为洛娜·温的个人之力而发生大逆转。在研究、推广自闭症谱系概念的那几年里，她也将阿斯伯格的成果介绍给了世界。在这些成果中，有一篇论文引起了温的特别注意。该论文用德语写作，发表于第二次世界大战最焦灼的时期。温认为这篇文章的内容与谱系概念关系密切。

后来，温意识到，她把阿斯伯格介绍给世界后，产生了一些她没能预料到的后果。她表示，这让她感觉自己在帮助阿斯伯格获得更多荣誉的同时也打开了潘多拉的魔盒。但是事已至此，即使她想再关上它，也是为时已晚。

阿斯伯格综合征获得了广泛关注，这种病症远比它的发现者阿斯伯格名气更大。

汉斯·阿斯伯格身材瘦削，戴一副眼镜，即使在成年后依然有着孩子一样的面庞。他在维也纳郊区的一个农场里长大，小时候独来独往，经常一个人去树林里游玩，还喜欢背诵长篇诗歌。在青少年时期，他加入了一个叫作"漫游学者"的户外组织，并在该组织里遇到了一些玩伴。该组织是一项更广泛的青年运动"纽兰同盟"（Bund Neuland）的一部分，成员需信奉天主教。加入这个组织对阿斯伯格有着转折性的影响，他后来也说，自己的学术成就很大程度上要归功于这个组织的影响。

阿斯伯格学习了医学，并成了一名儿科医师。后来，他进入维也纳总医院工作。1932 年，他得到了晋升，开始主管一个以教育为手段治疗精神障碍和性格障碍的项目。那个项目类似于在医院里又额外建立了一所学校，他在该项目中取得的成果于1938—1944 年陆续发表，这些论文也正是洛娜·温后来对阿斯伯格产生兴趣的原因。

阿斯伯格之所以在奥地利之外不出名，除了使用德语写作，还有他研究领域的影响。他出身于希特勒统治下的第三帝国，国内的医学研究受到人们的唾弃。人们从意识形态的角度认为，第三帝国的医学研究在道德和事实上都是堕落的。胜利后的同盟国乐于收留德国那些制造火箭的科学家，但那些在纳粹时期的德国和奥地利进行生物医学和心理学研究的人员却难有出头之日。世界其他国家以怀疑的眼光看待他们的研究，即使在第二次世界大战结束后很久，人们还是会做出这样的联想。

虽然阿斯伯格曾在德军服役，但没有证据显示他加入过纳粹。他服役的原因也与很多其他医生一样——是被招募的。阿斯伯格那时已经有一个兄弟死在了苏联前线。作为 5 个孩子的父亲，他自己并没什么意愿参军。无论怎样，他的军旅生涯也只持续了几个月。参军后，他的工作地点是纳粹占领下的克罗地亚的一所军事医院。不出几个月，他就回国了。他目睹的屠杀场景让他不堪其扰。

即便如此，当他在维也纳定居时，那里的医学氛围已经被纳粹意识形态入侵。当时，维也纳残疾儿童的境地非常危险。在被第三帝国吞并后的 1939 年，奥地利兴起了一场屠杀残疾婴幼儿、儿童和青少年的运动。他们对"残疾"的定义包括生理和心理层面上的，这场运动被美化为安乐死，纳粹对建成强大国家的病态迷恋是其幕后推手，而屠杀最弱小的公民便是纳粹达成这一目的的手段。

为了达成目的，纳粹使用了一种残酷、势利、本身逻辑自洽的手段。他们并不将生死的选择直接与残疾与否联系起来，而是会对每个残疾儿童进行成本效益分析，以此判断他们是否有权活下去。他们征召职业医生来做出相应的评判：通过治疗和教育，哪些孩子可以得到改善，哪些不能。"可拯救"的儿童是那些在接受医疗帮助后有极大可能性恢复的孩子，纳粹的想法是，如果他们在将来可以对国家做出贡献，那么国家就有理由对其进行投资。他们会被送到特殊学校，得到尽可能多的救助。而那些"无法教育"（用纳粹的话来说，"无用"）的儿童则不会获得这种机会——他们将直接被判处死刑。

在维也纳，政府有专门的地点来实施这一整套分析和杀戮的流程。那里被称为"斯皮格尔格朗德"（Spiegelgrund），看起来像一所儿童医院，由医生和护士负责其正常运行。在那里，针对儿童的谋杀会持续几天到几周时间，工作人员每天会在儿童的栓剂或者奶粉和可可粉里加入抗癫痫药物苯巴比妥，一段时间之后，药物就会导致肺部功能衰竭。医生在做记录时会将死因归结为肺炎。之后，工作人员会摘除并保存死去儿童的脑部，以便进行后续研究，然后才会请儿童的父母去领取尸体的剩余部分。

那个时期，维也纳的所有医生都无法避免与纳粹医疗管理层接触，汉斯·阿斯伯格也一定与其打过不少交道。他在维也纳总医院的导师弗兰兹·汉姆伯格（Franz Hamburger）就是一个狂热的纳粹党徒。另外，维也纳当时级别最高的官员都是忠诚的希特勒崇拜者，而阿斯伯格为维也纳政府担任着很多顾问职责。对于有野心的奥地利人来说，无论身处什么领域，只有讨得纳粹的欢心，才有职业发展的机会。只有与其发展出良好的关系，才不会被视为格格不入。

在这种情形下，每个奥地利人都必须明确自己的方向和生存方式。而汉斯·阿斯伯格的选择是将自己的大部分精力投入到儿童工作中去。

就在列昂·肯纳和唐纳德·特里普利特会面的4天前，也就是在1938年10月3号，汉斯·阿斯伯格在维也纳做了一次演讲。他这次演讲的听众是一整个房间的同事，内容是关于一些他已经研究了一段时间的男孩。他将这些孩子的性格描述为"自闭"，但只是为了换一种新说法来表述而已，他想表达的是，这些孩子并没有精神分裂。

这种用词上的区分是十分重要的。在那之前，"自闭"一词只用来描述精神分裂人群身上的一种常见行为——由扁平化人格表现出的不合群、对与外界交流的拒绝以及对孤立状态的喜好。这种精神分裂症状时有时无，通常会出现在年轻人身上。

对这种与精神分裂症造成的不合群有些相似又不尽相同的行为，阿斯伯格在1938年坚持用"自闭"来进行描述，而在5年后的1943年，列昂·肯纳也使用了这个词。

这种行为有两种特性，首先，它会在幼儿身上出现，有的病患只有两岁；同时，这些病患没有出现幻觉或幻听这种精神分裂症的典型症状。其次，这种社交技巧的缺陷几乎是固定不变的，不会在不同时段出现改善或恶化的情况。

阿斯伯格将其研究的对象称为"autistischen psychopathen"——即"自闭型精神病态者"。在德语中，"精神病态"一词的含义近似"人格障碍"（personality disorder），并没有英语中隐含的"反社会犯罪者心理"之贬义。

在阿斯伯格演讲后不久，演讲全文就被刊登在了一本医学周刊上。接下来，第二次世界大战影响了他的研究工作，直到6年后的1944年，他才出版了第二篇关于这些男孩及其行为的论述。这第二篇61页的文章也是他的研究生毕业论文，文中研究了4个有着自闭症核心行为的7～17岁的奥地利男孩：弗里茨、哈洛、恩斯特和赫尔穆特。截至1944年，阿斯伯格已经见过200名有着这些行为的男孩，但还没见过这样的女孩。

在肯纳看来，在自己一年前论述过的唐纳德和其他美国儿童身上，最鲜明的标志是对他人的彻底漠视和疏远，但阿斯伯格研究中的儿童在这一点上正相反。阿斯伯格研究过的大多数男孩好像期待与其他人（尤其是成年人）交流，但这些交流总是充满了焦虑，也常常会被男孩们难以相处的性格所破坏——他们的性格让沟通很难变得温暖、体贴。其他儿童常常无情地嘲笑他们，这让他们难以和这些同龄人交朋友。据阿斯伯格报告，他经常看到这些自闭症患儿落单，在操场或上学路上被同龄人欺负。

有时，这些受到折磨的孩子也会反击。比如，弗里茨曾手拿一把榔头追打一名同学，还有几名研究对象在一年级或二年级时因违纪行为被勒令退学。阿斯伯格在这些孩子的表情中看出了与环境的疏离，此外，他还注意到在他们的眼中有时会闪过"凶狠"的目光。还有一些其他的例子，比如恩斯特很好斗，不仅针对其他儿童，还针对他的老师；至于哈洛，阿斯伯格表示他撒谎成瘾。

这是个令人遗憾的循环。他人的冷酷会恶化这些孩子的反社会倾向，让阿斯伯格给他们定义的特质愈演愈烈。他们很少有眼神接触，总是凝视着"虚空"；他们缺乏想象力，会忽视别人的非言语信号，比如挑眉、耸肩、叹气和句中的省略；他们的肢体动作也比较笨拙，这使得他们在运动方面表现不佳，由此引来他人更频繁的嘲笑和孤立。

他们还非常啰唆，这是与肯纳案例中儿童的另一个主要的不同点。他们不仅话多，而且与同龄人相比，他们总是使用有时会让其他人感到奇怪和厌烦的完整语法及少见词汇，他们的措辞更像成年人。这些男孩总是会全身心地投入吸引他们的一两个主题，这些主题往往局限很强，对其他人毫无吸引力，比如纹章或铁路的分布情况。而对这些话题，他们讲起来抑扬顿挫、滔滔不绝，这种表达几乎成了本能，他们完全不顾自己是不是已经让别人感到了无聊或恼怒——他们这种独有的语言能力恰恰破坏了他们的社会关系。

阿斯伯格还指出，他们出色的语言能力与他们另一个共同特征并存：他们的智力发展得很完备。对有些个例来说，甚至不仅仅是完备可以形容的了。比如弗里茨，他在 8 岁时就已经能分析数据、解决问题，并使用设备探测出复杂系统间的细微差别了。阿斯伯格认为，这种智力天赋也许并不是偶然事件，而是这些孩子不寻常的性格产生的积极的副作用。也许他们可以潜心钻研一门学科，正是得益于他们排除外界干扰的能力。对此，他举了一个沉迷于在沙子上画几何图形的男孩的例子，这个男孩后来拿到了天文学博士学位，还发现了牛顿文章中的一个数学错误。

这也解释了他们虽然人际关系不佳，但学习能力超强的原因。阿斯伯格用他治疗过的很多孩子做了例证。这些孩子长大后都发展出了成功的职业生涯，他们成了学者、音乐家，还有一名纹章学专家。在成年后，他们依然有着古怪的性格，但阿斯伯格表示："他们出色完成了自己的工作，也许全世界都没有人能替代他们。"

载有阿斯伯格这篇文章的期刊于 1944 年 6 月 3 日发行。6 月 6 日，盟军开始在诺曼底登陆。

从这篇文章发表一直到战后，阿斯伯格不断在职业生涯中取得突破。他于 1944 年被维也纳大学聘为讲师，1957 年被因斯布鲁克大学（University of Innsbruck）聘为教授。在 1963 年，他成为维也纳大学儿童医院的负责人。在整个职业生涯中，他都在做与儿童相关的工作。他一生共发表了 300 多篇文章，其中很多是关于自闭型精神病态的，但也有不少文章的主题是死亡。在维也纳做老师时，他的课总是能吸引很多学生去听。在达到官方退休年龄后，他把讲课频率下降为每个星期三一次，但始终坚持执教。到 1977 年左右，他接受了奥地利电台的邀请，做了一次时间很长的访谈。1980 年，也就是他 74 岁的那一年，他在讲完一节课后不久就病倒了，之后与世长辞。那是他人生中最后一次课。

阿斯伯格在他的家乡声名显赫。然而在有生之年里，阿斯伯格在奥地利和德国之外默默无闻。直到他去世的时候，他描述 4 名在他眼中有"自闭"行为的儿童的重要论文，在英语国家依然没有读者。即使是对伯尼·里姆兰这种对自闭症新闻无比关注的学者，阿斯伯格也是一个无名之辈。在 1964 年出版的一本对自闭症进行了巨细靡遗的讨论的著作中，里姆兰提到了阿斯伯格的名字，但只是将其放在起补充性质的括号里。那年，里姆兰给斯坦福大学的一位基因学教授写过一则留言，他在其中表示："我并不十分理解阿斯伯格综合征。"

列昂·肯纳 1971 年在评论其他人关于自闭症的著作时也提到过阿斯伯格，但他把阿斯伯格的名字拼错了。荷兰早期的自闭症学者、通晓德英双语的阿恩·范·克利维兰（Arne Van Krevelen）知道阿斯伯格，但只在英文期刊上发表的文章中引用过一两次阿斯伯格的论文。一些俄语期刊文章也零星地提到过阿斯伯格这个名字。在阿斯伯格生命的最后几十年，部分出于语言障碍的问题，阿斯伯格似乎注定永远不会被德语国家以外的人民真正了解，但这一事实明显没有让他感到困扰。

后来，是洛娜·温注意到了他的工作。

最早，温的丈夫约翰偶然发现了阿斯伯格 1944 年发表的那篇论文。约翰懂德语，于是他把文章翻译给了温，温当即就意识到，这篇文章中的 4 个奥地利男孩非常契合她的三重损伤理论。同时她还想到，她当时在治疗的几名英国儿童也非常适用于阿斯伯格的自闭型精神病态概念。那时，她与古尔德在坎伯韦尔记录处采集的大量数据还没有处理完，在这些数据中，她也发现了有很多孩子非常聪明，有很强的语言能力——这与阿斯伯格研究中的男孩们很相似。

1981 年，温发表了《阿斯伯格综合征：临床记录》（*Asperger's Syndrome: A Clinical Account*）一文。在文章中，她将自己正在治疗的儿童与阿斯伯格综合征的案例一一比对，以展示这两组儿童都适用于阿斯伯格提出的自闭型精神病态症状。不过温注意到，很多人会不自觉地将"精神病态"与"反社会"联系起来，于是她提出要给这种现象一个更温和的名字。在她的论文里，她宣布"我将使用中性短语'阿斯伯格综合征'来代替'精神病态'"。正是这句话让温无意间创造了一个新的病名，这个名称将在英语国家迅速流行起来。

之后，温曾多次澄清自己介绍阿斯伯格研究的真正意图。她让读者的注意力集中到阿斯伯格综合征上，不是为了将他1944年得到的观察结果奉为现代医学的金科玉律。在她看来，"阿斯伯格认定的综合征与其他自闭型障碍没有明显的界线"。她只是为了描述方便才使用"阿斯伯格综合征"这个名称的。她当时并非有意，也预料不到这个名称之后的影响力——它传到了美国、英国、爱尔兰、澳大利亚、加拿大以及其他许多国家，让数千人被诊断为阿斯伯格综合征患者。在20世纪90年代，无论是在临床诊断还是在权威的精神病手册中，阿斯伯格综合征的概念都得到了定义，人们将其与列昂·肯纳描述的自闭症进行了区分。

温提出这个概念的真正意图是用它来支持自己的谱系理论。她展示了医学文献中这些聪明、语言能力极强的儿童的案例，同时引入了自己的谱系理论。因为，既然这些人同时有自闭行为，他们应该与那些有智力缺陷、语言能力没这么强的人属于同一谱系。

实际上，由于温想尽可能帮助更多的人，她坚决反对将整个谱系拆分为若干个不同诊断结果的行为。她写道："对任何具体行为的命名都不会促进其痊愈。"她承认，当症状较轻时，许多父母，甚至一些专家都"不相信自闭症的诊断是正确的"，因此可以使用阿斯伯格综合征来替换自闭症的叫法。但这样做的最终结果只是"会让相关人士相信存在真正严重的问题"。

对温来说，真正的问题永远都叫作"自闭症"。但是，由于她已经引起了人们对阿斯伯格综合征的兴趣，并亲自为其命名，人们普遍认为她本人支持这一称法。

阿斯伯格的成果激励了洛娜·温对谱系理论的坚持，但讽刺的是，阿斯伯格本人似乎并不认为这种想法是探讨自闭症的最佳手段。实际上，根据温对他们在莫兹利见面时的回忆，阿斯伯格似乎对该想法的一个关键方面持反对意见。温认为，阿斯伯格实验中的男孩与肯纳在巴尔的摩的实验中的孩子有着相同的潜在病因，他们一起喝茶时，温详细阐述了她产生这种想法的原因。温会持有这种想法并不奇怪，因为谱系理论的主要前提之一便是，有自闭行为的个体间的相同点比不同点更重要。也就是说，无论患者是因为病症而功能严重受损，还是仅仅显得性情古怪，温认为都没有必要根据自闭症表现方式的不同将这些人分为不同的种类。

而她的奥地利客人反驳了这种思考方式。"虽然有很多相同之处，阿斯伯格依然认为他研究的症状与肯纳的不一样，"温说，"我们友善地表示互相理解，求同存异。"

1977 年 3 月，阿斯伯格在瑞士为自闭症患儿父母做演示时同样强调了他的病人与肯纳的病人间明显的不同。正如他在 1968 年一篇文章中写的那样，他承认这两组儿童存在相似之处，甚至"有些方面完全相同"，但他坚持认为肯纳的实验组"患有或接近患有精神病"，而自己的"实验组儿童并没有这么严重的病症"。此外，他还强调"本实验组的典型案例都是极为聪明的儿童，有卓越的创造性和开展活动的自发性"。对阿斯伯格来说，两组儿童很明显"本质上是不同的"，而肯纳所说的和自己口中的症状也是完全不同的。他告诉自己的听众，"自闭"这个词适用于"可以也应该被区分的起因所导致的异常行为"。

阿斯伯格多次注意到，智商高和低的人群中都可能出现典型的自闭特征，而这些特征可以用明确的等级来衡量。但与温不同的是，他只在零星的几个句子和段落中提到过这一点，并没有将其发展成理论。与温相反的是，他的研究重心只在那些智力超群、语言能力强的孩子身上。他在早期论文里也没有探索过怎样指出智力缺陷儿童所面对的挑战。可以肯定的是，他并不想像谱系理论那样将每个表现出自闭特征的人都归在自闭症的大类里。

由于临床医生觉得阿斯伯格综合征的定义具有实用性，它最终成了正式的医学诊断。20 世纪 80 年代的医生究竟做出了多少阿斯伯格综合征的诊断，没有数据可查，但到了 90 年代，在以英国为首的许多国家中，该名称的使用已经非常广泛。在瑞典也是如此，当时的瑞典学者克里斯·吉尔伯格（Chris Gillberg）发表了几十篇关于阿斯伯格综合征的论文，同期，其他学者在研究阿斯伯格综合征与自闭症是否真是不同的病症。对临床医生来说，这种区分工作纯粹是学术界的事情。在现实中，阿斯伯格综合征与他们的病人的症状相符，而且正像温指出的那样，在向父母们传达病情时，与告知他们孩子患有自闭症相比，用阿斯伯格综合征这个名字会更轻松些。

特别要注意的是，截至 1991 年，APA 的 DSM 还未承认阿斯伯格综合征这种病症，但它的名号却已经流传甚广。1992 年，世界卫生组织先于 APA 将阿斯伯格综合征收录在一本拥有海量内容的纲要"国际疾病分类"系统（International Classification of Diseases）中。

在被诊断为阿斯伯格综合征的病例越来越多的同时，世界卫生组织也已经正式承认了它。这终于让 DSM 的编辑们感到了压力，他们开始思考自己是否也该承认它。碰巧，当时 APA 计划在 1994 年出版更新后的新版 DSM，于是是否将阿斯伯格综合征纳入其中就成了不能回避的话题。

但首先，还有个关于阿斯伯格本人的尴尬问题要解决。

32

纳粹印记

1993 年的一天，洛娜·温接到了一通来自大西洋彼岸的电话，电话那头的人问了一个让她震惊的问题。

汉斯·阿斯伯格年轻时是个纳粹吗？

打电话的人是耶鲁大学儿童研究中心（Yale Child Study Center）的弗雷德·沃尔克马尔（Fred Volkmar）。问出这个问题让他不舒服，但他觉得这是有必要的，毕竟人们已经对阿斯伯格本人产生了疑虑。并且当时精神病学界的"圣经"DSM 也正要更新，他们需要快速决定是否在其中纳入一个以阿斯伯格命名的综合征来向这位已经逝世的学者表示尊重。

几个月以来，对于阿斯伯格综合征是否值得这种正式认可，沃尔克马尔带领的专家团队一直在进行内部辩论——无论是在会议室、通过电话或用传真交流。同时，他们在不断查阅文献，进行田野考察。作为负责 DSM1994 年版本中 PDD-NOS 更新工作小组的一部分，他们的结论将产生决定性的影响。

沃尔克马尔所在的耶鲁大学儿童研究中心是美国阿斯伯格综合征研究领域的领头羊。原因有二，其一，当他们希望患有阿斯伯格综合征的病人来参与自己的研究工作时，全美有超过 800 个家庭和个人应征；其二，无论在耶鲁校内还是校外，很多医生没有等 DSM 核准阿斯伯格综合征，在觉得病人的病情吻合时，他们便自行做出了这种诊断。

然而，人们对阿斯伯格综合征概念的有效性依然有很大争议。与已经被熟知并广泛使用的"高功能自闭症"（high functioning autistic）概念相比，人们还不清楚患有阿斯伯格综合征的个人在表现上是否有真正的不同。除此之外，各大诊所也在明显地扭曲诊断标准，导致阿斯伯格综合征这一名称的使用标准出现了极大的前后不一。出于这些原因，很多人认为把阿斯伯格综合征加入诊断词典既不必要，也非有用。

另一方面，世界卫生组织刚刚将阿斯伯格综合征列为独立的病症。更重要的是，由于沃尔克马尔在耶鲁大学儿童研究中心见到了很多与阿斯伯格综合征症状吻合的病人，他本人也相信其正确性。沃尔克马尔本人充满魅力、能言善辩、考虑问题周到，是决定是否将阿斯伯格综合征列入 DSM 的最终裁定人之一，所以，在 DSM 更新版最终定稿前几个月，他决定去调查一下汉斯·阿斯伯格是否曾经是个纳粹。

埃里克·邵普勒就坚信阿斯伯格曾是纳粹。此外，他还认为阿斯伯格综合征的理论对自闭症的理解很肤浅，设想也很草率。他在 20 世纪 90 年代对阿斯伯格的成果进行了多次明显出于个人恩怨的攻击。他对阿斯伯格的厌恶并不纯粹是因为学术上的分歧。"我们目前对阿斯伯格综合征的困惑来源于他的寥寥几篇出版物。"他曾写道。在邵普勒眼中，阿斯伯格从未"成功认定一种可再现的精神病综合征"。

邵普勒小时候曾随他的犹太家族逃离德国，从那之后，他对德国与奥地利任何在纳粹期间得以升职的医务工作者都充满怀疑，这可能就是他对阿斯伯格抱有厌恶的原因。他并没有为这种厌恶提供更多的论据支撑，而只是通过消极联想进行攻击，这种私人情绪并没有阻止他独自发起一场诽谤行动，他的核心理论是，即使阿斯伯格不是纳粹，从未加入过纳粹党，他也可能曾经站在纳粹一边。邵普勒不止一次在他审阅的出版物——如《自闭症与发育障碍》（*Journal of Autism and Developmental Disorders*）——中提及这一观点。他有意提到阿斯伯格"对德国青年运动长期存在的兴趣"，暗示阿斯伯格与希特勒青年团之间存在联系。不过，可能是因为邵普勒的含沙射影过于隐晦，在 20 世纪 90 年代，大多数听过阿斯伯格综合征的人并不知道围绕阿斯伯格的过去存在的争议。

沃尔克马尔直到 DSM 复审的最后阶段才听说了这件事，但他并不是从邵普勒那里听到的。在他为测试阿斯伯格综合征的标准而进行田野考察时，他十分尊敬的两位耶鲁同事提起了这个话题。一位是唐纳德·科恩（Donald Cohen），他是耶鲁大学儿童研究中心多年的主任，已发表大量关于自闭症的文章；另一位艾米·克林（Ami Klin）

是一名临床医生和研究员，是领域内冉冉升起的新星。克林在伦敦读博士，他曾通过一份精彩的研究证明了自闭症会影响儿童对母亲声音的反应。而在耶鲁大学，录取克林的也正是科恩本人。这两个人对自闭症问题有着相同的兴趣，也都为犹太裔，由此，科恩顺利地成为克林的导师。科恩对大屠杀始终保持关注，对其潜心研究。而克林的父母是大屠杀幸存者，他本人出生于巴西，在耶路撒冷希伯来大学拿到了历史与政治科学的学士学位。

纳粹统治维也纳期间在医疗领域的暴行人神共愤，他们一直在思考阿斯伯格是否可能与其有关。毕竟他们都知道，医学界曾经没有注意到几名医生和学者曾在纳粹手下工作的事实，并因此蒙羞。例如，有一些神经病学家通过解剖被纳粹谋杀的儿童和成人头部得出了重大发现，这一类科学家的道德观念虽然不违法，但也令人极为厌恶。现代医学课本也依然记载着以这些纳粹时期科学家命名的疾病，比如维也纳的弗兰兹·赛特贝格（Franz Seitelberger），他曾是纳粹党卫军成员；柏林的尤里乌斯·哈勒沃尔登（Julius Hallervorden）曾挑选活体患者，准备在他们被"安乐死"后研究他们的大脑。哈勒沃尔登曾说过一句臭名昭著的话："如果你要杀了这些人，至少要把他们的大脑留下来，这些东西还有点用。"到现在，这两个人的姓氏依然作为医学名称出现在学术文献中。

1993 年，在阿斯伯格去世 13 年之后，这个名字在世界范围内依然少有人知。乌塔·弗里斯在翻译他 1944 年的著作时顺便做了关于阿斯伯格生平和成果的粗略回顾。此外，阿斯伯格 1977 年在瑞士的一次谈话也出现在了出版物里——1979 年，英国的一家自闭症组织的杂志将它翻译并收录了进来。不过，这本杂志的传播范围极其有限。总之，沃尔克马尔自己很难找到关于阿斯伯格的信息，也没有对阿斯伯格生平了如指掌的"阿斯伯格专家"可以求助。在这种情况下，他想起了他唯一知道的见过阿斯伯格的人：洛娜·温。正是他打给了她，并向她问出了那个问题：汉斯·阿斯伯格年轻的时候是个纳粹吗？

洛娜·温倒吸了一口凉气。"汉斯·阿斯伯格，纳粹？"沃尔克马尔能在电话上听出她的愤怒。她描述了阿斯伯格虔诚的天主教信仰，讲述了他怎样将一生奉献给了年轻人。

"纳粹？不可能，"温说，"不可能，不可能，不可能！他是一个非常虔诚的教徒。"

这次对话很简短，但问题得到了解决。

几个月之后，第四版DSM（DSM-IV）出版了。这一版在筹备之时，有94种新的精神障碍被提名候选，但最后只有两种被成功地加入了，一种是双相情感障碍II型（bipolar II disorder），另一种就是阿斯伯格综合征。

当然，在1993年，温和沃尔克马尔还不知道阿斯伯格的历史。不过几年后这些信息就会被挖掘出来。

第一个警示信息出现在1996年。那一年，艾米·克林、沃尔克马尔和精神病学家莎拉·斯帕罗（Sarah Sparrow）在合著一本书，并且准备将其命名为《阿斯伯格综合征》，但克林还是无法摆脱自己的疑虑。由于自己的名字将被印在这本书的封面上，他觉得仅仅给洛娜·温打电话询问是不够的，有必要再做些其他事以确定阿斯伯格的清白。

于是，从1996年年底开始，他陆续给德国和奥地利的档案馆、学校和相关机构写信，搜集所有与这位奥地利医生有关的文件。这项工作的进展很慢。但后来，一位德国科隆的教授将他推荐给了迈克尔·胡本斯多夫（Michael Hubenstorf），一名在柏林自由大学医学史研究所任教的奥地利历史学家。"我们希望我们能把他描述成一位把病人放在首位的仁慈医生，"克林在写给胡本斯多夫的信中说，"但我们不确定他究竟是不是这样的。"

几周后，胡本斯多夫回复了一封4页纸的信，还有5页他搜集的关于阿斯伯格职业履历、升职记录和论文发表情况的目录。他表示，克林持有的怀疑是有理由的。虽然胡本斯多夫没有发现阿斯伯格正式加入纳粹的记录，但阿斯伯格的"医学生涯明显与德国的民族主义分子和纳粹密不可分"，他也频繁在那种环境中得到晋升。胡本斯多夫相信，阿斯伯格可能有意淡化了自己与纳粹的关系。比如他离开了自己的导师汉姆伯格教授，胡本斯多夫将此人形容为"纳粹立场最明确的精神病学家"。

"目前仍不清楚阿斯伯格与纳粹的关系究竟怎样。"胡本斯多夫总结道。但他建议克林谨慎起见，在"以最大的努力证明阿斯伯格教授的清白"前不要出版此书。

最后，克林还是没有听从胡本斯多夫的建议。在各方权衡后，他觉得没有确切的证据显示阿斯伯格曾直接参与任何纳粹的医疗犯罪。同时，他还收到了阿斯伯格的讣告，其中将阿斯伯格描述为一个投入儿童医疗工作的慈爱、温柔的医生。在克林联系到阿斯伯格同为精神病学家的女儿玛丽亚·阿斯伯格·费尔德（Maria Asperger Felder）时，她也为父亲的声誉打了包票。她在信中写道，父亲不认同纳粹的种族决定论，反对把苦难强加在儿童身上，并且从未失去过他"一生中持续不断的对一切生灵的兴趣和好奇"。

这就是"仁爱医生阿斯伯格"的故事，克林无疑也希望这是真的。在 2000 年，克林、沃尔克马尔和斯帕罗出版了《阿斯伯格综合征》一书，由阿斯伯格的女儿撰写序言。

"仁爱医生阿斯伯格"的故事有极大的吸引力，会对很多评估他研究成果的人产生影响。确实，在新千年到来之际，阿斯伯格这一品格高洁的正面形象走进了人们的视野，他甚至被提升到了英雄的高度。越来越多的人把他看作一个谨慎、勇敢又机智的人，暗中阻碍着纳粹清除有智力缺陷儿童的项目，他这一形象也与乌塔·弗里斯在 1991 年的主张契合。弗里斯认为，阿斯伯格强烈反对纳粹的优生学项目，极力捍卫那些"被淘汰个体"的权利。弗里斯在翻译阿斯伯格 1944 年的论文时在导言中写道："他非但没有鄙视他们，还全身心投入到了帮助他们的工作中去——要知道，当时与他们站在同一战线同样是相当危险的。"

2002 年，一位柏林精神病学家布里塔·施尔默（Brita Schirmer）让这个英雄形象变得更加高大。她呼吁人们关注"在那样一个善举难以被注意并会引来危险的时代，阿斯伯格对他收治的儿童们展现出的博爱精神和勇敢的献身精神"。

2007 年，身处都柏林的两位心理学家维多利亚·莱恩斯（Viktoria Lyons）和迈克尔·菲茨杰拉德（Michael Fitzgerald）给《自闭症与发育障碍》写了一封信，信中将阿斯伯格歌颂为"试图在'二战'中保护那些儿童，不让他们被送去集中营"的人。

针对阿斯伯格拥护希特勒的传言，英国自闭症历史学家亚当·芬斯坦（Adam

Feinstein）曾亲身去维也纳做过调查。他在 2010 年对这次旅行做了报告，结论是："阿斯伯格对希特勒的看法可能与传言中的正相反。"

人们把阿斯伯格看得愈发高大，还与几个引人入胜的故事有关。据说，他在维也纳医院工作时曾两次侥幸逃脱盖世太保的抓捕；而且，他没有向官方上报残疾儿童名单，这也将自己置于危险境地。1934 年，他在德国国内旅行时写下了一篇日记，似乎因为迅速崛起的纳粹势力而颤抖："整个国家在局限的视野中朝着一个方向狂热地前进。"同时，他的天主教信仰也被看作他反对纳粹的原因——他所属的天主教青年组织纽兰同盟在道德方面是进步的，这也与纳粹的方针背离。

最重要的是，人们对阿斯伯格的这一看法源于他本人发布的措辞清楚的声明。在纳粹统治早期，他就曾公开捍卫智力障碍儿童接受社会帮助的权利。在 1938 年的一次演讲中，他第一次阐述了自己使用的自闭案例，同时表示："不是所有落后情况都是'不正常的'，也不应该被视为'下等'。"同样，在他更为知名的 1944 年的论文中，他向医务工作者"用人格的全部力量为这些儿童发声的职责"致敬。

因此，阿斯伯格看起来真的很可能是一名人道主义者和自由的思想家，这对现代人的情感走向来说是个积极、鼓舞人心的形象。不过之后，会有人提出，这种形象是有严重问题的。

宝莹（Persil）洗衣粉是世界上最知名的洗衣粉之一，它原产自德国，并席卷了整个欧洲市场。在第二次世界大战之后，这个词具有了重大意义，而整个故事带有一种冷酷的幽默感——它成了一种暗喻，开始指代德国人和奥地利人如何不顾一切地努力证明自己在战时的清白。这种努力有时看起来显得有些可笑。当时盟军采取了"去纳粹化"（denazification）行动，旨在清除纳粹党员和曾经的纳粹合作者在高层中的影响，这导致数百万人四处寻找能证明自己清白的证人。随着大屠杀真相的逐渐揭晓，最佳证人成了能保证他们曾显露出善意、做出高尚之举的犹太人，他们会提供给这些犹太人尤为丰厚的报酬。在很多情况下，这些人会声称自己也是受到胁迫的受害者，如果抵抗纳粹政策，就会遭到盖世太保的逮捕，或者职业前途遇到阻碍。其他人则坚称自己只是表面配合纳粹，而在纳粹内部对其进行着秘密抵抗。最后，为自己辩护成功的人会得到一个被戏称为"宝莹证书"（persilschein）的文件，这是对他们身家清白的官方证明。即使在那时，对这种证书也存在很多嘲讽的声音。

毫无疑问，确实有一些奥地利人曾经暗中抵抗纳粹政策，但也有很多后来所谓的"抵抗者"只是在粉饰自己的错误。迈克尔·胡本斯多夫在给艾米·克林的信中指出，阿斯伯格的历史也在一定程度上经过了美化。确实，再次审视阿斯伯格的英雄故事，人们发现其中存在让人产生怀疑的理由。首先，阿斯伯格险些被盖世太保逮捕的故事只有一个信息源，那就是阿斯伯格自己的陈述。记录显示，他曾在两个场合公开提过这件事，一次是1962年的谈话，还有一次是1974年的录音访谈。对任何熟悉"宝莹证书"、敏锐的奥地利人来讲，这足以让他们怀疑阿斯伯格加工了自己被纳粹进行政治审查的经历，这个事件甚至可能完全是杜撰的。在德国吞并奥地利之后，为了剔除犹太人及所有"不可靠"的人，政治审查是大多数公务员必须经历的步骤。无疑，阿斯伯格的非党员身份会让他受到审查，但最终纳粹还是放过了他。

另一个理由是阿斯伯格纽兰同盟成员的身份。据他所说，该组织在他年轻时的成长过程中扮演了意义重大的角色。纽兰同盟的确有亲天主教的一面，但它也有反现代化和支持泛德意志民族主义的信条，它与纳粹的对立主要是由于第三帝国对教会的压制，如果不是出于这一点，纽兰同盟与纳粹是有很多共同点的。比如，1935年发行的一本《纽兰月刊》强调了社会上层存在"犹太势力过大"的问题，讨论了将"维也纳犹太人"与其他人口进行"明确隔离"的必要。

不仅如此，阿斯伯格的言论也值得审视。他1934年的日记中记录的整个德国"朝着一个方向狂热地前进"的言论最初是被其女儿引用的，后来其他人又引用了其女儿的版本，以此来证明他对德国纳粹持谴责态度。然而，通读日记全文，我们会发现阿斯伯格的情绪混杂着赞叹、欣赏和惊恐，态度显得更为模糊："诚然，整个国家在局限的视野中朝着一个方向狂热地前进，但同时怀有激情和献身精神，极其严明的纪律、自控力以及惊人的效率。现在只有士兵——士兵化思考——民族精神——泛德意志主义……"此外，这也是人们唯一掌握的体现了阿斯伯格对1934年局势之关心的文字。

在那之后的第四年，1938 年的 10 月 3 日，阿斯伯格在向自己的一众医生同事做历史性演说时，使用的语言就不再有任何模糊性了。他在那次讲话中首次讨论了自己使用的案例，他的措辞令人吃惊地显示出了支持纳粹的倾向。那时，纳粹已经占领奥地利 7 个月，但是阿斯伯格的开场白显示出了他与纳粹化奥地利的亲密关系。

"我们正处于精神生活全面复兴的过程中，这次复兴包括与生活有关的所有领域——尤其是医学领域。"他在开场时说。这种新的理念，他继续说，是"整体大于个人，整个民族大于任何个体，这也是让新帝国得以维系的可持续想法"。

为数不多的几个词已经表达出了明确的德国法西斯主义倾向。接着，阿斯伯格马上将这种想法用在了他的同事身上。这一"可持续想法"，他呼吁道，"在涉及国家最关键的资产——健康时，应该让我们的态度在整体上得到深刻的改变"。他继续表示，这包括"正在做出的提升基因健康，以及阻止疾病遗传的努力"。阿斯伯格宣布："我们医生必须负起全部责任，承担起交给我们的任务。"在整个发言中，人们很难忽视他曾一再提起纳粹通过优生学改善种族的科学研究。

这种对纳粹及其吞并奥地利、压制个体、净化基因行为的致意本身就完全否定了阿斯伯格曾暗中抵抗纳粹的说法。在对阿斯伯格那一年出版于同一本周刊的医学讲座和论文的审查中，人们发现他这种发言并非个例。阿斯伯格的辩护者们有时会争论他在暗中策划某些反纳粹活动，认为他只是想用几句对纳粹的空口奉承来让盖世太保不再怀疑他。布里塔·施尔默就表示，这个开场白是阿斯伯格"走的几步妙棋"。阿斯伯格的辩护者们认定，他的演讲全文与 1944 年文章中使用的语言相结合，清晰地证明了他想要保护所有存在缺陷的儿童，无论其残疾程度如何。

但是，无论在讲座还是论文中，阿斯伯格都没有表明过自己的这种目的。虽然他承认自闭特征在智力高和低的儿童身上都存在，但他很少提到帮助那些智力低下的儿童。正相反，他称一部分儿童有"社会价值"，而他重点关注那些拥有社会价值的男孩。他喜欢的这部分儿童后来会被称作"阿斯伯格型"，再过几十年后被称为"阿斯型"(Aspie)。他们是被阿斯伯格认为"受疾病影响更小"的患者，在人群中并不罕见。所有关于阿斯伯格的记录都记载他慈爱地称这些孩子为"小教授"，用来表示他们的智力水平以及他们有时学究式的风格。（后来人们证实这是虚构的，阿斯伯格从没有叫过他们"小教授"。）

在 1938 年的一次讲话中，阿斯伯格明确地表达了他的这一偏好。他承认他"认为选取他的两个病情不太严重、因此未来更有希望的案例来进行展示，会取得更大回报"。之后，这种做法也成了他一贯的方针。1944 年，在讨论他手中"受疾病影响更小"的儿童时，阿斯伯格难以抑制自己对这些儿童取得进步感到的欣喜，他特别详述了那些有潜力达到社会顶层的儿童的情况。诚然，他认为并也表示自闭特征在更多情况下对大多数患者弊大于利，但他也很开心地表示，对有些人来说，自闭症会带来特殊的智力天赋，而这些人可以"从事高级职业"，对此他举了成为教授、科学家和纹章学专家的儿童的例子。他在报告中还表示，一些他治疗过的更有能力的儿童成了国家战时的重要资源。阿斯伯格表示，在第二次世界大战的第三年，他收到了很多他"曾治疗过的儿童"从前线寄来的信件。他在 1941 年写道，这些男孩正在"履行他们在其职业生涯中、军队里和党内的职责"。

于是，他的男孩们以一种第三帝国喜欢的方式展示了他们的"社会价值"。

退一步说，阿斯伯格对特殊教育及其功能的观念也并不像他的支持者们认为的那样独到。与流行看法正相反，纳粹德国是存在特殊教育的。帝国允许对那些有望在将来对国家做出贡献的残疾儿童提供帮助和教育，确保他们成为那样的人。即使是希特勒青年团中也有由盲人和聋人组成的单位。但是纳粹也为这类扶持措施划定了上限，当帮助这些儿童所需花费预计将超过他们将来最终对国家做出的物质贡献时，帮助就会停止。对纳粹来说，没有用处的儿童的生命也是没有价值的。

阿斯伯格从未在发表的文字里提及这一点。他公开宣称的天主教信仰反对绝育和安乐死，但他从没有为"对国家的回报不那么高"的儿童说过话。甚至，对于那些自闭特征与"明显智力缺陷"相伴的儿童，他的文字似乎抹去了改善其症状的可能性。他只是简单地注明了（至少部分如此）这些人的"悲剧"命运，但没有为他们开辟获得帮助的道路。"至于那些情况不太乐观的案例，"正如阿斯伯格写的那样，"他们穿成漫画人物的样子在街上游荡，怪异又凌乱，大声地自言自语，用自闭症患者的方式招呼别人。"在谈到这些"情况不太乐观的案例"时，阿斯伯格从来没有认真看待过自闭症患者的特殊性，相反，他的语气总是充满遗憾。

埃里克·邵普勒从没有使用过上述详尽的例子来削弱阿斯伯格的英雄形象。他没有证据，只有直觉，这直觉可能源于他本身就是一个曾在德国生活过一段时间的犹太人。

列昂·肯纳也是犹太人，他几乎完全对阿斯伯格的成绩保持沉默，也许正是因为出于直觉的怀疑。肯纳救过很多犹太人的性命。也许他觉得阿斯伯格在纳粹统治的维也纳生活得过于轻松，因此不想承认他。有趣的是，肯纳唯一在出版物中提到阿斯伯格的那次，他还把名字拼错了。

但是直觉不能成为证据。总而言之，当时依然没有确切证据证明阿斯伯格与纳粹有关。不过在那之后，证据就出现了。

2010 年 5 月，一位讲话轻声细语的奥地利学者走进了维也纳市政厅用来举办仪式的徽章厅，当时那里正举办追忆汉斯·阿斯伯格的座谈会。这位学者就是历史学家赫韦格·捷克（Herwig Czech），他时年 35 岁，是维也纳大学的一名讲师。他当时收到了去座谈会讲话的邀请，邀请他的会议组织者正是来自维也纳儿童医院——阿斯伯格得出大部分重要成果的地方。当时有许多自闭症研究领域的杰出人物在场，而洛娜·温本人也计划在那天下午发表讲话。

捷克的学术专长是医疗在纳粹时期德国扮演的角色。他的成果有着鲜明特点，他擅长挖掘医学界人士叙述中的矛盾甚至尴尬之处，比如他们在战后宣称自己使用的药物量与实际情况不一致。捷克在这一领域的兴趣可能与他年少时的经历有关。那时，他得知他慈祥、善良的祖父是一个"信仰坚定的纳粹"。他的祖父从没有公开讨论过这一话题，但捷克在学校已经了解到那些年的黑暗，这一事实压在了他心头。

这也是在阿斯伯格去世约 30 年后，捷克来到市政厅的原因。在他现身之前，所有出席者手中都拿着当天的日程。日程的封面是一张黑白照片，照片上身着白大褂的青年阿斯伯格与一个可能是他病人的男孩进行着深入的交谈。座谈会的主题印在照片上方，"追踪阿斯伯格"。国际社会对阿斯伯格的研究成果越来越多的认可促成了这次会议，在两天的时间里，与会者会探索他的职业生涯，并交流关于阿斯伯格综合征的最新科学发现。

组织者们事先收到了消息：捷克偶然发现了一些关于阿斯伯格的难堪细节。这肯定不是好消息，但本着科学求索的精神，他们鼓励捷克继续挖掘信息，并报告所有他可能发现的东西。但当捷克真正站在他们面前时，情况又变得有些尴尬了：在大约 150 名听众里有阿斯伯格的女儿和一些孙辈，而捷克印在日程手册上的讲话主题是"汉斯·阿斯伯格博士与纳粹'儿童安乐死计划'的可能联系"。

捷克根据自己发掘到的一份原始文件，推翻了阿斯伯格原有的英雄形象，这让场内的尴尬逐渐变成了意外，然后是震惊。例如，捷克在斯皮格尔格朗德——也就是大量儿童被迫服用苯巴比妥然后死于"肺炎"的设施——的档案馆找到了一封 1941 年的信件。这封信是写给斯皮格尔格朗德的行政机关的，信中报告了最近在大学医院对一个名叫赫尔塔·施雷伯（Herta Schreiber）的女孩进行的医学评估。信件的笔迹属于阿斯伯格。那时赫尔塔两岁，是 9 个孩子中年龄最小的，她有 5 个哥哥姐姐还住在家里。自从感染脑炎后，她整个春天都在生病。由于她的病情看起来没有起色，6 月，她的母亲把她带到了阿斯伯格的诊所里。

信中包括一份对赫尔塔的病情评估，很明显，她的大脑经受了严重的损伤：她的智力发育停止了，行为让人难以捉摸，还出现了癫痫症状。阿斯伯格好像对自己诊断的正确性并不确定，还指出了几种不同的可能性：严重的病态人格、癫痫病，以及弱智。然后，他口吻平淡地提出了一条具有决定性的非医学意见："对于一个要照料 5 个健康孩子的母亲来说，这个孩子在家中一定是个过重的负担。"

在表达了对赫尔塔母亲的理解后，阿斯伯格给出了自己的建议："把赫尔塔永久安置在斯皮格尔格朗德是绝对有必要的。"这封信的落款为"汉斯·阿斯伯格"。

在场所有听众都理解了阿斯伯格这封信的含义。实际上，捷克确认赫塔在 1941 年 7 月 1 日被送进了斯皮格尔格朗德，并于 1941 年 9 月 2 日——她生日的第二天死于其中。记录显示她死于肺炎。根据医院档案的记录，她的母亲痛哭着同意，比起活在一个需要不断面对嘲笑的冷酷世界中，这种死法对自己的女儿更好。据捷克评估，赫尔塔的父母支持纳粹的儿童"安乐死"计划。

这番讲话在房间内引起了强烈反响。听众们在听报告的过程中不时地瞥向封面上阿斯伯格和小男孩的照片。捷克继续以平稳、不带情绪的语气报告阿斯伯格更多与纳粹有关的过去，突然之间，这次聚会的追忆性质发生了彻底的变化。

他继续说，在 1942 年 2 月的一个委员会上，作为维也纳的高级儿科医生代表，阿斯伯格被要求审查住在下奥地利州一家精神病院中的 210 名儿童的健康状况。在那几个月之前，政府就已经开始采取措施对儿童进行义务教育了，即使是这家医院中的儿童，只要他们是"可教育的"，也要接受教育。于是一个由 7 人组成的专家团队得到了一项统计任务，他们要整理出一份有智力缺陷、需要接受教育的儿童名单，以便让他们接受传统或特殊教育。在一天的时间里，阿斯伯格和他的同事们浏览了全部 210 名儿童的记录，他们认定其中有 17 名儿童年龄过小，不适合接受强制教育，另外还有 36 名儿童年龄过大。最终，专家团队认定，有 122 名儿童可以接受教育。

还剩下 26 个男孩和 9 个女孩。捷克报告说，他们的命运已然明了，而且他相信，阿斯伯格当时也知道这一点。有一份详细列举了委员会组成、目的和程序的书面总结，总结中明确表示，那些被认为"不可教育的"儿童会被尽快交给"'杰卡流斯行动'来处理"。尤因·杰卡流斯（Erwin Jekelius）是阿斯伯格的导师弗兰兹·汉姆伯格的前助手、希特勒妹妹的未婚夫以及斯皮格尔格朗德的主管。对委员会成员来说，他们十分明白"杰卡流斯行动"这个委婉的说法代表什么。阿斯伯格曾表示，他冒着"很大的风险"拒绝把儿童名单报告给官方，显然，这一次并不包括在内。

捷克还发现，阿斯伯格与纳粹之间存在着比他承认的更为亲密的关系。根据纳粹对他的记录文件，他始终被评定为值得纳粹官方信任的奥地利人。在他申请职位或升职时，纳粹会把他视作一个虽然不是党员，但在工作中遵守纳粹规定的人。有一次，一个纳粹党官员表示他"遵守种族卫生政策"。

在这次讲话之后的几年中，捷克发现了阿斯伯格与纳粹存在更深层联系的其他证据。他发现了一封阿斯伯格笔迹、以"希特勒万岁"做结尾敬语的信件，而这种致敬并不是强制的。他还发现了阿斯伯格的一张工作申请表，阿斯伯格在其中将自己描述为纳粹医生协会的候选人，该协会是纳粹的医学政策部门，在压制犹太医生开展医学实践的行动中起到了一定作用。他还发现，阿斯伯格曾申请成为希特勒青年团维也纳分支的医学顾问，不过没有记录表明他得到了录用。总之，在捷克看来，第二次世界大战期间，阿斯伯格小心翼翼地保护着自己的职业生涯，并努力提升"他在纳粹眼中的可信性"。看起来，阿斯伯格做了他在当时必须做的事。

捷克那天大约只在维也纳市政厅做了 20 分钟演讲，然后他便停了下来，准备接受听众提问。在这个停顿中，阿斯伯格奉献其职业生涯中大部分时间的诊所的主任阿诺德·波拉克（Arnold Pollak）博士站了起来，显得焦躁不安。那些儿童遭受的杀戮如今被捷克带回到人们的视野中，他转向室内听众，建议所有人起立，为这些儿童默哀。听众们全体起立，屋内陷入一片静寂。

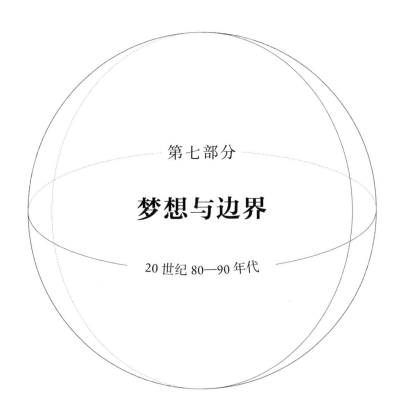

第七部分

梦想与边界

20 世纪 80—90 年代

33

自由表达之梦

"……在句子层面上沟通。"道格·比克伦（Doug Biklen）在 1987 年收到了一封从澳大利亚寄来的信，信中的这句话映入了他的眼帘。那时，比克伦身在雪城大学（Syracuse University），在学术界和活动家圈子里，他因为提倡残障人士民事权利的先锋思想而为人所知。他收到的这封信来自澳大利亚律师克里斯·博斯威克（Chris Borthwick），博斯威克写信的目的是分享他的同居伴侣罗斯玛丽·克罗斯莉（Rosemary Crossley）取得的突破性成果。几年前，澳大利亚政府曾邀请比克伦去做过一系列讲座，分享他在美国的工作成果，他在那时就见过了这两个人。博斯威克在信中表示，在那之后，克罗斯莉做到了一些以前被认为不可能做到的事：双向交流，并且是"句子层面"上的交流——从未开口说过话的自闭症患儿开始用英语交流了。要知道，这些儿童的举止以及有限的发声行为——呼噜声、尖叫声、喊声或纯粹的沉默——都暗示着他们不仅语言能力十分有限，而且有着严重的认知缺陷。

但克罗斯莉测试了这些能力的边界，她教会了这些儿童在一个电子设备上打字。据博斯威克说，有的孩子经过三个测试阶段就能打出句子了。

"每个人最终都打出了句子，"博斯威克强调，"所有人。全部。百分之百。"

比克伦感到惊异，同时倍感鼓舞。从 20 世纪 60 年代末开始的这 20 年间，他一直奋战在自闭症宣传的最前线。他想让人们将残障人士看作社会的正式成员，让人们不再把残疾与缺陷对等起来。还是雪城大学的研究生时，他就与导师——大名鼎鼎的伯顿·布拉特（Burton Blatt）一起去到纽约州几所大型精神病院的病房里，揭露了那些容留智力有缺陷人群的仓库里的恶劣条件。20 世纪 80 年代后期，他已在自己的领域颇有建树。他成为雪城大学人类政策中心（Center on Human Policy）主管，该中心支持残疾人士权利的研究和倡导工作；他还出版了几本评价不错的著作；除此之外，他还获得了美国民权同盟（American Civil Liberties Union）等组织颁发的若干与自闭症患者权利相关的奖项。

比克伦于 20 世纪 70 年代发起的一场运动让他在雪城附近的地方公立学校之间也很有名气。该运动呼吁无论儿童残疾与否，所有人都有权利进入所有教室，这得到了不少人的支持。比克伦在运动里借鉴了标志性的一案——1954 年美国最高法院宣判的"布朗诉教育局"案（Brown v.Board of Education），该案做出判决，明确了强制白人和黑人上不同公立学校是违宪之举。据此，比克伦反对大多数美国公立学校将儿童按残疾与否分开教育的政策。当时，对残疾儿童提供的特殊教育通常会让他们按照与普通孩子不同的课表去不同的教室上课。"包容"成为比克伦的口号，他使用这个词的目的是，让所有人都可以获得相同的空间、服务和机会。

雪城地区的不少父母成功提起了诉讼，这也让这个观点本身的价值得到了证明。这些父母得到比克伦的鼓励和建议，他们呼吁甚至告赢了学校，让残疾儿童也得以进入常规教室学习。他们施加的压力还为自己的孩子争得了其他方面的支持，这些支持让孩子们在学术和社交方面都有了提升自身能力的机会。其中可能就包括为聋人提供手语翻译，或是为自闭症患儿加配一位帮助他们保持注意力的老师。

并不是所有专家都认为包容政策总能给儿童个人带去好处。在接下来的几年中，人们也对包容政策的效能进行过许多讨论。但比克伦是一个绝对论者。他认为教育者有道德义务将每个儿童视为"可教育的"，并劝告学校和老师以"事先认可其能力"的态度去接触每个孩子。

但是，让这些不会说话的自闭孩子进入常规课堂学习也产生了特殊的问题。由于儿童的学习进步非常依赖与老师和同学们的口头交流，而这些自闭症患儿无法进行这种交流，因此在进入常规课堂后，他们的学习便无法更进一步了。比克伦认为，这个问题看起来是没有解决办法的。

这也是为什么，在读到这封宣称可以让自闭症患儿"在句子层面上沟通"的信时，他认为自己必须去亲身考察一下。

罗斯玛丽·克罗斯莉在澳大利亚是一个名人。1984 年，一部关于她的电影上映了。电影根据克罗斯莉与另一位年轻女性合著的畅销书改编，讲述了她成功让一名不会说话的女孩学会双向交流的故事。故事的主角是安妮·麦克唐纳，她出生于 1961 年，被诊断为脑瘫并有严重的大脑损伤，无法走路，也不会自己进食。电影情节与现实是相符的。20 世纪 70 年代后期，安妮寄宿在一家精神病院里，而克罗斯莉是这家机构的助手。在工作中，克罗斯莉开始怀疑安妮实际上有着健全和活跃的智力。她花了一段时间试着与安妮建立言语上的联系，最终，她宣布她使用自己发明的方法做到了这一点。接下来，她进一步推断这一结果证实了她关于安妮的猜想：安妮的智力并没有问题，而且她有很多想表达的东西。克罗斯莉总结道，是脑瘫阻碍了安妮语言系统的工作，导致她说不出话来。然后，克罗斯莉想出了一种绕过语言来进行交流的方法。

她把该方法称作"器械辅助交流"（facilitated communication），简称为 FC。在 1988 年比克伦飞去澳大利亚进行为期一周的访问时，克罗斯莉亲自展示了这种方法。

在第一次实验中，站在比克伦面前的是一位名叫路易斯的 24 岁男性。路易斯有一定的语言能力，但那似乎只是仿语症的表现——也就是说，他只是简单重复其他人说的话，并没有向其中注入自己的表达。那天的实验开始时，无论别人对他说什么，他只是不停地重复"打扰一下，让妈咪上车，打扰一下"。接着，比克伦看到克罗斯莉坐在了路易斯身边，并握住了他的右前臂。她开始与他直接交流，为实验内容的低级向路易斯表示歉意。然后她转向了放在他们面前桌子上的电子屏幕。屏幕上有一些物品的照片，同时计算机发出声音，不断读出物品的名字。克罗斯莉轻轻地辅助路易斯举起手臂，让他用手指在屏幕上触碰声音提到的物品。在这一轮实验中，路易斯伸出手臂，正确地指出了所有物品：汽车、圆圈和三角形。过了几分钟，屏幕上的照片换成了词语：手、眼睛和鱼。这一次，克罗斯莉提起了路易斯的袖口，依然轻微地做辅助，让他根据声音指向正确的词语。在这次实验中，路易斯的选择再一次全部正确。在这之后，实验变成了从完整的句子中选择正确单词和从整个字母表中选择正确字母，每当他做出正确选择，克罗斯莉都会亲切地祝贺他。

实验开始半个小时后，克罗斯莉终于拿出了一台佳能牌残疾人会话辅助器。这台机器像收据打印机一样，会在纸带上打出输入的内容。克罗斯莉询问了路易斯的姓名，她这时只会偶尔辅助路易斯举起手臂了，路易斯使用键盘回答了这个问题。接着，她让路易斯说出自己想说的话。路易斯在键盘上移动着自己的手指，纸带随之向外慢慢移动，上面的文字是："我不是弱智"。克罗斯莉告诉他："是的，我不认为你是弱智。"路易斯继续打着字，这一次纸带上的文字是："因为我没法正常说话，妈妈觉得我很笨。"

这让比克伦非常震惊。在后来对澳大利亚为期 4 周的随访中，他又见到了 21 名被认定患有自闭症的个体，其中大多数人的语言能力几乎为零。比克伦通过 FC 方法与他们进行了"交谈"。有些患者是第一次接触 FC 方法，还比较生疏。他们的词汇量十分有限，用键盘打出来的内容充满拼写和语法错误。而那些使用过三四年 FC 方法的患者似乎已经掌握了交流的技巧。每次实验都有一位辅助者充当路易斯实验中克罗斯莉的角色，他们会鼓励接受实验的患者，与他们保持轻微的身体接触，比如支撑前臂、手肘，或把手放在他们的肩膀上。这种动作的目的不是指导他们做出选择，而是减缓实验进程，阻止他们做出下意识的、不由自主的动作。举个例子，如果一个被试开始不停地敲击同一个按键，辅助者就会将这个人的手从键盘上拉开。在一些实验中，辅助者会始终站在旁边，但是并不做任何身体接触，比克伦把这些案例称为"独立"打字。

比克伦发现，自己看到的都是其他人眼中极度沉默，几乎被认定为绝对有智力缺陷的人。然而，在使用 FC 方法与他们通话之后，他相信这些人的情况与人们普遍的观点恰恰相反。比如，他认识了贝蒂，这名年轻女性甚至无法自己上厕所，但她有着很强的语言能力，甚至足以用键盘向比克伦提问："像我这样的人有朝一日能否变得正常……可以做更多正常人能做的事？"还有一个男孩表示他"通过频繁接触单词和看电视"学会了阅读。比克伦参与的其他一些对话内容涉及笑话、文字游戏甚至哲学问题，例如"现实的社会建构"和残疾本身的性质。"一视同仁的教育能为有严重智力缺陷的人带去什么呢？"一位名叫波莉的年轻女性使用 FC 方法这样向他提问。想到这些儿童和年轻人中的很多从没有接受过教育，甚至从没有人读书给他们听，这一切就显得更为不寻常了。毕竟，他们表达出了完整的句子，掌握了清楚的语法，还有着不错的拼写水平。

在克罗斯莉之前，也有很多人宣称与不会说话的自闭症患者成功地进行了交流。这些人试过不同的方法，也产生了大量各不相同的结果。在这些实验中，有一些记录较为完备，有些则缺失了不少内容。

已知的最早试图用键盘与自闭症患者交流的人是一位名叫玛丽·古德温（Mary Goodwin）的儿科医生。她于 1964 年在纽约库珀斯敦（Cooperstown）的巴塞特医疗中心（Bassett Medical Center）安装了一台"发音打字机"（talking typewriter）。这台打字机是由爱迪生实验室（Edison Laboratory）研发的一款实验性产品，旨在教授学生基础阅读，同时让他们"成功并快乐地学习"。这台打字机由键盘和电脑组成，体积有冰箱大小。电脑中有程序可以让它在用户输入每个字母时将其读出，同时，这个字母也会出现在显示器上。古德温挑选了一批全部患有自闭症的儿童，让他们随意按键盘上的按钮。

最开始，屏幕上显示的只是字母的随机组合，然而过了一段时间后，古德温发现有些孩子开始输入有具体含义的单词了。比如，一个叫罗比的男孩打出了这串文字——"柔和高乐氏最后触摸象牙白液体 iobnkkll"——这很明显是"柔和""高乐氏""最后""触摸""象牙白"和"液体"这几个词的连缀。罗比打出的其他字串也都是关于品牌名和产品描述的，这可能是他在广告里看到的词语，并不是巧合。不过，古德温的发现还是在一段时间内引起了轰动。后来，当这些儿童的语言输出再也无法超越这种仿语症般的行为后，轰动渐渐平息。

20 世纪 60 年代，还有一位名为罗莎琳·奥本海姆（Rosalind Oppenheim）的母亲在《星期六晚邮报》上发表了一篇文章，文章讲述了她教导自己有严重脑损伤的儿子写字、拼写和学数学的故事。实现这一切的方法就是操控他的手，帮助他拿起铅笔。虽然她后来还专门写了一本书描述这种方法，但它并没有获得很多关注，也没有得到大范围的采纳。

当然了，伊瓦·洛瓦斯使用过 ABA 方法培养原本不会说话的儿童的语言能力。他选取那些智力水平较高的儿童优先培养，最终可以实现流利表达的儿童大部分就是这些孩子。而那些智力水平较为一般的儿童也可以取得一些进步，比如学会有限的工作词汇，从而让他们可以自己张口索取自己想要的东西。这种进步并不是无关紧要的，很多儿童日常生活中的挫折感都源于不能表达自己最基本的需求，而这恰恰为他们打消了大部分挫折感。比如，一个叫里夫的男孩在接受了不断的 ABA 治疗后学会了说"我想要……"这样的简单句，也学会了以"我正在画画"这种具体、正确的句子来回答"你正在干什么"的问题。毫无疑问，这标志着他与世界沟通的能力产生了大幅提升，但这并没有像学者们希望的那样让这个男孩的头脑开始自主地学习语言。里夫从没有通过听到一个词的方法来掌握它，他也从未有意识地锻炼过自己的语言能力。最后，他还是表达不出自己的内心想法。

20 世纪 80 年代，出现了一种完全非语言的新教学方法，这种方法实现了真正的交流，效果与里夫实验的结果不相上下。这个实验的设计者是两位来自美国特拉华州的教育工作者，语言病理学家洛里·弗罗斯特（Lori Frost）和行为分析学家安德鲁·邦迪（Andrew Bondy）。他们设计了不少信用卡大小的小图片，图片上描画了不同的物体或行为，这些图片便是他们使用的整个系统的词汇表。在使用这个系统教学时，会有人员对儿童提出要求。比如，工作人员表示自己想喝一杯果汁，该名儿童就要拿起展示果汁图案的图片，把它交给工作人员。该系统要求儿童做出触摸和递送的动作，这使他们不再需要说话，也消除了有些孩子用手指东西时的困难。这个图片交换沟通系统（picture exchange communication system，PECS）既简单又高效，赢得了许多用户。（很多年后，人们使用一种与其类似的可视化方法为 iPad 和其他触屏电脑设计极为复杂的应用。就像 PECS 一样，使用这些应用也不需要语言交流或掌握复杂的英语语法。）

到了 20 世纪 80 年代后期，针对不能说话的自闭症患者的交流实验已经有了约 25 年历史，但这些实验依然没有让儿童产出任何丰富、复杂且真正让人理解的语言。

后来，FC 方法出现了。

道格·比克伦从澳大利亚回国时对 FC 方法无比信任。1990 年 8 月，他在《哈佛教育评论》（*Harvard Educational Review*）上发表文章，描述了罗斯玛丽·克罗斯莉对 FC 方法的使用。他承认，自己一开始对该实验持有怀疑态度，因为他注意到 FC 方法产生了不均衡的结果。儿童的语言产出与辅助者有关，有时只有特定的辅助者会让一个儿童产生语言表达。他还提到，有些儿童在打字时并没有一直看着键盘，这就出现了辅助者在引导儿童进行字母选择的可能性。"可能正是这种行为，"比克伦写道，"导致一些人担心 FC 方法是像占卜板一样骗人的东西。"

但最终，比克伦还是相信了 FC 方法。他承认自己不确定该方法为什么能取得效果，但他断定自己已经见证了"足够多的事例，足以证明这个方法的有效性"。他甚至写道，图片交换沟通系统"迫使"他去"重新定义自闭症"。这是一个很大胆的声明，因为严格说来，他一直都不是自闭症领域内的权威人士。但他的热情很具感染力，雪城大学的老师和语言治疗师们开始纷纷使用 FC 系统，并在课后与比克伦见面时咨询相关事项。在这个令人激动的消息传开后，新闻界也开始刊登相关信息，各大媒体无不把 FC 描述为一个奇迹。《纽约时报》在 1991 年刊登了一篇令人心痛的文章《他们说不出口的话》(*The Words They Can't Say*)，记录了这些儿童要通过打字传达的信息。"请告诉我妈妈，我很抱歉我永远都学不会说话"，这是一个孩子打出的内容。另一个孩子打出的则是"没有朋友我会死的"。1992 年，《黄金时间》("Prime Time Live")节目的黛安·索耶（Diane Sawyer）亲自去雪城与比克伦和他的一些学生共度了一周时间，记录这周生活的节目还赢得了一项艾美奖。

同时，比克伦在雪城大学设计了一个 FC 方法辅助者培训项目。数百名志在从事辅助工作的学员报名参加，而在不到一年的时间里就有 800 人完成了培训。很快，天普大学（Temple University）、缅因大学（University of Maine）和布法罗大学（University of Buffalo）也开设了相关实验班，FC 相关经验也成为应聘特殊教育部门时的亮点。在纽约州的一个学区，一家当地报社在登出广告招聘语言治疗师时，特别注明希望应聘者有"FC 方法相关知识"。

那些学习了 FC 方法的人认为自己参与了特殊教育界的一次革命，而一位从 1992 年后期开始使用 FC 方法的缅因州老师也是这样认为的。但她从未想到，自己从一个年轻女孩那里拼写出的话会给这些孩子以及自己带来灾难性的后果。

34

困在躯壳里的孩子

这个来自缅因州的老师便是珍妮丝·博因顿（Janyce Boynton）。这次事件之后，她尤为自责，为那个女孩写出的内容，为那个家庭经受的一切，也为她对 FC 方法的盲信。

在 1992 年时，博因顿是一名有着 8 年特殊教育经验的老师，并刚刚成为一名语言医生。这份工作工资不高，但她做这一行并不是为了钱。对她来说，能给严重残疾的儿童带去希望，帮助他们找到自己在世界上的位置，这件事本身就能带来足够高的成就感。博因顿在缅因州汉考克县的艾斯沃斯公立学校工作。在学校里，她总是会负责"困难"案例，16 岁的贝茜·惠顿（Betsy Wheaton）就是其中之一。为了能与患有自闭症的贝茜交流，博因顿第一次把视角投向了 FC 方法。

博因顿的一名助教同事以前接受过 FC 课程，是她把这种方法推荐给了博因顿。为了给博因顿展示 FC 法工作的原理，这名同事坐在贝茜身旁，使用塑料制成的键盘影印本让贝茜触摸。贝茜的手指几乎立刻开始条理清楚地触碰键盘上的字母，也对简单的是非问题做了正确的回答。博因顿这时略微有些怀疑，整个过程更像是握着贝茜手的助手而不是贝茜本人在回答这些问题。但是接下来，博因顿看到了更多的回答，也看到了助手对这种方法的深信不疑，这让她重新改变了想法。

如果这些回答是真的，那这对贝茜来说就太棒了。贝茜是个好动的女孩，有时还带有攻击性，但博因顿的直觉一直告诉她，这种好斗行为源自无法与外界交流而产生的挫败感。有时，她会发现贝茜带着强烈的情绪注视着自己，就好像有话要说一样。而如今，当她坐在贝茜身边，轻轻地举手去尝试 FC 方法时，她感觉到这一切都是真实的。她们两个人的手可能是一起移动的，但博因顿只是辅助者，贝茜才是主导者。

贝茜在使用这个方法后并没有马上产出单词，只是输出了一些随机排列的字母。但几周之后，开始有单个单词出现了。在博因顿向贝茜提出一系列"填空类型"的问题时，贝茜回复的单词非常贴合语境。在刚开始有单词产生时，一个例子是这样的：有人向贝茜提问"谁爬山"，贝茜回复"游——客"。另一次，提问者从词语卡片中抽出了一张，要贝茜根据这张卡片上的词"摔倒"造句，她打出了"一——个——王——八——蛋"，然后指向了卡片上的"摔倒"，接着手指回到键盘上，打出了句子的剩余部分："在——地——上"。博因顿大为吃惊，也很开心她的这名年轻学生保有幽默感。虽然整个实验过程单调乏味，很不顺畅，但博因顿还是将实验结果看作切实的证据——在沉默表面之下，贝茜是有智力活动的，这着实是件让人兴奋的事。

"困在躯壳里的孩子"，这是关于自闭症最为煽情的概念。这个概念认为"真正的"孩子们藏在患有自闭症的身体外壳之下。虽然列昂·肯纳本人没有使用过这种说法，但他曾经让人们注意他治疗的那 11 个孩子的表情，这无意间激起了人们的这种想法。肯纳曾提到"严肃的思考""华丽的表达"以及"优秀的认知能力"等内容，并表示这些"毫无疑问，都是天生的"。当自闭症患儿可以不被打扰，游荡在自己的内心世界中时，他们就会感到满足，嘴角会浮现出一抹"平和的微笑"。肯纳描写他看到的这种"平和的微笑"时，就好像在思考这些孩子真正的身份，或者说，他们如果不再被自闭症限制，将成为什么样子。

这种想法具有无比强大的传播力，自闭症患儿的父母甚至经常梦见它。"昨晚，我梦到我的儿子开口说话了。"在回忆录、网上论坛和与自闭症患儿父母的谈话中，虽然有时措辞不同，但这种说法总是会出现。这些父母徘徊在希望与痛苦之间，而正是"解放"他们孩子的可能性让他们充满希望。如果不存在这种可能性，他们就会充满负罪感，认定自己为孩子做得还不够多。这就好像自闭症是一个上了锁的房间，而他们一直在寻找钥匙一样。

从许多方面来看，只有受自闭症困扰的家庭有着强烈的找到"困在身体里的孩子"的欲望。对于患有其他发育病症，比如唐氏综合征的家庭来说，他们表达爱的方式是接受孩子现在的样子，尽可能地为他们提供帮助，但并不期待病情会有根本性的好转。自闭症患儿的父母同样爱他们的孩子，但其中很多人总想"拯救"自己的孩子，并希望找到突破性的治疗方案来达到这一目的。

对于刚被诊断为自闭症的儿童来说，他们的父母尤其如此。因为这些儿童大部分还不到 5 岁，而几乎所有专家都认同的一点是，要在自闭症患者 5 岁前对其进行强化治疗。这些父母甚至不想接近那些更有经验的父母，因为那些人会告诉自己不要抱有太大希望。他们也不喜欢科学家们提出的对采用流行疗法的警告：科学家们认为这些疗法缺乏实证支持。因为时间紧迫，而他们的孩子需要救助，这些刚接触自闭症的父母决定无视这些警告。他们认为，只要这些疗法看起来合理并不会伤害到任何人，做出尝试无疑比什么都不做更好。于是，在 20 世纪 60 年代之后的每一个 10 年，父母们都在尝试各种替代疗法，而这些疗法你方唱罢我登场，有时会引发轰动，但通常在轰动之后又会带来失望。

在南非，人们将稀释后的漂白剂兑在灌肠剂中，希望通过给儿童灌肠的方式让他们摆脱身体内的恶魔；在别的地方，有人用同样的方式来杀死自闭症导致的"细菌"。父母们还报名参加了"拥抱治疗"——一种由纽约精神病专家玛莎·韦尔奇（Martha Welch）推进，并受到一位获得诺贝尔奖的鸟类学家支持的疗法。该疗法要求母亲紧紧抱住自己的孩子并冲他们喊叫，直到他们迈出通向治愈之路的第一步——打破无声状态。在法国，父母们尝试了"打包疗法"，该方法将儿童像蚕一样紧紧包裹在潮湿的、被冰过的床单中，只露出头来。

其他方法还包括大剂量维生素疗法、特殊饮食法以及亲近海豚和马的动物疗法。所有这些方法都来自看似合理的理论，并总有来自父母的报告指出，某一种方法至少对自己的孩子产生了效果。这些疗法的流行常常是通过父母间的口耳相传，但有的疗法也得到了媒体的大面积宣传。

这样的事就于 1993 年发生在了维多利亚·贝克身上。她是一名来自新罕布什尔州的母亲。当时，为了让自己的儿子帕克不再受长期肠胃疼痛的折磨，她带着他跋涉500 英里来到马里兰州的一家研究医院。作为诊断性测试的一部分，医生给患有自闭症的帕克注射了一种从猪身上提取、名叫"促胰液素"（secretin）的激素，之后几天，他的消化系统功能、语言能力和社交能力都得到了大幅提升，于是贝克将这件事告知了媒体。新闻播出后，促胰液素的需求量开始急剧上升。在一些地区，制作成本不到180美元的4针药卖到了8 000美元。但在临床实验中，这种药却再也没有产生过对帕克的那种效果了。

与促胰液素实验一样，其他各种疗法在接受关于其有效性的科学测试时，也都没能通过。大多数尝试了这些疗法的父母都失望而归。有了类似经历后，很多父母明白了，他们不该把时间和精力花在追逐这些最新的"奇迹疗法"上。

但并不是所有人都有这种觉悟。很多确定无效的替代疗法依然在聚光灯之外不定期活跃着，坚持使用这些疗法的父母最多只会表示自己孩子的症状有了改善。没有人能绝对否认，在很小的群体中可能确实出现过，或看似出现过真正的临床上的症状改善。而对于依然使用这些疗法的父母，也没有人能责怪他们没尽力去解救那个被困在身体里的孩子。

珍妮丝·博因顿继续照料着贝茜，她也读到了一些关于FC方法运动的论文。她了解到，成功的交流不仅依赖单纯的机械技术，还需要近乎灵魂层面的奉献。正如FC方法指出的那样，有效的辅助需要打字者与辅助者之间的深层信任。它还进一步要求辅助者对这个过程抱有绝对的信念，同时，要相信打字者的智力水平。这也就意味着，博因顿必须始终像认定贝茜能听懂一样对她说话。这个过程很辛苦，因为贝茜并不会与她互动。但博因顿认为自己付出的努力和时间获得了很大的回报。从产出语言不断提升的质量来看，贝茜对她也越来越信任了，这让她很有满足感。对这份信任，博因顿报以忠诚。她把贝茜放在首位，作为贝茜与世界之间最重要的纽带，无论发生什么，博因顿都会站在贝茜身边。

但接下来贝茜有了奇怪的举动，她开始击打博因顿。第一次出现这种情况是在1993年1月，也差不多是从那时起，博因顿开始参加缅因大学的FC课程来提升自己的水平。几次课过后，贝茜在实验中显露出了焦躁的情绪，开始抓挠博因顿并扇开她的手。博因顿依然坚持自己的实验方针，因为阐述FC方法的文献提过相关警告，表示儿童在体会到挫折感和愤怒情绪时表现会有反复。然而有一天，贝茜狠狠地扇了她的脸，她花了一段时间才让自己保持住镇定。在那一刻，她脑海中闪过一个想法，那就是贝茜在试图传达什么——一些她目前还不知道怎么表达的事。接着，她的直觉告诉她，贝茜的这种情绪爆发一定与她家里发生的事情有关。

在博因顿特殊教育领域的同僚中有一条约定俗成的规矩，那就是当一个孩子行为异常时，很有可能是因为受到了虐待，而老师们有责任警惕这种可能性。而那一时期美国各地都出现过对幼儿园儿童遭受性侵的指控，这些指控造成一些教师被定罪并入狱服刑，这在全美范围内都引起了恐慌。虽然这些案子最终几乎全部发生了反转，但它们使教育工作者们对虐待行为尤为警惕。

接着，贝茜的手指开始拼出极为黑暗的文字，这些文字的内容让博因顿极为害怕。最开始，屏幕上出现的是一些咒骂，还有一些关于她父亲的较为温和的抱怨。几轮实验之后，屏幕上的内容开始直白、犀利地指责贝茜的父亲触摸了自己女儿的生殖器和胸部。

博因顿感到一阵恶心，为贝茜害怕的她将 FC 实验中贝茜的手稿副本拿给了高中特殊教育部门的主管，之后，这名主管又把它转交给了监护部门的主管。两天后，在进行语言治疗的小房间里，博因顿、贝茜、一名警官和来自社会服务部（Department of Human Services，DHS）的一位工作人员坐在了一起，DHS 调查员想在那里与贝茜进行一次会面。博因顿对此有些紧张，因为她不确定外人是否会理解她作为贝茜辅助者的角色，她也不知道外人会怎样看待屏幕上打出的字——是否会把这些字看作一名有能力打字、智力健全但情绪愤怒的 16 岁女孩真实的自我表达。

不过，在看到 DHS 的调查员在会面的开始直接与贝茜交流时，博因顿放心了许多。调查员看着贝茜，简单地打了个招呼："嗨。"

贝茜的手在博因顿的支撑下开始移向键盘，她打出了一个字：嗨。

调查员微笑了起来，博因顿也放松了下来。

但是，当下一部分交流在博因顿的辅助下进行时，房间里的众人感到了一种新的情绪：恐惧。在贝茜的手指一个接一个地敲击键盘时，博因顿整理出了一份清楚且令人震惊的描述：他干了我而且而且他干了我而且他逼我摸他的阴茎。

"谁摸了你？"DHS 派来的女调查员大声问道，"他们摸了你哪里？"

我爸爸。

"什么时候？"她继续问贝茜。

放学后。

"在哪里？"

在家里。

贝茜回答了越来越多的问题，也有越来越多令人不安的细节被披露出来。

有东西喷出来。

"什么东西喷出来了？"

他干的东西。

"那东西是什么样的？"

它看起来

泥泥黏的而且

……是白的

我害怕我害怕怕

"你在害怕什么？"

我爸爸和我妈……

"你害怕杰米吗？"

是的

贝茜不止一次表示弟弟杰米也虐待了自己，同时他也遭受了父母的虐待。

"杰米在哪？"

他被干了而且他他

"谁干了你弟弟？"

我爸爸和那个婊子

加上几次休息的时间，这次会面总共持续了4个小时，得出的细节也愈发生动。这个过程中，工作人员曾并排展示给贝茜两幅写实的男女身体解剖图，并询问她父亲的"那个东西"在哪儿，但她好像没听懂这个问题，指向了女性解剖图的阴部。不久之后，在第二次向她询问这个问题时，贝茜指向了男性解剖图上的正确部位，并打出了"阴茎"。

那一晚，贝茜被禁止回家见她父母。一名法官在两个小时内就签署了一份紧急命令，把贝茜和她弟弟的监护权交给州政府，他们后来被送去分开寄养。因为在人们看来，14 岁的杰米不仅是受害者，也是一名嫌犯——警方认为他已经被他的父母"洗脑"，成了一名性虐待者。DHS 很快就找到了愿意收留杰米的寄养家庭，但没有家庭愿意收留贝茜这种残疾程度的儿童，直到后来，博因顿弟弟的一个朋友同意暂时收留她，这个问题才得到解决。

贝茜的父亲吉姆是一个渡轮船长的助手，她的母亲苏泽特则在当地一家市场从事清理活鱼的工作。在听到这个消息后，他们近乎发狂，因为他们不仅失去了两个孩子，还有可能因为被指控性侵亲生子女而坐牢。在所有的恐惧和疑惑之中，他们只对一件事无比肯定，那就是这些指控纯属捏造。他们将案件交给律师打理，并且同意百分百配合调查工作，他们自信真相很快就会大白。

因为正如博因顿、学校官方和警方一样，吉姆和苏泽特也相信 FC 方法，然而这就意味着他们在暗示自己的女儿撒谎，这让他们很为难。在过去的几个月里，他们第一次知道自己沉默的女儿在想些什么，FC 方法曾给他们带来无比的欢乐。与当时其他很多儿童通过 FC 法 "说话" 的情况一样，贝茜的父母在充当辅助者角色时也没有任何效果。出于某种原因，当他们撑起贝茜的手时，她打不出任何字。正是因此，他们对博因顿十分感激，因为她成功地让贝茜建立起对自己的信任，使她开始与外界交流。他们此时确信这些针对自己的虚假指控是贝茜自己的表达，这让情况变得更为糟糕。

接着，一位怀疑者参与了调查。菲尔·沃登（Phil Worden）是一名当地律师，他被指派为两个孩子的临时法律顾问。沃登本人也是一个父亲，他的两个儿子只比贝茜的弟弟杰米小一点。虽然立场上处于贝茜父母的对立面，沃登没有带着这种思维进入调查程序。为了解贝茜面临的真正威胁，他与案件中所有的成年人都进行了谈话，其中也包括贝茜的父母。在他眼中，贝茜的父母很直率，并且像其他人一样希望调查取得进展，这给他留下了很深的印象。他发现博因顿也十分诚恳，很明确自己的职责是一切为贝茜着想。他能看出，博因顿对惠顿一家的分裂感到十分不安。不过，与博因顿和贝茜父母不同的是，沃登本人对 FC 方法持有怀疑态度。

第一次见到博因顿和贝茜在一起实验时，他就在她们的互动中看到了一些其他人似乎刻意忽略掉的问题。他们三个是在那所高中的同一个小房间里见的面，当时还有一名 DHS 社工以及一名州警察局探员在场。沃登组织了这次见面，因为他想亲耳"听到"贝茜对这次事件的表述。对话开始后，博因顿辅助着贝茜的手臂和食指，在键盘上拼出了"嗨，菲尔"的字样。沃登对他看到的景象大吃一惊。那一刻，事情再明显不过了，是博因顿引导着贝茜打出了内容，但同样明显的是，屋子里的其他人都不这样认为。这种感觉非常不真实，他觉得自己如果不提醒人们注意到眼前事件的虚假性，就成了他们的同谋。不过，他还是没有直接表达出怀疑，继续向贝茜提问。

贝茜之后的反应加深了沃登的怀疑。在整个提问过程中，贝茜都非常狂躁，不时地剧烈晃动自己的身体。很多时候，甚至在被博因顿握住手臂、食指继续在键盘上拼出回复的时候，她也并没有看键盘。突然，她十分用力地打在了博因顿的脸上，把她的眼镜都打飞了。博因顿有些恼怒，斥责她说："贝茜，你打我的时候我很疼。我想和你交流，但你打我的话，我是没法和你交流的。"对沃登来说，所有这些都不符合他对"使用语言文字进行交流"的定义，他甚至不确定这些字母中是否有一个是贝茜凭自己的意愿打出来的。

那名社工一定注意到了沃登的怀疑，于是邀请沃登到自己这边来。在桌子的这一边，博因顿正按照贝茜触碰过的字母顺序，将她说出的话转录下来。沃登看向那张纸，惊奇地发现贝茜使用了连贯的句子，对自己的父亲提出了更多的指控，比如她害怕自己的父亲，他"干了"自己，自己需要保护。沃登忍不住提出问题，贝茜是怎么能在不看键盘的情况下打出这么多信息的，得到的答案却不具有说服力。博因顿说，这是因为贝茜记住了键盘的布局，因此她不用看也能打字。

在这次见面之后，沃登有一种挥之不去的感觉，那就是贝茜案中的真正受害者其实可能是她的父母。于是他找到了贝茜的其他老师，想翻阅 FC 方法相关文献，以增进自己对该方法的了解。这些老师给了他几篇赞颂 FC 方法的文章，其中一篇的作者便是道格·比克伦。不过，在沃登自己查阅文献的过程中，他读到了一篇对 FC 方法提出质疑的文章，该文出自伯尼·里姆兰的自闭症通讯季刊。很快，沃登就通过电话联系上了里姆兰，后者在通话中大举抨击了 FC 方法以及道格·比克伦本人，指责该方法具有误导性和破坏性。在向沃登解释 FC 方法的起源以及它本身的问题时，里姆兰坦白惠顿夫妇并不是第一对在使用辅助交流法中受到孩子性侵指责的父母，早有其他家庭经历过同样的事情。

正如沃登听到的那样，在 FC 方法得到广泛使用之后的 3 年里，产生了持续不断的性侵诬告。当时全美范围内有不少地区的托儿所性侵事件在持续发酵，而这些诬告可能正是这些事件激发的。里姆兰举了几个父母甚至社工因为 FC 方法而遭到诬告的例子，在这些案例中，在警方调查案件的同时，无辜的父亲们却被关在监狱里。里姆兰告诉沃登，这是因为警方也相信 FC 方法的有效性，他建议沃登安排一场严格的实验，证明那些指控究竟是出自贝茜还是博因顿之口。

沃登觉得这个建议很有道理，并认为博因顿也会对此表示理解。在这之前，沃登与博因顿的交流始终是互相尊重的。他们的对话始终充满专业性并坦率，这次对话同样如此。沃登指出，如果能百分百证实贝茜打出的文字是她自己的表述，那对这个案子中的每个人都有好处。博因顿对沃登的意思表示理解，并且，她完全确定一次可靠的测试会证实那些话确实出自贝茜之口。尽管如此，她还是对是否要接受实验而感到犹豫。因为她知道，在她所属的广大 FC 方法共同体中，测试其有效性是受到敌视的行为，几乎是一种背叛。因为，对交流的真实性产生疑问违背了"事先认可当事人能力"的原则，而每一名辅助者都应该对这个原则有着情感和价值观上的双重认同。在博因顿刚刚参加过的缅因大学的课程中，授课教师不断强调不该对 FC 方法进行测试，甚至表示不存在真正对 FC 方法有效的测试，因为测试过程本身就会损害辅助者与当事人之间的信任，而这种信任对 FC 方法是至关重要的。这个观点是没有科学依据的，但对 FC 方法的真正信徒来说，这已经成了他们的教义。

三周之后，惠顿一家依然处于破裂状态，不过吉姆和苏泽特都没有被逮捕，这在很大程度上是因为沃登坚持在证实贝茜有能力使用 FC 方法进行交流之前，不该对她的父母采取任何措施。同时，他联系到了哈佛大学的一位语言病理学家霍华德·肖恩（Howard Shane）。肖恩在哈佛的项目主攻的是针对语言障碍人群的软硬件开发，这个人群内部的病因是多种多样的，例如脑损伤和多发性硬化症等退行性疾病，正是他研究的这项技术使得英国物理学家斯蒂芬·霍金（Steven Hawking）得以与外界交流。在霍金的案例中，他的眼镜上装有能对他的面部动作做出反应的电子元件，然后再通过与电子元件连接的电脑向外界输出语言。肖恩不反对事先认定当事人能力这一点，但他相信科学，而不相信 FC 方法。

在几起使用 FC 方法提供证词来指控父母或其他人的性侵案中，肖恩都以专家证人的身份出席，并一直以辩护方证人的身份成功地质疑着这种方法的有效性。他会在观众席间向全场解释，为何 FC 方法支持者宣称其能取得的效果与关于自闭症的所有已知信息产生了明显的矛盾，为何无论比克伦的说法为何，FC 方法都没有"重新定义"自闭症。他还进一步表示，那些声称是儿童创作的复杂诗歌更降低了 FC 方法的可信度，自闭症患儿手指在键盘上打字时总是看向别处的情况也起到了这样的作用。

但是，肖恩在这些审讯中最重要的贡献是他设计的实验。这些实验生动、简单，完全可以让法官和陪审团在几分钟内理解其原理，从而判断自己能否依赖 FC 的结果决定一个人入狱与否。在收到菲尔·沃登的联络后，肖恩便设计了一个实验。在实验中，他会向贝茜和博因顿同步展示两张图片，为了能让博因顿进行辅助工作，她们两个人会坐在一起，但是她们中间会有一个障碍物，以防她们看到对方看到的图片。接着，肖恩会让贝茜说出图片中物品的名字。这里的一个细节是，他给贝茜和博因顿展示的图片有时是相同的，有时则是不同的。如果 FC 方法是有效的，那么贝茜每次打出的结果都应该只是她自己看到的物品，博因顿作为辅助者看到的物品是无关紧要的。

博因顿一开始对此十分抵触，因为这个实验意味着 FC 方法和她本人都要经受考察。于是，沃登不得不出面，呼吁博因顿理智地对待这个实验并考虑人道主义精神。沃登表示，目前惠顿一家正处于危急关头，排除针对 FC 方法的疑惑是一件很人性化的事。博因顿在进行了一番深思后认为，在这种情况下，这个方法确实需要得到证实。在某种程度上，她也想明确那些可怕的指控到底是贝茜还是她自己发出的。于是，博因顿同意接受实验，霍华德·肖恩从波士顿飞来审核 FC 方法的日期也随之确定了下来。

进行实验的那天，距离贝茜第一次对父母做出那个可怕指控已经过去一个多月。当博因顿到达学校参与实验时，她在自己的桌子上看到了一张匿名纸条，写着："有您出现在她的生命中，她很幸运。"在那一刻，博因顿却不再确信这一点了。实验地点便是她经常与贝茜进行交流的房间，她走进去时看到贝茜已经就座，怀里抱着一个毛绒动物玩具。此时，她又感到了与贝茜的深层联系和对这个女孩浓浓的爱意。

肖恩对博因顿露出微笑，告诉她不用紧张。然后他拿出了实验用的图片。他将一套图片展示给贝茜，另一套给博因顿。在第一轮中，他向两个人展示的都是钥匙，当肖恩让贝茜说出图片里的物品时，贝茜在博因顿的辅助下打出了"钥匙"。

接着，肖恩展示给贝茜一只杯子，但这一次她在博因顿的辅助下打出的文字是"帽子"。之后，贝茜看到了一只狗，而她打出的是"蛇"。她看到的是船，打出的却是"三明治"。这些答案都是错误的，但都不是贝茜随机打出来的，因为每一个错误答案都恰好与博因顿在隔板另一侧看到的图案一致。这种情况持续了一段时间，每当博因顿看到的图片内容与贝茜不一样时，贝茜的手指就会拼出错误答案，而每一个错误答案都恰好是博因顿看到的内容。

算上休息时间，测试一共进行了 3 个小时。过程中还出现了一些插曲，比如肖恩曾让博因顿离开房间，然后自己吹起气球再把它松开，让它在人们头顶乱飘。在这之后，博因顿被叫回了房间，工作人员询问贝茜肖恩刚刚拿出来的是什么，这时贝茜打出的是"香蕉"。

实验结果很明确，那天贝茜没有与外界进行过真正的语言交流。这个证据的意义是毁灭性的：贝茜从没有与外界进行过交流。

博因顿离开时并不知道实验结果。几个小时后，她回到家查看答录机时才听到结果，之后，她缩成一团，哭了起来。

几个月后，公共广播公司（PBS）播出了名为《沉默的囚徒》（*Prisoners of Silence*）的相关纪录片，片中的演员几乎完全重现了肖恩、贝茜和博因顿的这个实验。在此之前，媒体上也出现过关于这个案例的消极报道，但 PBS 的这个节目是一个转折点。在这部纪录片播出之后，FC 方法不仅在缅因州，甚至在全世界范围内都立刻掉下了神坛。在亲眼目睹了肖恩设计的简单、直观的实验后，观众们觉得自己见证了揭穿一个骗局的过程。当媒体开始一致攻击 FC 方法，全美对其持怀疑态度的学区开始果断摒弃这一理论——就像 3 年前它们将其纳入大纲时一样迅速。FC 课程的参加者急剧减少，之前有些自闭症患儿由于在受到"辅助"时表现优异而在高级班学习数学和物理，此时他们被重新认定为不具备语言能力，被带回了特殊教育的课堂。如今，对他们的能力持怀疑态度可以给他们带来政府支持等好处，而预设他们有正常人的能力反而会剥夺他们的这些福利——事态又回到了以前的样子。

道格拉斯·比克伦受到了媒体和学术界的嘲笑。他早年提出的 FC 方法"重新定义"自闭症的观点一直不受那些常年研究自闭症的科研人员青睐。如今，FC 方法已经在如此大的范围内被揭露为伪科学，而他自己却依然拒绝承认这一点，他们觉得这不可原谅。

但比克伦确实不相信自己是错的。1994 年，在一系列揭露 FC 方法的研究出现在同行评审期刊上时，他开始攻击这些文章使用的方法，不断强调自己说过 FC 方法实践质量的差异能对效果造成很大的影响。他还想声明他眼中 FC 方法真正的功能所在。"我并不是在四处宣扬每个人都是聪明的，或者每个使用 FC 方法的人都是优秀的，"他告诉美联社记者，"我强调的是，我们需要意识到无法说话与无话想说是不同的。"

雪城大学建立辅助交流学院并交由比克伦管理的行为遭到了广泛的抨击。不过对比克伦来说，幸运的是，学校依然站在他这一边。2006 年，该协会依然健在，而比克伦被提升为教育学院院长。2007 年，他在 FC 方法领域的成果被雪城大学校长南茜·康托尔（Nancy Cantor）提及，并被赞赏性地描述为"心理学和教育界的学术研究中关于 FC 的争议从没有停止过"。同时，该学院在 2010 年被更名为"沟通与包容学院"，它依然是雪城大学受到外界资助最多的学院，那些像比克伦一样从没有对 FC 法丧失过信心的个人共捐助了约数百万美元。

2014 年，比克伦正式退休。

值得注意的是，珍妮丝·博因顿并没有在那次图片测试后立即停止使用 FC 方法。自己如此相信的方法经历了这样的失败，让她感到震惊和窘迫，她一开始还希望证明出错的并不是 FC 方法，而是肖恩设计的测试。在实验结束后的几周内，她继续对贝茜使用 FC 方法，而在这个过程中，屏幕上出现了更多性侵犯指控。在博因顿例行上报了这些控诉之后，贝茜的父母要求不再让她担任自己女儿的老师。

博因顿在这之后曾短暂怀疑过自己是不是疯了，然后，她开始更深入地阅读与 FC 方法相关的文章。她发现，辅助者很容易不自觉地引导实验产出的结果，这听起来不可思议，但事实表明这种情况在不断发生。想到自己给惠顿一家带去的伤害，博因顿充满了愧疚。在阅读过这些文章后，她意识到，从始至终，一直是她在殷切希望这些话发自贝茜之口，因为她太希望贝茜成功表达了。至于这件事其余的部分——关于贝茜家庭生活的丑陋想象——她仍不清楚这些内容为什么会出现。

在 1993 学年末，博因顿告知她的上级，她改变了对 FC 方法的看法，并敦促学区停止课程中对 FC 法的一切使用。后来，学区发布了一则声明，表示已经准备要这样做了。

PBS 揭露 FC 方法的纪录片于 1993 年 10 月播出，博因顿拒绝了这部纪录片的采访要求，而这个节目在重现图片实验时也没有提到她的名字。不过，她很快就感到自己受到了针对。当地报社的一名评论员要求公布她的名字，并将她移出教育系统。同时博因顿发现，更大范围的 FC 社区也不想再与她有任何关联。她听说自己在 FC 圈子内被称作"糟糕的辅助者"，这暗示了博因顿的无能给 FC 方法运动造成了巨大的损失。这样一来，在远离 FC 方法之后，博因顿在某种程度上同时成了两个阵营眼中的恶人。

1994 年，在一档回顾贝茜案的电视节目中，博因顿当面向贝茜的父母道歉了。这是他们在那次实验后的首次见面，在这次见面中，惠顿夫妇表现得和善、宽容。多年之后，这个家庭承受了又一次打击——贝茜的弟弟杰米自杀了。那时他才 20 岁出头，在自杀前还杀死了自己 19 岁的妻子。他的母亲苏泽特后来提到，在 1993 年全家那次短暂分离后，杰米就好像变了个人一样，一直没有从创伤中走出来。

珍妮丝·博因顿则在艾斯沃斯学校继续工作了 6 年，然后搬到了一个小镇上，以制作和销售艺术品为生。

2012 年 1 月，ABC 的一名记者找到了博因顿，这名记者想寻求她对当晚《20/20》节目上播出的一个故事的看法。博因顿问出记者找到自己的原因后惊呆了：同样的灾难再一次发生了。

那一晚，博因顿收看了 ABC 制作的节目《20/20》。节目讲述了温德罗一家的故事，这家人住在密歇根州的西布鲁姆菲尔德。温德罗夫妇有一个 14 岁的女儿艾丝琳，她患有自闭症，无法说话。在博因顿 15 年前实施 FC 方法的惨痛教训发生后，温德罗一家依然向当地校区施压，让他们派来一名辅助者帮助艾丝琳交流。虽然 FC 方法已经在科学界身败名裂，但有些机构——比如道格·比克伦所在的雪城大学，依然在教授相关知识，FC 方法也依然吸引着一小批追随者。对于比克伦和这些追随者来说，那些针对 FC 方法的尖锐谴责太过空泛，并且忽视了 FC 方法起作用的案例。在这种情况下，很难说辅助者们与这些家庭进行的治疗是否受到了尊重。于是他们毫不意外地形成了一种亚文化群体，自发对 FC 方法的有效性表示支持。为了治疗女儿，艾丝琳的父母朱利安和塔尔·温德罗曾寄希望于许多种疗法——从 ABA、PECS、补充疗法到音乐疗法、气功按摩法，然而所有这些都没有效果。于是，他们在 2005 年加入了这个 FC 方法的亚文化群体中。

在尝试 FC 方法后，艾丝琳马上就打出了字，这让温德罗夫妇欣喜若狂。他们开心的部分原因是，当其他人认为他们的女儿有能力与人交流并且智力无损时，他们马上改变了对她的态度。这些人变得喜欢与艾丝琳聊天，并为她在学校取得的成绩感到开心。

但就从那时起，艾丝琳开始宣称遭到了父亲的性侵犯，这与缅因州发生的事情如出一辙。警方和检方相信这种交流方式的有效性，把朱利安·温德罗关进了监狱。奇怪的是，在朱利安·温德罗被关在监狱中的 3 个月里，他还经受了 74 天的单独监禁。

据《20/20》报道，肖恩在约 20 年后再次出山。他抵达密歇根州，证明了这种交流只是种假象，是辅助者们无意间杜撰了那些性侵指控。在这期节目播出时，朱利安·温德罗已经得到了释放，一家人如愿重聚。如今，温德罗一家对执法部门提出了指控，这是《20/20》制作这期节目的原因。

20 年间，博因顿一直没有在公共场合谈论过 FC 方法，但在 ABC 记者请她评论这期节目时，她有了发言的冲动。她表示，自己对再一次发生这种事感到伤心。她解释道，由于辅助者和当事家庭太希望孩子真的可以与外界交流，他们很容易欺骗自己。他们会忘掉孩子真正的状况，去相信一个显然是虚构的、不可实现的过程。她告诉 ABC 记者，在经历了灾难性的贝茜案后，她曾尽量让自己保持乐观，她自我安慰道，至少这件事会让其他人对应用 FC 方法保持警惕，让其他人不再使用这种方法。然而那一晚，在完整地看过《20/20》节目，发现另一个家庭也以这种方式得到了教训之后，她的心情跌入了谷底。

既然已经打破沉默，博因顿决定干脆说出自己的更多想法。在 2012 年之后的时间里，她在一个致力于从临床和教育的角度解决交流障碍问题的学术刊物上发表了一篇名为《辅助交流能带来的伤害：一名前辅助人员的自白》的文章。通过发表这篇文章，她正式宣布自己反对她所谓的"FC 方法的神话"。她公开表示自己以前太过轻信，呼吁人们理性看待自己抱有的希望，不要太过固执地试图解救他们眼中"被困在躯壳里的孩子"，因为这会蒙蔽他们的全部理性。

但是，即使是被这希望伤害过的人也可能想留住它，其中就包括朱利安·温德罗。在被自己的女儿指控性侵并险些因此度过多年牢狱生活之后，他被迫放弃了对 FC 方法的信仰。但他承认，他是极不情愿的。在相信 FC 方法的时候，他确信自己的女儿可以说话，他在这个过程中体会到的快乐无与伦比。他觉得，相比得到的快乐，自己付出的代价是值得的。

因为他亲眼看到，当人们认为自己的女儿有能力交流时，他们对她的态度就变得与之前完全不同。还因为，他是如此喜欢聆听女儿想表达的一切。

梦想的力量就是如此巨大。

35

模糊的定义

"这迫使我重新定义自闭症。"当道格拉斯·比克伦在 1990 年对 FC 方法得出这个结论时，他没有意识到，在那些在自闭症领域钻研了数十年的精神病学家和心理学家看来，这种言论有多么傲慢无礼。比克伦只有一个特殊教育学位，但他却在挑战"积极、持久的自闭症研究机构在长达半世纪时间内积累的已被广泛接受的知识"。对在自闭症领域卓有建树的专家来说，埃里克·邵普勒口中的"空想家"比克伦胆敢声称自己有权重新定义自闭症，这是骇人听闻的。

不过，在列昂·肯纳之后，专家们一直在做的工作也就是重新定义自闭症了。他们互相争论、欺骗，都希望由自己来推动对自闭症形态、范围和起因的定义以及重新定义。这种交锋持续不断，且大部分都发生在公众视野之外。因此也可以推断，当人们看到博士和研究生们使用"自闭症"这个词时，他们认为其含义是始终如一的。但事实从来不是这样的。自闭症的定义一向存在弹性，它可以是人们达成的共识，也可以是某一时刻专家群体中最有说服力的那个人所下的定义。这些年来关于自闭症的所有宏大定义，比如责怪母亲的理论，或像"情绪盲"（mindblindness）、弱中央统合和"统一谱系"（unifying spectrum）这样更有科学依据的理论，依然都只是假定。然而，这些理论中的大部分在其本身最受欢迎的时候都被视作了客观事实——直到下一个同样宏大的理论出现，将其取代。

由于自闭症定义的弹性较大，人们可以轻易按照自己的意愿对其重新定义，这有时会导致大规模的论战。几十年来，无论在行为学、医学还是心理学领域，自闭症都被视作一个难题。人们曾把自闭症的起因归罪于自闭症患儿的母亲，也曾认为是疫苗导致了病情。为了治疗自闭症，人们尝试过各种方法，比如"替代母亲"疗法、大剂量维生素疗法、FC方法、扇巴掌和拥抱疗法。在一些非洲国家，人们甚至会用驱邪手段来治疗自闭症。在本书的写作中，作者将一定范围内的症状都视为自闭症。这个概念的优点在于可以提升"自闭症"定义的包容性，但它也产生了不好的后果。有的人将自闭症视为悲剧，也有人认为它是一种恩赐和身份，这些差异显著的定义让这两个群体之间产生了摩擦。

多年以来，一些自闭症社群中最具权威的人士始终在抱怨自闭症缺少一个单一、公认的定义。比如，迈克尔·鲁特曾在1968年悲叹道："定义处于无望的混乱中……完全没必要这样让人费解。"在整整10年后的1978年，埃里克·邵普勒也提出了警告，他表示科学家们正"由于自闭症诊断标准的千差万别"而曲解彼此的成果。又过了10年，在1988年，弗雷德·沃尔克马尔和唐纳德·科恩沮丧地描述了"自闭症定义长期充满争议的历史"。在1998年，沃尔克马尔和艾米·克林抱怨了围绕自闭症以及阿斯伯格综合征"令人困惑的过多的诊断概念"。

自闭症社群内长久以来最流行的说法之一是，"如果你见过一个自闭症患者，那你只是见到了一种自闭症的患者"。这句话在肯定自闭症状复杂变化性的同时也抓住了问题的关键。正是这种复杂性使得定义自闭症非常困难，也是这种复杂性阻碍了维克多·洛特在20世纪60年代盘点自闭症患者数目的工作，最终，他只好根据观察结果自行给症状做出界定，即使在他自己看来，这样也是武断和主观的。不过，洛特和其他学者做出的主观评判还是产生了重大影响，尤其在流行病学界，如果某种疾病的定义千差万别，那么是无法对不同地区的人群进行比较的。1966年，洛特认为自己的经验值得学习，便发表了相关论文。他同时发出警告：只有所有人都认同一种自闭症定义，才可能统计出自闭症患者的真正数目。

关于自闭症定义的讨论没有局限在学术界，它对普罗大众的生活也有着深刻的影响。毕竟，如果一个人想获得社会支持和服务，就必须首先被确诊为自闭症患者。

不断有研究人员设计出自己的一套评判标准。他们都希望自己提出的定义和模型能成为最终的金科玉律，彻底终结关于自闭症定义的讨论。这个目标已经让学者们投入了大量精力，但依然遥不可及。

米尔德拉德·克里克在 1961 年发表"9 点"理论时也曾做过这样的努力。但临床医学界不久就认为她的想法有所欠缺，将她的观点驳斥得体无完肤。她回忆当时的经历时，称自己感觉像"把它们抛向一群狼"。

迈克尔·鲁特也曾在 1972 年试着减少混乱。最终，他成功地移除了"儿童精神分裂症"这一长期与儿童自闭症共存的诊断名词。那时，鲁特认为"是时候礼貌且坚定地"将"儿童精神分裂症"这个麻烦的概念"丢进'精神病历史'中属于它的章节里了"。在做到这一点后他依然不满意，于是在 20 世纪 70 年代创建了新的自闭症理论框架，该框架后来被称作"鲁特标准"。根据鲁特和其他学者的流行病学和临床学研究，自闭症在三个方面有着不同程度的表现：语言障碍、社交障碍以及受限的重复性行为。鲁特制定的标准对洛娜·温和朱迪斯·古尔德的三重损伤理论起到了激励作用，它也赢得了很多追随者。在鲁特提出这一标准后的几年中，有不少学者引用其作为自己研究的理论支撑。这种现象的一部分原因无疑是，在精神病学界的权威人士中，鲁特的思想和文字是最为简洁易懂的。他擅长圈定话题的范畴，同时写作风格清楚简洁、朴实无华，这使他的结论显得更加有力。"问题不在于区分自闭症患者与正常人，没有任何专业背景的医院勤杂工也能做到这一点。"在试着说明莫兹利的自闭症患儿到底有什么表现时，他曾这样写道。

然而，NSAC 在 1977 年开始推广自己的定义，给自闭症状加上了第四个范畴：感觉处理（sensory processing）。这一范畴由加州大学洛杉矶分校的两位学者爱德华·利特沃和 B. J. 弗里曼（B. J. Freeman）研究得出，他们认为"对感觉异于常人的反应"同样是患有自闭症的重要表现。

此外，APA 的 DSM 也在持续发展自己的定义。

1993 年，当弗雷德·沃尔克马尔和他的同事试图把阿斯伯格综合征纳入 DSM 时，距该手册的首次印刷已经过去了 40 多年。精神病学界经常改变对某一概念的想法，而每当这种时候，该手册就会做出相应的修订。

例如，在 1980 年之后，DSM 至少每 10 年就会经历一次大改动，其中的疾病不是被大幅修订就是被整个剔除后换成新的。最著名的是去除了同性恋的条目。1972

年，同性恋仍然被 DSM 认定为一种精神病。当时，DSM 编委会受到了来自同性恋社群及其同盟的巨大压力，尽管有一些（大部分是年长的）精神病学家大力反对，DSM 最终还是将同性恋剔除出精神病条目。虽然包括这次事件在内的一些更正是由更出色的研究和认知带来的积极结果，但它们也揭示了一个事实：精神病诊断不仅由科学数据支撑，也受到文化、政治和其他因素的影响，且其影响能达到如此深的程度。

直到 1980 年，自闭症才被写进 DSM 中，这已经是第三版 DSM（DSM-III）了。此时，距离列昂·肯纳第一次发表相关论文已经过去了将近 40 年。之后的几十年里，这一定义是多变的——它在 1987 年和 1994 年先后经历了两次大改。2000 年的改动很小，但在 2013 年，人们又一次动笔，带着强烈的焦虑对它进行了大篇幅重写。在这一系列改动中，自闭症定义的长度反复变化着：最初症状核对表中的大约 70 个词在某一版中增加到了超过 600 个，在之后一版中又缩减为了 300 个，两版之后，表格又扩充为接近 900 个词。症状的名字也在不断变化——从"婴儿自闭症"到"自闭性障碍"，再到"自闭症谱系障碍"。最关键的是，DSM 编写者制定的关于自闭症的症状核对表一直在被改写。在其中一个版本里，只要一个人符合 16 项标准中的 8 项，就可以被认定为一个自闭症患者，有了接受治疗的理由；而在另一版中，成为自闭症患者需要符合 12 项标准里的 6 项。根据耶鲁大学的沃尔克马尔和布莱恩·瑞丘（Brian Reichow）的说法，如果使用第二个版本的评判方法，那么有超过 2 000 种症状组合方式可以被认定为自闭症。此外，人们在 1994 年把自闭症与阿斯伯格综合征做了区分，这一举动使诊断变得更为复杂了。

很多情况下，DSM 对自闭症定义的曲折历程反映了不同专家的哲学分歧。这些专家分为两个阵营：融合派（lumpers）和分离派（splitters）。在洛娜·温与汉斯·阿斯伯格就两个人的案例是更相似还是更不同表达相反意见时，这种对立就显现了出来。阿斯伯格坚持认为，由于存在关键的不同点，自己研究中的儿童与肯纳研究中的儿童应该得到区分——这就是典型的分离派表现。另一方面，温一直有着融合派的想法。她认为，既然每个病人头脑中造成自闭行为的核心机制是相同的，只是行为的剧烈程度有所不同，那么，有或多或少自闭特征的人都应该被归为同一类。正是这一想法指引她提出了影响巨大的自闭症谱系模型。如今，这一典范式的融合派想法被广泛接受，在一些大众文化中，它甚至被视作不可撼动的真理。

但是，如果历史是一本指南，那么它就是可以被更改的。正如人们从古至今对自闭症的所有理解那样，谱系构想也存在缺陷，它的瑕疵很有可能让分离派获得发展的空间。举个例子，倘若进一步科学研究发现看起来相似的自闭表现实际是由环境、基因或者其他一些不同的原因造成的，局势便对分离派更有利些了。对此，可以用癌症研究做类比。是肿瘤学研究发现了不同部位的癌症实际上大相径庭，而每一种癌症都有自己独特的生物学过程，在这之前很多年，人们都在用"癌症"这个词来统称所有部位发生的癌症，在这之后却逐渐走上了分离派的道路。像癌症一样，自闭症也可能不止一种。研究人员可能会发现多种自闭症，每种都有着与其他种类自闭症毫不相干的基因印记。如果真的能获得这种发现，那么，模糊了很多个体表现上不同之处的广义谱系概念就会少很多说服力，也可能会在关于自闭症的交流中丧失一定的话语权。

然而这种研究是针对自闭症的生物医学领域的，而非是对其精神病学和行为干预方面的关注。但在20世纪90年代初，自闭症领域内几乎不存在任何生物学研究，少数的几名相关研究人员能获得的经费也很少。直到后来，当两对分别住在美国大陆东西两岸的父母决定对此做些改变，局面才有所改善。

36

东西海岸的第一次相聚

开胃菜上桌时，在座的两位丈夫正在争吵。而在这顿饭结束时，融合的想法似乎已经难以实现了。由于价值观和个性的原因，自闭症领域最有野心的两个由患儿父母组建的机构看起来最终无法实现联手。

这兴许有些令人失望，因为这两所机构以及这两对夫妇的目标完全一致：激励生物医学研究社群更加关注自闭症。毕竟，在 1995 年普林斯顿大学附近一家餐厅的聚会中，在场的生物医学界人士显然没有表现出这种态度。

在这些领域的人士看来，自闭症研究无论如何都与生物学领域内的研究者无关，同样，也与遗传学者、过敏症医师或胃肠病学家无关。这些领域及其他生物医学领域内的人员从不会对自闭症进行讨论，这些领域内的学者们认为利用自己的专业进行自闭症研究是条死胡同——这种工作最好还是留给心理学家、精神病专家和儿科医师。

这两对夫妇分别住在美国东西海岸。极为巧合的是，他们最近才带着巨大的野心和能量同时开始试着改变这一局面，这种野心和能量凝聚在一起时，就可以激励人们开展大型运动。当时，两对夫妇都不知道另一方的存在，而他们几乎在同时产生了改变世界的想法。

其中一对夫妇住在新泽西州的希尔斯伯勒，但他们的组织使用的邮箱在附近的普林斯顿大学内——夫妇两人都是常青藤盟校的毕业生，他们也希望人们看到邮箱时认为他们的组织与普林斯顿大学有关。另一对夫妇是从洛杉矶飞来参加这次午宴的，二人都是电影工作者。他们通过一个共同的熟人介绍而坐在了一起，开始商讨联合事宜。从表面上看，这次会面是顺理成章的。

毕竟，他们有着如此多的相同点。

凯伦·伦敦（Karen London）是一名企业律师，她的儿子扎克在 1987 年被诊断患有自闭症，之后她就离开了法律行业，而她的丈夫、精神病学家埃里克（Eric）继续着自己的工作。埃里克的研究方向是阿尔茨海默病和老年精神病学，不过，如今他会阅读所有与自己儿子的病症有关的医学文献，他的同事们，比如他的朋友阿尔文·米罗（Arvan Mirrow）也会留意相关文章，并经常拿给他阅读。

1993 年 11 月，米罗怀抱三大本厚厚的文件夹来到伦敦夫妇位于新泽西的家门前。米罗刚从在华盛顿特区举办的神经科学学会年度会议中归来，这次会议对很多新研究进行了展示和讨论，文件夹里的内容便是对所有这些新研究简短的描述性摘要。摘要大约有 1.1 万件，全部与日渐热门的脑科学研究有关。米罗觉得埃里克和凯伦可能想看一看有没有与自闭症相关的研究，便把这些摘要带了回来。

在接下来的几个小时里，米罗与伦敦夫妇一起快速浏览了这些摘要。他们在每个文件夹背面的目录上扫视，希望能找到出现"自闭症"这个词的条目。每当出现这个词，他们中的一个人就会记录下来。

结果让伦敦夫妇感到悲哀。在 1.1 万篇论文中，只有 11 篇提到了自闭症。更糟糕的是，这些文章只是顺便提及了自闭症，它只出现在像"与自闭症截然相反的是"和"与自闭症不同的是"这样的表述中。世界上最顶尖的脑科学家刚刚聚在一起开了会，却没有提到任何真正有关自闭症的内容，这让凯伦和埃里克难以理解。

在 1974 年，研究者们曾共同调查自闭症与人类包括大脑在内的身体部位的关系。那年 6 月，在华盛顿举办的为期 5 天的 NSAC 年度会议上，一些与会父母带去了自己的孩子，他们希望能在有限的会议期间尽可能多地获得关于自己孩子身体和大脑的信息。

这种获得过程有点像消防演练。常规的父母会议在酒店的舞厅进行，同时，一辆货车每隔 45 分钟会停在休息室门前，每次将 4 名儿童及儿童父母送到附近的诊所。到诊所之后，父母要填写关于行为和家族历史的问卷，孩子们则要进行一系列生理测试，比如抽血、采集尿样以及另一些快速的检查。完成之后，这一组会及时离开，给下一组儿童和父母留下位置。最终，会议通过这种方式收集到了 78 名自闭症患儿的生物医学数据，这比以往任何一个研究项目收集到的数据都要多。

基于这些数据写成的论文集于 1976 年正式出版。虽然这本书没有取得什么突破，但它体现了一些有趣的发现。通过生物学观察，人们发现患有自闭症的儿童体内有一些特别的表现，比如单纯疱疹病毒抗体增多、锌水平增高以及高于预期的肠道刺激。这些表现中的任何一个都可以单独成为研究。

但也许除了这项身体检查活动的一名组织者，就没有其他人对这些前景进行深入研究了。这名组织者就是伯尼·里姆兰。这种情况并非是因为这些工作受到轻视，而是因为在 1976 年，除了里姆兰和其他少数几个人，科学界几乎对自闭症的生理成因完全不感兴趣。

1993 年，埃里克和凯伦·伦敦与一位名叫玛格丽特·鲍曼（Margaret Bauman）的科学家共进晚餐。那时，自闭症在生理层面上的成因依然没有引起科学界的兴趣。鲍曼是马萨诸塞州综合医院的一名儿科神经学家，她是那个时代少数几名对研究自闭症患儿大脑感兴趣的科学家之一。她存有数量不多但十分珍贵的脑组织，这些脑组织是由一些刚刚失去年幼孩子的父母慷慨提供的。有一段时间，鲍曼在少数实验中发现这些脑组织存在特殊的结构异常。不过，她也向伦敦夫妇坦白，由于各大基金会认为没必要在生理层面理解自闭症，自己的研究很难获得资助。由于资金不足，在他们谈话之时，那些脑组织正原封不动地存放在实验室的冰箱里。

对此，伦敦夫妇只能摇头叹气。鲍曼承认，她以前和其他父母进行过相同的对话，很多父母有着和她一样的烦恼。她还提到，明天，她会在新泽西自闭症社群外展服务中心（New Jersey Center for Outreach and Services for the Autism Community）的年度会议上发言。这个会议在前不久已经开始，而她是指定的主讲人。她会在会议中与一些父母交流。

实际上，伦敦夫妇一直在轮流参加这次会议。每天他们都会有一个人留在家里照顾扎克，另一个人去参加会议。鲍曼发表演讲的那天，出席会议的是埃里克，演讲过后进入了提问环节。

"为什么我们得不到自闭症研究的经费？"一位家长站起来问道。

鲍曼停顿了一下，开始扫视观众席。

"伦敦博士在这儿吗？"她问道。

埃里克有些吃惊地举起了手——或者说，举起了一根手指。

"啊，好。很好。"鲍曼说。"我叫他是因为他将创立一个资助组织！"

几分钟后，鲍曼的讲话结束，而父母们围在埃里克身边。一些父母已经在对他表示感谢，还有一些父母想为组织做出自己的贡献。

离开会场后，埃里克·伦敦找到了一部公用电话。他打给家里，告诉凯伦，现在他们成了自闭症研究的活动家。

乔恩·谢斯塔克（Jon Shestack）一直在钱包里放着儿子多夫的照片。有时，他的语言没能达到想要的效果，便需要情感攻势了。比如，当他面对一屋子立法者，想说服他们投票给自闭症研究，为其获得更多资金时，他就会抽出自己儿子的照片，把它高高举起，好像在说："这就是一个我想让你们帮助的孩子。像这样的孩子，还有50万个。"

谢斯塔克是一名电影制片人，他的最佳作品之一是一部关于劫持总统专机的剧情片《空军一号》。他的妻子是艾美奖得主波西娅·艾弗森（Portia Iverson），她是一名电视制片人，也是一名作家、艺术指导和布景指导。他们邂逅于20世纪80年代中期，并于1992年结婚。同一年，他们的儿子多夫出生了。多夫在1994年被一位发展心理学家诊断为患有自闭症，那天，这名心理学家还给谢斯塔克夫妇提出了他认为最好的建议，那就是"抱住对方大哭一场，然后继续自己的生活"。这是一个让人震惊又奇怪的建议。就在此前10年里，所有的传统精神病院都已经被关闭。他们无法相信一个专家会提出这样一种倒退的方案，这无异于让他们放弃自己只有两岁的儿子，忘记他存在过的事实。医生警告他们，如果不尽快放弃多夫，他们的生活将被毁掉。

他们没有接受，甚至从未考虑过这个建议。他们对自闭症还知之甚少，但他们知道，在这个时代，科学家们一定比这个孤陋寡闻的儿科医师更了解自闭症的本质，也更明白它的治疗方法。谢斯塔克和艾弗森两个人都受过良好的教育，他们能力很强，对自己摆脱困境的职业技能很有信心。他们下定决心要一起研究自闭症，并找到这个领域的科学家。他们会共同将多夫拉出自闭症的泥潭。

他们把自闭症看作夺走自己儿子的入侵者。由于失眠，多夫在不到两岁的时候就已经有了黑眼圈。他无法消化食物，从出生起就有腹泻症状，而这种症状从未减轻。他拒绝眼神交流，喜欢长时间盯着地板上的阴影或从厨房窗户射入的光线。他也不开口说话。

在乔恩和波西娅看来，他们的儿子明显是生病了，而他们的目标也很简单：治好多夫的病。

他们立即开始搜寻有一定可信度的治疗方法，但直觉告诉他们，多夫的病情需要比 TEACCH 和"地板时间"这些缓慢的医疗项目更快的方法。举个例子，"地板时间"是由马里兰州的心理学家斯坦利·格林斯潘（Stanley Greenspan）发明的治疗方案，他建议父母和自己的孩子一起趴在地上，模仿孩子的动作，从而与他们建立更为直接、共鸣更强也更为有趣的互动。乔恩和波西娅还在加州大学洛杉矶分校与伊瓦·洛瓦斯见了面，他们觉得洛瓦斯提议的治疗方案也会持续数年之久，并且效果难料。这些治疗方案需要很大的耐心，但他们认为多夫的病情已经容不得耽搁了。此外他们还尝试了传统的语言治疗法，但没过几个月治疗师就退出了。她告诉波西娅自己的时间有限，自己有义务去帮助那些真正有希望取得进展的儿童。

这话让谢斯塔克夫妇备受打击，但也让他们更加坚定地认为这些从教育角度出发的治疗方案是在浪费多夫的时间——多夫的自闭症明显与他身体上的疾病（肠胃症状、失眠、病情的突然发作以及对大部分食物的过敏反应）有关。乔恩和波西娅十分肯定多夫有着器质性病变，是这种病症影响了他的大脑。

但是，没有专家会从这一角度出发和他们讨论自闭症。行为分析学家对此没有任何看法，精神病学家和儿科医生同样如此。虽然现在大部分专家已经认同自闭症有生理性根源——也就是说，是生理组织的问题造成了自闭症——但没有人接受过从生理角度进行的自闭症诊疗训练。医学院没有这门课，因为这门研究并不存在，更确切地说，只有江湖医术有关于这方面的内容。

波西娅后来也意识到了这一点。当时，在极度失望中，一辈子都沉浸在人文艺术领域的她开始勇敢地潜入医学论文的海洋。她查阅了脑化学、神经组织、睡眠模式和代谢功能方面的文章，她开始订阅科学数据库，她还经常出现在加州大学洛杉矶分校医学院的图书馆里。当她像浏览了神经科学摘要的伦敦夫妇一样发现自闭症对生物医学学者没有任何吸引力时，她决定自己找出可能对治疗自闭症有启发性的论文——即使这些文章的作者自己都不这样认为。从那之后，她在离开图书馆时总是抱着成堆的影印件。她知道自己读不懂医学文章，于是开始报名旁听分子生物学课程和神经解剖学课程。她还不确定这些努力会把她带到何处，但她很明确自己在寻找的知识是什么——找到任何能阐明多夫所患自闭症为医疗状况并可被治愈的内容。

问题在于，从生物医学角度进行自闭症研究在当时是没有出路的。像其他人一样，科学家也要吃饭，也有自尊心。刚入学的研究生当然会出于天然的好奇心选择研究领域，也许最初也正是这种好奇心将他们带入了科学的世界。但他们在做出选择时也有其他考虑。他们至少要明确，自己的工作在将来不会让自己没有出路；他们还想确定的是，在理想状况下，未来几年内自己的工作有很大可能会受到资助。而自闭症的生物医学研究却陷入了死循环。由于缺少前人的相关经验，医学角度的自闭症研究难以证明这一领域可以成为一条学术之路，因此，年轻学者都不会考虑它。又因为这个领域的产出极少，无法证明对其投资有回报，所以资助者们也都不会考虑对其投入资金。

在新泽西，埃里克和凯伦很清楚什么可以改变这个局面：钱。在埃里克开始四处参加科学会议的时候，他得到了检验这个想法的机会。在这些会议中，来自全世界的数以百计的学者济济一堂，他们站在海报大小的各类图表和数据旁边，展示着自己的最新研究成果，而埃里克就在举办这些会议的大厅里四处走动。这种随心所欲的"海报会议"是科学界的一种会议传统，它意在鼓励科学家们进行自发的对话，并开放、自由地交流想法。产出那三大本文件夹摘要的神经科学团体的二次会议也是以这种方式进行的。这一次，埃里克发现，在数千张海报中依然没有一张提到自闭症。不过，有几张海报展示的成果引起了埃里克的注意。至少在他看来，这些成果有被应用于自闭症研究的可能性。例如，有人在做脑部成像与感官研究，这名研究者可能会为了研究工作到自闭症人群中选取样本。

学者们在听到埃里克提出这些可能性时总是会用奇怪的眼神看他，埃里克本人已经对此见怪不怪了。这些学者对自闭症很陌生，有些人还需要别人提示才能想起自闭症是什么。他们没有一个人认为将研究重心放在一种模糊的机能失调上有任何意义。当埃里克继续这个话题时，一些人还显出不耐烦。

但是，在埃里克告知科学家们他有资金来资助自闭症研究时，局面立刻改变了。突然间，原本毫无耐心的科学家们开始讨论把自闭症放进自己研究中的可能性，并开始对埃里克的提议连连称是——这是多么有趣的研究领域啊！

关于自己有资金的事，埃里克并没有说谎。1994 年，在玛格丽特·鲍曼在那场讲话上当众向他发话后不久，埃里克和凯伦就成立了全美自闭症研究联盟（National Alliance for Autism Research，NAAR）。正如该组织网站早期版本的说明所写，联盟的任务是"资助或促进自闭症的生物医学研究"。从那时起，在其他父母的帮助下，他和凯伦迅速建立起了这个组织。他们也很幸运，在联盟成立的前 5 个月内，就有少数富有的捐赠者提供了数十万美元的可观捐助。开始阶段取得的成功使他们相信自己的理想可以得到实现，联盟还会收到更多的捐助。

这些捐助似乎也证明了他们制定的策略的正确性。为了保证自己成为值得捐助的可信组织，他们坚持将全美最优秀的人士聚集在 NAAR 中。当时已经有太多声称能治自闭症的江湖郎中，作为一名科学家，埃里克由衷希望可以对自闭症做一些真正的科学研究。埃里克和凯伦也希望共事者能有与他们相同的价值观。在最初几个月，他们动用了不少关系，拉动亲友奔走相告，最终成立了一个由许多声名显赫的科学家和常青藤盟校毕业生们组成的咨询部。也大约是在这个时候，为了让自己的自闭症研究看起来有"权威"性，他们租赁了地址位于普林斯顿大学的邮箱。为了改变世界对自闭症的看法，使自闭症生物医学研究成为主流趋势，他们决定只让真正具备科学精神的研究人员加入。

在推动科学界关注自闭症的过程中，乔恩·谢斯塔克很快就想出了一个口号。他认为，这个口号也正是自己将和波西娅一起为多夫实现的，"加速科学发展"。后来，他在劝说人们时开始频繁使用这个口号——就像当初他从钱包里抽出儿子的照片那样。1995 年，带着"加速科学发展"的目标，他和波西娅共同创立了一个组织。不过，他们为自己的组织选择了另外一个传达同样情绪的名字——"现在就治愈自闭症"（Cure Autism Now），缩写为 CAN，它意味着"我们可以"。

与伦敦夫妇的组织相比，CAN 在开始阶段没有那么关注传统的科学界人士，因为乔恩和波西娅认为传统科学已经让自己的儿子失望了。他们二人都不是受过训练的科学家，尤其是乔恩，他对科学领域的划分毫无耐心。他总是强迫别人把多夫的问题看成他们自己的问题，有时，他的这种意愿过于强烈，甚至会产生一些恐吓意味。他在撰文时会把多夫的自闭症描述为一种创伤，以此来为自己的行为辩护。有些人觉得他的行为令人厌恶，但这种不屈不挠的精神让他在发起运动和筹集捐款时非常高效。

团队中，波西娅更为平和；与乔恩相比，她也更聪明。她一直试着去理解科学，也正是她使 CAN 在早期远离了"权威"科学界，而与一位由于自身原因在自闭症社群中失去了大部分尊重的科学家达成了合作关系。

那时，第一个身兼患儿父母的自闭症活动家、声音最响亮的组织者以及责怪母亲理论的颠覆者伯尼·里姆兰对自闭症研究有着前所未有的激情和投入。他总是会给联系自己的父母们回电话，也依然受到他们的爱戴。但是，他也在逐渐将自己剥离科学界。这是由于他经常固执地坚持某些他看好的自闭症诱因和治疗理论——比如他坚称服用大量维生素可以减轻自闭症状。这样的断言往往不能在严谨的科学研究下站住脚，但这依然不足以让他放弃这些"理论"，这使得一些科学家开始在私下不友好地将他称为"狂人"。到了 20 世纪 90 年代中期，时代已经改变，报纸不再称他为自闭症的权威人士了。在这个同行评审的世界里，这个曾经的自闭症英雄被排挤到了该领域的边缘。

但这没能让里姆兰停下脚步。作为一位对外的呼吁者，他曾在"冰箱母亲"事件中力排众议，坚持真相，如今，他似乎认为自己依然维持着这样的身份。另外，自闭症社群内依然有人——比如乔恩·谢斯塔克和波西娅·艾弗森——感激他做出的贡献，他们两个在 1994 年给了里姆兰 2.5 万美元。

在这对夫妇成立 CAN 前夕，波西娅就主动结识了里姆兰。她读过里姆兰的科学通讯，发现他为自闭症替代疗法的研究留有很大空间。里姆兰对自闭症的生物医学治疗有强烈的兴趣，然而这种疗法缺乏深度研究，这让一些母亲感到非常沮丧。在谈话过程中，波西娅觉得，自己在里姆兰身上看到的是开放的视野和对这些母亲的同情心，他们谈得越多，她就对里姆兰的这些品质越发敬仰。里姆兰提到，他想举办一个能将所有相关领域的学者都聚集起来的会议，但是缺少付诸行动的资金。于是，乔恩写了一封激情澎湃的信件，寄到了自己父母在故乡费城的一些家境优渥的朋友手里，就这样，资金问题在 3 个月内得到了解决。

波西娅也参加了这场于 1995 年 1 月在达拉斯举办的会议。与会者人数不多：只有 6 位父母和 27 位医生及博士生。但是，波西娅对会议涵盖的广阔领域很满意，会议涉及的领域有基因学、免疫学、精神病学、生物化学、神经科学、药学、内分泌学、胃肠病学和毒理学。她还注意到，这场会议确立了"不评判"的基本原则。一位生物化学家，同时是一名自闭症患儿父母的乔恩·潘伯恩（Jon Panborn）发布了这项规则。他宣布，所有人在第一天都不能对发言者的成果或假说提出质疑。这样一来，在质疑被暂时排除的气氛里，每个人都可以放心地提出自己的想法并让其有空间发芽、生长。

就这样，此次会议产出了一大批让人充满希望又有前景的想法，比如特殊饮食法，更关注补充某些营养的方法，还有关于一种"整合作用"过程的信息——在这个过程中，患者会服用药物来除去体内积聚的重金属物质。主讲人们都明白，这些想法的效能和安全性还没有得到确认，医生们如果使用这些方案，他们就越过了科学的谨慎界限。但是，与会者们对一点抱有共识，那就是在面对"自闭症这类突发事件"时，使用这些方案是可以理解的。正如另一位与会医生希德·贝克（Sid Baker）说的那样，只有一些医生和父母"可以接受高风险、高回报的治疗"。

波西娅和乔恩一直在讨论与拥有开放思维的专业人士共事的可能性，因此，她对能在达拉斯看到这些人感到十分兴奋。回到洛杉矶后，她的心情依然难以平复。

不过，在这次会议结束后的几个月里并没有什么后续活动，这让波西娅感到失望。当时，她仍保持着与里姆兰的密切联系。她曾希望这次在达拉斯参加会议的人士可以开始齐心举办募捐活动，并设立基金资助正式的科学研究。毕竟，他们所有人都有着共同的愿望，都想为自己提出的治疗方案找到坚实的科学支撑，从而让这些方案被更多人接受。但并没有人去这样做。最后，波西娅不太情愿地认识到，即使她如此仰慕里姆兰，她也不能再指望他带来自己想要的那种进步了。

波西娅的丈夫也有同感。所有这些努力都没有帮到多夫，而治好多夫才是重中之重。一天晚上，乔恩正放松身体，躺在床上读着报纸，波西娅坐在床脚叠衣服，突然间，乔恩抬起头宣布："我们必须建立自己的基金会了。"

CAN 成立于 1995 年 3 月。在一年的时间里，美国出现了两个自闭症组织。这两个组织地处不同位置，分别位于普林斯顿大学和好莱坞，但有着完全相同的目标。

在那次探讨组织合并的午宴上，埃里克·伦敦提出，这对居住在好莱坞的夫妇称自己的组织为"现在就治愈自闭症"，会引起人们不切实际的希望。这一观点引发了争吵。

有那么一会，乔恩直直地注视着埃里克，一句话也不说。

他们 4 个人对这种午宴还没有经验。两对夫妇最近才知晓对方的存在，他们都还没有资助过任何一项研究。在 4 个人里，埃里克的妻子凯伦是组织合并最积极的倡导者，因为她相信，这可以成倍地扩大两个组织的影响力，并消除它们在筹集资金时的竞争。她与埃里克曾主动向 ASA 提起过合并事宜，但遭到了拒绝。ASA 也曾对乔恩和波西娅的合并提议提出拒绝。那时，ASA 并没有兴趣资助生物医学研究。

不过此时，在这个午宴上，合并看起来是非常有可能的。然而，乔恩和埃里克开始辩论起了"希望"，埃里克对乔恩说："也许在 5 年后，自闭症依然无法治愈，我想知道那时你会怎么想？"

"我会觉得这个名称更合适了。"乔恩回击道。

埃里克还不知道，乔恩总是会听到"不切实际的希望"的评价，而他对此厌恶至极。"如果你们是一对年轻的父母，"乔恩继续说，"却不抱有希望，那你们迟早会离婚。并且，如果你没有生存的目标，你也不会一直让自己活下去。"

谢斯塔克不停地向桌子对面的医生强调失败是不可接受的，但对埃里克来说，谢斯塔克的想法毫无意义。他清楚，在科学研究中，失败从不会缺席。

这两种不同观点有着巨大的分歧。1995 年，乔恩和波西娅想"加速科学发展"，从而及时治好自己儿子的自闭症；而埃里克和凯伦把儿子扎克的自闭症看作既成事实，同时希望可以发展现在的相关科学以造福后代。

他们又开展了其他一些生硬的话题。午宴结束时，乔恩和波西娅明确表示，CAN将保持独立。在两对夫妇告别时，埃里克做了最后一次尝试，他告诉乔恩和波西娅，如果他们改变主意，就给自己发传真。

这份邀约最终石沉大海。

37

魔法师

他的头发编成一条辫子，在医学界，人们称他为"魔法师"。

他最初从 1997 年开始家访工作，当时，他游走于加州各处。在这之后，他开始向美国其他地区进发。2000 年，他在 1 月的前三周就走了 2 500 英里，足迹遍布 7 个州。他不喜欢乘飞机，于是坐火车出行，后来开始租车自驾。他的车里放满了空咖啡杯和皱巴巴的地图，后座上是一份儿童名单，后备厢里的行李箱装着他用来储存血样的细颈瓶。

埃德·贝瑞（Ed Berry）是一名抽血医生——职业的血液采集者。他能使自闭症患儿毫不恐惧地接受抽血，正是这项罕见的天赋让他得到了"魔法师"的称号。贝瑞可不会什么魔术，他只是动作轻柔，在抽血时全程保持微笑。而不知出于什么原因，那些孩子们似乎知道自己可以信任他。

贝瑞的抽血之旅走走停停，持续了 7 年。他到过纽约和芝加哥的高级住宅区，也探访过弗吉尼亚和得克萨斯州郊区。他花了很多时间走访农村。有一次，在密歇根州休伦港，他开车几个小时，穿过尘土飞扬的道路，来到密歇根郊外的某处。荒野之中，只有一所房子孤零零地立在那里，住着患有自闭症的三胞胎。他如愿采集到了三瓶血液，这样至少长途跋涉的时间就没有白费。

曾经在华盛顿，父母们急迫甚至幼稚地想只用 5 天时间就明确自闭症的机理——他们租了辆货车在酒店和诊所间运送自闭症患儿，让他们接受区区 45 分钟的测试。而此时距离那个时候，已经过去 20 多年了。

2000 年，一名抽血医生租车在全美各地对至少有一名自闭症患儿的家庭进行家访——毫无疑问，这件事本身就有种老派的味道。这些家访的目的是建立一个前所未有的权威基因数据库，这个"自闭基因资源交换"项目会被用来吸引科学家，让他们开始从人类 DNA 的角度研究自闭症。

这一计划不同于传统的科学研究项目，它看起来不太可能实现，并充满潜在的漏洞。它的策划者是好莱坞的一对自闭症患儿父母，他们相信，雇用埃德·贝瑞并资助他跑遍全美是值得尝试的，这可以帮助他们"加速科学发展"。

直到 1996 年 7 月，埃里克和凯伦才向美国的几所研究机构寄出第一批征求建议书。这些文件是对研究人员的正式邀请，鼓励他们提交有吸引力的研究提案，并以此获得 NAAR 的资金。提交提案的截止日期定在了 10 月 15 日。

在 NAAR 成立后的两年时间里，伦敦夫妇一直在吸引顶级人才进入咨询部，同时，他们也开始组建荣誉董事会。董事会由为他们提供支持、增加影响力的名人组成，比如美国职业橄榄球大联盟（National Football League）球员丹·马里诺（Dan Marino）和爵士乐演奏家温顿·马萨利斯（Wynton Marsalis）。伦敦夫妇还一直在推动自闭症会议的举办和互助小组的设立，在这些活动中，他们向公众解释了 NAAR 组织自身的目标，并开始第一次募捐。

最初，他们只能收到零星的小额支票。但在 1995 年 12 月，ASA 的曼哈顿分会决定在圣诞节对 NAAR 进行推广，在这之后，开始有大量资金涌入账户。最开始，NAAR 通过马萨利斯的一场募捐音乐会收到了 1.3 万美元，之后，又有两笔各 3 万美元的资金入账。在 1996 年年末，NAAR 收到了一笔 50 万美元的匿名捐款，这笔钱使该组织成为科学研究的强力赞助机构。从这时起，伦敦夫妇不再只能租邮箱了，他们终于可以在普林斯顿大学里租到一间真正的办公室，并雇用了第一批员工。最重要的是，他们开始有能力给研究者们发工资了。

现在，他们要做的就是等待各个研究机构回复的提案了。他们把征求建议书寄到了全美乃至全世界几十所生物医学研究中心，但这无法保证收到征求建议书的人有值得资助的自闭症研究思路，他们甚至不能确认，是否有人对这一研究方向感兴趣。如果最终他们收到了很多糟糕提案，那会很令人失望；但如果最终他们没有收到任何提案，那更会令他们尴尬不已。在距离 10 月 15 日只剩几周的时候，他们收到的回复依然是 0。

好莱坞的人脉对 CAN 非常重要，尤其在他们急于积累资金的早期阶段。1995 年年年末，乔恩·谢斯塔克开始号召业内的朋友们捐款，那时就已经有不少人准备捐出巨额款项了。其中有一个人还做了更多工作。这个人名叫安东尼·爱德华兹（Anthony Edwards），他曾与乔恩在 1984 年的电影《鬼马校园》中有过合作，这时刚因在大火的电视剧《急诊室的故事》中饰演一位急诊室医生而声名大噪。正因为他在剧中的角色是位值得信任的医生，总是有慈善机构追着要他为自己的组织站台。作为谢斯塔克的朋友，他最终决定去帮助 CAN。

虽然爱德华兹家中没有自闭症患儿，但就像马里诺和马萨利斯对 NAAR 的意义一样，爱德华兹为 CAN 做出了同等的贡献——他为组织带来了闪光点和可信度。他不厌其烦地不断为 CAN 争得演艺界的捐款，到处主持募捐会，并对好莱坞媒体普及自闭症。CAN 希望传达一种紧迫感，而他非常适合这项工作。"我们的目标是让我们再也不用为自闭症奔波，即彻底清除自闭症，"他曾对《今日美国》（USA Today）的记者这样说，"不是在一周或一个月内治愈自闭症，也不是等到科学家们准备好的时候——而是现在就治好它！"

他们第一次募捐就筹集到了 7.5 万美元。后来，随着大量个人捐款的涌入，乔恩·谢斯塔克还准备将更多纳税人基金投入自闭症研究。也就是在这几年，乔恩发现自己很有政治游说的天赋。他每次讲话时都会讲自己儿子的故事，这恰好发挥了他的天赋。讲故事时他需要集中精力，同时要面对儿子多夫依然需要治疗方案的事实，这个过程又仿佛给了他一条排解和发泄挫折感的渠道。渐渐地，州长和立法者们也知晓了乔恩这种独特的激情，随着时间推移，他们都接受过乔恩的当面游说，看过他的儿子多夫的照片。乔恩总是让人们难以拒绝他，就这样，几年之后，2006 年，国会通过了标志性的《抗击自闭症法案》（Combating Autism Act）。该法案为未来 5 年的自闭症研究划拨了大约 10 亿美元的款项，这其中的大部分功劳都归于乔恩·谢斯塔克。

其实在很早之前，安东尼·爱德华兹就曾以不同的方式做出过自己的贡献——是他将乔恩变成了如今的政治说客。有一次，美国参议员比尔·弗里斯特（Bill Frist）拒绝通过乔恩希望生效的法案，于是爱德华兹介入了。他邀请当时碰巧在洛杉矶访问的弗里斯特去参观了《急诊室的故事》的后台。弗里斯特在从政之前是一名执业医师，也是这部剧的狂热粉丝。在走进搭建起的"住院医师室"，看到工作人员准备的寒酸、老旧的道具椅子时，他仿佛被带回了早年接受训练的时光。爱德华兹能看出参议员非常开心，在足够的暖场之后，他把弗里斯特介绍给了在场的乔恩以及跟乔恩来到片场的多夫。他们合了影，而乔恩成功说服了弗里斯特支持他原本反对的法案。后来，弗里斯特不仅自己改变了主意，还加入了一个支持该法案的参议员团体。最终，这个团体让该法案顺利得到通过。

然而，游说就像募捐一样，最终还是需要社会更认真地考虑乔恩和波西娅——更全面地说，整个CAN——的诉求。这并不是理所当然的，需要不懈的努力才能达成。事实上，从表面上看，自闭症患儿的父母在空有激情的情况下开拓出一个新的研究领域是完全不可能的，但是这些父母又有权决定把钱发给哪项科学研究。即使这些钱本身就是他们筹集到的，这种做法还是很容易被看作外行白日梦的体现。最开始，CAN面临的最大威胁就是它会被科学界忽视，而组织的一些早期活动也几乎确保这一点成了现实。

波西娅一直在努力从科学层面上探索他们活动中的内容。除了阅读书籍和论文，她还担负起了大部分创建CAN组织架构和确定内部级别的工作。像埃里克和凯伦一样，波西娅一开始也想设立一个建议委员会，于是她找到了在达拉斯见过的那些科学家。当时，他们对打破陈规踌躇满志，甚至准备好去实施还没有完全经过科学研究的疗法，这些表现对波西娅充满了吸引力。CAN使用替代疗法的承诺受到了那些对主流治疗方案感到失望的父母的推崇，不过，在另一些人看来，这也冒着让CAN逐渐走向医学边缘的风险。

在早期，波西娅和乔恩制定过一条内容清楚、不容商议的规定，但这规定对CAN可能资助的任何领域而言都是极度不合常规的。这就是，对任何领域的赞助都需要经过非科学界人士的批准。在CAN刚成立的时候，它设立了第二个建议委员会，这个部门几乎全部由父母构成，而他们可以最终拍板决定到底资助哪项研究。这些父母每天都近距离地接触着自闭症，而他们认为这样一个机构能确定CAN资助的每一项研究都"与自闭症有直接联系"。例如，一个没接触过自闭症、整天泡在实验室的年轻学者可能永远都想不到去研究自闭症患者的睡眠问题，但几乎所有自闭症患儿父母都知道自闭症与睡眠障碍间有着密切的联系。CAN希望科学研究可以对这些家庭以及他们对自闭症的想法做出直接回应，于是，它还制定了另一项规定，那就是所有受资助的项目都需要有大概率产出"对这些家庭有直接影响的具体临床发现"。但NAAR没有复制这一做法，毕竟父母对科学决策如此大程度的掌控可能会吓退很多功成名就的科学家。

波西娅于1995年动身前往全美各个城市亲自招募科学家。她面试的大部分是年轻科学家，波西娅对他们进行劝导，让他们看到自闭症研究的美妙，还表示无论他们的领域是基因学、分子生物学、神经科学还是其他科学，自闭症都可以为他们的研究打开窗口。除了说服他们，她面试的另一个目的是检验他们是否愿意遵守CAN制定的规矩工作。

大约就在这个时候，有人把波西娅介绍给了加州大学洛杉矶分校的一个名叫丹尼尔·格施温德（Daniel Geschwind）的神经病学助理教授。本着对家有两个自闭症孩子的同事的礼貌，格施温德同意在自己实验室的会客间和波西娅谈上半个小时。然而，3个半小时之后，对话仍没有结束，而此时，格施温德已经准备做出职业生涯中最重大的决定了。波西娅身为好莱坞的一名艺术指导，却学会了站在科学研究的角度与人对话，在与格施温德的谈话中始终引导着话题的走向。波西娅希望他能成为一项崭新且宏大的科学进程的早期参与者，这是一次赌博，也是一个千载难逢的机会。那天，在他们告别的时候，CAN组织有了自己的科学顾问委员会主席。

这是CAN的一个转折点。对一个想走向成熟的组织来说，格施温德是绝佳的领导者。虽然他接受了父母可以直接影响资助项目的规定，但同时，他觉得CAN应该与那些替代疗法的倡导者保持距离。在几个月的时间里，科学顾问委员会的人员构成经历了一次革新。部门剔除了一些观点不那么正统的成员，吸收了不少观点正统且与NAAR麾下人员的观点更为相近的科学家。这些人中有不少资历尚浅，有时间和胆识像格施温德一样赌一把。

与此同时，东岸也有了进展，在 10 月 15 日截止日期到来前的一周时间里，伦敦夫妇在新泽西家中的客厅里开始堆起一个个盒子。来自美国各地的科学家们回复了 NAAR 的征求建议书，每个盒子中都装着一份寄来的提案。伦敦夫妇将每一份提案复印 20 张，分发给了 NAAR 科学顾问委员会的成员。

10 月 15 日终于到来了，这一天，客厅里一共堆了 27 个等待拆开的盒子。身为犹太人，凯伦是不过圣诞节的，在 15 日这天醒来的时候，她终于明白了孩子在圣诞节早晨醒来时等着拆开礼物的感受。她和埃里克坐在地板上一个个拆开盒子，细心研读每个提案。这些提案的作者来自杜克大学、约翰·霍普金斯大学医学院、肯尼迪·克里格学院、加州大学尔湾分校以及其他 15 所顶尖高校，而他们开心地发现，这些提案的内容与提案者们所在的机构一样可靠。他们的梦想成真了，每一份提案都肯定了两年来他们一直坚持的想法——父母领导的组织是可以塑造并引导针对自闭症的真正的科学研究的。几周后，伦敦夫妇设立的科学顾问委员会在哈佛大学旁的一家酒店碰面，准备在 27 份提案里选出获胜者。

这时，NAAR 已经筹得了大约 85 万美元，而他们的目标是在第一轮资助中花出 15 万。委员会选出了 5 个优胜提案，将 15 万美元平均分配给了这些提出者。这些提案的研究领域各不相同，有的使用脑部神经影像来探测脑白质过高对自闭症的影响，有的测量自闭症患儿试图进行交流时的脑波，还有的使用新的分子探测技术来观察特定病毒对自闭行为的激发作用。

第一轮资助中的所有研究都增进了人们对自闭症的实质性了解，并且都产出了可发表的作品。在一年的时间里，就有两个 NAAR 资助项目获得了联邦基金的捐助，它们共得到了 360 万美元，这得以让相关科学团队继续深入研究由 NAAR 资助的项目。伦敦夫妇理想中的剧本也正是这样的：用"种子基金"激起研究人员对自闭症的兴趣，同时引起其他资助者的注意，使得他们也开始捐款。一个良性循环似乎就此开始。

1996 年晚春，乔恩·谢斯塔克飞去东岸的华盛顿，开始游说国会增加生物化学方面的资金投入。他还来到 NIH，与那里的科学家们分享 CAN "加速科学发展"的终极梦想。他原本预测这个大胆、激进的想法会让房间里的遗传学者们兴奋不已，然而当他完成演讲后，房间里却是一片死寂。这个来自好莱坞的自闭症患儿父亲环视了一圈在座科学家们的表情，然后把手伸向了自己的钱包——又到了拿出多夫照片的时候了。

CAN 已经准备好花钱了，而基因研究就是它首选的资助项目。这时，丹尼尔·格施温德又一次展现了自己的影响力。他花了几个月时间向 CAN 的创立者们普及自闭症基因基础结构研究的前景和挑战，并告诉他们，自闭症的高度复杂性表明其与大量基因有关，而这会产生更多的基因组合。每一种基因组合方式与特定的环境因素共同作用，这就诱发了自闭症。换句话说，自闭症种类可能有很多，而造成这些自闭症的原因更为多样。根据基因线索研究每一种自闭症的诱因，对于明确病情以及设计应对方案来讲是至关重要的。

格施温德告诉 CAN 的创建者们，他们资助的首要目标就是基因研究项目，但他也解释道，只研究一两个自闭症患者的 DNA 是不会有成果的。由于自闭症患者个体间有着微妙且多样的差异，因此，研究员至少需要获得几百份 DNA 样本。此外，为了得到最有意义的基因信息，自闭症患者的兄弟姐妹的 DNA 也有极大的科学价值。

但是，这里存在一个最大的障碍：世界上没有一个实验室储存有如此大量的来自自闭症患者兄弟姐妹的基因。由于采集并分析一组符合要求的 DNA 就已经要花费很长的时间和巨大的精力，大部分研究员都只有少量的样本。除此之外，这些研究员都死守着自己已有的资源。毕竟，科学研究充满竞争，当你成为做出某项重要发现的"第一人和唯一人"时，声誉和奖金就会接踵而来。这种现实的结果就是，基因研究员们不喜欢与别人共享自己手上的 DNA 样本，即使这种大度的分享可能更快地导向更有意义的发现。

接下来，波西娅有了一个大胆的想法：CAN 可以创建一个自己的 DNA 数据库。这个数据库会有极大的规模，并会向科研社群开放。而为了顺利建成此 DNA 库，CAN 会利用自己的一项独有优势：与自闭症患儿家庭的紧密联系。简单地说，波西娅想借助 CAN 建成的父母关系网，让他们自愿地捐献孩子的 DNA。CAN 将负责招募、收集和存储 DNA，然后保证所有进行自闭症研究的人都可以使用它。CAN 会承担这一过程中的所有费用，这是给全球基因实验室的"免费赠品"。

后来，谢斯塔克在回忆当时的情况时表示，他第一次提出这个想法的时候，NIH 的遗传学家们表现得很冷漠，他们可能觉得这种做法会严重破坏现状，并且也会违背科学家之间的竞争原则。这些想法有一定道理，另外也有可信的科学理由表明，由父母领导的 DNA 收集项目最终可能会成为一场灾难。毕竟，采集基因材料是专业人士的工作，而 CAN 的计划是让父母带着自己的孩子找当地的医生或到附近的诊所抽血，然后再将样本寄回来储存。此外，CAN 并没有可靠的方法来断定这些孩子是否被确诊为自闭症，也不知道每个孩子究竟表现出了哪些自闭行为。而如果不同的基因模式确实会导致不同种类的"自闭症"，那么这类信息又是非常重要的。总而言之，CAN 的计划最终可能会产出的是学术垃圾。

考虑到这些后，CAN 调整了自己的计划。他们决定不再让父母寄来血液，而是由乔恩和波西娅出面雇用"魔法师"埃德·贝瑞。这样一来，CAN 就有了可以正确采集血样的专业人士，保证了采血过程的安全、一致和可靠。在为多夫的医疗奔走时，乔恩与波西娅就见过贝瑞。当时，多夫需要进行抽血，而小道消息称贝瑞是这方面的专家。

在格施温德的领导下，乔恩和波西娅不断地将"加速科学发展"的概念职业化，招募贝瑞进 CAN 只是这一过程的第一步。除此之外，格施温德还教授了乔恩和波西娅采集每份样本以及记录每位捐献者自闭行为时绝对必要的程序一致性。他还解释道，研究员们不仅需要自闭症患儿的详细历史记录，同样需要 DNA 与其极为相近的其他家庭成员的记录。这造成的结果是，CAN 的创建者们不情愿地花费了比自己预期中多出许多的经费。

他们还雇用了凯瑟琳·洛德（Catherine Lord）。洛德有着光辉的履历，她在加州大学洛杉矶分校和哈佛大学获得了心理学学位，曾在北卡罗来纳大学著名的 TEACCH 项目中完成临床实习，并因协助创造了可以诊断儿童自闭症的新工具而声名鹊起。这个工具便是自闭症诊断工具（autism diagnostic instrument，ADI）。它是一种针对父母的特殊调查问卷，可以帮助他们发掘出儿童身上罕见但标志着患有自闭症的行为。ADI 受到了普遍认可。无论测试人是否存有偏见，只要他 / 她接受过 ADI 系统的使用培训，就可以产出可靠且一致的结果。在得到 CAN 提供的资金之后，洛德开始举办研讨班，使很多聪明又对这个领域有兴趣的学生通过考核，成了 ADI 的认证测试员。

就在乔恩和波西娅在新泽西的同仁开始分配最初的 5 份 NAAR 资金时，他们也终于在 1997 年开始着手开展完整的 DNA 项目。这个项目名为"自闭症基因研究交流"（Autism Genetic Research Exchange），简称 ARGE 项目。几十个家庭立刻报了名，在他们的想象中，这个项目有可能攻破自闭症的基因密码。每个家庭由一名 ADI 测试员负责，测试员会花数小时采访这家人，然后将结果、采访录音和录像发到洛杉矶进行分析。每当确定一个家庭中有成员患有自闭症后，埃德·贝瑞就会一路颠簸，乘火车又转汽车赶到这户人家，用轻柔的方式采集全家人的血样。接下来，他再将血样包裹好，寄给东部的罗格斯大学细胞库永久保存。样本到达后会接受全基因组筛查，工作人员还会按照样本的细胞成分对其进行大量复制，以保证该样本取之不尽、用之不竭，他们将这个步骤称为"永生"处理。

整个收集与处理过程是漫长的。相关人员花费了 3 年时间才完成前 150 个家庭的工作，而这时，已经有另外 250 个家庭在排队了。最终，该项目所需资金超过了每年 100 万美元。不过，NIH 提供了数百万美元的赞助，如今，它也成了 CAN 的主要推动机构。吸引外部资金投入自闭症一直都是 CAN 的目标之一，如今，获得如此高额的赞助也证明 CAN 做好了质量管控工作。

做到这个地步，科学界自然信服。CAN 采集的样本数量稳步提升，其 2005 年的在线出版物《发展》（ADVANCES）中已经记录了超过 540 例样本。这时，世界各地的研究人员已经开始频繁访问这座 DNA 数据库，同时开始出版关于自闭症基因研究的论文，并在文中对 CAN 致谢。截至那时，至少有 63 位作者在自己的出版物中采用了 CAN 的 DNA 数据。

诚然，这些对自闭症患者染色体进行的最初深度研究还与父母们梦想中的结果相差甚远。这些实验只能证明，每个人都想攻克的基因"密码"甚至比预想中的更为复杂。不过，这一认识本身也有着重大意义。

让我们回到东海岸。正如凯伦和埃里克预想的那样，NAAR 第一轮资助的研究获得了可喜的科学成果，这为筹集下一轮资金降低了难度。他们在第二轮得到了更多资助，并用这些资助继续完成了高质量的科研项目。就这样，良性循环持续了下去。1998 年是资助项目启动的第二年，这一年里，NAAR 用 50 万美元为 10 个研究项目提供了支持。1999 年，他们甚至收到了来自意大利和俄罗斯的提案，这一年，NAAR 向 16 个提案投入了 80 万美元。每个中标提案会获得 10 万美元奖金，分两年发放。这也实现了伦敦夫妇的一个愿望，那就是有志于将自闭症生物医学研究作为职业生涯重点的年轻研究员和医疗机构都可以得到这些资金。资助的申请者们络绎不绝，多亏了伦敦夫妇，在新千禧年到来之际，这样一条新的职业道路诞生了。

接下来，伦敦夫妇开始准备建立一个生物资料库。NAAR 的目标是建立一个脑组织库，以方便解剖学研究。大多数自闭症患儿的死亡案例事先毫无征兆——猛如潮水的窒息或痉挛导致了猝死。NAAR 制订了草案，希望能及时得到通知并接触这些儿童悲痛的家人，请他们为了后代着想，考虑捐出器官的可能性。一段时间过后，美国自闭症社群知晓了脑组织库的存在，捐献数量也开始上升。自闭症患者的脑组织库被保存在哈佛脑组织资源中心（Harvard Brain Tissue Resource Center），它很快受到了众多研究人员的瞩目。很多相关研究由此诞生。如果没有这个组织库的存在，恐怕这些研究涉及的内容将永远为空白。

不可否认，CAN 与 NAAR 两个组织依然有风格与信条上的差异。但实际上，随着时间推移，"好莱坞"与"普林斯顿"之间的合作远远超过了它们的竞争。为了避免同时向一个科学社群邀稿，这两个团体一起调整了行程表，错开了彼此的日程。它们会在各自的通讯里称赞对方，当发现某个有潜力的学者更适合对方时也会做引荐。它们还在公共场合小心翼翼，避免批评对方的科研选择。

到这时，自闭症社群已经普遍把 CAN 与 NAAR 看作生物医学研究的领头羊了。它们为自闭症的研究、理解与资助这三方面带去了深刻且持久的影响。这两个组织带着相同的目标，激励了来自不同领域的科学家们投身其中，使他们甘愿将自己的时间、精力和伟大想法投入对自闭症的探索。

2001 年，作为当年神经科学学会会议的附加活动，CAN 与 NAAR 共同赞助了第一届国际自闭症研究会议（International Meeting for Autism Research, IMFAR）。当时，美国和加拿大有约 200 名神经科学学会会议的与会科学家抽空参加了这一会议，这显示出了两个团体在推进自闭症研究中取得的巨大成功。这 200 名科学家也是几年前埃里克·伦敦没能成功游说的那些人，当时，埃里克徒劳寻找着他们的海报上关于自闭症的蛛丝马迹，每每提起这一话题便会冷场。现在，这些人开始对自闭症感兴趣了。

这 200 名科学家只是个开始。在之后的几年里，随着 IMFAR 影响力逐步增大，成为独立会议，与会的研究人员也逐年翻番。最后，六大洲的研究人员都会到场。甚至新闻机构也开始派出代表，希望在科学家们渴望发表的数以百计的论文、海报和展示中猎取几个故事。

激发对自闭症的科研兴趣，向自闭症研究投入资金，使青年科学家们把自闭症研究作为自己的职业重心——所有这一切成就都要归功于 CAN 和 NAAR 的创立者们。人类关于自闭症已知的知识和它长久以来的难解之谜之间始终存在着若干界限，永远不会被彻底突破。但至少，CAN 与 NAAR 的创立者们靠着自己的努力，让这些界限得以松动。这些界限使人类感到迷茫，它们始终横亘在研究者们探索自闭症轮廓的路途前，给自闭症笼上神秘的面纱。也正因为这样，很多父母会像曾经信仰 FC 方法的那些人一样，继续梦想着能一蹴而就，突破它们的围困。但这两对父母却没有这样，他们选择投身于科学研究。他们在 20 世纪 90 年代开展的工作有着重大意义，自闭症认知的疆域很大程度上是在那之后才开始不断扩张的，而它的难解之谜开始逐年被可靠的科学研究一点点征服。

但是，在他们不断取得进展的同时，甚至早在 2001 年第一届 IMFAR 召开之时，就已经有另一股力量在发挥作用了，也正是这股力量让自闭症有了前所未有的知名度。自那之后，关注自闭症话题的就不再只有科学家们了。有史以来第一次，数量如此庞大的群体也开始了解自闭症知识，只是公众对自闭症的态度很快就从好奇变成了惧怕。

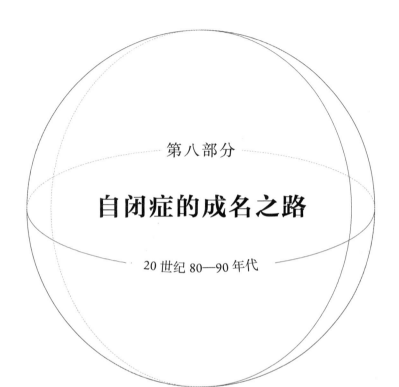

第八部分

自闭症的成名之路

20 世纪 80—90 年代

38

为人所知

坦普·葛兰汀（Temple Grandin）走进餐厅时，人们纷纷侧目。她是一位长脸、高个子的女性，说话声音总是略高出正常音量。不过这一次，即使不发一言，她的全身装扮也吸引了所有人的注意：她的裙子是牛仔竞技的风格，饰有闪亮的刺绣；西部式的腰带上有巨大的金属搭扣；脖子上系着完全来自老西部电影的红色方巾。

艾米丽·格尔森·塞恩斯（Emily Gerson Saines）看着葛兰汀一步步走向自己，仿佛产生了幻觉一般，有种不真实的感觉。这一年是 2001 年，格尔森·赛恩斯已经做了 8 年自闭症活动家，这 8 年的经验让她有了与自闭症社群成员同样的认识——那就是葛兰汀几乎是一个奇迹，是自闭症社群里最有名的人物。

在为自闭症奔走的同时，格尔森·赛恩斯依然保持着电影明星经纪人的身份。如今，她策划了一个能将电影与自闭症两个不同世界联系起来的项目——制作一部关于自闭症的电影。她希望这部电影能改编自葛兰汀几年前的著作《用图像思考》（*Thinking in Pictures*）。

葛兰汀的这本书对格尔森·赛恩斯有着特别的意义。在它刚出版时，格尔森·赛恩斯的儿子达希尔刚被确诊为自闭症，这让她陷入彻底的绝望。在儿子被确诊后的几个月里，她的母亲寄给她这本书的复印本，但当时她还处于震惊与萎靡中难以自拔，没多久就把这本书丢到了一旁。

格尔森·赛恩斯在曼哈顿工作。平时，她是一名精力充沛的媒体人，面无表情是她的常态。而在回到自己位于纽约郊区拉奇蒙特村的家之后，她会感觉自己疲惫到几乎要散架。她的儿子达希尔是一个典型的"奔跑者"——这种表现能让最坚强的父母崩溃。一有机会，达希尔就会冲到房子前的街道上。要想避免这种情况，除了给所有房间上锁，父母必须时刻监督他。

除了奔跑，达希尔还有其他表现。他不说话，也很少睡觉，还不喜欢吃饭。1996年的一天，他甚至把自己的粪便弄到了墙和浴室地板上，把整个房子弄得一团糟。格尔森·赛恩斯看到这情形时不得不跪下来清理，她试着用牙刷清除瓷砖缝隙里的污垢，一股恶臭扑面而来。"这是屎，全是屎，我全身都是屎，我的生活就像屎一样。"她这样想着，忍不住哭了出来。她的同事们是永远不会看到她生活中这一面的。

之后，她整理了心情，在打扫完房子后扔掉牙刷，准备上楼去洗澡。她给达希尔放了一个视频，希望这能在自己洗澡的两分钟内分散他的注意力。

但就在第二分钟，赛恩斯还没洗完澡的时候，她就听到了窗外车辆的喇叭声。"不，不可能这么快——这不可能是他干的。"她这样想着，全身湿漉漉地冲到了窗边。确实是他。达希尔又冲了出去，此时，他正在站道路正中间，逼停了来往的车辆，自己一个人在柏油路上蹦跳。

赛恩斯跑到衣橱里，准备抓几件衣服披上，去救出她的孩子。在她去拿最近的一件衬衫时，一股恶臭扑面而来，她马上就意识到，这种味道就源自这件衬衫。她衣橱里的所有衣服都有这种味道。显然，达希尔曾来过这里，把粪便涂到了自己所有的衣服上。

喇叭声还在继续，这时她还听到了叫骂声。在这一刻她别无选择，只能披上衬衫，再从另外的衣架上扯下脏污的棕色裤子穿上。只花了几秒钟，她就披散着潮湿的头发冲到了街上。此时，在无以复加的混乱中，她内心仍有角落留有清晰的条理，让她不断地对街上的人道歉。她牵着达希尔的手，将他领回了家，然后在他身后锁上了大门。在她看来，这扇门隔离了所有危险的事物，也隔离了那些正常人的生活。

她听到车辆陆续驶离，四周又恢复了郊外的宁静，这时才松开达希尔的手。她靠在门上，回想了发生的种种，意识到这是她生命中的最低谷。

但也正是在此时，她靠在门上下定了决心：情况必须有所改变。她先去找到一些干净衣服，然后叫来了一个锁匠，很快，所有房间都换上了新锁。

　　一段时间后，达希尔会成长为一个帅气的年轻人，通过大量训练，获取能更好地适应环境的技能，甚至参与了自闭症游行，帮助筹集资金。但这都是之后的事情了。首先，在令人沮丧的这一天过后不久，坦普·葛兰汀走进了他母亲的生活。那天以后，格尔森·赛恩斯拾起了葛兰汀写的那本书，并立刻就被它表达的想法深深吸引：自闭症不代表结束，也不是一种禁锢。葛兰汀和她的著作在某种程度上成为格尔森·赛恩斯的生命线，这本书让她脱离了逆来顺受的惯性，开始了自己的活动家生涯。赛恩斯也的确做得风生水起，她与其他人联合创办了自闭症研究与教育联盟（Autism Coalition for Research and Education，ACRE）——20 世纪 90 年代最有活力的新兴自闭症组织之一。

　　就这样，5 年多以后，赛恩斯坐在了这家餐厅里，向葛兰汀介绍准备拍摄的关于她生活的电影。她知道，无论是从葛兰汀的哪一方面来看——无论是挣扎还是胜利，或她那天一身的牛仔装束——她都可以成为电影很棒的角色原型。葛兰汀本身就是一个极为励志的人物。通过阅读她的那本《用图像思考》，赛恩斯还了解到，至少 30 年来，她一直是这身装扮。这是关于葛兰汀的传说的一部分，也是给她带来名气的因素之一。

　　截至 2001 年，葛兰汀是自闭症社群内人尽皆知的名人，但在社群之外，葛兰汀依然默默无闻。用活动家们的话说，这时公众对自闭症的意识依然淡薄，总体上看，那些自闭症患者和他们家庭面对的挑战仍不为普罗大众所知。

　　事实上，这也是赛恩斯想把葛兰汀的故事拿到好莱坞拍成电影的部分原因。她想激励自闭症社群的成员，也想向那些不了解自闭症的公众解释自闭症的情况。她知道，大部分人并没有动力思考或深切感受自闭症。不管怎样，她决定给他们拍一个好故事，这样，他们就有了在意自闭症的理由。而坦普·葛兰汀的生平不仅是一个好故事，更是一个好到无以复加的故事。除此之外，她很想制作一部好电影，一部关于自闭症的好电影。

　　1969 年，"猫王"埃尔维斯·普莱斯利（Elvis Presley）在他的最后一部故事片《修女变身》（Change of Habit）里，饰演了一名帮助贫困儿童的医生。这名医生在工作期间爱上了一名修女。有一天，一个被母亲抛弃的女孩阿曼达来到了诊所里。阿曼达拒绝说话，这时，由玛丽·泰勒·摩尔（Mary Tyler Moore）扮演的修女站出来表示："我认为她有自闭症。"于是，普莱斯利马上做出诊断，并开始了治疗。他向摩尔解释说，自己要解除女孩的"自闭痛苦"，然后张开双臂抱住了女孩。电影暗示女孩的痛苦是由母爱缺失造成的，而普莱斯利正式给出了治疗方案，他紧紧抱住被遗弃的小女孩，开始用自己著名的独特嗓音低声对她诉说："你得开始学着去爱别人。"接着，他开始轻柔地重复那几个必须说出的字眼："我爱你，阿曼达。我爱你。我爱你。"

一开始，阿曼达在试图挣脱他的怀抱。但是突然间，她停了下来，语言能力也瞬间恢复了。她说出了"疯子"这个词，然后又说出了"爱"。她就是被这种方法治愈的。

20世纪的电影通常就是这样表现自闭症的。在自闭症为数不多的出场中，它只能被爱治愈。这也是1979年电影《沧海赤子心》（Son-Rise）的主旨。这部电影的副标题是"爱的奇迹"（A Miracle of Love），它讲述了苏茜（Suzy）与巴里·考夫曼（Barry Kaufman）这对父母的真实故事。他们声称自己的儿子由于缺少与父母的情感联系而患上自闭症，而他们通过关注他、尊重他的想法以及模仿他的做法治愈了他。

纯虚构作品里也有过类似的情节。在1993年的电影《纸牌屋》（House of Cards）中有一个小女孩，她在父亲去世后陷入了沉默，不再参与人际互动。同时，她变得非常善于搭建纸牌屋，以及在高处保持平衡。汤米·李·琼斯（Tommy Lee Jones）饰演的角色是一名心理学家，他对这个女孩做出了自闭症的诊断。而凯瑟琳·特纳（Kathleen Turner）饰演的女孩母亲拒绝接受这一诊断，她愤愤不平地表示自己的女儿"只是需要母亲对自己的更多关注"。出于母性本能，她模仿女儿用夹板建造了一座纸牌屋，其规模比女儿的作品大出许多，甚至比她们的房子还要高。母女俩一起爬上了这座纸牌屋，就在她们站到塔尖上的那一刻，女孩的自闭症被治愈了。

不管怎样，在所有这些电影里，爱都是答案。这也呼应了从责怪母亲时代就深入人心的理念：自闭症会在缺少爱的地方盛行。

另一方面，医疗电视剧集《维尔比医生》（Marcus Welby, M.D.）刻画了一个慈祥又敢于打破陈规的医生角色。在剧中，维尔比对一个叫保利的小男孩进行了带有洛瓦斯早期风格的行为分析。为了能让保利注视他的眼睛，维尔比会在他做出这个动作时奖励给他口香糖，并对他微笑。而在保利抗拒时，维尔比会对他叫嚷，追着他满屋子跑，然后狠狠地扇他的脸。在保利的母亲对此提出异议时，维尔比会对她进行严厉的训斥："你会亲眼看到我打保利的屁股。"维尔比还教育她说："你必须学会打他的屁股——不然他余生都会待在精神病院里！"

1969 年这部电视剧播出时，自闭症患儿父母将其视作积极的信号。这并不是因为它介绍了 ABA 方法，而是因为在这时，公众仍旧对自闭症知之甚少。也许这一次，电视上最受爱戴的医生终于能让公众注意到自闭症了。但这种情况没有发生。正如每周都会转去治疗一种新疾病的维尔比医生一样，观众们的兴趣也在不断改变，这似乎成了好莱坞每次制作自闭症相关作品时一定会使用的模式：它会激起公众的兴趣，但大部分人不久后就会忘了它。

纪录片以及偶尔出现在报刊上的故事也产生了一定的影响。它们中有很多将自闭症描述为一种奇异的疾病，或一个引人入胜的谜题，杂志会使用这样的标题：《精神恍惚的孩子们》（"The Trance Children"），《我们中的陌生人》（"The Strangers in Our Midst"）、《精灵的孩子们》（"The Children of the Fairies"）以及《眼神空茫的孩子们》（"The Kids with the Faraway Eyes"）。它们把患有自闭症的儿童塑造成自然界的神奇造物，让人们认为他们奇怪、神秘，而且像活在梦境里一般。还有另一种不同的叙事，它用冷酷的语调阐明了自闭症的严重性以及它给自闭症患儿的家庭带来的伤害。臭名昭著的一例是，1965 年的《生活》杂志曾在标题中把自闭症患儿称作"无可救药的精神残疾人"，这类文章没有把自闭症患儿描述成奇怪的人，而是把他们看作人格残缺、不完整的人。

在这个时期，人们确实更容易找到关于自闭人群的故事，这些故事通常由自闭症患儿的父母写成，内容都是关于他们的孩子的。这一惯例可追溯到 1967 年。当时，一位母亲关于自闭症的回忆录《漫长的努力》得以出版。它的作者克拉拉·帕克是新英格兰大学的一名文学课和写作课教师，同时是一位自闭症活动家。在她的书中，她用化名"艾莉"来指代自己患有自闭症的女儿杰西，讲述了她从出生直到 8 岁的成长经历。20 世纪 70 年代，这本书成了特殊教育专业学生的标准读物，并激励了不少学生从事自闭症研究。当时，布鲁诺·贝特尔海姆也刚好出版了被封为自闭症权威书籍的著作《空堡垒》，而《漫长的努力》被视为可与之分庭抗礼的作品。

在 20 世纪 70 年代和 80 年代还出现了几本类似的回忆录，比如 1973 年由一位父亲的日记衍生出的《为了对安的爱》（*For the Love of Ann*）和 1989 年的《一个叫诺亚的孩子》（*A Child Called Noah*），后者还成了一期《60 分钟》（"60 Minutes"）节目的主题。虽然这些回忆录有着不错的质量，但它们的受众范围十分有限，其中很大一部分原因是，它们的读者都已经是自闭症"大家庭"中的人了。这些书籍能提供一种"社群感"，从而排解自闭症患儿家庭经受的孤独，但除了本就能通过亲身接触自闭症而感受到的东西，这些著作很少会告诉人们更多其他的事情。

无论面对电视上的戏剧性节目，还是父母们写出的充满爱意的故事，又或杂志上发表的冷冰冰的文章，在公众眼中，自闭症始终是一种稀有的病症，这给了他们与其保持一定距离的理由。当他们明确自己与自闭症没有任何关联，也永远不会有关联时，他们会感到安全。这是心理学上的一种新奇的现象，但如果环境发生了变化，或者事情进入了新的时期，这种态度就会发生改变。

之后，电影《雨人》（*Rain Man*）问世了。这是有关自闭症的第一部优秀电影。

1988 年 12 月，《雨人》在上映后迅速引发了轰动。在美国和英国境内，所有与自闭症有密切关联的人突然开始收到各种各样的问题。这些问题来自他们的朋友、家人，有时还来自记者。在这部电影上映之前，这些人从未想过，甚至从未听说过这种病症，如今，他们都突然对自闭症充满了好奇。伯尼·里姆兰本人就收到了几十通这样的电话。他在自己的通讯刊上写道："《雨人》这部电影使全美范围内的所有报纸杂志都刊登了有关自闭症的文章。"元老级的自闭活动家露丝·苏利文在《奥普拉脱口秀》（"The Oprah Winfrey Show"）上宣称"《雨人》推动自闭症领域前进了 25 年"。电影首映礼 8 天后，《奥兰多哨兵报》（*Orlando Sentinel*）的头版标题为《〈雨人〉让公众开始了解自闭症》（"Rain Man Puts Autism on the Map"），这完整地说明了这部电影产生的影响。

自闭症社群内的大多数人对这部电影持赞赏态度。英国自闭症学者乌塔·弗里斯很好地表达了他们的想法，她认为这部电影是"对自闭症的客观展现"，可以"帮助减轻对自闭症的恐惧"。

《雨人》虽然仍有缺陷，但已经近乎完美了——它是第一部正确表现自闭症的电影，同时使自闭症获得了前所未有的关注。诚然，在它之前，很少有关于这种疾病的电影，之后恐怕也依然如此。但这只会突出《雨人》将长期拥有的独特身份：一部关于自闭症的优秀电影。

实际上，《雨人》的第一版剧本与自闭症毫无关系，在故事最初的设定中，主人公患有的是"学者综合征"（savant syndrome）。1983 年，编剧巴里·莫罗（Barry Morrow）在得克萨斯州弱智公民协会的会议上遇到了 31 岁的金·皮克（Kim Peek）。皮克由于严重的智力残疾而无法自己生活，与父亲一起住在犹他州。皮克没有自闭症，但在理解和记忆信息方面有着无与伦比的天赋，他曾经记下交响乐的乐谱、莎士比亚的作品，能记住一整本电话簿的内容。他还是行走的万年历，可以说出上下两千年间的任何一天是星期几。他分别用两只眼读书，左眼与右眼可以同时读两页。

莫罗彻底被皮克迷住了。他在 1986 年 10 月完成了题为《雨人》的初稿，这个剧本讲述了一对兄弟的故事，其中一人就拥有皮克的智力天赋。弟弟雷蒙德有智力缺陷，并且是家族财产的继承人，而哥哥查理最近才发现自己有这样一个弟弟，他对雷蒙德充满嫉妒，一心只想把钱拿回来。

是演员达斯汀·霍夫曼否决了这一版剧本。他决定参与这一电影项目，但不想出演推荐给他的角色——充满嫉妒的哥哥查理。相反，他希望饰演雷蒙德。他曾在 1983 年的一期《60 分钟》节目中看到过关于音乐天才莱斯里·兰姆克（Leslie Lemke）的故事。兰姆克是一个不会说话的盲人，却能在只听一遍后就近乎完美地重现复杂的曲目。霍夫曼被这个故事深深地打动了。他派了一位助理制片人盖尔·穆特鲁克斯（Gail Mutrux）去了解了更多关于学者综合征的知识。盖尔了解到，这种症状很少见，比起自闭人群，它更容易出现在有智力缺陷的人群中。与此同时，制片人们想到了让演员克里夫·罗伯逊（Cliff Robertson）获得奥斯卡的电影《查利》（Charly），他在其中就扮演了一个有智力缺陷的人。没有人想简单地重复这一套路，因此他们最终做出决定：既然还没有关于自闭成年人的电影出现，那么就让雷蒙德患上自闭症吧。

穆特鲁克斯一直在学习自闭症的相关知识，在这个过程中，伯尼·里姆兰自然走进了她的视野。当时，里姆兰正管理着自己的自闭症研究所，地址就在他位于圣迭戈的住宅外面街角的商铺里。当穆特鲁克斯通过电话联系到他的时候，他表示自己很愿意帮忙看一下剧本，并分享些自闭症知识。

几天后，穆特鲁克斯开车去圣迭戈与里姆兰见了面。里姆兰为盖尔准备了双手抱不过来的书籍和论文，并从各个角度向她介绍了自闭症的神奇之处。里姆兰希望让雷蒙德患上自闭症，他能预见到一部出色的好莱坞电影将给自闭症事业带来怎样的曝光度。

同时，这部电影的筹备工作经历了几番波折，有几位导演先后被录用，却又出于不同的原因离开了，其中包括马蒂·布雷斯特（Marty Brest）、斯蒂芬·斯皮尔伯格（Steven Spielberg）和西德尼·波拉克（Sydney Pollack）。最终，导演一职落在了刚刚在 1987 年拍完《早安越南》（*Good Morning, Vietnam*）一片的导演巴瑞·莱文森（Barry Levinson）身上。莱文森和霍夫曼都被拍摄这部电影的难度所吸引，他们需要创造的是一个内心世界很难被他人感知的人物，而且，这部电影的末尾没有老套的升华段落，人物没有在最后"自我发现"。霍夫曼早已等不及电影开拍了。在前期筹备时的一次会议中，他就说过："当人们回顾我的职业生涯时，我会因为两个角色被铭记：拉茨·里佐[1]（Ratso Rizzo）和"雨人"。我想拍这部电影，并且我想马上就拍。"

里姆兰以及学者症候群专家达洛德·崔福特（Darold Treffert）最终一起被聘为《雨人》的技术顾问。为了走入自闭症患者的内心深处，霍夫曼自然还想看看自闭症究竟是什么样子。穆特鲁克斯在里姆兰的帮助下找出了一些老纪录片，其中有两部的拍摄间隔长达几乎 20 年，但两部纪录片的主人公却是同一个人——他就是露丝·苏利文的儿子乔。距离两部纪录片中的第二部《一个青年自闭者的画像》（*Portrait of an Autistic Young Man*）制作完成并在 PBS 上播出才刚过去大约一年，因此，他们还可以找到它被剪掉的那些镜头。霍夫曼看完了长约 15 个小时的全部被剪镜头。后来，霍

1　霍夫曼在电影《午夜牛郎》（*Midnight Cowboy*）中饰演的角色。

夫曼终于见到了乔本人。在他们见面时，乔正在用牙签一个个地吃芝士球——这是他一贯的进食方法。霍夫曼记下了这一点。在电影成片里，雷蒙德也是这样用牙签吃东西的。

伯尼·里姆兰也带着他的儿子马克与霍夫曼和制作人们见了面。当时马克20岁出头，已经在各方面取得了长足进步。他会画画，平时会帮父亲跑跑腿，在《国际自闭症研究评论》的办公室打扫卫生。他的父亲早先从洛杉矶回来后，在自己的办公室里挂了一张霍夫曼的亲笔签名照，而马克似乎仔细观察过这张照片，因为当他发现霍夫曼本人的头发比照片中更灰时，他立刻以毫无起伏的语气脱口说出了真相。这让他的父亲吓了一跳，霍夫曼却被逗得笑了出来，这下他算是正式见识过自闭症的表现了。

露丝·苏利文将一个住在新泽西普林斯顿的年轻人引荐给了霍夫曼，这个人是彼得·古斯里（Peter Guthrie）。彼得20多岁，非常博学——他可以心算日历，有着擅长统计的天才大脑，他画的静物有近乎完美的透视和缜密严谨的细节。同时，他患有自闭症，不清楚书上文字的含义，还害怕下雨。他也不会与人交流，而似乎更擅长收集一个人的信息，然后在与那个人见面时谈论这些内容。即使这样，在霍夫曼调查阶段见过的所有人当中，彼得也是与他最合拍的。

彼得有一个关心、保护自己的哥哥凯文。当制作团队第一次邀请彼得见面时，是凯文开车把他送到了纽约。凯文还提议彼得、霍夫曼和另一名主演汤姆·克鲁斯（Tom Cruise）一起去打场保龄球，那天，他们之间开启了一段真正的友谊。在之后的几个月里，霍夫曼与古斯里兄弟保持着联系，他邀请他们来自己家看电视，并观察他们之间的交流方式。所有认识彼得·古斯里的人都会无比熟悉霍夫曼贯穿整部《雨人》的手势、声音和面部表情，这些都是从彼得身上得到的灵感。

莱文森后来表示，《雨人》的剧情最终是由兄弟两个角色共同完成的。查理是一个天生的操纵者，但他发现自己操纵不了雷蒙德；恰恰相反，他需要去搞清楚雷蒙德真正的样子，就在这个过程中，他也提升了自己与人交往的能力。反观雷蒙德，他从不轻易展示内心深处的自己，这并非因为他有意回避，而是因为他患有自闭症。慢慢地，原始剧本中越来越多由行动导致的剧情转折点被丢弃，《雨人》成了一部新鲜的、与众不同的探讨人际关系的电影。

但真正能引发观众新的思考的，是电影对自闭症敏感而又准确的刻画。比如，有一个被称作"牙签时刻"的关键剧情：在一次和查理共进晚餐时，雷蒙德想用牙签来吃薄饼，但侍者不小心打翻了牙签盒。盒子里的牙签散落在了雷蒙德脚边，雷蒙德瞥了脚下一眼，然后开始低声地喃喃自语："82，82，82。"这是他在以 82 为一组进行叠加，他算出地板上的牙签一共有 246 根。查理特意询问了侍者盒子里牙签的数量，她看了一下说明，回答说有 250 根。查理略带嘲笑地夸奖雷蒙德已经"很接近了"。但接下来，侍者看了看盒子内部，然后停下了动作，轻声告诉查理"盒里还剩下 4 根"。这幕剧情不动声色、极为迅速地展示了雷蒙德拥有的卓越天赋，让观众惊叹不已。

当然了，霍夫曼不仅在饰演一位天才，他饰演的角色还是一名自闭症患者，而他对角色这一身份的刻画堪称天衣无缝。人生中第一次走出疗养院的高墙时，雷蒙德始终带着相同的表情面对这个世界：一种略古怪的向斜下方窥视的表情。他需要有足够规律的生活——比如一定要有充足的牙签和凯马特[1]（Kmart）的内裤——这个习惯也一直影响着他和查理的旅途。他有感知问题，无法忍受噪音；他很天真，缺乏想象力；他步态僵硬，并痴迷于统计数据。被问到初吻是什么感觉时，他只能想到"湿的"这一个形容词。通常情况下，与人发生身体接触会让他非常焦虑，而他在感到焦虑时就开始背诵一部老喜剧电影《两傻双人秀》（Abbott and Costello）中那段"谁先上"的对话。他逐词背下了这段对话，但从未意识到这段对话的目的是搞笑。

如果按照标准的好莱坞式结尾，雷蒙德最后很可能会痊愈；或者他会在见识过更大的世界后做出决定，自己要永远生活在疗养院的高墙之外；或者他与查理共度的这悲喜交加的一周让他们的关系变得亲密无间，于是他们决定搬到一起住。但《雨人》的结尾没有按照这些套路来拍。虽然弟弟查理在这一周里被深刻地改造了，一定会成为更好的人，但雷蒙德并没有如此明显的改变。只有了解一些自闭症知识的人才能看出他的变化在哪里。比如，在电影后半段，雷蒙德第一次听懂了一个笑话。在简短的两幕之后，他自己也开了个玩笑，这都得益于与查理的日夜相处。而在电影的结尾

---

1 美国国内最大的打折零售商和全球最大的批发商之一。

处，有那么一瞬间，雷蒙德把自己的额头靠在了查理的额头上。他终于适应了与自己眼中的亲人的肢体接触，此时，"亲人"的概念对他也有了更深刻的意义。这一个小小的肢体动作象征着一个巨大的飞跃。

但是，奇迹没有发生。雷蒙德依然患有较为严重的自闭症。正因为这样，他回到了让他感觉最安全的地方——提供人性化、全天候照料的收费昂贵的疗养院。电影的这一结尾揭示了一个关于自闭症的真相，一个会让自闭症患儿的父母和自闭症患者产生共鸣的冰冷事实：自闭症是不会离开的。

1988年12月，《雨人》在纽约举行了官方首映礼。3个月之后，它在奥斯卡颁奖典礼上获得了最佳影片、最佳导演及最佳原创剧本奖项，霍夫曼获得了最佳男主角奖项。

不可否认，针对这部影片也出现了一些批评的声音。《纽约客》杂志的宝琳·凯尔（Pauline Kael）就很讨厌这部电影，她称这部电影为"刻意赚人眼泪的媚俗之作"。在自闭症社群内，也有一些父母发出了抱怨。因为他们的朋友们在看过电影后突然开始好奇他们患有自闭症的孩子能不能背下一整本电话簿，或是否擅长数牙签。

但同时，《雨人》解决了从自闭症出现时就一直困扰着父母们的问题，那就是如何将它解释给外人听。这么长时间以来，自闭症患儿的父母们一直处于难以承受的孤独境地中，现在，公众至少终于对自闭症有了粗略的了解。

露丝·苏利文的断言是正确的，《雨人》确实永远改变了自闭症领域。诚然，对于广大电影观众来说，自闭症这种疾病的性质与以前并没有不同，它仍是别人身上的问题。但在1988年之后，至少大多数人粗略地了解了它是什么，并对自闭症患者可能的表现持有友好的态度。

即使自闭症世界产生的第一个名人雷蒙德·巴比特是一个虚构人物，这至少也是一种进步。但是，要想进一步传播自闭症讯息，自闭症领域还需要一个真正的人物，一个名人。

1986年，39岁的坦普·葛兰汀出版了自己的第一本书。外界将其视为具有开创性的著作，这是首次有自闭症患者以图书的形式、使用第一人称将自己的病情记录下来。葛兰汀的童年十分艰辛，她的自闭行为经常会扰乱她的正常生活。直到长大后，她才成功地在更大的世界里找到了自己的位置。但即使如此，她依然患有自闭症。她的书名《出现：自闭症的标签》（*Emergence: Labeled Autistic*）就意图表现这一点。

她主要叙述的是 20 世纪 50 年代和 60 年代的故事。在那些年里，她的母亲坚定地履行着做母亲的职责，她为葛兰汀投入了大量精力，给了她受治疗的机会，并通过家庭支持她获得成功。葛兰汀小时候无法说话，而且很容易因为大多数人根本注意不到的细微感受而发病。有一次，在去接受语言治疗的路上，她的母亲尤斯塔西娅·卡特勒（Eustacia Cutler）给她戴了一顶帽子，这让葛兰汀感到很不舒服，于是她不顾母亲的意愿，把帽子扯了下来，从驾驶侧的窗户扔了出去。当时她正在开车的母亲想伸手去抓住帽子，车却急转弯撞向了一台拖车。那一刻万分惊险，情急之中，葛兰汀在人生中第一次开口说话：在不断下落的玻璃碎片中，她一遍又一遍地重复着"冰"这个词。

在《出现》中，葛兰汀写道，她依然能十分生动地在脑海中重现这一幕，她也可以重现她身上发生过的所有事。她把自己称为"视觉型思考者"，以图像形式回忆过去、思考当下和未来。

由于母亲决心不把她送进精神病院，她从小到大上的一直是普通学校。在低年级时她还可以适应，但随着年龄增大，这些学校中的生活对她来说就越来越吃力了。她在高中时由于打架被开除了。之后，她进入为有情绪问题的儿童开办的佛蒙特州寄宿学校，在那里，她遇到了一个能明白自己想法的老师卡洛克博士。这位老师看出了葛兰汀身上与众不同的"专注"特质，并利用这一特质激励她学习心理学和科学。

就这样，葛兰汀一直读到了大学，然后去亚利桑那州攻读研究生学位。在研究生学习阶段，她主要研究的是牛对舒缓压力的按摩的反应。这是一个她很感兴趣的课题。最终，她的研究为全美实现更人性化的畜牧管理奠定了基础，这让她在 20 世纪 70 年代成了家畜管理领域内颇有名气的人物。行业杂志中多次出现她的名字，不少家畜管理相关工作会引用她的研究，她还在这一领域发表了不少文章。但是，她本身患有的自闭症却始终不为人所知。

但不知何时，自闭症患儿的父母内部也知道了葛兰汀的存在，在这个群体内，她的故事几乎像神话一样被口耳相传。人们纷纷议论说，在西部的某个地方，一个患有自闭症的成年女性拿到了博士学位，眼下正在从事与牛相关的工作。葛兰汀的故事细节总是非常模糊，她的身份也始终保持着神秘，即使是露丝·苏利文这个认识美国20世纪80年代中期所有自闭症相关人士的专家，在机场遇到葛兰汀时也没有认出她来。

当时，她们两个人要参加同一场自闭症会议。她们乘坐同一架班机从圣路易斯抵达芝加哥，又在开往会议酒店的摆渡车上坐到了一起。她们都不太喜欢闲聊，但在去往酒店的路上，她们还是简单交流了几句。苏利文当时对身边这个年轻女士渊博的自闭症知识印象深刻。直到会议开始后的第二天或第三天，苏利文才把所有线索联系了起来——原来她在摆渡车上遇到的女士就是传说中患有自闭症的博士。于是，她找到了葛兰汀，问她是否愿意在第二年的会议上发言。

一年后的1987年，葛兰汀在NSAC的年度会议上局促不安地发了言。她的出现让所有人都吃了一惊，她也成了那场会议的热点。在一个下午，苏利文把葛兰汀带进了一个名为"成年自闭症患者"（Adults with Autism）的1小时圆桌会议。这场会议提供了10把椅子，在葛兰汀入座之后，这些椅子上马上就坐满了人。在葛兰汀开始自我介绍后，又有十几个人挤进来旁听。很快，站立的旁听者就围了四层之多，苏利文不得不暂停会议，去安排了一间有抬高的讲台的、更宽敞的屋子。

在接下来的60分钟里，在苏利文的主持下，葛兰汀的演讲让在场的听众入了迷。对自闭症患儿的父母而言，听到葛兰汀谈论自己患自闭症的经历让他们激动不已——这就好像他们多年来一直对一种语言困惑不已，而现在突然找到了一名精通这种语言的翻译。他们迫不及待地提出了许多问题：为什么我的儿子这么喜欢转圈？为什么声音会让他烦躁？为什么他不肯注视我的眼睛？葛兰汀无法回答所有这些问题，但她从自己的视角表达了自闭症患者的感受。她描述了自己对声音有多敏感，她表示，有些声音让自己感觉像"被绑在铁轨上，一列火车正朝自己驶来"。她还解释了自己皮肤的极度敏感——她穿上某些衣服后会感到非常难受，这是种无法忍受的痛苦。她还谈论了她与人交流以及理解别人感受时的困难。

这场全无距离的交谈，让一些父母边听边哭。这次讲话是葛兰汀生命中的一个转折点，那天之后，她成了全世界最知名的自闭症患者。很快，全美的自闭症团体都开始邀请她举办讲座。1988 年，她受邀加入 ASA 的董事会，也成了第一个加入该协会的确诊患者。苏利文观察到，在积累了多年公共事务经验后，葛兰汀变得非常适应演讲的场合，甚至学会了在演讲中适时展现自己的幽默感。

20 世纪 90 年代，一位英国神经病学家奥利弗·萨克斯（Oliver Sacks）出版了一本描述具有各种特殊脑部结构的人物的作品，书中写到了葛兰汀。在萨克斯与葛兰汀的一次对话中，葛兰汀称自己有时感觉像是一个"火星上的人类学家"。他很喜欢这个描述，在《纽约客》上发表关于葛兰汀的文章时，他将其用做标题，后来又以此为题写了一本书。

1995 年，葛兰汀发表了自己的第二本著作《用图像思考》。在这本书里，她用第一人称描述了自己的成长故事——一个患有自闭症的小女孩如何在母亲的支持下成长为一名科学家、演讲家以及作家，又如何激励了自闭症社群内所有知道自己故事的人。

2001 年的一天，艾米丽·格尔森·塞恩斯在与葛兰汀共进午餐时提出了一个想法，她想拍一部关于葛兰汀成长故事的电影。而葛兰汀也正有此意，她很喜欢拍一部讲述自己生活的电影的想法。同时，她很开心自己的《用图像思考》一书给了艾米丽希望，她们都希望这个故事能激励更多人，她们还想增进人们对自闭症患者的理解和同情。当初，正因为这种理解与同情，葛兰汀这个曾经一言不发的小女孩如今才能身处曼哈顿，吃着工作午餐，与人商讨电影事宜。那天最后，葛兰汀与赛恩斯达成了共识并握手致意。她们决定一起拍一部能让人们以全新视角看待自闭症的电影，而这部电影的核心会基于一个真实的故事。

她们在 2001 年做出了这个决定，但恐怕到 2010 年才能拍完这部电影。结果，在这 10 年间，自闭症的知名度达到了前所未有的高度，不过这并不是好莱坞的功劳——在 21 世纪初，另一股力量加入了，它彻底重塑了公众对自闭症的想象。原本，自闭症是一种模糊的病症。媒体带着猎奇的心态看待它，政客们把它当作无关紧要的事，大部分学者认为它是一滩没有价值的学术死水。而突然间，它成了当下最紧迫的事态。在临近 2010 年时，它已经激发了媒体的狂热，成了政治上极具争议性的议题，还代表着价值数亿美元的学术研究项目。

最大的变化出现在患病可能性上——究竟谁需要担心患上自闭症？在以前，这种担心只存在于已有成员患上自闭症的家庭中。毕竟那时自闭症非常罕见，人们觉得没接触过它的人基本不会患上这种病。

然而，这种自我满足感在 21 世纪消失了，因为在自闭症的相关领域中开始出现这样一个词——流行。

39

社会危机

后来，自闭症真正做到了全美闻名，却是因为人们都开始对它感到恐惧。在2000年年初，人们眼中原本罕见、新奇的自闭症变成了一个全国性的威胁，当时，它甚至可能让正在抚养孩子或打算要孩子的父母心生犹豫。自闭症突然间成了全社会的紧急事件。这一想法上的转变纯粹是由感性认知导致的，因为当时患有自闭症的儿童数量似乎比过去更多了。

自闭症似乎突破了以往的封闭性，开始在人群中快速传播。至少在一位加州政界人士眼中，事态就是这样的。这个人名叫里克·罗兰斯（Rick Rollens），有一个患有自闭症的儿子，他本已做了24年的州参议员秘书，但为了能全身心投入自闭症相关活动并治好6岁的儿子，他在1996年辞去了这一职务。

1997年，在辞去州参议院中的工作后不久，他找到了手握大权的议员之一、身为参议院预算委员会主席的民主党员麦克·汤普森（Mike Thompson）。他们在共事期间成了密友，而如今，罗兰斯想请他帮个忙——他希望汤普森能在那一年的预算案中加入些条款，汤普森也照做了。后来，当法案于1998年正式成为法律时，这些加入的条款仍在其中。

结果，那一年加州的残疾人服务部（Department of Disability Services，DDS）被要求做一项内部研究：他们要从20世纪80年代末开始，调研11年内提供给所有发育障碍患者的服务水平，包括各类发育障碍患者——从脑瘫到癫痫再到自闭症。

当然了，罗兰斯只对调查结果感兴趣，因为他想提出一个关于自闭症的观点。他确信，调查结果会显示，在20世纪90年代中期，自闭症患儿的数量突然比以往多出了不少。他认为这次急剧的数量增长被忽视了，而这种忽视是灾难性的。那时，NIH

在着重调查睡眠障碍问题，相对没那么重视自闭症相关议题。

的确，罗兰斯缺乏支持自己观点的统计数据，他自己也知道这一点。因此，他非常需要 DDS 的统计结果。他亲眼见到的情况是，在他的儿子拉塞尔早年间接受治疗时，只有很少数儿童患有自闭症。但到了 20 世纪 90 年代中期，开始有"一车车的孩子"进入拉塞尔的治疗中心接受治疗。同时，罗兰斯帮助建立的组织之一——"早期自闭症治疗家庭"（Families for Early Autism Treatment）也有助于他得出这一观点，当时有不少父母通过组织从网上发来的通讯与他取得了联系，他每天都会听到新的自闭症故事。

在这一时期，DSM 坚称自闭症的患病率在万分之四到万分之五，这个数字与维克多·洛特 30 多年前针对英国村庄的调查结果大为不同。但是，这两次调查之间并没有其他任何跟进研究，很大原因是学术界认为没有这样做的必要。

罗兰斯希望加州的这次调查能填补这一数据上的空缺。这次调查检视了相应时期所有人接受公共服务的记录表格，每一例记录都要由专业医生确诊。罗兰斯相信病例记录一定会呈逐年增长态势，这样就会证实自己理论的正确性。

DDS 的报告于 1999 年春天完成。通过以前在参议院中的人脉，罗兰斯提前阅读了报告，他对读到的内容震惊不已。该报告的结论表示，在 1987 年到 1998 年，接受州政府自闭症相关服务的人群数量增长了 273%。此处定义的"自闭症"只包括 DSM 定义的"典型"自闭症。由于州政府不对阿斯伯格综合征以及 PDD–NOS 患者提供服务，这些病症没有被纳入报告的统计中。与 DSM 评估的万分之四至万分之五的自闭症患者数量不同，加州接受自闭症相关服务的人数达到了万分之六十，情况比罗兰斯预想的还要严重不少。

他立刻把这一情况透露给了《洛杉矶时报》（Los Angeles Times），后者以《州研究表明自闭症患病率急剧上升》（"State Study Finds Sharp Rise in Autism Rate"）为题撰写了文章。罗兰斯本人对这一标题非常满意。在这篇报道中，文章主体以及副标题中都出现了"流行"一词。

后来，这一研究被称作"加州研究"（California Study）。它点燃的星星之火在接下来的 10 年时间里以燎原之势席卷世界，"流行"一词开始频繁地与自闭症出现在同一语境中，到最后，人们甚至自行去掉了原本伴随着这个词的双引号，使这个说法更具有迷惑性。

"自闭症是种流行病"这个说法仿佛一个挥之不去的幽灵，虽然人们不愿意承认，但这成了 21 世纪人们心头的又一大压力，也增加了一个让人们认为这个世界对孩子的成长非常危险的理由。《儿童》（Child）杂志曾恰如其分地捕捉到这一焦虑，它称自闭症为"正在重新定义一个时代的疾病"。

各个组织都开始利用起这种说法，因为它们都意识到，当自闭症被描述成一种全国危机时，这些组织要求对自闭症事业进行资助的呼声会更有说服力。这些组织的领导者们开始在各种演讲和报刊文章中强调自闭症的流行性。为了让人们相信他们的说法，他们会展示两个统计数据：过去和现在的自闭症患病率。不同组织展示的具体数据有所不同，但不管怎样，每一组数据的对比都是鲜明的。

新闻媒体也开始大肆宣传自闭症的流行。《时代》周刊 2002 年的封面故事就是《自闭症世界的内部：或有 100 万以上美国患者，而新病例在急速增长》（"Inside the World of Autism: More Than One Million Americans May Have It, and the Number of New Cases Is Exploding"）。2005 年，美国国家广播公司（NBC）的新闻节目与《新闻周刊》推出了持续一周的系列节目，标题格外醒目：《自闭症：被忽视的流行病？》（"AUTISM:The Hidden Epidemic?"）

大约同一时期，在共和党代表丹·伯顿（Dan Burton）的带领下，国会举行了一系列听证会。伯顿认为，全国性流行病的爆发迫在眉睫，相关部门需要对此进行调查——这就是他的出发点。2002 年，他宣布"我们目前面临的是一种流行病的爆发，我们这些国会成员必须确认 NIH 和疾病控制和预防中心（Centers for Disease Control and Prevention，CDC）是将自闭症当作流行病来对待的"。在接下来的几场选举里，就连总统候选人也需要对这个问题发表自己的观点。此时，大多数人已经认为自闭症确实是种流行病了。

在后来的 10 年里，又出现了一系列来自 CDC 的数据，可以支撑这一观点。2004 年，CDC 向广大儿科医师发布警告，称美国每 166 名儿童中就有 1 个患有自闭症。

在 2007 年，CDC 的这一比例变成了 150：1；两年后，又上升到了 110：1。CDC 画出的趋势线与加州 1999 年的如出一辙，只不过这一次，自闭症引起了全美关注。

事态已经很明显了，自闭症患病率一直在上升——有数据在支持这一结论。如今，所有人都有了恐惧的理由。

但一如往常的是，统计自闭症患病率的方法多种多样，其中一些统计的结果是与里克·罗兰斯、丹·伯顿以及各大组织的宣传不一致的。的确，他们成功地让政客、公众以及媒体讨论起了这种"流行病"现象，但在大多数开始检视这种事态的社会科学家看来，所有关于自闭症患病率急剧增长的数据统计都是非常可疑的。甚至有一些专家提出，让公众陷入恐慌的这种流行病根本不存在。

正是由于里克·罗兰斯的坚持，加州的统计才走进了专家眼中，使他们产生了疑虑。这些数字的意义似乎是一目了然的：有更多的儿童接收州政府服务意味着自闭症患病率也在上升。但是，两者不仅不存在因果关系，而且在现实中，接收服务的数目永远不能作为衡量自闭症流行性的标准。

举个例子，只要人口在上升，那么社会对从驾照到公共游乐场的一切需求都会增加。而在加州对自闭症进行调查的那几年里，人口确实大幅提升了约 16 个百分点。对流行病学家来说，在衡量任何事态的总体趋势时，都需要将这种因素考虑在内，甚至主动将其排除。做出这样的优化并不难，但负责加州自闭症人口统计的团队却并未这样做——他们刻意忽视了那几年中新搬到加州来的儿童人口数量。

除此之外，还有其他一些很容易被忽略的因素。这些因素都有一定的迷惑性，但最棘手的问题还是统计目标的不明确——究竟谁该被统计进来？这正是维克多·洛特在 20 世纪 60 年代进行第一次自闭症患者数量统计时面临的问题——没有清晰的标准可以明确界定他要统计的症状。

35 年之后，当自闭症是流行病的说法让人们重燃调查其"真实"流行度的热情时，他们陷入了与洛特一样的困境。有人认为，20 世纪 90 年代末的情况比洛特时期更为复杂，因为 DSM 在频繁地更改对自闭症的界定标准。根据 DSM 标准，同一个人在 1990 年与 1997 年的诊断结果很可能是不同的。

后来，人们在 21 世纪又进行了若干次研究，结果显示，事实很可能如此。比如在 2012 年，有几名研究人员重新审查了 20 世纪 80 年代在犹他州收集到的一组数据。这些数据由加州大学洛杉矶分校的爱德华·利特沃收集，他在 1982 年到 1986 年的 4 年间完成了这项工作。当时，他想整理出犹他州 3～25 岁的自闭症与潜在自闭症患者的个人信息。共有 379 人接受了检查，最终他认定其中的 241 人患有自闭症。当时，利特沃依据 1980 年版的 DSM 制定了自己的自闭症判断标准。最后，有 138 人虽然行为异样，但并不符合这一标准，因此没有被确诊为自闭症患者。

25 年后，有一批研究人员重现了这一实验。与利特沃一样，他们也想在这 379 个人里统计出自闭症患者的数量，只不过他们使用的是最新的自闭症定义标准，想看看这一变化会带来什么不同。幸运的是，利特沃将自己的记录保存完好，并热心地分享给了他们。不过，这次的研究放弃了他曾经使用的定义标准。20 多年间，DSM 对自闭症的定义进行了 3 次修订，本次使用的是 2000 年的最新定义标准。实验结果令人诧异。因为突然间，这组被试者中自闭症的"流行度"显著上升了。除了 20 多年前的那 138 人，最新版的定义将额外的 64 人也划进了自闭症的范畴，结果就是，这组人群中的自闭症患者数比 25 年前提高了约 25%。显然，永远不能用这种"提高"来声明犹他州的自闭症流行度有了"真正的"上升。客观来说，一切都与 25 年前保持原样，只有自闭症的定义本身发生了变化。

这种 DSM 内部的修订及其对自闭症流行度造成的影响正是社会科学家们的心病，他们发现，把其中的故事讲给公众听时效率是很低的。他们会使用"更宽的标准"和"更广泛的自闭症表型"等表述，但它们都不如"流行病"的说法更具煽动性。

同样，在试图解释为何现在的自闭症患者看起来比以前更多时，他们提出，其中一个原因是现在的监管和报道更多了。这也指出，关于自闭症的报道增加，很可能是因为有更多的人在寻找自闭症，类似的模式在整个医学史上并不罕见。比如，衣原体感染和淋病就在投入了针对性筛选程序的地点更为流行。不过，"监管"这个词并没能清楚地传达这一想法。

实际上，专家搜集信息的特定方法也会对流行度判定造成很大影响，"报道"这个词的使用是传达不出这一现实的。20 世纪 90 年代初，当国会迫于父母的压力，要求各州统计在 IDEA 条款下接受特殊教育的儿童数量时，这一点变得尤为明显。很多接受了特殊教育的儿童在那时已经入学，有的甚至已经入学多年。但在以前，他们会被归入"其他残疾类型"，或是类似"智力障碍"或"学习障碍"的类别中。

然而从 1992—1993 学年开始，为了确定他们是否该被归入新的自闭症类别，各所学校要开始重新检视这些儿童的评估结果。由于各州中每个校区的所有学校都要对案例进行逐一检查，因此这个系统在几年后才运行起来。几年之后，各个州将评估结果发了过来，结果显示，被归入这一类别的儿童人数得到了大幅增长——不过，任何从零开始的统计都会有这种表现。

举个例子，在要求对接受服务的儿童数量进行统计的第一年——也就是 1992—1993 学年里，伊利诺伊州上报的统计数字是 5，但在 2002—2003 学年，这个数字达到了 5 800。一个组织在其线上时事通讯中以《自闭症患者数大幅增长》（"Autism Increases DRAMATICALLY"）为题引用了这一数据，文章还明确地向读者指出，伊利诺伊州的自闭症患者数在 10 年间有了惊人的 101 500% 的增长。与这一数字相比，国会议员丹·伯顿在 2000 年做参议员听证会的主席时引证的数字就小巫见大巫了。当时他在报告中指出："佛罗里达州的自闭症患者数增长了 571%，而在马里兰州，该数目在 1993—1998 年增长了 513%。"他还提到了当初加州报告里 273% 的增长率。

这一连串令人震惊的数字也让人们从另一个角度看待这场"全国性流行病"：患病率的增长在每个州都大不相同。即使是两个相邻的州，有时它们报告的自闭症患病率也相差甚远。比如，一组联邦数据显示，2002 年亚拉巴马州的自闭症患病率大约在万分之三，同期，与它相邻的佐治亚州的患病率却达到了其 3 倍，而这两个州只有一河之隔。明尼苏达州与艾奥瓦州也紧紧相连，地图上的州界是一条直线，但在 2012 年，明尼苏达州的自闭患病率比艾奥瓦州高出了 10 倍。

社会科学家们对这一现象有着合理的解释。他们表示，是教育机关，而不是公共健康部门搜集了这些信息。IDEA 确实为自闭症诊断制定了权威标准，但每个州具体有哪些人可以接受特殊教育服务，是由各州的教育部门自行确定的。

这些教育部门都有着自己的评判表，条目数从 5 到 17 不等。有些州要求接受服务的儿童必须符合 DSM 某些版本的定义，还有一些要求符合 IDEA 的定义，还有的要求同时符合两个标准的定义。一些州要求儿童得到较权威的精神病医生或正规心理咨询师的诊断，但其他州并不需要。在另一些情况下，需要由父母、校长和特殊教育老师共同决定是否给予其政府服务，但这绝不等同于确诊了自闭症。提供服务标准上的所有鸿沟使得研究人员面对的数据缺乏稳定、一致的来源。

此外，这些数字揭示的不是"真正的"自闭症流行度，而是社会科学家们口中的"行政上的"流行度，把政府服务的获得者等同于确诊的自闭症患者，就好像把飞机上要求吃素食的乘客等同于素食主义者一样荒谬。在这种情况下，有多种原因会扭曲对真正流行度的统计，包括简单的文字或数字错误，以及对患者行为的观察中出现的错误。

即使所有客观因素都是一致的，对自闭症的诊断依然受到评估者主观意见的影响。研究结果显示，诊断结果会随着地理位置和社会经济地位的不同发生变化。总体上看，接受政府服务更多的社区更可能获得特殊教育服务，而比起少数族裔或贫困家庭的孩子，白人和更富有的公民有更多获得特殊教育服务的机会。有时，在一名专家那里未被确诊的孩子却可能在另一名专家那里拿到诊断书。实际上，在一些地区，确实有父母群体在内部分享"容易给出诊断书"的医学评估人员名单，这些人很有可能满足父母的期望，把症状模棱两可的孩子诊断为自闭症患者。

拜父母们多年来持续不懈的努力游说所赐，与有智力障碍或其他学习障碍的儿童相比，自闭症患儿得到学校回应的概率得到了大幅提升。另外，同样由于父母们的积极活动，患有自闭症已经不再是什么丢脸的事了。人们早就开始传说，儿科医师和专家有时会有意夸张儿童的病情，以使其顺利进入更好的学校，接受更好的政府服务。

2007 年，社会学家理查德·罗伊·格林克（Richard Roy Grinker）援引了 NIH 的一名高级儿童心理学家的说法："如果为了让一名儿童接受我认为他需要的教育，我需要首先宣称他是匹斑马，我会照做的。"领域内另一位杰出的学者、纽约心理学家伊莎贝尔·拉宾（Isabelle Rapin）对这一现象很诚实。她在 2011 年写道："我首先承认，纽约'流行病'的兴起也有我的部分原因。"她在文中提到了一件事。在 20 世纪 90 年代早期，她曾把一个 4 岁小男孩诊断为有"严重的语言发展障碍和行为问题"。几年后，这个孩子的父亲打来电话，希望拉宾能为自己的儿子做出自闭症诊断。仅仅在这一通电话之后，拉宾就参考最新的、更为宽泛的自闭症定义，给那个男孩贴上了自闭症的标签。

在明显上升的自闭症患者数量中，一定有一些属于这种"诊断替代"（diagnostic substitution）的情况。在20世纪70年代和80年代出现"学习障碍"这种诊断后，全美学校内的学习障碍儿童开始迅速增多，同时，"智力障碍"儿童数量出现了莫名的减少。这在很大程度上是因为不少轻度智力障碍儿童被归入了"学习障碍"这个名称更为温和的类别中。

于是就产生了新的问题：自闭症患者数量的增多是否也是出于类似的原因呢？在21世纪初，有一位青年社会科学家对此产生了强烈兴趣。他名叫保罗·沙特克（Paul Shattuck），是威斯康星大学的一名研究生，当时正在攻读社会福利方面的博士学位。他想研究的议题是"美国特殊教育中自闭症不断升高的流行度与其他残疾类别的应用情况变化之间的关系"，不过，沙特克没有分析或者直接评估任何儿童。相反的是，他从美国教育部拿到了数据，开始审阅每个州每年接受特殊教育的6～11岁残疾儿童的数量。

沙特克的研究成果于2006年发表。该成果引人注目，也引起了一定的争议。他指出，有44个州的自闭症"官方"流行度上升了，但与此同时，这几个州患有"认知障碍"和"学习障碍"的儿童数量出现了下降。这个现象就好像一组儿童从跷跷板的一端走到了另一端一样。沙特克由此得出结论，至少在这几个州中，自闭症明显上升的流行度中有很大一部分原因是诊断替代现象。

不过，其他人指出了沙特克研究中的漏洞，他本人也承认这一点。那就是他在研究中对学校级别数据的依赖是有问题的，更何况这些数据本身的可信度就要打个问号。而且，他没有进一步去当地开展调研工作。他完全可以去寻找从一种残疾类别转入另一种类别的儿童，以进行更为细致的研究。另外，他的研究还指出，包括加州在内，一些州中虽然自闭症患者的数量上升了，但并不存在某种类型的诊断替代现象。他没有对其提出任何解释。

即便如此，他的研究——甚至人们对他研究的批评——还是突出了一点：在现有的数据下，对于"自闭症比以前更为流行"的说法，人们无法证明，也无法证伪。相关数据太过混乱，没有人能有把握地做出断言。任何可靠的科学家在看到数据时都不会反对这个说法。

2005年左右，澳大利亚的电视上经常播放一则公益广告，广告的主角们直接面对镜头讲述正在逐步侵蚀澳大利亚儿童的自闭症危机。在其中一幕，一位女士宣称："每166个刚出生的孩子中就有一个会患上自闭症。"

广告没有对这一数字做出具体解释。这是一项源自美国的统计，出处在2004年初CDC的开幕式上。正如3年后《科学美国人》（*Scientific American*）讲述的那样，由于各大组织和媒体对自闭症持续不断的报道，1/166这个数字已经深入人心。从印度到爱尔兰，从阿根廷到南非，人们在谈到自闭症的流行度时都会提起这个数字。

但是，CDC从没想让这个数字成为全世界范围内标准的自闭症流行度。这一数字得以成型，纯粹是因为一个叫彼得·贝尔（Peter Bell）的患儿家长的介入。贝尔是CAN的主席，在CDC于2003年在华盛顿召集的一场全美自闭症组织进行交流的会议上，贝尔是少数几名与会的CAN高层人士之一。在讨论期间，有人提起了一个令人尴尬的事实，那就是每个组织宣传中提到的自闭症流行度都不一样。这不仅会对公众造成困扰，还会有损全部组织的可信度。因此，虽然一些与会成员之间素有罅隙，他们还是一致同意这次会议的重中之重是确定一个统一的、表明自闭症流行度的数字。

那天，CDC的一名官员玛莎琳·叶尔金－奥索普（Marshalyn Yeargin-Allsopp）做了报告。为了能为儿科医生们提供便利，对自闭症患病率做出更准确的估计，近期CDC连同美国儿科学会（American Academy of Pediatrics，AAP）一直在对若干流行度研究进行学习。但叶尔金－奥索普告诉贝尔以及其他人，各种数字一片混乱。由她领导的一项针对大城市亚特兰大的研究显示，自闭症患病率大约在1/300；而另一个在犹他州得出的统计结果要低出不少，只有1/500。另外三个研究项目的地点分别是一座新泽西小镇、一座英国村庄以及美国的伊利诺伊州，这三个地点的统计结果较高，大约为1/166。由此可见，患病率的疑问依然没有得到解决，各种数据依然混乱至极。

在这场报告结束后，曾在一家公司做了 12 年销售的彼得·贝尔向叶尔金－奥索普提了一个问题：有着如此巨大波动的数据就是那时 CDC 对美国境内自闭症患病率能做到的"最精确的估计"了吗？叶尔金－奥索普愣了一下，环视全场，然后点了点头。是的，她承认了，CDC 在那时是得不出更精确的统计数字的。现在轮到贝尔环视全场了。他向在场听众询问，是否愿意在将来所有关于自闭症患病率的讨论中使用统一的数字，并把 CDC 的报告作为这个统计数字的出处。听众都表示赞同，并希望使用最令人害怕的数字：1/166。后来，经过各个组织和媒体的不断宣传，这一数字成了公众眼中无可辩驳的事实。

但是，如果你浏览 CDC 的网站，你会发现他们并未为这一数字背书。事实上，他们清楚地说明了，关于自闭症患病率并没有一个统一的数字，进行过的所有研究都是小范围研究。它还传达了一个没几个人愿意听到的事实：目前，还没有任何一项"针对美国全境的"自闭症研究。

另一方面，AAP 则直接跳过了统一数字的麻烦。他们在 2004 年向儿科医生们发出的"自闭症警告"大概满足了很多人的想象：一个复杂的故事终于变得简单了——当然，这个故事也令人感到了恐惧。

没过几年，1/166 这个数字就过时了。2007 年，CDC 开始运作一项长期以来一直空缺的工程——一项由政府资助、耗时多年、调查自闭症患病率的项目。该项目每两年为一期，每两期之间，CDC 都会报告自己统计出的新患病率。2007 年，患病率达到了 1/150。这次涨幅是巨大的，整个世界都急切地想证实自闭症确实变得更加流行，因此，这一消息很快就占据了头版头条。在后来的几次报告中，CDC 的统计数字持续上升，最终甚至达到了 1/166 的两倍之多。

不过，CDC 得出的新统计数字依然没有涵盖自闭症患者的"全部人口"。要想进行全面的人口统计，耗资将十分巨大，并且难以保证真正的质量管控。因此，CDC 对自闭症患病率的调查以前不是，将来也永远不会是真正的"自闭症普查"。事实上，像其他的流行病学研究一样，这个监控项目使用的也是人口抽样调查方法。为了获知"全美范围内"自闭症患者的数量，CDC 在全美 3 144 个县里选择了约 60 个。这

60 个县位于 10 个不同的州，另外再加上阿肯色州所有县的统计结果，这就是调查采集数据的全部目标地区了。这样选择的原因并不是这些区域是全美范围内较有科学代表性的样本，而是因为无论在哪个时间点上，这些地区的 8 岁儿童合计人口都占到了全美的 10%。于是，由 CDC 专门训练的一组亚特兰大的临床医生开始了自己的工作——他们要根据每个儿童的情况统计表做出诊断。

这种远程诊断本身就有缺陷。不过，由于这次有了统一的诊断标准，情况也没有那么糟糕。毕竟，判断结果不会受这 11 个州内各个地区看待与诊断自闭症的区别影响了。CDC 评估员们开始审查健康档案，试图在其中发现儿童身上的自闭症行为。实际上，他们的工作并不只是寻找自闭症的踪迹，这些评估员们在位于亚特兰大的办公室里就对来自 11 个州的数百名 8 岁儿童做出了自闭症的远程"诊断"。

然而，在一个接一个调查之后，CDC 的结论依然如初：自闭症患病率在全美各地有非常大的差别。CDC 在 2008 年的统计数据是前所未有的 1/88，这是在自闭症宣传中使用过的最大数字。不过，这一比值还是没有显示出州与州之间的巨大差异。比如，那年在新泽西统计出的患病率是 1/49，而亚拉巴马的患病率是 1/210，仅为新泽西的 1/4。另外，亚拉巴马的统计与总体趋势大相径庭。2008 年报告的亚拉巴马自闭症患病率比 2006 年低了 20%，在各种关于自闭症流行度上升的言论中，这一事实很少被提及。

一些人认为，这种地理位置导致的巨大差别是环境污染造成的，一些地区的污染更为严重，这就能解释为什么住在新泽西的儿童比住在亚拉巴马的冒着更大的患病风险。要研究环境造成自闭症的可能性，有一个想法可以提供大致的研究思路，而任何科学家甚至"流行论的怀疑者"都无法排除这种可能性：在新泽西与亚拉巴马的空气或水中，是否有什么成分是新泽西独有的？

即使采用了这种方法，人们仍然需要解释人为因素对自闭症流行度增加的影响。例如，一直以来，住在新泽西邻州、有自闭症患者的家庭都喜欢搬到新泽西居住。他们在将自己的家具一车车搬到新泽西的同时，也提高了当地的自闭症患病率。他们之所以想搬到新泽西，是因为新泽西提供全美顶级的自闭症特殊教育资助服务，而亚拉巴马的相关情况则非常糟糕。

另一种十分流行的观点是，20世纪前10年自闭症患病率有所上升，并不是因为这种病症真的蔓延开来了，而是病情的统计数字终于与现实相符了。这种观点认为，无论自闭症具体的标准是怎样的，它都一直存在于人类群体之中，只不过是列昂·肯纳将它带入了人们的视野，然后其定义又经过了几十年的调整。真实情况是，人类的自闭症患病率并没有比以前更高，而是在1999年之前，人类社会没有真正努力去寻找本来就存在的自闭症患者。

除去这些，还有各种因素阻碍了统计过程：诊断时的地理偏见、定义的改变、种族和经济影响以及统计中使用的逻辑。持有这种观点的社会科学家们将CDC的统计视为一个积极的信号。正有越来越多人符合不断扩大的自闭症定义，而他们认为，这种持续上升的患病率意味着会有越来越少的患者被遗漏。这种观点还暗示，总有一天，人们会准确地统计出全世界的自闭症患者数量。对于这个数字有许多不同的预测，尤其是在自闭症现行的定义依然有可能被更改的情况下。

2011年，在韩国进行的一项研究评估了超过55 000名儿童。最终，这一研究得出了由较权威的研究者得出的最极端的数字。在这个项目中，研究人员与儿童进行了面对面评估，其中也包括没有接受特殊教育的儿童。研究人员来到正常教室，检查正常儿童的状况，并使用了较为宽泛的自闭症定义标准。他们最终得出的患病率是1/38。

《时代》周刊称之为"可能……是目前为止对在校儿童自闭症患病率最准确的估计"。这也是截至目前接受同行评审的学者得出的最大的数字。这个项目的首席研究员金永心（Young-Shim Kim）并不认为1/38这个数字能说明自闭症的流行情况。"这些儿童不是突然出现的，他们一直都在这里，"接受《时代》周刊采访时，她这样说，"只是我们没有把他们纳入统计罢了。"

但这依然只是个理论。说到底，无论人们支持还是反对自闭症在现代愈发流行的说法，他们在证实自己的想法时都会受到一个因素的阻碍，那就是多年来的统计得到的大量不一致且极可能受到扭曲的数据。数据本身存在的问题使得人们无法对自闭症过去与现在的流行度进行比较，最多只能进行一些猜测。即使科学家们能够确信自闭症患病率的上升可以通过诊断替代或其他外部因素解释，他们也无法否认，这个问题中仍有一部分尚无定论。

再者，现实情况是，虽然缺乏能证实自闭症流行性的证据，但这也并不能证明自闭症是不会流行的。因此，大多数人相信，他们在有生之年目睹了自闭症患病率的大幅上升。而全世界自闭症患者的家庭也都有同样的感受，那就是无论存在支持还是反对流行论的证据，自闭症患儿的数量确实比以前更多了。

2010 年 8 月，就在《时代》周刊刊登出韩国那项调查的几个月之前，艾米丽·格尔森·塞恩斯正与坦普·葛兰汀在一起。这一天，赛恩斯盛装打扮，准备与葛兰汀一起去一个在洛杉矶举办的奖励计划。她穿了一件长袍，而葛兰汀是一身黑色牛仔装束。此时，距离她们在曼哈顿的那次午饭已经过去 9 年。在这 9 年里，艾米丽的电影计划推进得较为缓慢。这并非好莱坞电影拍摄过程中经常出现的资金问题导致，事实上，HBO 电视网很早就买下了这个故事的版权，电影得到的资金支持也始终非常充分。同时，艾米丽也满足了之前葛兰汀提出的同意拍电影的条件：制作人从她母亲那里得到了许可。

要让电影迅速进入拍摄阶段，最大的障碍在赛恩斯这里。她坚持这部电影要正确地表现自闭症，而且很注重剧本传达出的东西。她希望观众能借这部电影了解自闭症的基本知识，明白坦普·葛兰汀眼中世界的样子，并知晓葛兰汀是怎样在面对多个人生难题的过程中得到了大多数人不具备的洞察力。赛恩斯还希望观众能了解自闭症给患者家庭带来的影响，其中包括即使受到自闭症困扰也可以享有的快乐时光。然而，事实证明，想把所有这些因素融合到一起是很困难的。已有多个编剧和导演尝试过这项工作，但他们都无法达成赛恩斯想要的结果。

直到 2008 年，HBO 将英国导演米克·杰克逊（Mick Jackson）请进剧组，这一局面才得到了改善。杰克逊对剧本进行了前所未有的改动。虽然他和赛恩斯在改写剧本时经常产生分歧，但两人对最终的定稿都很满意。电影于 2008 年在得克萨斯州开机，由克莱尔·丹妮斯（Claire Danes）扮演年轻时的葛兰汀。为了诠释好这个角色，她曾在纽约与葛兰汀共度了一个下午。直到电影拍摄快结束时，葛兰汀飞去得州观摩丹妮斯扮演自己，她们这才见了第二面。

赛恩斯对她们的这次见面抱有疑虑。如今，电影已经进入了最后的拍摄阶段，她不希望坦普·葛兰汀本人在这个时候对丹妮斯的表演提出意见，也不希望她质疑电影其他方面的艺术选择。她认为那样会有灾难性的后果。

那一晚，她在与葛兰汀共进晚餐的时候想到，可以给葛兰汀看一些已经拍摄完成的电影片段，这样，她可以提前适应被别人扮演的感觉。于是，她与葛兰汀没有吃饭后甜点，提早回到宾馆观看电影片段。

回到房间后，她们坐在赛恩斯的床边一起观看电影。而葛兰汀对这些片段喜爱至极。

"克莱尔·丹妮斯——她就是我啊！真不敢相信！"葛兰汀喊道。

但在又播放了几个片段之后，赛恩斯听到她的朋友发出了奇怪的声音。她好奇地回头去看，发现葛兰汀盯着屏幕哭了出来。赛恩斯以为这是因为正在放映的煽情片段——一匹马在这个片段里死了。

但事实不是这样的。葛兰汀告诉赛恩斯，自己是被电影中的其他角色感动了——比如由戴维·斯特雷泽恩（David Strathairn）扮演的自己年迈的老师卡洛克博士。在现实中，卡洛克本人已经去世，葛兰汀也已经有一段时间没有想起他了。不过第二天，这份悲伤就烟消云散了。葛兰汀来到了电影《自闭历程》（*Temple Grandin*）的拍摄现场，度过了一段快乐的时光。葛兰汀没有对电影讲述故事的方式提出异议，这也让赛恩斯舒了一口气。

这部电视电影于2010年年初登陆HBO，评论界普遍做出了非常积极的评价。电影制作人对这部电影的期望也一一得到了实现。评论家们称这部电影"无比出色""极其成功""勇于开拓"并"让人非常享受，幽默感随处可见"。自然，经常有人拿它与20多年前上映的《雨人》比较——不仅是因为这两部电影都有着极高的质量，还因为它们都给自闭症带来了极大的关注度。

不过，2010年与《雨人》的时代有一点不同。到了这个时候，自闭症已经非常有名了，美国和世界其他地区基本都听说过这个名字，众多电影评论家也无须多花时间向读者解释这种病症。总之，人们原本对自闭症的冷漠态度发生了改变，而带来这种改变的正是坦普·葛兰汀激励人心的人生故事——这也是赛恩斯想达成的目标之一。

后来，这部电影获得了全面的认可。赛恩斯与一袭牛仔风格黑衣的葛兰汀一起参加了在洛杉矶诺基亚剧院举办的艾美奖颁奖典礼。在这次颁奖礼上，电视电影《自闭历程》共获得了 15 项提名，只差 2 项就追平了历史纪录。当晚，它赢得 7 项大奖，其中包括需要艾米丽·格尔森·赛恩斯亲自上台发言的奖项：最佳电视电影奖。在获奖的兴奋中，赛恩斯跳了起来，坦普·葛兰汀、克莱尔·丹妮斯以及整个制作团队跟在她后面一起上台领奖。

赛恩斯在接过奖杯后开始发表自己的获奖感言。在场的人基本都听到过她用作开场白的这句话。

"自闭症，"她说，"根据患病率，已经可以被称为'流行'了。"

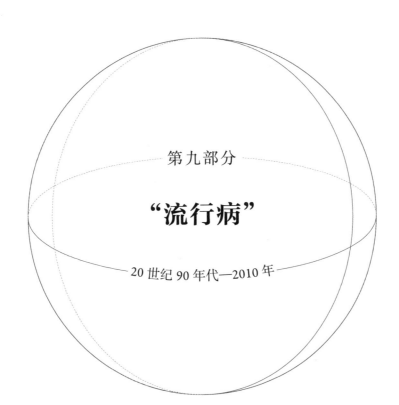

第九部分

"流行病"

20 世纪 90 年代—2010 年

40

疫苗恐慌

如果自闭症曾于 21 世纪初席卷美国，那么它的流行一定事出有因。这一定与新千年到来前几年里出现的事物有关，因为正是从那时起，自闭症患者的数量开始激增。它当时也一定存在于美国和英国大部分儿童的生活之中，因为这两个地方是自闭症高发区。最后，它也一定是通过一些尚未确定的途径进入孩子体内的，从而影响了他们的大脑。

最近出现。无处不在。侵入性强。无论罪魁祸首是什么，这些都是它独有的特征。而在 1998 年冬，伦敦宣布他们找到了一位嫌犯——那是一种疫苗。

这种所谓的疫苗引发自闭症的理论让人们怒不可遏。人们认为医生手中的注射器会令孩子染上自闭症，这种认识带来的恐慌更是为这种愤怒火上浇油。1998 年 2 月 26 日上午，伦敦皇家自由医院（Royal Free Hospital）点燃了这场恐慌的火苗，自此，这场大火燃烧了数年之久。那天，医院的公关部召集起各路记者，请他们事先阅读医院的一位明星研究员、年轻的胃肠病学家安德鲁·韦克菲尔德（Andrew Wakefield）撰写的一篇论文。几天后，这篇由韦克菲尔德与 12 位合著者共同撰写的论文将被刊登在英国最古老且最受尊敬的医学期刊《柳叶刀》（*The Lancet*）上。由于该期刊与这家医院声名显赫，人们立刻对韦克菲尔德深信不疑，这也在很大程度上解释了为何世人如此相信他所谓的"发现"。

韦克菲尔德在论文中描述了他在过去一两年见到的同时患有自闭症与严重肠道炎症的 12 名儿童的状况。韦克菲尔德在进一步研究之后写道，他在这些 3～10 岁的儿童身上还发现了一些其他的东西：他们的肠道中都存在麻疹病毒的痕迹。韦克菲尔德及其团队据此推测，肠道问题、自闭症与麻疹病毒三者的结合构成了一种综合征的基础。他们简要提及了其中存在"因果关系"的可能性，随后指出了这种因果关系的名称：名为 MMR 的疫苗。这 12 名儿童中有 11 名曾经接种过这种疫苗，接种后不久，他们就开始胃疼，并表现出了自闭症的症状。

MMR 是一种三合一疫苗，用来预防三种不同的疾病：麻疹、腮腺炎和风疹。论文表示，12 名儿童中有 8 人此前一直发育正常，但在注射疫苗后的几天内便开始出现包括失语在内的典型自闭症状。在一起病例中，这种变化在一天之内便出现了。作者表示，在部分病例中，是父母们首先提出两件事存在着"时间上的先后顺序"——先是注射疫苗，之后儿童很快便出现了行为的恶化。

阅读过这篇文章的人都能明白作者的观点：MMR 疫苗中的活性麻疹病毒可能会引发肠道炎症，而这种炎症会导致脑部的炎症，从而形成自闭症。这种想法确实很新奇，但它仍然只是一种猜测。父母的回忆作为证据过于薄弱，无法支撑有力的科学主张。韦克菲尔德及其同事们也承认，他们在全文中使用了许多类似的限定词来表明这依旧只是一个假设："可能是""也许""如果"甚至是"没有证明两者间存在关联"。

这场新闻发布会非常失败。医院的公关团队安排韦克菲尔德与包括医学院院长阿利·扎克曼（Arie Zuckerman）在内的其他 4 名医生坐在同一张桌边——请扎克曼出席就是为了向公众保证 MMR 疫苗实际上是安全的。然而，就在四周前，韦克菲尔德曾在一封信中表示如果有人直接询问，他会承认自己对 MMR 的安全性存在怀疑，这封信也抄送给了扎克曼。当然，在现场记者们鼓动了韦克菲尔德，想让他明确表示他是否认为 MMR 是一种安全的疫苗。韦克菲尔德如实表达了自己的想法，他回答说他对 MMR 疫苗感到担忧。他解释说，他认为将三种活性病毒混合在一起，也许超出了一些幼儿的免疫系统的承受能力。他并不反对向儿童单独注射麻疹疫苗——包括他自己的孩子。"但是，"他说，"也许父母更希望能将三合一的疫苗拆分成在三个不同时段单独注射的疫苗。"

他表示："我认为对 MMR 长期安全性的测试还不充分。"随后，他围绕这个问题提出了一个伦理框架，"不能再出现更多这样的病例了。"

扎克曼似乎很震惊，他猛地站了起来。在场的记者还记得他猛拍讲台，试图消除几分钟前韦克菲尔德那番言论的影响。他说："世界各地已经使用了数以亿计的此类疫苗。事实证明，它们绝对安全。"

韦克菲尔德似乎暂时读懂了老板的心思，扎克曼希望他能够收回他说的话，不再发表过激言论。"我只想说几句话，"韦克菲尔德打断他的话，"请你们放心，我们并未对是否需要接种麻疹疫苗这一问题产生分歧。我们都赞成接种疫苗，这么做是非常重要的。"接下来，他话锋一转，"但我不同意扎克曼教授的观点，对其安全性试验的数量还不够。"

值得注意的是，席间的另一名医生开始大声表示，这位年轻的胃肠病学家也许抓住了问题的关键。他沉思了一会儿，说："一次注射三种病毒这种独特的组合似乎确实不合自然规律。"这种状况又持续了半个多小时。此后，韦克菲尔德开始接受一对一的采访，进一步阐述为何他对于 MMR 的发现值得开展后续研究，同时，为何应该避免接种 MMR 疫苗。"对我来说这是一个道德问题。"新闻发布会后，他多次在采访中说出这句话，表明了他采取这一立场的个人动机。这句话也成了接下来的几天里他被援引最多的言论。

这种措辞上的选择将永远改变他的职业生涯。世界各地几乎所有的病毒学家、儿科医生与公共卫生官员都知道 MMR 疫苗是有效的健康救星，也是应用科学的良好范例——它使这三种疾病近乎绝迹。如果韦克菲尔德想让它成为一个道德问题，那其主张背后的科学理论最好能够具有惊人的说服力。

但是，还有一个阵营无须花费太多力气便能说服。英国一向有人不信任疫苗，19世纪起，疫苗怀疑论的追随者们便与公共卫生部门意见相悖。20世纪末，由于英国公众压倒性地支持接种疫苗，他们便成了不太成功的边缘力量。英国政府并不强制公民接种疫苗（正如美国政府不强制儿童就读公立学校一样），但在 20 世纪 90 年代中期，多数疫苗的接种率超过了 90%。尽管一些疫苗反对者对接种疫苗的必要性抱有怀疑，觉得是诡计多端的制药公司在谋求市场，而另一些人却一边不情愿地承认疫苗的有效性，一边寻求更多有关其安全性的证据。还有一些人对疫苗怀有一种发自哲学角度的敌意。他们憎恶国家强迫任何人接受任何侵入性治疗的行为，认为这是对个人自由的侵犯。

当然，不能说疫苗从未造成过伤害。即使是对疫苗最热心的支持者们也承认，疫苗对任何个体都存在出现不良反应的微小风险。任何药品都是如此。无论采取了怎样充分的预防措施，总会存在个人因为其独特的生物学构造而对药物或通常被证明安全的装置产生毒性反应。这些结果并不意味着该产品存在缺陷。小部分病人会对青霉素产生强烈甚至是致命的过敏反应，但人们不会认为青霉素是一种存在缺陷的抗生素。人们也无法预测或筛选出哪些人会对青霉素过敏。然而社会之所以接受青霉素的不完美，是因为统计数据显示，青霉素能够造福的人类数量远胜于其过敏者的数量。

通常，在启动一项疫苗接种计划时，人们都会假定将出现未能在临床测试期间发现的一些不良反应，因为这些反应极其罕见，而且只在某些特定个体上才会出现。促进强制性全面接种的公共卫生专业人士很清楚这一点，但他们认为可以也很有必要接受这点微小的风险，因为不接种疫苗会增大个人患该疾病的可能性。此外，接种疫苗者越多，对整个人群的保护作用就越大。

但是，当注射入体内的强制性疫苗致使儿童失明、聋哑或瘫痪的时候，这个逻辑是无法安慰这些受到伤害的不幸个体的。在这些罕见的情况下，他们所在的家庭遭受的痛苦会变得更加复杂，因为鲜有证据表明这种伤害是由接种疫苗直接造成的。通常情况下，从家庭角度来看，最有说服力的证据就是时间顺序：他们观察到的事实就是，疾病最初出现的时间恰好与接种疫苗的时间相关——往往在接种后的几天甚至几个小时之后。但是巧合并不能证明两者之间存在因果关系。这种"时间上的先后顺序"就是麦克菲尔德将 MMR 疫苗与孩子的自闭症行为联系起来的唯一纽带。

不过，对参与研究的 12 个家庭来说，韦克菲尔德的说法未能获得令人信服的数据支持这一点根本无关紧要。他们觉得韦克菲尔德是第一位真正倾听他们心声的科学家，而其他人都认为他们在 MMR 疫苗与孩子的疾病之间建立起的联系完全无效或毫无意义。另外，韦克菲尔德也是一位胃肠病学家。极其紊乱的消化功能是 12 个孩子共有的两种疾病之一，另一种就是自闭症。父母们认为，大约始于同一时间的这两种疾病之间必然存在关联。

家庭医生们毫不重视父母提出的这个理论，这让一些父母感觉受到了医疗系统的愚弄。但是这名穿着白大褂的男子——麦克菲尔德会穿着这身行头参加某些电视节目——正在向世界宣告，他们不是愚昧无知的疯子。他正代表他们的孩子将此事上升到一个关乎善恶与是非的高度，而父母们认为他们的孩子一直在遭受不公正的对待。那一刻，在皇家自由医院的电视画面上，一位斗士从那个一直以来对他们的观点嗤之以鼻的医学界中走了出来。

但是现在，其他医生却在新闻发布会上抨击麦克菲尔德提出的警告，争先恐后地为 MMR 疫苗的安全性打包票。在接下来的几天，一些英国医疗机构也会发表类似的声明，美国的疫苗专家也会加入其中，同时，世界卫生组织则声称"对两者存在因果关系的说法感到担忧"。

对这些家庭及韦克菲尔德本人而言，支持 MMR 的声明只能证明他们反对的内容真实存在——一堵根深蒂固的利益之墙，正在全面阻止人们认为 MMR 疫苗可能会产生哪怕一丁点不良反应。任何针对他论文的批评都被视作对一位试图凭良心做事的好人的恶劣的人身攻击，也被视作对家庭、患儿以及未来可能接种 MMR 疫苗的孩子们的攻击。父母们围绕在这位被主流抛弃的年轻研究员身边，将他保护起来。战争已经爆发。

而"疫苗引发自闭症"就是他们的战斗口号。

尽管韦克菲尔德从未亲口说过"疫苗引发自闭症"这样的话，在接下来的几周乃至几个月中，公众却一直在听到这样的言论。在一个已经因为疫苗而坐立不安的国度内，在有关 MMR 疫苗的新闻标题中使用"警惕"与"禁用"这类字眼，引发的恐慌再也无法平息。记者们并未在报道中将该理论视为事实，所有的报道均指出，韦克菲尔德是一个被学术界排斥的外人，而麻疹疫苗一直都是健康的救星。英国 ITN 电视新闻的报道向读者展示了数字与图像报告：1950 年报告的麻疹病例达到了 80 万例，而 1997 年仅有 4 170 例。著名的免疫学权威罗伯特·阿斯顿（Robert Aston）也在新闻中提醒读者："无一例外，免疫接种是医学产生的最佳成果。"

但出现在同一篇报道，尤其是电视新闻中的自闭症患儿父母却比专家们及其提出的数字更加引人注目。ITN 的报道展示了一群有魅力的自闭症患儿，他们的母亲带着几乎确定的语气用英国人特有的腔调解释说，是这些"注射"使她们的孩子患上了自闭症。"这就像是俄罗斯轮盘赌,"一位母亲说,"你将孩子按倒,接受注射,然后得病的是谁只能听天由命。"

韦克菲尔德那场记者招待会是在 2 月底举行的。截至 3 月中旬,英国每 5 名全科医生中就有 1 名在行医过程中至少遇见了 5 名或拒绝接种所有疫苗或坚持单独接种麻疹疫苗的家长。此外,据《卫报》(*The Guardian*)报道,有些医生也开始像父母那样起了疑虑。据说,伦敦北部的一位内格尔医生"建议父母不要让 4 岁的儿童接种MMR"。

这是一个自动运转的循环。决定拒绝给孩子接种 MMR 的父母越多,新闻媒体就觉得事情越严重。到了 6 月,距离韦克菲尔德的论文在《柳叶刀》上发表仅仅 4 个月后,南威尔士地区 MMR 疫苗的接种率已下降了近 14%。

这是一个罕见的故事,公众给予它的关注持续的不是几周或几个月,而是几年。在 1998 年剩余时间以及进入 1999 年后,拒绝接种 MMR 的势头持续高涨。父母四处分发抵制这种疫苗的请愿书,而议会就疫苗所谓的危险性展开了辩论。2001 年,这股恐惧仍然十分强烈,当时的首相托尼·布莱尔陷入了一个棘手的政治问题之中。他曾公开鼓励父母为孩子接种 MMR 疫苗,但到了那时,他却拒绝说明自己 20 个月大的儿子是否接种了该疫苗。

在此期间,韦克菲尔德的职业生涯也受到了影响。尽管身边争议不断,他依然继续开展研究,用文章回击所有怀疑他的研究人员,并记录下大量患有该综合征的新病例。截至 2001 年 12 月,在那篇有关 MMR 的重要文章发表近 4 年后,他已经在备受推崇的同行评审期刊上发表了 10 多篇进一步研究肠病、麻疹和自闭症的论文。

疫苗恐慌使安德鲁·韦克菲尔德声名鹊起,在某些圈子里,他受到了广泛的尊崇。采访与演讲的请求开始铺天盖地而来,他应邀前往世界各国——人们现在已经无比熟悉他"疫苗导致自闭症"的理论了。2000 年,他受邀抵达华盛顿,在美国国会面前说明了自己关于 MMR 的研究的可靠性。同年,他在 CBS 的《60 分钟》节目中讨论了自己的工作。尽管在整个过程中多次遭到质疑,但是他依旧拒绝收回自己的建议,即在政府拿出 MMR 绝对安全的证据之前,父母应尽量避免给孩子接种该疫苗。

他利用自己日渐知名的身份散播错误的信息,这种行为终于惹怒了他的雇主。

2001 年 11 月，韦克菲尔德离开了皇家自由医院，但这并不是他主动提出的，而是院方下达的最后通牒。"我只能认为，"他告诉《柳叶刀》杂志，自己的研究"政治立场错误"。而在接受《周日快报》（Sunday Express）采访时，他又摆出了人们已经熟知的姿态："也许医疗机构都没有勇气这样做，但我不能放弃这些孩子……我不会怨天尤人，我要继续前进。"

尽管他已从皇家自由医院离职，但公众对疫苗接种的忧虑并未得到缓解。12 月5 日，《卫报》指出，伦敦的 MMR 疫苗接种率已经下降到 79%，而理想的数字应在95% 以上。到了 2003 年，苏格兰的接种率也会下降到 86%，而 1995 年这一数字是94%。"目前而言，"记者琳达·斯蒂尔（Linda Steele）写道："人们依然对 MMR 的安全性存疑。"

在韦克菲尔德追随者的眼中，离职同样未对他的声誉造成影响。失去工作后，他逗留在美国的时间更久，通过私人资助继续研究、养家糊口。与此同时，英国的电视台在 2003 年根据他的故事制作了一部故事片，他的事迹终于赢得了媒体的最高赞赏。这部纪录片的观影人数达到了 160 万。韦克菲尔德的扮演者是高贵、热情的休·博纳维尔（Hugh Bonneville），后来他在《唐顿庄园》（Downton Abbey）中扮演了克劳利家族的家长。这部名为《听见寂静》（Hear the Silence）的影片描绘了一个反乌托邦式的医疗界，其中的大部分医生和科学家不是墨守成规就是玩世不恭、胆小懦弱或诡计多端——韦克菲尔德则是心灵纯洁、追求真相的科学家兼侦探式的人物，只相信数据反映的科学事实。在影片前半段，当被问及他是否认为 MMR 会引发自闭症时，博纳维尔饰演的韦克菲尔德沉默了片刻，随后望着不远不近的地方回答道："我希望自己知道答案。"但是制片人却在电影里清楚表明了自己的立场，答案绝对是肯定的。女演员朱丽叶特·史蒂文森（Juliet Stevenson）尤其引人注目，她饰演一位自闭症患儿的母亲，在影片的大部分时间里，她不断与一个又一个医生抗争，这些人全都冷漠地忽视了她的呐喊。"他的身上一定发生了什么事！"她沮丧地冲着所有人大叫，"我心里知道的！"在电影结束时，史蒂文森走向她的儿科医生，骂了一句粗话。这是影片的倒数第二句台词，电影已经将这种母亲的本能裁定为疫苗致症论最有力的证据。

问题就在于，主流医学界缺乏令人信服的反驳。确定性需要数据支撑，而收集数据需要时间。在此之前，除了韦克菲尔德，没有人特别关注过自闭症和MMR是否相关。换句话说，专家们就疫苗安全性给出的最佳证据就是"缺乏证明其不安全的证据"这个事实。不幸的是，这个答案并未回答父母真正想要了解的问题，即："哪里有证据可以表明MMR不存在韦克菲尔德提出的这种风险？"

早期的证据缺乏对韦克菲尔德来说是个福音。它也使得这场关于疫苗的噩梦在英国率先蔓延开来。虽然韦克菲尔德本人也承认疫苗和自闭症的联系缺乏科学依据，但是由于他、英国新闻界以及人性本身的原因，另有一种东西将这两者紧密联系在了一起。

它就是恐惧。

在韦克菲尔德首次举行新闻发布会之后的几年里，这种恐惧早已蔓延到了大西洋彼岸。1999年至2000年春，美国国会至少举行了3场有关疫苗安全的听证会。最初几次只是顺带提及了自闭症。然而在2000年4月由众议院监管与政府改革委员会（House Committee on Oversight and Government Reform）举行的听证会上，这个疫苗导致自闭症流行的故事成了独立的政治议程。很快，在华盛顿的地区各种言论中，"自闭症"与"疫苗"两个词开始成对出现。

在4月的听证会上，首席证人安德鲁·韦克菲尔德首次出现在美国人民的面前。这是一场压轴戏。他的英国口音极其迷人，他带来的幻灯片和数据则敲响了警钟。他指出，他还发现了更多同时患有自闭症、胃病和麻疹的患儿病例。"我们现在已经调查了150多名儿童，"他宣布。他在146人的身上发现了这种综合征。"绝大多数人都患有自闭症。"在来自美国各大顶级新闻电视台的记者与摄像机面前，他详细说明了其中的含义，"我们得到的并有义务报道的故事就是，多数原本发育正常的儿童在接种MMR疫苗后出现了退化的迹象。"与往常一样，他最后补充道，"不过这并不意味着它就是致病的原因。"

2000年6月，在国会举行的另一场疫苗听证会上，出现了一位来自佐治亚州的优秀证人。她名叫琳恩·雷德伍德（Lyn Redwood），在谈到自己的儿子威尔时，她表示自己相信疫苗改变了他的命运。"1岁之前，他还是个快乐的婴儿，他会乖乖地吃喝、睡觉，他还会笑，会模仿大人说话。"她说，"1 岁生日过后不久，他就得了多种感染，他失语，不再与人有眼神接触，挑食，并且伴有间歇性的腹泻。"她认定是疫苗导致了这一切。

这与过去两年英国父母向新闻媒体讲述的故事非常类似。但是雷德伍德的叙述与英国父母的表述存在一个关键的不同。它与韦克菲尔德理论的核心——麻疹病毒无关。她从未提到麻疹或 MMR 疫苗。相反，雷德伍德解释说，儿子疾病的背后有一个完全不同的罪魁祸首。

这个罪魁祸首就是汞。的确，疫苗含有汞这种已知的毒素。自 20 世纪 30 年代以来，为了防止污染，许多疫苗中都添加了汞。装有各种疫苗的瓶子摆放在医院和医生办公室里，平时都塞着橡胶瓶塞。每次需要向患者注射时，医生会将其打开，将注射器针头插入瓶中，吸出单次剂量。理论上讲，在注射疫苗之前，所有针头均已接受过消毒处理。但是在现实中，有时活的微生物依然能够进入液体内，毁掉整瓶溶液，增加患者感染的风险。

为了防范这种风险，美国礼来公司（Eli Lilly）在 20 世纪 30 年代开始出售一种名为硫柳汞（thimerosal）的产品。这是种抗细菌与真菌的粉末，旨在用作防腐剂，通常保存在溶液之中。硫柳汞一词的第三字——汞——便取自其中一种关键成分，几乎占据其一半重量的汞。仅需 0.01% 含量的硫柳汞，就可以极其有效地让一种溶液保持无菌状态，因此几十年来，它是从喷鼻剂到隐形眼镜清洗液在内的众多产品中的标准成分。但是，即便在这些产品的制造商换用新品种的防腐剂之后，制药企业依旧在疫苗中使用硫柳汞。到了 20 世纪 90 年代末期，它已被应用于 30 多种不同的疫苗中。

体内存在汞并不会带来大问题。几乎所有人体内都含有一定量名为甲基汞的化合物，这是由于我们摄入的食物与吸入的空气中包含微量汞。最重要的是汞的含量有多少。例如，一罐普通的 6 盎司[1] 白金枪鱼罐头含有大约 60 微克的甲基汞——这个量大约为 1 盎司的百万分之二，厂商不会因这么小的剂量就从商店中大规模召回金枪鱼罐头。但与此同时，人们经常看到要小心食用金枪鱼的警告，至少对孕妇和儿童等群体

1　1 盎司合 28.35 克。

如此。这说明，究竟多大剂量的汞会给人体带来危险这个问题始终没有明确答案。而由于蓄意喂食汞的实验存在伦理道德问题，也没有多少相关数据可供查询。

然而，我们可以通过研究意外中毒者来对此进行猜测。例如，20世纪70年代初，数千名伊拉克人因为食用了采用甲基汞杀菌剂处理过的进口谷物而中毒。他们大多出现了神经损伤情况，甚至有人死亡。之后，科学家梳理了伊拉克和其他一些已知的汞水平较高地区的数据。根据这项工作，美国环境保护局（Environmental Protection Agency，EPA）在1999年出台了新的所谓汞的"参考剂量"——也就是人类可以每天安全摄取，并不会因为时间的积累而中毒的汞的剂量。但是，这项标准本身的生成过程非常保守，因此留有非常大的安全余地。它提供的安全数值是每天每公斤体重0.1微克的摄入量，考虑到科学上误差的存在，它故意将统计学上确定的风险"夸大"了1/10。这样一来，一个体重170磅[1]的人每天大约可以摄入8微克，也就是1/8罐的白金枪鱼，这也许就是三汤勺的量。这个例子表明EPA希望在制定参考剂量时保持谨慎，而且它也不确定多大的量会造成危害。然而另一方面，EPA的限制却没有那么严格。那个170磅的人还是可以吃掉一大堆金枪鱼——一年47罐，并且依旧没有超过参考用量。

用硫柳汞制成的疫苗就像琳恩·雷德伍德在国会指责过的那种一样，每一针都含有25毫克的汞——看起来很少，还不到金枪鱼罐头一半的含量。另外，没有人会连续多年每年都接受47次注射，疫苗防腐剂中的汞化合物不会以像在食物中一样的方式在人体内分解，也不会在人体内残留那么长时间。然而即便如此，为了回答国会提出的问题，那些负责指引美国免疫政策的科学家们到1998年才开始计算通过疫苗接种进入儿童体内的汞含量到底有多少。结果令他们惊讶，因为它超出了他们认知中的数字。

在20世纪80年代中期，预防白喉的DTP疫苗是定期打给婴儿的疫苗中唯一含有硫柳汞的。但是很快，推荐的注射剂中增加了更多种类的疫苗。到1991年，打给婴儿的疫苗已经包括了Hib疫苗和乙肝疫苗。Hib疫苗主要预防流行性感冒引起的脑

---

1 1磅约合0.45千克。

膜炎。在出生后前 6 个月内，婴儿会统一接种这三种疫苗。结果就是，到了 1999 年，6 个月大的婴儿通过硫柳汞接触的汞达到了 187 微克。此外，在通常情况下，婴儿有几天会接受多次注射，这样一来，他们在几分钟时间内接触到的汞含量就超过了 60 微克。用金枪鱼的例子解释的话，就相当于把一罐金枪鱼罐头喂给了一个只有 10 磅[1]重的婴儿。当然，婴儿并不会天天接种疫苗。通常每两针之间会间隔几个月，在这几个月里，他们完全不会接触到汞。

因为不知道这种汞含量是否会对婴幼儿构成危险，全美顶级的免疫专家们决定谨慎为先。1999 年 7 月，经由约翰·霍普金斯大学一位名为尼尔·赫尔西（Neal Halsey）的儿科医生特别推动，AAP 和公共卫生署（Public Health Service, PHS）共同发布了一条包含三项建议的协同声明，建议包括：儿科医生应尽可能使用不含硫柳汞的疫苗；疫苗生产商们将来不再把硫柳汞作为制作疫苗的原料；对多数婴儿，将乙肝疫苗的注射期从原本的出生时推迟到 2~6 个月大时。

奇怪的是，声明继续表示，提出这三项建议并不是因为在硫柳汞中发现了有害物质。它试图表现出自己对这一点充满自信，断言"没有数据和证据能证明这种剂量的汞会造成伤害"。然而，声明的其他部分又让人们对这一断言产生了怀疑。因为，它在不断提及疫苗中存在有害物质的"未知及可能的"的风险——这给了秉持"任何潜在的风险都事关重大"态度的父母们放弃使用它的理由。

更重要的是，AAP 还发布了一则新闻稿，稿件中有其学会主席乔尔·阿尔伯特（Joel Alpert）对此事的发言。这次发言明显试图安抚人们的情绪，但最终却达到了相反的效果。"目前这种剂量的硫柳汞对儿童是无害的，"阿尔伯特表示，"但是进一步减少剂量可以让疫苗更为安全。"这两个组织发布的消息颇为混乱，是美国历史上最令人难以理解的公共健康通告之一。同时，它也是最重要的通告之一。

如果不是因为专家们用奇怪的措辞修订了相关政策，琳恩·雷德伍德永远不会怀疑她儿子的自闭症与疫苗中含有的汞有关。

1　约合 4.5 千克。

但是，既然这则通告似乎指出了这个问题，她还是去找出了儿子的疫苗接种记录，并计算出了他在出生后的第一年里通过疫苗接触到了多大剂量的汞。"这证实了我最大的恐惧，"后来她这样告诉国会，"他早期接种过的所有疫苗都含有硫柳汞。"

出于同样的原因，美国的其他自闭症患儿父母也检查了各自的孩子接种过的疫苗的成分，并发现了同样的问题。韦克菲尔德关于MMR疫苗的假说早已漂洋过海、四处流传，有些父母也早对疫苗产生了怀疑。CAN迅速要求政府尽快去除疫苗中的硫柳汞成分。但对那些在接种MMR之前就表现出自闭症行为的儿童——其中就包括雷德伍德的儿子——导致他们患上自闭症的只能是疫苗中除麻疹病毒外的其他成分。对这些儿童的父母来说，雷德伍德成了他们绝佳的发言人。

1999年年末，雷德伍德创建了一个含汞疫苗主题的小型网站。那些十分肯定硫柳汞致使自己孩子患病的悲痛不已的父母会上网寻求建议和慰藉，这个网站很快就成了他们的大本营。在这个自发建立的网站上，最活跃的母亲群体给自己起了个外号"汞妈妈"（Mercury Moms），雷德伍德成了最著名的"汞妈妈"。在她的演讲和电视采访的介绍中，人们开始越来越多地用这个外号称呼她。

雷德伍德还有一大优势，那就是她一贯冷静、沉着的表现。虽然批评家们有时把责怪疫苗的父母们描述成神经质的无知者，但雷德伍德从来都不是这一类人。在逆境中，她始终保持着冷静、诚恳和文明的形象。有些人认为她是受到了误导才开展反硫柳汞运动的，但即使是这些人也必须承认她表现出的专业性、有备无患的工作习惯以及善于倾听的性格。与身为急诊医生的丈夫汤米一样，雷德伍德也是一名医务工作者。作为一名从业护士，她能够客观地看待临床医疗活动。她不仅在医护生涯中管理过很多疫苗，还对外宣传疫苗对公共健康的重要性。她认为人们应该把疫苗做得更加安全，而不是彻底废除疫苗。这个立场驳斥了那些认为这些自闭症患儿父母都是极端"反疫苗主义者"的指责。诚然，有些父母确实非常极端，但大部分人并不是这样的。

对很多人来说，雷德伍德于2000年7月在国会听证会上的表现是卓越的。她以彼之道还施彼身，当场使用政府自己关于硫柳汞的声明对其进行了反驳。"对'没有证据证明疫苗导致伤害'的声明，"她表示，"并不等于伤害没有发生。现实是，我们还没有正视这个事实，或者我们只是拒绝看清它。"

这些父母希望政府调查硫柳汞，并要求有人为硫柳汞造成的严重后果付出代价。在联系到彼此之后，他们仿效更早的自闭症患儿父母所做的示范，成立了组织。2000年左右，琳恩·雷德伍德身边的这些人成立了一家名叫"头脑安全"（SafeMinds）的非营利组织。它的创建方式非常先进，显示出了顶级活动家们在法律、卫生保健、公共关系和管理咨询领域的专业经验。当时，互联网慢慢成为各种组织和宣传活动的载体，而他们非常善于利用网络。此外，他们决心搜集坚实的论据和数据，让更多人信服自己的论点。

像之前的父母群体一样，他们也开始大量阅读科学文献，这样，当功成名就的科学家们提出他们不认同的观点时，他们才能提出（一定程度上的）反驳。有一个父母群体甚至将自己的假想写成了学术论文，题目就是《汞中毒的新形式》（"A Novel Form of Mercury Poisoning"）。这篇文章有着大量脚注，援引了大量数据，然而一直没有杂志愿意发表。最终，是一家苏格兰杂志《医学假说》（*Medical Hypotheses*）同意发表了这篇论文，然而这次发表并不能反映出父母们希望获得的对他们认真态度的支持，因为《医学假说》自称其宗旨是发表"缺乏系统性实验支持的假说"。

这便是疫苗活动家们永远的痛处——他们的拥护者们认为无可争辩的假说其实是缺乏科学支持的。他们的做法是先得出疫苗伤害了自己孩子的结论，然后去寻找支持自己观点的证据——这违背了标准的、经受过时间检验的科学研究传统。2001年，出现在"头脑安全"网站上的一则声明也清楚地表明了这一点，这则声明声称期望科学研究"能证明硫柳汞是自闭症的成因"。这样的思维定式给很多人留下了这些父母对科学研究的看法十分幼稚的印象，这对这个组织的发展是有害的。父母们乐意尝试各种不同的替代疗法，很多人依然在使用螯合剂（Chelation）。实际上，螯合疗法本身会造成中毒的副作用，偶尔甚至会导致死亡。一个最极端的例子是，有一名马里兰州的医生开始给男孩们注射醋酸亮丙瑞林（Lupron）。这种药含有所谓"性激素"（女性的雌激素和男性的睾酮）的分泌物，它本来是用来缓解前列腺癌和纤维瘤病情的，但后来也被用来对性犯罪者实施化学阉割。在给自闭症患儿注射这种药剂时，医生表示，由汞引起的自闭症常常伴有睾酮超标现象，而这又会反过来加重病情，过量的睾酮同时会影响儿童代谢体内汞的能力。虽然很多使用这些疗法的父母表示病情得到了缓解，但这些疗法都没有受到严格控制的科学研究的支持，其中有一些更是受到了科学机构的严厉抨击。

即使如此，"汞妈妈"们的政治技巧还是在 2001 年下半年为他们在科学领域带来了重大胜利。为了安抚父母们煽动起的恐惧情绪，国会要求政府的医学智囊团、美国国家科学院下属的医学研究所（Institute of Medicine，IOM）评估已经存在的关于硫柳汞和自闭症的研究。一些父母在负责这项任务的委员会前作了证，10 月 1 日，IOM 的研究者小组公布了自己的发现。他们表示，无论"接受或是反对"父母们宣扬的硫柳汞与自闭症存在因果关系的假说，其"证据"都是"不充分的"。此外，由于将来可能出现可以证实或驳斥这一假说的证据，工作小组认为"这种假设的关系存在生物学上的可能性"。

对这些父母中的积极分子来说，这是一个重大胜利：高层认为他们的假说并不是不着边际的幻想。他们推动自己的事业积极向前，终于以不懈努力唤起了前几代自闭症患儿父母的激情。为了做到这一点，这些活跃于新千年前 5 年的父母们比他们的前辈多出了两个优势。一个是互联网，核心用户群体可以在网上发布数千条信息。如果这还不算人多力量大，至少也能产生支持与团结感。

他们还有另一个优势，那就是在自闭症活动家出现后的 40 年中，专家与"消费者"间的力量对比发生了翻天覆地的变化。从前多数公众默认的对专家习惯性的认同已经消失了。如今，质疑并试图挑战权威已经成了家常便饭。"汞妈妈"们始终认为自己有权进入美国食品药品监督管理局（Food and Drug Administration，FDA）、NIH 和 CDC 内部与顶级疫苗专家见面，这些组织的人员也这样认为——至少觉得这样做是政治正确的表现。因此这些专家一个个都同意与妈妈们会面。他们邀请父母们去公开会议上质疑专家，并在科学听证会上作证。

自闭症患儿的父母们曾经在专家面前束手束脚，几乎到了毕恭毕敬的地步。但到了 21 世纪前 10 年，他们认为自己有权利督促这些医学专家提高效率。有一位后来登上了 NBC《今日》（"Today"）节目的母亲曾在网上发帖呼吁其他父母抵制一场 NIH 会议。在这场会议上，美国国内顶尖自闭症学者将报告自己的最新成果，而在这之前，这些父母都收到了这场会议的邀请。在会上，当父母们发现演讲者们开始讨论与自己的问题——疫苗、肠胃问题和食物过敏——无关的事情时，他们变得怒不可遏，开始扰乱会议秩序。有人抓起地板上的麦克风喊道："我们不是傻子！""你为什么浪费我们的时间？"以及"听我讲，我们不会再受到你们的宣传操纵了！"有那么一刻，一位负责记录账单的母亲试图在会议进行中发起抵制活动。"如果 NIH 要继续浪费我们的时间，"她说，"那我就要去吃午饭了。"有一群听众随即站起，准备和她一起离席。虽然她最终还是没有出去，并且后来表示后悔做出了这种"毫无成效"的行为，但她还是承认"公开羞辱掌权者的感觉很好"。

这样的对峙持续了很久。有些时候，那些相信硫柳汞与自闭症之间存在直接联系的人群会进入狂怒状态，这时，负责全美公共健康的官员即使没有受到羞辱，也受到了不小的惊吓。国会在 20 世纪 70 年代赋予公民的权利让如今的父母们可以拿到政府雇用的科学家之间的内部通信、备忘录和会议记录，他们就在这些文字中寻找政府掩盖汞危机的证据。后来，其中一张会议记录落到了环境律师小罗伯特·肯尼迪（Robert Kennedy Jr.）的手里。2005 年，他在《滚石》（*Rolling Stone*）杂志上发表的一篇名为《致命免疫》（"Deadly Immunity"）的文章里使用这张记录指控政府与疫苗制造商之间合谋"掩盖了硫柳汞的风险"。他把自己的文章称作"针对制度化的傲慢、权力和贪婪的令人心寒的案例研究"。在这篇文章发表后不久，参议院对政府部门的科学官员中可能存在的违规行为，包括经济利益冲突情况在内，开展了正式调查。在这次调查中，全美疫苗政策的领导班子完全沦为了被告。

2005 年是汞理论的又一个大年。在这一年里，一个名叫戴维·科尔比（David Kirby）的作者出版了一部《伤害的证据》（*Evidence of Harm*）。这本匆匆写就的书记述了"汞妈妈"们开展的运动。科尔比本人在书中表现出的是公正的记述者形象，断言"每个好故事都有两面，这一个也不例外"。不过，由于这个故事的讲述者和主角都是琳恩·雷德伍德，整本书明显偏向父母活动家一方，科尔比描述这些父母"一心想证明疫苗中的汞是把自己的孩子（其中大多数是男孩）推入自闭症可怕的失落世界的罪魁祸首，从未放弃自己的希望"。

科尔比的这本书拥有前所未有的巨大能量，它掀起了大范围的恐惧，极大地提升了人们对自闭症的关注度。他不知疲倦地四处宣传自己的著作，从《蒙特尔·威廉姆斯秀》（"Montel Williams Show"）到 NBC 的《与媒体见面》（"Meet the Press"），他都留下了自己的身影。他还在全美四处演讲，并多次在一个流行的电台节目中出现，这档节目的主持人唐·伊姆斯（Don Imus）本身就是硫柳汞理论的忠实信徒。同时，名为"伤害的证据"的雅虎小组在最初累积了几百个帖子之后，接下来每个月都能增加数千个帖子。这个小组的地位逐步提升，成了汞致病理论支持者最主要的聚集地。

科尔比的书中记述了艾琳·布罗科维奇（Erin Brockovich）的故事。在成为《纽约时报》最畅销书籍后，好莱坞很快就选中这本书，要把它拍成电影。所有人都预想到了这个结果。这本书有巨大的影响力，它让美国各地的父母都感到自己的孩子面临患上自闭症的高度风险，这些父母们感到十分害怕，而恐惧是最有效的宣传方式。

有更多政客开始利用这种恐惧。由于父母，尤其是 CAN 的乔恩·谢斯塔克的游说，参议院在 2006 年以 0 票反对的压倒性优势通过了《抗击自闭症法案》。该法案为了满足自闭症患者们的需求，在未来 5 年内批准了 10 亿美元的支出。乔治·W. 布什总统在当年的 12 月下旬在修改后的该法案上签字。

除了批准 10 亿美元资金，法案还彻查了一个专门为政府如何使用这笔资金提供建议的委员会。这个委员会名为跨部门自闭症协调委员会（Interagency Autism Coordinating Committee，IACC），听起来像是又一个死气沉沉的官僚机构，但对其进行重组的目的就是让其保有政治热度，这也显示出自闭症已经成为政治层面上的重点关切对象。在 IACC 准备聘用的新职员名单里也能看出这一点。这份名单光彩夺目，有着不少专家的名字。这些人代表着政府服务和健康研究机构的顶级水准，几乎全部拥有硕士和博士学历。不过，这份新出台的法律条款还要求重组后的 IACC 中有所谓"公众成员"，而且至少要有 6 个——这些人不能是任何联邦机构的成员，但要与自闭症有一定联系。其中至少有一位必须是"自闭症谱系障碍患者的父母或法定监护人"。

2007 年，时任"头脑安全"主席的琳恩·雷德伍德收到了联邦政府的正式信函。这封由美国卫生及公共服务部部长迈克·莱维特（Mike Leavitt）亲笔签名的信通知她，她成了 6 位"公众成员"之一。

　　早期的自闭症父母几乎不敢想象某天能收到这样的邀请。这份对雷德伍德的邀请代表着一种巨大的突破，终于，一位"汞妈妈"获得了美国自闭症决策层中的最高职位之一，从此与科学家们平起平坐。这是"疫苗导致自闭症流行"这一言论引发的恐慌带来的直接结果，是该事件发展的重要转折点，也表明患儿父母们已经成长为一股政治力量。

　　但是此时，另一股力量也已进入自闭症这一领域，那就是一家成立于 2005 年的组织。很快，它就将有意地对自闭症领域内从科研、媒体关注度到政治运动的一切内容产生支配性影响。无论就其目的还是战略而言，它建立的时机——自闭症流行恐慌盛行之时——都至关重要。

　　然而，这家组织的创始人并非疫苗活动家，甚至都不是自闭症患儿父母。这次的创建者是一对祖父母。

41

"自闭之声"

2005年2月下旬，NBC选了5天时间，在每一档新闻节目中安排时间放映与自闭症有关的内容。在这5天里，电视网每天的早晚新闻都使用了《自闭症：被忽视的流行病？》的标题，将自闭症描述成被人们忽视的危机。NBC旗下的MSNBC和CNBC也播放了这一系列节目的片段。这系列节目有4个月的制作周期，投入十分巨大，毕竟它只有一个目的，就是宣传；而对电视新闻网来说，这更是前无古人的工作。据NBC后来报道，至少有4 000万人收看过这一系列节目。

在这个系列节目播出的最后一天，观众们终于见到了让它顺利播放的人——NBC的首席执行官鲍勃·赖特（Bob Wright）。那天，他和妻子苏珊（Suzanne）一同出现在了《今日》节目中。这对夫妇坐在高脚椅上，就"受到自闭症困扰的家庭面临的挑战"这个主题接受主持人马特·劳厄尔（Matt Lauer）的采访。赖特指出，由于缺乏吸引注意和筹集资金的渠道，这些家庭"大部分都疲惫不堪，濒于崩溃"。

"如今有很多私人的优秀机构，但是——"鲍勃说到这里时，苏珊打断了他。

"我们需要一个全国性组织。"苏珊说。

在那之后，她将自己夹克的翻领对折起来，指向了自己佩戴的拼图式样的蓝色徽章。这天早上，他们宣布要成立一个新组织，而这个徽章就是该组织的新标志。这个组织就是"自闭之声"（Autism Speaks）。

那年冬天，在自闭症圈子里早有传言：有一对住在纽约的富豪夫妇的外孙刚被确诊为自闭症患者，这对夫妇便是赖特夫妇。实际上，在他们登上《今日》节目表明自己身份的时候，这一年的美好时光已经不在了。因为纽约长老会医院的医生们已经通知了他们及他们的女儿凯蒂，医生没有方法应对 3 岁大的克里斯蒂安的严重病情。

医生们给克里斯蒂安做出的诊断是玄奥、空洞的"PDD-NOS"。他们知道，这就是在说克里斯蒂安患有自闭症。他的病情清楚、明白——他曾经会说话，但现在失了语；他不与任何人进行眼神接触，包括他的母亲；他几乎不吃东西也不睡觉；他还总是要忍受消化系统炎症的剧痛；由于持续腹泻，他的臀部红肿不已；此外，他还出现葡萄球菌感染、酵母菌感染和眼部感染的症状。赖特夫妇清楚，克里斯蒂安的问题一定出在身体上。

医生们告诉这家人，他们不知道怎样才能治好克里斯蒂安，这让赖特大吃一惊。这些医生一定清楚他在这家医院的董事会中是占有一席的，而这通常会让他们做出更大的努力。但在克里斯蒂安接受了为期 3 天的检查后，他的母亲还是无功而返了——医生们没有开药，没有给出治疗方案，甚至对病情没有确切的答案。看着无助的女儿和外孙，赖特很伤心，也很生气。

在之后的几年里，很多自闭症患儿父母会带着一种略显可怕的感激之情告诉赖特夫妇，克里斯蒂安确诊自闭症对赖特一家而言是最大的灾难，但对自己的家庭来说却是一件最棒的事。这种说法是对赖特夫妇的认可。当鲍勃·赖特愤怒于医生给不出治疗方案，决定和苏珊一起向公众讲述自己的经历时，他彻底改变了自闭症世界。赖特本人拥有巨大的影响力，而他此时非常愿意将它全部发挥出来。NBC 的整个新闻分支机构竭尽全力制作的《自闭症：被忽视的流行病？》系列节目仅仅是个开始。

这个节目的总制作人名叫艾莉森·辛格（Alison Singer），是 NBC 的一位年轻的副总裁。辛格 7 岁的女儿朱迪就患有严重的自闭症，她已经成年的哥哥斯蒂芬同样患有此病，由辛格担任法定监护人。因此，她在得知克里斯蒂安患病后不久就给鲍勃和苏珊发了邮件，表示愿意提供力所能及的帮助。曾经，辛格的母亲就曾因为自己的儿子在婴儿时期长得像小鸡而没有给予其足够的关爱，她在之后非常自责。这个母亲就是丽塔·泰珀。

很快，赖特与辛格就建立了紧密的联系，他们互相扶持：赖特让辛格接手了《自闭症：被忽视的流行病？》系列节目的制作——这是她到那时为止最大型的制作项目；而辛格把赖特介绍给了 10 年前创办 NAAR 的那对父母埃里克和凯伦·伦敦，如今，他们对科学研究的资金支持已经到达了新的层次。辛格本人偶尔会去 NAAR 充当志愿者，她觉得，赖特无比强烈地希望外孙痊愈，与他建立起联系对 NAAR 有着巨大的好处。

赖特的确与伦敦夫妇见了面。不过，他没有就此止步。他还见了很多其他人，例如其他自闭症组织的领导者和各种自闭症教育项目的主管，还探访了大学研究中心以及政府机构。他共花了 6 个月时间学习自闭症的相关知识，了解该领域内顶尖学者的想法以及自闭症的应对方法。

他看到的事实让他感到沮丧。他在各地都能见到有着很好的知识储备又对自闭症研究有着献身精神的人，但自闭症领域持续不断的内战和分崩离析的现状又让他大为震动，不仅是各个机构受到规模限制而效率低下，各机构也往往互不关心。让他最为震撼的是，自闭症社群内部交流中的对话双方经常表现出毫无意义的刻薄，在 2005 年左右，这一现象达到了高潮。对任何像赖特一样刚目睹这一现象的人来说，这些交流的肮脏程度已经到了骇人听闻的地步，而这种现象还将持续几年。

这就是疫苗争议带来的影响。它正逐渐撕裂自闭症社群，将其分成对立的两个阵营，在网络上更是如此。一方阵营全身心投入对汞致病理论的宣传上，另一方则自称"怀疑论者"，他们花在侮辱、贬低疫苗活动家身上的时间几乎与花在宣传自己对疫苗认识上的时间一样多。这些人经常把《伤害的证据》一书的作者戴维·科尔比称为"真正的混蛋"和"白痴"。不过辱骂不是单向的。有一年感恩节后，自称为"自闭症流行病每日在线报纸"的网站"自闭时代"（Age of Autism）贴出了一幅诺曼·洛克威尔（Norman Rockwell）经典画作《免于匮乏的自由》（Freedom from Want）的恶搞版本。在原作中，一家人围坐在一起，准备享用感恩节火鸡；但在这个被处理过的版本里，火鸡被一个活生生的婴儿替代，而围坐在周围的食客变成了被网站视作敌人的 NIH 和 CDC 的负责人，其中甚至包括刚与疫苗活动家们交恶的《连线》（Wired）杂志记者艾米·华莱士（Amy Wallace）。

华莱士的"罪过"是在文章里赞扬了一位被疫苗致病论支持者们痛恨的费城儿

科医生保罗·奥菲特（Paul Offit），而奥菲特的"罪过"是他敢于质疑那些相信疫苗理论的父母——他称他们的想法是"一厢情愿"。在疫苗理论的批评者中，有不少人说话很有分量，奥菲特是其中少有的敢于大声呼吁改革的人。他认为，人们不该再假装患儿父母与功成名就的科学家们的想法和直觉有着同等的重要性。对媒体来说，奥菲特的诚实是一件大礼。他对父母们的理论进行了激烈的抨击，这导致在之后的几年中，几乎所有关于疫苗安全的重要报告都会提到他的言论。他成了与疫苗活动者们对抗的科学家阵营里绝对的领军人物。

后来，出现了一次风波。在 20 世纪 90 年代，奥菲特与人合作开发了一种针对轮状病毒的疫苗，并成功申请了专利，这让他在当时赚了几百万美元。2006 年，这种在婴儿出生后第 2 个月和第 4 个月接种的疫苗被列入了推荐疫苗清单。那些被他攻击的父母抓住这一点，声称奥菲特是为了维持自己的收入才来攻击他们的信仰的。在他们看来，奥菲特所有关于疫苗安全问题的发言只用 4 个字就可以总结：利益冲突。

网上的疫苗活动社区对保罗·奥菲特的持续攻击成了疫苗争议中最热烈和持久的助兴节目之一。父母们称奥菲特为"利益至上医生"。在父母与政府和医疗机构间的长期斗争中，奥菲特已经被默认为看不见的敌人的代表，但奥菲特本人并没有隐姓埋名。他依然四处露面和发言。慢慢地，"自闭时代"上已经有帖子把他称作"怪物""王八蛋"和"最邪恶的坏人之一"了。后来，网站称他为"10 年间最大的否定论者"。再后来，一个名叫"拯救一代"（Generation Rescue）的组织的创始人 J.B. 汉得利（J.B.Handley）写道："我将尽我所能，让奥菲特以最阴险、狡猾、谎话连篇和受到最多资助的制药商之一的身份被历史铭记。"有时候，奥菲特还会在信件和电话里收到死亡威胁：曾有人在打通他的电话后说出了他所有孩子的名字，还有人在寄给他的信中写"我会用绳子勒死你"。这导致他一度需要安保人员陪同。

在鲍勃·赖特因为外孙被确诊为自闭症而开始关注这一领域时，领域内的整体环境就是这样的。这种分裂局面让他很受触动。这并非因为他有多善感，而因为他是一个冷漠、坚韧的商人。他确实风度翩翩、智慧过人且懂得投桃报李，但作为一名时刻关注着最终胜利的首席执行官，他的激情让他在商业世界中总能找到使自己富有、受到尊敬乃至畏惧的方法。在 NBC，他掌管着大量资源，使用自己无可撼动的绝对权力将其发展到了从未有过的规模，也使其比以往更具独创性，成了无处不在的巨无霸媒体。

如今，他准备带着同样的目标在自闭症领域大展宏图。赖特希望领域内所有出色的人物都能精诚合作，他经常把这一愿景比喻为住在一个"大帐篷"之下。他希望"自闭之声"能借用商业机构那样的组织形式：所有人受到一支管理队伍的领导，保持工作同步、协调、重点突出；有一个统一的标志；有一个对抗自闭症的清楚、一致、可实施的任务说明。这些特点都可以保证效率的提高。赖特以自己的商业视角引进了专业的市场研究人员，他们想出了"自闭之声"这个名字，并改进了其他自闭症组织已经使用了 40 年的拼图状标志。他还为了招募经验丰富的非营利组织执行官，开出了 6 位数的薪水。

他无意像其他的自闭组织一样白手起家，跌跌撞撞地成长，他希望"自闭之声"从建立之初就规模庞大。因此，他决定亲自领导这个组织，动用自己的一切资源让它迅速建立、得到资助并受到认可。

他的努力很快就有了回报。为了让组织建立并运行起来，他的好友伯尼·马库斯（Bernie Marcus）捐了 2 500 万美元供其在前 5 年使用。在建立之初的几个月里，"自闭之声"举办了不少声势浩大的募捐活动。例如，赖特夫妇在一场音乐会里邀请了杰瑞·宋飞（Jerry Seinfeld）和保罗·西蒙（Paul Simon）表演，由曾经在 NBC 做主持人的汤姆·布罗考（Tom Brokaw）担任主持——这些人都是赖特夫妇的朋友。对大多数非营利性组织来说，这些活动要在运营几年后才有可能实现，并且往往最后也没几家做到。

赖特希望艾莉森·辛格可以担任临时总裁。由于还要回家照顾孩子，她要求灵活的工作时间。在得到应允后，她接受了这一岗位。就这样，辛格媒体人的工作结束了，她职业生涯的新重点变成了宣传自闭症和尽快扩大"自闭之声"的影响力。为了尽快终止自闭症社群毫无意义的相互攻击并尽快改善自闭症患者家庭的生活，辛格与赖特夫妇一起朝着鲍勃建设"大帐篷"的愿景努力。而由于自己的孩子也患有自闭症，辛格与赖特夫妇的关系在共事中进一步拉近，她几乎把他们看作自己的家人。

从很多角度看，"自闭之声"都达成了自己的目标。组织的核心目标之一就是提升"自闭症意识"，也就是让人们开始了解并在意自闭症。在这一点上，对于数目众多且常常运作不利的各大非营利性组织而言，"自闭之声"在前几年取得的进步是值得它们嫉妒的。当然，疫苗恐慌已经让人们出于恐惧对自闭症有了不少了解，而"自闭之声"颇有技巧地在拉响自闭警告的同时将自己塑造为客观、权威地传播专业信息的组织。越来越多新确诊的自闭症患儿的父母开始到"自闭之声"网站上寻找自闭症的疗法，而记者在报道中需要引用专家言论时也把"自闭之声"作为首要目标。在自闭症的历史上，这是伯尼·里姆兰和露丝·苏利文建立的 ASA 首次在公众眼中失去自闭症领域内旗手的地位。ASA 出色而英勇地完成了自己的使命，但如今，它被新兴的明星组织以及赖特夫妇拥有的能量抢去了风头。作为"自闭之声"的代表人物，鲍勃和苏珊开始像组织的蓝色拼图标志一样出现在各个地方——名人们在颁奖典礼上戴着它，有 500 万个星巴克的杯子印上了它，所有莫德尔体育用品商店也都开始以 1 美元的价格出售它。那时，包括在那之后，没有任何其他机构能自豪地宣称在如此短的时间内向这么多人宣传了关于自闭症的知识。

"自闭之声"的第二个核心目标是"辩护"。由于在人们眼里，"自闭之声"中试图改变政府政策的说客们不久后就会手握大权，没有政客会拒绝与鲍勃·赖特及他的代表见面。这使得"自闭之声"在几年间就说服了不少州的立法机关，通过了规定由保险公司支付自闭症治疗费用的法案。在以前，人们认为自闭症并不是一种医学意义上的疾病，美国境内任何地区都不会向自闭家庭提供补助。与"自闭之声"争得的这项保险法案相比，恐怕任何其他自闭"改革"都无法取得更实实在在的政策优惠了。

除此之外，"自闭之声"还想将自闭症的科学研究领域纳入自己的掌握中。

不过，在这个方面，事情变得更复杂了。

在鲍勃·赖特担任总裁和首席执行官的 20 年间，NBC 的财政收入扩大了 4 倍。有些增长得益于 NBC 对现有板块的改进，也有一些是因为发现外部商机后将其纳入麾下——比如发掘了一些已经在运作且有盈利的公司。这是叫作"兼并与收购"的常见商业行为，合同上的签字就意味着这一行为的成立。

快速扩大规模的"自闭之声"也借鉴了这一方式。在建立之前及其运作的第一年，赖特一直在努力招揽最优秀的自闭症非营利性组织进入自己的阵营。"自闭之声"将其称作"兼并"，但所有以这种方式与其展开合作的组织都会立刻失去独特的身份。很明显，有些组织是由于其人才储备吸引了"自闭之声"。比如，"自闭之声"在第一起兼并完成之前就宣布了消息，它兼并的这家组织是擅长组织高尔夫大师赛以及各种募捐活动的 ACRE。这一组织的两个创始人之一便是电影《自闭历程》的制作人艾米丽·格尔森·塞恩斯。在兼并之后，ACRE 的另一位创始人凯文·默里（Kevin Murray）加入了"自闭之声"董事会，并立即开始着手筹办组织需要的募捐活动。ACRE 还有另外一点很有价值：501(c)(3) [1] 的税务地位。兼并 ACRE 后，"自闭之声"得以马上接收免税捐款。

当然，鲍勃·赖特迟早会注意到对科学研究的赞助最出色的两家由父母领导的机构。"自闭之声"成立时，由埃里克和凯伦·伦敦创立的 NAAR 和由乔恩·谢斯塔克和波西娅·艾弗森创办的 CAN 都已经积累了 20 年的业内经验。此时，它们已经掌握了很长的患者名单，并在科学家群体中人脉广布。此外，NAAR 还有自己的脑组织仓库，CAN 也有自己的 DNA 库——这是两种极有价值的资源，都需要花费多年时间才能建立起来。早在 2005 年"自闭之声"即将正式成立之时，赖特就很明确自己需要这两个资源库。于是他现在派出艾莉森·辛格去开展兼并工作谈判。

"自闭之声"即将在这次谈话中第一次伤害到一些人。不过，这并不是最后一次。

乔恩·谢斯塔克本人坚决反对与赖特集团任何形式的兼并。其中有一部分是他个人的原因——他很享受领导 CAN 的感觉。自闭症曾让他精疲力竭，如今，他在抗击自闭症的事业中发现了自己潜在的天赋，并将自己所有的激情都奉献给了这一事业，他很喜欢这种感觉。此外，这也是他为自己的儿子多夫做点事情的方式——作为一名好莱坞制作人，他不喜欢无事可做的感觉。他不想把这些成果拱手让给一家在纽约附近运营的巨型组织。

---

1 美国税法的一项条款，即志愿者组织免税待遇。

对于 CAN 被吞并这件事，谢斯塔克还有一种发自哲学角度的厌恶。他认为，对科学家来说，有更多资金来源是一件好事。举个例子，如果一名科学家在 NAAR 没有获得资助，那他还可以去 CAN，反之亦然。虽然 CAN 和 NAAR 存在着一定的竞争关系，但它们已经达成了富有成效的制衡关系，两家组织进行研究的领域通常不会重合。在这样的自闭环境中，没有一家非营利组织拥有垄断式的力量，研究人员可以自行选择自闭症研究的方向，谢斯塔克认为这是很有好处的。

正是因为这样，他把试图兼并 NAAR 和至少另一个小型非营利性组织的"自闭之声"看成了一个威胁。几年前，他曾拒绝与 NAAR 合并的机会，但当艾莉森·辛格第一次联系他并告知他鲍勃·赖特希望合并的意愿后，他立刻打给了普林斯顿的伦敦夫妇，重提与 NAAR 的合并事宜。谢斯塔克声称，CAN 与 NAAR 合并后会成为能与"自闭之声"分庭抗礼的机构，这对所有人都是有好处的。

可伦敦夫妇不这样认为。在与赖特夫妇会面后，他们得出结论，凭借赖特巨大的影响力和他能带来的资金，与"自闭之声"合并会让自己的事业达到新的高度。谢斯塔克请求伦敦夫妇不要再与赖特进一步商谈，但他并不知道他们的商谈已经进行到了什么程度。2005 年 11 月 30 日，"自闭之声"与 NAAR 发布联合声明，宣布"两家慈善团体将进行合并"。包括埃里克·伦敦在内的 3 名 NAAR 董事会成员将成为"自闭之声"的董事，但是 NAAR 的名字将就此消失。"新的机构，"据媒体报道，"将被命名为'自闭之声股份有限公司'（Autism Speaks, Inc）。"

直到兼并消息将要宣布那天，谢斯塔克才收到辛格发来的消息。当时，辛格推迟了一场会议，以便腾出时间给谢斯塔克打电话。她在纽约麦迪逊大道上的一个长椅上坐下来，振作了一下精神，然后打给了谢斯塔克。辛格在制作《自闭症：被忽视的流行病？》时就采访过谢斯塔克，她本人十分欣赏和尊敬他。她很清楚这个消息会伤害他，因此，她想亲自通知他。

她的电话打来时谢斯塔克正在洗澡，他请辛格晚几分钟再打来。当辛格再次打来电话说明情况时，她听到谢斯塔克发出了一连串咒骂——他尖刻地表示"自闭之声"的行为对科学有害。辛格一直听他说完，但作为赖特兼并事业的得力助手，她还要告知谢斯塔克另一件事。她尽可能委婉但同时清楚地告诉谢斯塔克，如果他执意独立运营 CAN，那"自闭之声"将会夺取所有的资金、媒体关注甚至还有好莱坞的名人背书——毕竟，这些名人有十足的理由对鲍勃·赖特示好。此外，"自闭之声"很快将在洛杉矶开设办事处，在那里公开露面，并在报纸和广告牌上发布广告。谢斯塔克将辛格这一席话理解为"如果你不加入我们，我们就会铲除你"。辛格并没有说出这样的话，她觉得也没有必要说得这么明白，她知道谢斯塔克能懂她的意思。她请求谢斯塔克花些时间思考，想一想兼并到底是不是对每个人来说最好的选择。

沮丧不已的谢斯塔克将这件事告知了他在 CAN 的知己之一、时任 CAN 主席的另一位自闭症患儿父亲彼得·贝尔。贝尔对谢斯塔克的意义就像辛格对赖特的意义一样——密友和极具献身精神的活动家。与辛格一样，贝尔也放弃了在另一领域内极其成功的事业。他本是制药业界的一名营销主管，而如今，他在 CAN 做着一份全职工作。为了这份工作，贝尔甚至将全家从新泽西搬到了洛杉矶，如果有人能想出办法对付谢斯塔克眼中"自闭之声"的威胁，那一定就是贝尔了。

但是贝尔的回应让谢斯塔克感到很惊讶。他告诉谢斯塔克，他们不可能战胜鲍勃·赖特。此外，他像伦敦夫妇一样，觉得加入一个更大的组织是很有好处的。

几个月后，谢斯塔克发现 CAN 的多数董事都抱有同样的想法。"自闭之声"仿佛代表着未来，没有任何理由拒绝加入。最终董事会进行了投票表决，同意了兼并。这次表决只有两个人投了反对票，一个是乔恩·谢斯塔克，另一个就是他的妻子、CAN 的联合创始人波西娅·艾弗森。

2006 年 11 月 29 日，CAN 与"自闭之声"发布了兼并声明，从此以后，又一个组织的名号消失了。"联合后的组织，"声明表示，"将会被称为'自闭之声股份有限公司'。"彼得·贝尔马上被聘为组织项目部和服务部的执行副总裁，他又举家搬回了美国东部。谢斯塔克和艾弗森也在董事会内得到了职位，不过当他们的任期在 3 年后到期时，自闭之声没有续聘他们。

"自闭之声"在科研方面的工作"充满争议"，这已经是最温和的评价了。一方面，它为科学研究注入的资金很快就超过了以往慈善机构获得的募捐——它在 2006 年的支出约为 1 400 万美元，比 CAN 和 NAAR 在 2005 年的支出之和还多了 26%。2007 年，自闭之声的支出更多，达到了 2 400 万美元。2008 年，这个数字达到了 2 700 万美元。

除此之外，"自闭之声"还同时掌管了两个组织之前的 DNA 库和脑组织库。最终，在"自闭之声"的推进下，一个全球性的科学家联盟成立了，该联盟旨在以受自闭症困扰的家庭中的 1 万人为对象，进行基因组序列分析。

"自闭之声"的政治游说也使几千万美元的联邦资金流入了自闭症研究项目。它不断提升人们对自闭症的认知，也让前所未有的大批科学家开始考虑自闭症研究领域的前景。"自闭之声"开始成为国际自闭症研究学会（International Society for Autism Research）年会的最大赞助商和广告商，每年有超过 40 个国家的科学家前来参会。

虽然"自闭之声"如此辉煌，但是短短几年内，它在科学研究领域的表现就开始受到各界质疑，该组织也会将研究领域的领导地位让与别人。由于各方难以调和的矛盾，鲍勃·赖特建立一个同步、协调、中心明确的组织的梦想将陷入极大的危机。

这一切都是因为"自闭之声"卷入了疫苗争议之中。在这个领域里，"自闭之声"从未取得相应的科学成果。

42

故事渐渐崩塌

安德鲁·韦克菲尔德 1998 年发表于《柳叶刀》上的成果有一定的瑕疵，批评家们完全有机会据此对其展开攻击。《柳叶刀》的编辑理查德·霍顿（Richard Horton）早知这篇文章会引起争议，因此，他事先准备好了一篇同一主题的反驳文章。

这篇文章由 CDC 的两位疫苗研究人员罗伯特·陈（Robert Chen）和弗兰克·德斯特法诺（Frank DeStefano）共同撰写。他们在文中对疫苗与自闭症间存在因果关系的说法进行了大肆抨击。他们表示，这是一种不负责任的想法，甚至是危险的。他们写道，事实可以证明 MMR 疫苗的安全性，并引用了"全世界注射过 MMR 疫苗的几亿人中没有一人染上慢性胃肠病或报告有行为缺陷"的事实。他们还提到，一些科学家曾试图用"更有说服力且更为具体的实验"重现韦克菲尔德的发现，但都没有成功。二人因此指出，韦克菲尔德的实验样本并不是随机的，而且他根据病患的回忆来确定消化及行为问题的方法也是有问题的。他们还指出，韦克菲尔德实验中有些孩子在出现肠胃问题之前就已经存在行为障碍了。

之后的一年，出现了不少对韦克菲尔德不利的科学证据。1999 年 6 月，《柳叶刀》发表了一篇由皇家自由医院研究员布伦特·泰勒（Brent Taylor）主持撰写的流行病学论文，他的团队对包括 MMR 诞生那年在内的若干年内英国出现的 500 名自闭症患儿进行了疫苗接种情况调查。如果自闭症与疫苗有关，那么在 MMR 投入人群后，自闭症患者的数量就应该骤然上升。但事实并非如此。

接着，美国研究人员也涉足其中。他们研究了 1980 年和 1994 年加州的新生儿童中接种 MMR 疫苗者与确诊自闭症者的关系。研究成果于 2001 年年初出版，论文作者向《美国医学协会杂志》（*The Journal of the American Medical Association*）表示，"没有发现 MMR 疫苗与自闭症有任何关系"。

截至 2006 年，包括日本、芬兰、美国、英国、丹麦、加拿大等国在内，世界范围内的流行病学家对传说中 MMR 疫苗与自闭症的联系进行了总计十几次调查，在这些调查中，没有发现 MMR 疫苗的使用与自闭症有任何有意义的联系。

同时，根据韦克菲尔德的说法，有自闭行为的儿童的肠道中总是有麻疹病毒增殖的情况。于是他们试图证实这一说法，但实验同样无一成功。

这意味着，有半打国家的科学家都没能成功重现韦克菲尔德的实验。媒体当然没有忽略这些实验，每一项研究都得到了报道。只不过，这些报告继续把科学家与父母的对立作为卖点，而韦克菲尔德仍然能从公众对科研领域的怀疑中得到好处。

最后，一位名叫布莱恩·迪尔（Brian Deer）的英国自由记者在不懈的奔波后，终于推翻了韦克菲尔德的说法。迪尔是一名调查记者，经常为《星期日泰晤士报》（*Sunday Times*）撰稿，揭露医疗保健产业中存在的不法行为。2003 年年末，关于韦克菲尔德及其理论的电视电影《听见寂静》在首映前就已激起了强烈反响，这让公众再次开始大肆讨论 MMR 疫苗的问题。《星期日泰晤士报》的一位编辑希望乘着这一波热潮，让迪尔去挖些 MMR 的"猛料"。

迪尔怀着对 MMR 疫苗致病论的深深怀疑开始了调查。那时，他的大部分传媒界同事都还没有把这种怀疑表露出来。他的第一通电话打给了一位参与过《柳叶刀》研究的男孩的母亲。为了防止这位母亲因读过自己文章而产生警觉，在与编辑协商后，他决定在联系这位母亲时不说出自己真实的姓氏，而是用中间名代替。就这样，这位母亲在不知情的情况下与迪尔谈了几个小时，并给出了一些令他震惊的回答。

比如，她表示，自己第一次发现儿子身上的行为障碍是在接种 MMR 疫苗后几个月，并不是韦克菲尔德声称的 14 天之后。后来，在对她的又一次采访中，迪尔发现这位母亲带儿子去皇家自由医院接受治疗也不是偶然的。他还很快发现，有几个涉事家庭都咨询过同一名人身伤害律师，而这名律师在 20 世纪 90 年代正准备就产品可靠度的问题状告 MMR 疫苗生产商；也正是这个律师建议几个家庭让各自的家庭医生去咨询韦克菲尔德，但韦克菲尔德发表在《柳叶刀》上的文章却称这些家庭没有咨询过任何人。

迪尔还发现，韦克菲尔德和这个律师事先就曾有过联系，商讨过在疫苗和自闭症之间建立联系的可能性。这样，他们就更有理由控告 MMR 疫苗生产商了。在律师的干预下，韦克菲尔德获得了约 8 万美元来进行自己的一项初步研究，之后，这项研究成果也发表在了《柳叶刀》上。此外，在自己的文章还未发表时，韦克菲尔德就已经将内容交给了律师团队。

当迪尔要求韦克菲尔德对这些发现做出回应时，韦克菲尔德避重就轻，试图将其美化成自己在论文发表规范中的一点小小的行为失当。"我可以保证这篇论文是充满善意的，"他说，"它展示了我的发现。"他写信给《柳叶刀》杂志社，否认人们对他的道德指控。而在所有的采访里，他始终坚持自己的发现。

但是，所有领导过研究项目或以研究为业的人马上就明白了韦克菲尔德的这一串行为是多么可恶。这些人中就有韦克菲尔德论文的 10 位合著者——关于韦克菲尔德与律师的纠葛，他们一直被蒙在鼓里。他们羞愧难当地公开宣布删除论文中提出的 MMR 疫苗与自闭症有关的部分内容。《柳叶刀》编辑也发布文字声明："如果我们事先知道韦克菲尔德博士成果中的利益纠葛，我们会拒绝接收（他的文章）。"英国的首席医疗官公开指责韦克菲尔德"模糊了科学的界限"，卫生部部长也呼吁"立即"调查韦克菲尔德。

原本，英国报纸是韦克菲尔德理论的扩音器，推动了公众对 MMR 疫苗的恐惧，如今，它们又纷纷站出来谴责韦克菲尔德。"他已经毫无信誉可言了，"《太阳报》（The Sun）写道，"他还有许多需要澄清的问题。"《独立报》（The Independent）将韦克菲尔德描述为一个"逐渐脱离人群的人……被自己的信仰带入了歧途"。

虽然很多媒体转而开始攻击韦克菲尔德，但仍有不少媒体不愿彻底否认他关于 MMR 疫苗的假说。其中值得注意的是，2004 年社论版《独立报》坚持称"当务之急是呼唤关于自闭症与 MMR 疫苗的更可信的研究"。《太阳报》也为这一争议提供了新的视角，断言"只要人们未能彻底揭开自闭症的神秘面纱，MMR 疫苗便可能永远不会被人们完全接受"。

总而言之，对 MMR 疫苗的恐惧依然存在。而且在某些地区，人们相信即使韦克菲尔德的成名之路破坏了一两条规则，他的科学研究还是正确的。在一些人看来，他个人的财务事宜与研究成果并无关联。"他又不是会计，"一位支持他的母亲对记者说，"他是一名医生。"这些支持者们很可能在这之后更喜爱他了。

而韦克菲尔德从未有过退缩的表现。他始终坚称迪尔的故事是对自己的恶意造谣，是意图诋毁自己的名誉。在那时，他大部分时间都待在美国继续治病，也就是对美国儿童行医，同时向美国听众做演讲。他像往常一样延续着这场斗争。

"我绝对没有任何事需要隐藏。"他告诉一名记者。他的言语中毫无悔过、畏惧或心虚。"我听说会有人调查我，"他说，"我随时欢迎。"

后来，韦克菲尔德口中的阴谋成了疫苗争议中经常出现的内容。情况经常是，每当科学研究结果对疫苗活动家们口中汞或 MMR 疫苗导致自闭症的主张不利时，他们就会重拾这一理论，坚信这些研究成果也是试图隐藏真相的阴谋的一部分。当然，这其中，小罗伯特·肯尼迪在《滚石》杂志上发表的关于政府大范围掩盖硫柳汞危害的文章也起到了推动作用。阴谋论者认为，政府的掩盖行为已经持续了数十年，参与者还包括各大医药公司、美国和英国的医学权威以及全世界至少几百个知道疫苗会导致自闭症的科学家。他们认为，这些人这样做是出于职业野心和对财富的贪恋。还有一种说法是，制药商们害怕出现质疑其产品可靠性的控告，于是在慌张中收买了世界不同地区的研究人员、立法者和记者，可能还有一些政客。传言还表示，这种收买行为从 20 世纪 30 年代就开始了，因此，科研结果才一直与疫苗致病论相悖。传说中曾接受贿赂的组织包括 FDA、NIH、IOM，当然还有 CDC。

这个理论也在自闭症社群之外吸引了不少拥护者。对于政治观点极左者，这个理论无异于对大公司恶行的控诉；而对于那些政治观点极右者，这看起来像是政府官僚试图合谋剥夺人们自由选择医疗方案的权利的又一个例子。

但是，随着人们进一步审视这个事件，它显露出越来越多的破绽。人们发现肯尼迪的文章存在不少重大错误，《滚石》杂志和《沙龙》（Salon）杂志在文章发表后立即发布了文章对其进行修正。后来，批评家们还发现，这篇文章在引用时断章取义，还擅自对官员们的言论进行拼接，以突出他们的"邪恶"。最终，《沙龙》杂志完全撤回了这篇文章，并在网站上将其删除。

对阴谋论者最沉重的一击可能来自美国参议院对阴谋论的深入调查。这项调查由疫苗活动家眼中的盟友、怀俄明州共和党员麦克·恩兹（Mike Enzi）主导，在调查中，调查员们传阅了 NIH、IOM 和 CDC 的数千份文件。他们还在 18 个月的时间里调查了 3 个组织的邮件、会议记录和接受过采访的官员。最终，他们没有发现任何罪证。"没有证据支持对这些组织曾掩盖事实的指控。"最终的报告这样写道。

在美国，形势也从 2004 年开始发生了反转，事态开始逐渐对"汞妈妈"们不利。对硫柳汞会导致自闭症的说法，IOM 召集了一个新的学者小组，并对最新的相关研究进行了调查。早在 3 年前，IOM 召集的一个小组曾得出"硫柳汞在生物学上存在与自闭症相关的可能性"的结论，这让妈妈们获得了一次小型胜利。但到了 2004 年，出现了更多需要检验的数据——美国、英国、瑞典和丹麦都进行了许多新的流行病研究。在浏览过这几年的记录后，学者小组得出的结论令疫苗致病论阵营失望不已：IOM 没有发现任何证据表明自闭症与硫柳汞有关。事实上，丹麦在 1992 年就从疫苗中移除了硫柳汞成分，然而从那之后，自闭症患者却比以前更多了。

IOM 专家组成员还认真参与了与"汞妈妈"们持相同想法的科学家们的展示，结果这些展示并不如人意。在一项研究中，研究人员将硫柳汞注射进了一组天生对汞敏感的老鼠体内，这些老鼠后来出现了自闭症症状。然而，即使是这个项目的研究人员——一位受"头脑安全"部分资助的哥伦比亚大学的科学家也承认："当然，我们还需要确认动物研究结果是否对人类神经发展有参考价值。"出于礼貌，专家组人员表示这项老鼠实验的可靠性"很难评价"。

在 IOM2004 年的报告里，专家组成员明确表示"目前没有证据支持疫苗致病假说"。专家组总结道，证据倾向于否认含有硫柳汞的疫苗与自闭症存在因果联系。

IOM 于 2004 年 5 月 18 日发布了这份报告。这天晚上，当 IOM 的判断合自己意时才会对其表示信任的活动家团体已经开始制定章程，准备抹黑这份报告。"头脑安全"发布新闻稿，抨击 IOM 专家组的 13 个成员在"企业联盟影响下"的研究"失去了正直和独立性"，并称其发表的报告"以任何可接受的科学标准来看都是个失败"。一年后，会有一个"头脑安全"成员揭露事实：为了应对结果对自己不利的情况，这篇新闻稿在 IOM 发布报告之前就已经写好了。这一坦白让这些身为活动家的父母们的处境雪上加霜——人们进一步认为，他们会驳回所有不支持自己政治议程的数据和结论。而对父母们而言，与其说自己坚持汞致病理论的核心依据是科学研究结果，还不如说是一种宗教使命感，至少这更符合现实。

在伦敦，布莱恩·迪尔还在继续进行对韦克菲尔德理论的调查。当最初的文章在《星期日泰晤士报》上发表之后，他把 2004 年余下的大部分时间花在了一部时长 1 小时的电视纪录片上。这部纪录片基于他最初的报道制作，同时加入了他之后在调查中发现的内容。为了这部片子，他去了美国，而当时韦克菲尔德正在美国得克萨斯州奥斯汀外科医院（Austin Surgical Hospital）工作——在一个叫"周到小屋"（Thoughtful House）的机构里治疗自闭症患儿。

这部纪录片于 11 月 18 日播出。片子里揭露了更多对韦克菲尔德不利的内幕，其中最重大的一点是，早在 1998 年他的文章在《柳叶刀》上发表之前，韦克菲尔德就已经为一种新型麻疹疫苗申请了专利，而对那些不想使用 MMR 疫苗的父母来说，这个疫苗正是理想的选择。这其中的利益牵扯令人震惊：韦克菲尔德是可以通过公众对 MMR 疫苗的恐惧获利的。

并且，迪尔还首次发现了韦克菲尔德研究方法中存在的重大问题。迪尔找到了一名曾经的见习医生，他作为研究人员帮助韦克菲尔德实施了前 12 个实验。当初，在得到寻找麻疹病毒的任务后，这名年轻人按照韦克菲尔德的嘱咐做了一系列测试，但每次都没有发现病毒。他将这一结果报告给了韦克菲尔德。但后来，他吃惊地发现韦克菲尔德声称在全部 12 例测试中都发现了麻疹病毒。这名研究人员在迪尔的纪录片中表示，麻疹病毒的证据从一开始就没有存在过。

纪录片的高潮部分是迪尔与韦克菲尔德狭路相逢的场景。迪尔在印第安纳波利斯的一个会议中心找到了韦克菲尔德，当时后者刚刚向美国自闭症协会做完一次演讲，在迪尔向他做了自我介绍之后，韦克菲尔德立刻认出了这个名字，并在惊吓中伸手挡住了摄像机镜头。

一年多之后，韦克菲尔德在得克萨斯接受了一家英国报纸的采访。这家报纸是

《快报》（*Express*），记者对韦克菲尔德颇有好感。在采访中，韦克菲尔德表示自己的名誉在受到攻击，他还表示迪尔报道的都是实验室中的一些正常事件，只不过迪尔对其进行了无关的、恶意的扭曲。他在采访中对迪尔这些不断增多的发现做了些不够有说服力的反击。

"不做完这项事业，我是不会离开的。"他说，"这只是一件需要我完成的事业，我需要发现真相。"

科学事实是在实验室里发现的，而不是在法庭上得出的。但是，人们至少可以在法庭上对故事的合理性做出判断。2004 年，针对自闭症疫苗致病论的正式审查终于开始了，不久之后，这一理论就会在法庭上接受检验。

自从 IOM 发布其最初的发现、声称硫柳汞致病存在"生物学上的合理性"之后，就有许多人开始准备状告相关组织了。律师门前排起了长队，其中，大多数人想状告硫柳汞的开发者、财大气粗的礼来公司。有一些律师团队发布电视广告招揽客户。网上的自闭症社群内也流传着一则告示，招募那些想"逼迫有几十亿美元财力的国际制药公司做出赔偿"的家庭。这则告示鼓励父母们去联系"汞疫苗联盟"（Mercury Vaccine Alliance）——一个由 35 家律师事务所组成的联盟。这些律师事务所准备在全美各大州控告礼来公司和其他几个硫柳汞制造商。

这一告示获得了强烈的反响。那些对疫苗理论深信不疑的家庭希望正义得到伸张，除此之外，他们还急需这笔钱，毕竟，照料自己的孩子需要数额巨大的治疗和托管费用。到 2002 年 3 月，有至少 25 个州的家庭加入进来，而汞疫苗联盟也在至少 11 个州提出了诉讼。与此同时，又有两个律师联盟成立了。据《国家法律杂志》（*The National Law Journal*）报道，有一个包括安德鲁·沃特斯（Andrew Waters）在内的律师团队已经提出了 45 起诉讼，并且还会有更多。"我们希望最终提出 800~900 起诉讼。"沃特斯这样告诉该杂志的玛丽·克罗宁·菲斯克（Mary Cronin Fisk）。

律师们告诉菲斯克，他们认为疫苗致病论"是近期最具诱惑力的案例之一"，因为这些案例看起来能打赢的概率都极大，而且可以获得非常高的利润。当诉讼委托人是"一个有着大好前程的孩子时"，沃特斯告诉菲斯克，"陪审团主观上就会受到影响"。此外，正如菲斯克报道的，"赔款可能将是天文数字"——每个案子的赔款都会有 1 000~3 000 万美元。看起来，自 20 世纪 90 年代的烟草诉讼案以来，关于商品可靠性的最大的诉讼案之一已不可避免。

然而两个突发事件遏制住了这一势头。第一件事与"9·11"事件有间接的联系。在袭击发生后，国会和总统立即授权成立了国土安全部（Department of Homeland Security）。授权成立该部门的法案密密麻麻地写满了 187 页文字，而在投票通过这一法案之前，似乎没有成员有时间仔细阅读全部内容。在投票前一两天，有一位匿名的立法人员悄悄地向其中插入了一个附加条款——此时，人们即使发现了这一条款，也无法再对其做出改动了。这个附加条款只有两段，但它立即为礼来公司以及疫苗中添加的其他成分的制造商筑起了一道屏障——人们无法再因硫柳汞对商品可靠性提出控告。在这一附加条款被发现后，人们发起了一阵短暂的抗议。显然，它能出现在一项与其毫不相关的紧急立法中，这反映了制药业或与制药业共处同一阵营的人物强悍的政治游说能力。

现在，自闭症患者的家庭只能通过一个叫"疫苗法庭"的法律程序来继续自己的诉讼了。它的官方名称是"国家疫苗伤害赔偿计划"（National Vaccine Injury Compensation Program），从 20 世纪 80 年代末以来，大多数能证明自己受到疫苗伤害的患者一直有机会通过这一计划获得赔偿，赔偿金会从疫苗的利润中抽取。"疫苗法庭"会偿还这些家庭的医疗和法律支出，而对于死亡案例以及这些家庭经受的"伤痛和折磨"，它只能提供最多 25 万美元。

"疫苗法庭"已经认定，由于一些伤害存在翔实的文字记录，它们的成因不再需要额外进行生物学上的证明。例如，在个别情况下，脊髓灰质炎疫苗会导致接受注射者患上该病，而百白破疫苗可能导致过敏性休克——这些都已经是常识了。然而自闭症并不在这份名单上。这意味着，力求为委托人获得赔偿的律师们需要先提出一个认为自闭症与疫苗有关的理论，然后证明该理论的正确性，最后再声明儿童患上自闭症是疫苗导致的。

这个过程的难度非常大。

接下来，又出现了第二个突发事件。"疫苗法庭"的法官们——被称作"特别主事官"——对急剧增加的自闭症案例应接不暇。在"疫苗法庭"成立后的第一个 10 年里，在人们的请求下，他们做出了 4 600 次判决。1999 年，"疫苗法庭"上出现了第一起关于自闭症的疫苗诉讼案，在此之前，还没有任何人声称疫苗会导致自闭症。2000 年没有出现关于自闭症的疫苗诉讼，但 2001 年出现了 18 起。自那之后，关于自闭症的疫苗诉讼案数量开始急速上升：在 2002 年的前 6 个月里有 200 起，而 2002 年的下半年，这个数目翻了一番；2003 年则共有 2 438 起；最终，仅是等待庭审的诉讼总数就已经达到近 5 000 起。

就在这时，法官们宣布，将采取特别的方式对这些案件进行审理。由于传统的逐件审理方式太慢，会耗掉他们和这些家庭极多的时间，他们决定化繁为简，只验证"疫苗导致自闭症"论点的正确性。他们的方法是用测试用例进行判定。他们邀请自闭症患者家庭的律师们选择几个有代表性的儿童，获取他们的病历，用科学方法演示疫苗是怎样导致他们患上自闭症的。如果他们成功了，其余家庭就能以此来获得自己的赔款；但是如果实验失败，疫苗导致自闭症的理论将就此终结。

这次开庭将决定几十亿美元的去向，因此至关重要。现在，自闭症患者的家庭也有了一个日夜守望的日期。疫苗致病论将于 2004 年 3 月接受审判，而判决结果将在那年夏天做出。

在华盛顿，2004 年 3 月悄然而去，"疫苗法庭"没能如期开庭。律师们发现，这个项目涉及的技术过于复杂，要想做出细致的研究并得出结论，他们需要更多的时间。特别的一点是，自闭症患者的家庭请来的律师们承认他们掌握的证据并不充分，他们表示需要以前尚未完成的一些实验的结果。在这个过程中，开庭日期又推迟了几次，每次都推了一年以上。最终，开庭日期定在了 2007 年 6 月。这下，要想自己的说法得到法律的认可，自闭症患者的家庭还要等上一段时间。

与此同时，疫苗活动家们还受到了来自内部的打击。在 2005 年，《伤害的证据》的作者戴维·科尔比在与一名怀疑论博主讨论时表示，要想测试硫柳汞致病论，一个基准就是追踪加州几年内的自闭症患病率。如果患病率上升了，那么硫柳汞致病论就是正确的。他这样说的原因是，在 21 世纪初，疫苗生产商已经在大多数儿童疫苗中放弃使用硫柳汞。因此，出生于新千年的儿童通过疫苗接触到的甲基汞含量自然更少了，自闭症患者数照理说也应该下降。在寄给这位自称"公民凯恩"的博主的邮件中，科尔比表示："如果到2007年，3~5岁儿童的自闭症患者数没有下降，那将成为对硫柳汞致病论的致命一击。"

然而在2007年，当这个截止日期到来时，加州报告的自闭症患者数不降反增，而且在之后一年里进一步增加了。

疫苗致病论者的主要贡献就是将这种不信任疫苗的边缘心态转变为了主流文化现象，而在疫苗致病论持续经受挫折时，这一成就也在慢慢瓦解。这一从边缘到主流的过程中，主流媒体起到了教唆的作用。这些媒体经常把疫苗争议描述成一场"辩论"，而科学家和父母作为辩论的两方有着平等的地位。不过，2007年和2008年迅速出现的科学数据削弱了这一看法的影响力，媒体也减少了对这场"辩论"的宣传。也是在这一时期，获得了戴维·科尔比《伤害的证据》一书制作权的电影制作人一定也看出，这部宣扬父母们努力争取真相的剧本正在渐渐失去其光环。最终，他们并没有拍这部电影。

不过，即使疫苗致病论在逐渐丧失地位，这一阵营还是获得了最后一针强心剂——电视真人秀与喜剧女演员、《花花公子》曾经的模特珍妮·麦卡锡（Jenny McCarthy）也加入了这一阵营。麦卡锡的儿子在2005年被确诊为自闭症，因此，她直到2007年才开始参与对自闭症的讨论。虽然加入的时间晚，但她魅力十足、高度自信，出镜率也极高。在接下来的几年里，人们总是会在对疫苗的讨论中发现麦卡锡的名字，看到她的面孔，而麦卡锡也将因为自己对科学家的蔑视而声名大噪。她声称自己儿子的自闭症是注射疫苗的后果，而她已经知道了怎样用替代疗法治愈他。她开始将自己缺乏正统医学、心理学、营养学及所有任何相关科学训练的背景当作一种资产广为宣扬。"我是从谷歌大学拿到学历的。"她在《奥普拉脱口秀》上说出了这句名言，而现场观众报以热烈的掌声。

显然，疫苗致病论在某些圈子里仍然盛行。

43

被揭穿的骗局

截至 2007 年夏天，已有约 5 000 个家庭在等待华盛顿的"疫苗法庭"开庭了，他们想听一听支持与反对疫苗致病论的各种证据，有些家庭甚至已经等待了 5 年之久。终于，在 6 月 11 日，等待结束了。当天早上 9 点，有三名"特别专家"在一个离白宫步行 2 分钟的现代而朴素的法庭里落座。走廊里都是律师，不过主办方也安排了电话直播，这样，有自闭症患儿的家庭也可以了解庭审进程。有几百个家庭在庭审中打进了电话。

对自闭症患儿的家庭来说，他们只有合理地展示出疫苗是怎样在生物学上导致每个患儿出现自闭的，才能获得赔偿金。而由于存在着两个假说——麻疹病毒假说和汞假说——证明变得更为复杂。对此，各个家庭的律师们联合了起来。他们成立了理事会，同意依次对每个假说进行证明，除此之外，他们还提出了第三种假说，那就是有时自闭症是由麻疹病毒和汞共同造成的。这三种假说都会受到联邦政府律师的检验。

在庭审第一天，由来自亚利桑那州尤马的一对父母出庭证实第三个假说，他们的孩子是患有自闭症的 12 岁女孩米歇尔·塞迪洛。在庭审中，米歇尔被绑在轮椅上，头上戴着类似机场地勤人员的那种隔音耳塞。米歇尔不仅有自闭症，她的残疾也影响着她其他方面的表现。据她的父母表示，米歇尔在婴儿时期一切正常，但在 16 个月大时接种了 MMR 疫苗之后，她的身体开始出现各种疾病。

要想赢得赔偿金，他们必须证明在米歇尔接种疫苗前后的状态完全不同。对此，她的母亲特蕾莎给出了证词，这证词十分感人。特蕾莎的描述生动形象，她表示之前的米歇尔会笑、会玩耍，还能说"苹果""妈妈"甚至"耶稣"这样的词——对此，特蕾莎解释其原因是"我的母亲每天都向米歇尔展示十字架，（并对她说）'耶稣爱你'。"然后，法庭开始播放家庭录像片段，而特蕾莎同步讲解女儿出生后 15 个月的情况。在录像带里，米歇尔满脸笑容地玩着玩具，她会对大人微笑，在厨房的水池里自在地洗澡。

而法庭中的米歇尔本人与视频中的她形成了强烈反差。如今，她饱受病痛折磨。她的视力在下降，有失语症状，同时还受到癫痫、关节炎和剧烈腹痛困扰。11 岁时，她还在癫痫发作时摔断了腿。

在早上的庭审中，米歇尔一直发出咕噜声并不停地击打自己，最终她的父母只能把她带出法庭。整场庭审表明了重点：它对这些自闭家庭意义重大，他们冒着巨大的风险，同时也对赔偿金有着巨大的需求。特别主事官乔治·黑斯廷斯（George Hastings）也向大部分身为律师的听众证明了这一点，他说："很显然，米歇尔的故事令人唏嘘。"

这场关于米歇尔生平的听证会持续了 12 天，庭审结束后，黑斯廷斯就需要做出判决。但在判决之前，他要阅读 3 000 多页的证词以及米歇尔的数千页病历，一些专家报告和大约 800 篇学术研究成果。他是无法用几个月时间读完这么多内容的。

2007 年 6 月 18 日，正当米歇尔·塞迪洛的公众庭审进行到一半时，《纽约时报》在其头版发表了一篇名为《自闭辩论扭曲了一个家庭及其慈善活动》（"Autism Debate Strains a Family and Its Charity"）的文章。这篇文章的翔实细节足以让当事人难堪。它揭露了在一个自闭症活动家庭中发生的苦涩争吵，而这个家庭正是鲍勃·赖特一家，当事人还有苏珊和凯蒂。

这篇文章对当时情况的描述已经十分令人痛苦，同时它还指出，对疫苗的争论正在"自闭之声"内部造成混乱。

在《纽约时报》的这篇文章发表前几周，鲍勃和苏珊的女儿凯蒂·赖特一直在网上与自闭症社群交流。她表示，自己愈发认为是疫苗导致儿子患上了自闭症。在一次与戴维·科尔比的录像采访中，她又重复强调了这一看法。在这之后，她登上了《奥普拉脱口秀》的自闭症特别节目，并当众表示克里斯蒂安的自闭症是几种疫苗共同作用的后果。

这尤其令人尴尬。毕竟，"自闭之声"一直在疫苗争论中小心翼翼地维持着中立的观点。争论中有两个阵营：一方希望"自闭之声"摒弃疫苗理论，另一方希望该理论得到承认。而凯蒂的表态同时激怒了这两个阵营的人。在科尔比的采访中，凯蒂·赖特的发言表明了她的立场："'自闭之声'的一些成员'害怕改变'并'害怕冒犯政府官员'"。人们普遍认为，她的矛头指向了组织中上一代自闭症患儿的父母中的一些——或至少是一位，那就是 NAAR 的创立者，如今是"自闭之声"董事之一的埃里克·伦敦。"这其中很多人的孩子已经成年了，"凯蒂表示，"我觉得他们也该为其他人让路了。"

虽然赖特始终强调她只是以个人身份发表看法，并不能代表她父母掌管的组织的立场，但她毕竟是老板的女儿，人们总会因此忽略她的这一表态。

很快，鲍勃和苏珊就在"自闭之声"网站上发布了一则简短声明。"凯蒂·赖特并不是'自闭之声'的发言人，"声明写道，"我们女儿的个人想法与我们无关，它也不能代表或反映'自闭之声'现在正在进行的事业……她这次接受戴维·科尔比采访的决定并不为我们所知，也没有经过我们的同意。"他们还找到了凯蒂可能冒犯了的那些人，对他们表示，无论他们属于哪一代，组织都感谢这些人做出过的努力。声明的最后是这样一句话："对于受到我们女儿的影响，觉得自己的努力不被重视的尊敬的志愿者们，我们表示歉意。"

《纽约时报》的报道还称，赖特夫妇已经不和女儿说话了。不过，作为一个活跃的博主，凯蒂还在网上继续与公众交流着。"我发布的这个声明是由于我感到很沮丧。如果它冒犯到了自闭症研究机构，我很抱歉……"她对父母和志愿者们写道。同时，她还进一步确认了自己"非常憎恶 CDC、NIH 和其他机构的科学家，因为他们一直在削弱和模糊自闭症与环境的联系。"她还提到了自己父母发在网上的那则声明："我不明白他们为什么一定要发出这则针对我个人的谴责。"实际上，她的父母似乎重新考虑了一下措辞，后来又在声明中加了一句："她是我们的女儿，我们非常爱她。"

赖特一家都不想一直对立下去。毕竟，他们都要照料克里斯蒂安，这也是维系他们的纽带。在《纽约时报》发表那篇文章后不久，凯蒂就与她的父母和解了。

故事到此告一段落，但它对"自闭之声"造成了消极的影响，从此之后，它难以再对疫苗争论保持中立和超然了。现在，公众开始思考，该组织会不会为了赖特一家内部的和谐而愈发倾向于疫苗致病论。同时，这一波折使得"自闭之声"中至少一位高管开始在组织内部游说大家采取相反的立场，在这一过程中，他们明确否认了疫苗致病论。

这位高管就是鲍勃·赖特最信任的手下之一艾莉森·辛格。在 2007 年，也就是《纽约时报》发表那篇文章以及"疫苗法庭"开庭的那年，辛格已经改变了自己的看法。她不再认为疫苗致病论有其合理性。而在看过 IOM 报告以及其他研究成果之后，她坚信这些数据本身就有着足够的说服力。实际上，她总是强调，如果研究成果与现在相反，那么她就会持有相反的观点了。然而，要在"自闭之声"内部宣传自己的看法，她不得不面对一个尴尬的现实，那就是自己老板的女儿是一名坚信疫苗致病论的自闭症患儿母亲，而自己的老板奉行包容政策，不允许组织清除自闭症社群内坚持疫苗理论的声音。

辛格知道赖特相信自己。在私下，她完全可以将这些顾虑告诉赖特，而赖特也会认真倾听。在谈话的最后，赖特总是会告诉辛格："艾莉森，我知道你会做正确的事。"辛格明白赖特对自己的期许。她牢记着自己身上的重大使命，正因如此，她在代表"自闭之声"发言时会藏起自己的疑虑。

但在《纽约时报》发表那篇文章后的一段时间里，辛格发现独自一人坚持越来越难了。她还开始觉得，数年间持续不断地在疫苗争论中投入的研究资金和精力本该有更合适的用途。此外，拒绝给孩子注射疫苗的现象虽然不能说直接导致了一些传染病的集中爆发，但其关联性不容忽视。比如，在 2004 年和 2005 年，百日咳的患病率就达到了以往的 3 倍，病例超过了 2.5 万。（这并不是顶峰。在病情最为严重的加州，2001 年有 10 个婴儿因百日咳死亡，患病总数达到了 9 000 例，这是自 1947 年以来单独一州统计数目的最大值。与此同时，美国的麻疹病情也开始复苏。2014 年，报告的麻疹感染数就达到了 20 年来新高。）

辛格因此预见了一个噩梦般的场景，那就是某一天，人们将把儿童患病和死亡的情况怪罪到"自闭之声"头上，因为他们没能利用自己的权威地位向人们说明科学已经证实的事情：疫苗并不会导致自闭症。她不知道自己还能对此沉默多久，然后，她收到的一封邮件告诉了她答案。

辛格是在 2009 年 1 月末收到这封邮件的。当时，她正给女儿准备晚餐，在她把鸡块放进微波炉的时候，一封邮件发到了她放在厨房的笔记本电脑上。这封邮件的发件人是琳恩·雷德伍德。当时，雷德伍德仍是反硫柳汞组织"头脑安全"公司的主席，她还在 IACC 工作。辛格凭借在"自闭之声"的工作，也受邀加入了 IACC。她和雷德伍德作为 IACC 的 6 名"公众成员"中的 2 位，每个月都会坐在同一张桌旁，就覆盖全美的自闭症政策的走向进行投票表决。

雷德伍德的这封邮件是群发给所有 IACC 成员的，她敦促他们在上一次会议中通过的研究建议初稿里加入新的内容。这封邮件发出的时机恰到好处，因为成员们第二天就会碰面，确定终稿。这张由"自闭之声"公开背书的初稿囊括了关于疫苗的两点倡议，但雷德伍德要求再向其中加入关于研究的一点原则声明，那就是要"深入探讨研究的每一个环节，包括疫苗潜在的作用及其各种成分的功能"。她还提出了其他几点修正建议，这些建议的实际结果会让定稿内容更有利于疫苗致病论的支持者。

这封邮件让辛格内心深处发生了变化。她让丈夫替自己做饭，然后走到地下室里给鲍勃打了个电话。她告诉鲍勃，自己无法投票支持雷德伍德做出的修改，此外，她也不能再继续支持已经获批的两项关于疫苗的研究了，因为她认为这种研究是毫无科学依据的。赖特耐心且同情地听完了她的诉说，不过，他最终还是表示，自己和苏珊依然希望她能投票支持疫苗研究，因为这对每个人都有好处。

这是一次平和、温暖的对话。在最后，赖特告诉辛格，自己相信她的判断并需要她的支持，他再一次告诉辛格去"做正确的事"。

当天晚上，辛格把自己的辞职信发给了赖特。她在信中赞美了鲍勃和苏珊在"自闭之声"所做的工作，并为自己能成为其中的一分子而表示感激。她写道，他们一起"让'自闭症'这个词全球皆知"。然而，她继续写道："从个人良知的角度看，我无法继续支持将更多资金投入到疫苗研究中去的行为。何况相关研究已经存在，而且包括我在内的许多人都认为结果已经毫无悬念。"

第二天早上，辛格辞职的消息震惊了自闭症领域。这有一部分原因是，在人们眼中，辛格已经与"自闭之声"融为了一体——她出现在组织的视频中，帮助撰写政策定位，还是"自闭之声"的执行副主席。一直以来，她不仅是赖特夫妇的副手，也是他们意愿的执行者、知己和朋友。

这一点也能在鲍勃·赖特慷慨的回复中体现出来。这封回信是在凌晨发出的，信中写道："艾莉森，我尊重你的决定。虽然我还在震惊之中，但我还是要感谢你这些年对'自闭之声'做出的贡献。如果没有你的才能与努力，我们是无法建立起这个组织的。"

那天，当辛格在IACC会议上落座时，她的身份已经不再是"自闭之声"的代表了。她投票反对了琳恩·雷德伍德提出的修改建议。在会议中，IACC还出人意料地重新审查了呼吁进一步进行疫苗调查的战略计划，大多数人投票反对这项计划，辛格也不例外。

"自闭之声"对辛格投反对票的官方回应远不如赖特的邮件那样友善。在一则声明中，官方引用了赖特的话表示："这项战略计划的制订耗时耗力，对于这最后时刻的变数，我们既愤怒又失望。"声明表示，"'自闭之声'将不再支持这一战略计划"。

接下来是完全针对辛格的一段话，其中没有提到她多年来的辛勤工作，只是确认她"不再是……组织的代表了"。声明表示，在辛格提交辞呈之后，组织就接受了。这马上让一些博主开始猜测辛格是不是被迫退出"自闭之声"的，有些人认为她是被"炒了鱿鱼"。

不过，辛格从"自闭之声"离职的行为也刺激了一些支持她观点的自闭症患儿父母发声。这些父母厌倦了疫苗争论居高不下的热度，觉得还有很多其他事值得谈论。像辛格一样，他们也认为科学已经给关于MMR的争论画上了句号，而现在是时候向前看了。

辛格的离职对"自闭之声"而言是一场毁灭性的打击。这不仅是因为她为组织的建立和成长立下了赫赫战功，更因为她的离开直接让公众开始怀疑"自闭之声"是否真的推崇严谨的科学。紧接着，"自闭之声"又迎来了第二轮打击，在辛格辞职几个月之后，埃里克·伦敦也离开了。作为"自闭之声"科学顾问委员会的成员，伦敦在离开时谴责了组织内的工作风气。"3年来，我一直期待着'自闭之声'会成为促进自闭科学研究和治疗的最佳媒介。"他在辞职信中写道，但他现在觉得，"自闭之声"

选择的前进方向"对自闭症研究是不利的"。这一系列变故有其影响。之后,"自闭之声"会全力维护自己在科学阵营中的声誉,而这让它偏离了它的另外一项任务:呼吁世界关注自闭症。

在这场疫苗争论中,"自闭之声"与它本身"关注每一个人"的美好愿景产生了冲突。为了修补对立双方的支持者之间的鸿沟,它被迫在很大程度上转变方针,发布声明表示疫苗有着"已得到证明的优点",同时又承诺将调查疫苗可能存在的危害。它这样表述是为了不疏远任何一方,结果却适得其反,两方都因此与该组织产生了裂痕。

这也让赖特夫妇左右为难。他们花费了大量业余时间去帮助自闭家庭,结果却换来了疫苗争论两方家庭对自己的轻蔑。作为组织最著名的代表人物,鲍勃·赖特经常被要求表态支持某一方。而由于他始终努力保持中立,并开始将注意力放在其他重要的事情上,夫妻二人有时会被中伤。尤其是那些阴谋论者,他们常常责备赖特夫妇不该保持"沉默"态度。

同时,与其最高峰时相比,"自闭之声"对自闭症研究的资助也开始严重下滑。2009 年,它对科学研究的直接资助还不到位于最高值的 2008 年的一半,仅为 1 100 万美元出头。在接下来的几年里,这项数值有所浮动,但再未接近过 2008 年的水平。在一些年份,三个组织协作下的补助金总额十分有限,并不比 CAN 和 NAAR 两个组织与"自闭之声"合并前的金额之和高出多少。

在离开"自闭之声"后不久,艾莉森·辛格建立了自闭症科学基金会(Autism Science Foundation, ASF)。这个组织的使命同样是资助自闭症研究,不过不像"自闭之声"那样深入研究疫苗的潜在危害。这让人们感觉 ASF 仿佛是"自闭之声"的(轻量级)对手一般。更重要的是,从财力和声誉的角度看,一个名叫"西蒙斯基金会自闭症研究计划"(Simons Foundation Autism Research Initiative, SFARI)的组织在 2007 年加入了自闭症领域,此后,它平均每年可以给出 4 500 万美元的资助,这个金额让"自闭之声"和其他非营利性组织黯然失色。一直以来,SFARI 刻意保持着低调——它不发电视广告,不进行巡回宣传,也不四处游说。该组织的资金全部由一个家庭资助,而这家人唯一的目标就是推动关于自闭症的科学研究。SFARI 没有需要逢迎的公众，它的超然物外让它没有与疫苗争论产生瓜葛，而正因如此，它愈发得到人们的尊敬。"自闭之声"无疑仍是自闭症非营利性组织的领头羊，它在许多方面推动了自闭症研究与公众认识的发展。然而，部分由于疫苗争论造成的分裂局面，它已经在科学研究领域失去了领导地位。

最终，"自闭之声"还是选择了自己的阵营。它于 2015 年秘密删除了网站上的那则政策声明，并替换为这段话："在前 20 年，人们对儿童接种疫苗与患上自闭症的可能联系进行了细致研究。这一研究结果清楚地表明，疫苗并不会导致自闭症。我们敦促所有儿童正常接种疫苗。""自闭之声"没有为这段话做宣传，它给人的感觉更像是一条脚注。

2009 年冬天，在艾莉森·辛格从"自闭之声"辞职的时候，米歇尔·塞迪洛一家仍在等待"疫苗法庭"做出判决。此时，距离他们的庭审已经过去 17 个月，在此期间法庭又处理了剩余案例。其中两轮庭审中的儿童与米歇尔患有相同的病症，他们的父母声称这是 MMR 疫苗与硫柳汞共同作用的结果。第二轮庭审包含 3 个病例，父母们试图证明病症完全由硫柳汞导致。第三轮庭审被取消了，因为这一轮父母的论点是自闭症完全是由 MMR 疫苗造成的，而这在第一轮庭审中已经得到了清晰的证明。

2009 年 2 月 12 日，"疫苗法庭"对米歇尔·塞迪洛的诉讼做出了判决。在这篇 174 页的判决结果中，特别主事官黑斯廷斯的判决坚定有力。他驳回了塞迪洛的赔偿金要求，用斜体字写道，米歇尔的所有症状都"极其不可能"与 MMR 疫苗或其他任何疫苗有任何因果联系。虽然做出了这一判决，但黑斯廷斯对米歇尔及其父母是抱有同情的。他赞美他们有着"非常体贴、博爱又勇敢的灵魂"，但作为一名特别主事官，他认为没有证据能表明他们女儿的自闭症与疫苗相关。

黑斯廷斯的结论与自闭症患儿父母们的说法是截然相反的。他认为，大部分证据都指向了与疫苗致病论相反的方向，这些证据"几乎对这些指控的所有方面都有所反驳"，这样一边倒的局面使他毫不费力地得出了最终结论。

对于那些相信疫苗致病论和多年来一直在对其进行推广的人来说，这是一次毁灭性的打击。但那时，黑斯廷斯还是责备了那些推广疫苗致病论，从而让塞迪洛这样的家庭确信不疑的人，这种行动并不常见。在这几句话中，他再次用斜体字写道，这些家庭相信了医生和其他专家们"错误百出"的建议。"塞迪洛一家受到了误导，"他声明，"他们受到了那些做出了严重医学误判的医生们的误导。而在我看来，这些人是有罪的。"

这个声明直率又犀利，疫苗致病论又一次受到了打击。

就这样，剩下的测试案例也一个接一个地失败了。从那以后，法庭会记录下所有的上诉，但最终都不了了之。在2010年夏天，由米歇尔·塞迪洛父母提起的最后一例上诉被正式驳回。由于科学研究结果不站在自己一方，很快，那些曾经建议父母们走上法庭的律师们发现这一行动无油水可捞，都对这一话题失去了兴趣。

对安德鲁·韦克菲尔德来说，2010年也诸事不顺。事实上，这可能是他职业生涯中最糟糕的一年。从2007年年中起，他就一直在等英国的医师资质审批机构——英国医疗委员会（General Medical Council, GMC）对自己的能否继续行医进行裁决。结果，这次调查成了GMC历史上最长的一次，它包括共计217天的听证、归档和考虑期，总花费达到了约900万美元。

2010年1月28日，由5人组成的评审团做出了判定，他们一致反对韦克菲尔德继续持有执照。有36个针对他的诉讼得到了支持，判决书使用了"阴险""不负责任""不道德"和"具误导性"等词来描述韦克菲尔德的行为。

在那年2月，《柳叶刀》终于完全撤销了韦克菲尔德于1998年发表的文章。"我觉得我受到了欺骗。"杂志编辑理查德·霍顿抱怨道，他表示，如今那篇文章中的观点"很明显"是"彻底错误"的。

5月，在一场与判决罪犯无异的听证会上，GMC评审团认定韦克菲尔德"不适合执业"并勒令"取消其执业资格"。最终，这次听证剥夺了他的行医执照，他再也不能在英国行医了。

这两个事件对这场疫苗论战产生了决定性的影响。尤其是对那些没有花时间去探讨自闭症细节的公众来说，当一名宣称疫苗有危险的医生被剥夺了执照，而他发表的文章也被撤销时，其中的含义不言自明。至此，大多数人都能明白，整场疫苗论战是一场耗时长久、混乱、刻薄的闹剧。

就像韦克菲尔德 15 年前制造的 MMR 疫苗恐慌一样，他的垮台也传遍了全球。不仅英国媒体报道了这一事件，美国的新闻网，甚至远至澳大利亚的报纸也对此做了报道。在 GMC 专家小组做出裁决的那天，《纽约日报》评估了媒体报道中韦克菲尔德的罪过，并评论道，这一切会让"希波克拉底[1] 呕吐"。

2010 年之后，主流媒体实际上丢弃了所有试图指责疫苗有害的假设。在大多数对此类假设的报道中，一个默认的形容词是"不可信的"。《时代》周刊在 2012 年曾做过一期"历史上的科学骗局"专题，将这一思潮发挥到了极致。值得注意的是，位居第一的便是安德鲁·韦克菲尔德制造的疫苗恐慌。

如今，自闭症人尽皆知，而他则臭名昭著——这两个结果毫无疑问是密不可分的。并且，虽然韦克菲尔德点燃的争议最终冷却了下来，它还是造成了第三个后果：使得一种观点首次进入人们的视野。这种看待自闭症患者的视角十分新奇。持有这种观点的人对疫苗活动家们提出的"自闭症本质上说是一种病症和悲剧"的基本前提感到愤怒，于是反转了这个观点，把"患上自闭症"看作值得庆祝的事件，并宣称"治愈"才是可恨的。

他们发动了关于自闭症最新的一场大辩论，宣布自己对这一话题有着独特的话语权——因为他们自己便是自闭症患者。

1　古希腊伯里克利时代的医师，被西方社会尊为"医学之父"。

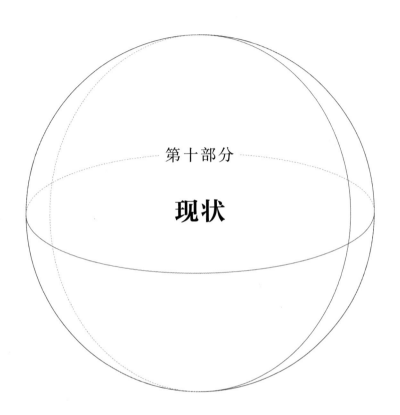

第十部分

现状

44

发声

"这封信是给你的。"

2013 年夏天，亚历克斯·普兰克（Alex Plank）在洛杉矶的一个摄影棚里说出了他作为演员的第一句台词。几个月以来，他一直在为这个名为《桥》（*The Bridge*）的犯罪题材连续剧中充当剧本顾问的职务，在此期间，随和的性格让他受到了剧组所有人的喜爱。他虽然一直在要求上镜，但仿佛知道这个梦想永远无法实现，所以并不特别执着。

不过那个夏天，剧组临时需要一名龙套来扮演一名实习生，在剧中，这名实习生需要将一个信封递给一些记者。对过台词之后，制作人建议选角导演把这一角色交给亚历克斯，甚至还可以给他一句台词。

亚历克斯共出镜了 11 秒。他在听到提示后进入镜头，走到主演身边取出了信封。他清楚地说出了自己的台词，然后就需要转身离开。

就在此时，有一个演员即兴加了句台词。

"谢了，亚历克斯。"

这句即兴的台词没有被删掉。在电视上播出时，它被完整保存了下来，这名剧本顾问为此深受感动。

普兰克出演这一角色时刚满 27 岁。早在这部饱受好评的警匪剧之前，他已经达成了不少成就：他在青少年时期就建立了一个开创性的网站，并上线了一档网络电视节目。后来，他出品并导演了几部纪录片，然后到全美各地发表演讲。

而这一切事态的起因，是他在 9 岁时被一位医生确诊为阿斯伯格综合征。

亚历克斯出生于弗吉尼亚州的夏洛茨维尔，从小备受关爱，一直在安全、健康的环境中成长。不过，他在家以外的社交活动中却饱受折磨。他在婴儿时期似乎就对周围环境感到不自在：他很容易受到惊吓，从不会缩进母亲的臂弯中休息——就好像无法在那里找到舒服的姿势一样。他受不了别人给他读故事或者与他发生身体接触。有些时候，他甚至会僵直身体，连续尖叫几个小时。

又过了几年，他身上出现了更明显的怪异行为。其中一个频率很高的行为就是旋转：亚历克斯会不停地原地转圈，似乎一点儿也不感到眩晕。他兴奋时会拍手，还会捂住耳朵，不去听外界的声音。父母把他送进托儿所和幼儿园，在这些地方，他始终会与其他儿童保持距离，好像蔑视集体活动一样。因此，他讨厌一个需要他跳上跳下的降落伞游戏——这个游戏甚至吓到了他。

但同时，亚历克斯又达到了所有智力发育关键节点的要求。他在适龄阶段掌握了语言技能，在幼儿园中也学会了运算和做简单乘法。后来，亚历克斯接受了智力测验，测验结果让园长大吃一惊，他获得了该园有史以来的最高分。园长亲自把这个消息告诉了他的母亲。尽管如此，由于亚历克斯在社交上的困难，他的父母还是决定让他晚一年上小学一年级。因此，他在进入小学时已经 7 岁了。

由于社交方面存在困难，亚历克斯在小学里付出了惨痛的代价。其他孩子注意到亚历克斯的与众不同后，开始开他的玩笑并欺负他。其他的同学对他不理不睬，这看似已经是最佳结果了，然而苦涩又讽刺的是，这时候的亚历克斯却开始想要朋友了。可是，他已经完全被其他人疏远了。无论是在班级还是家附近，小团体早已成型。亚历克斯与其他人也没有共同的兴趣。有一年，亚历克斯邀请同学参加自己的生日聚会，最终只有一个男孩接受了邀请。这个男孩也有身体疾病——他有十分严重的过敏症。为了迎接可能是自己儿子唯一朋友的男孩，亚历克斯的妈妈专门烤了一个不含花生成分的蛋糕。可是在聚会当天的早上，那个男孩的父亲打来电话，他表示自己的儿子不会来了，因为他们临时"有事"。

在几年的时间里，亚历克斯的情绪复原力不断令父母感到震惊。在经历了生日那天的波折后，他与父亲和哥哥出去野营，度过了美好的一天。他在同龄人中找不到朋友，于是想办法与成年人加深了联系。他与住在华盛顿的祖父母格外亲近，并经常受邀去做客。亚历克斯的祖父母和父母都注意到了他身上一些突出的优点，比如在其他儿童容易坐立不安的场合中始终保持专注。比如，当他们带小亚历克斯去音乐会的时候，他可以保持静坐，注意力完全集中在乐队的演奏上。

音乐对亚历克斯一家非常重要。他的父母、弟弟和妹妹都是功成名就的音乐家，亚历克斯本人也学过钢琴和单簧管。不过，他的音乐道路非常与众不同，他沉迷于反复演奏某一段乐章，直到能把它演奏得像原声一样好。而由于他不具备同时读谱和演奏所需的手眼协调能力，他在演奏歌曲时会先用耳朵聆听并记住旋律。

他在运动方面也有同样的问题——他没有球类运动需要的运动协调能力和策略规划能力。例如，他无法确定与其他球员的互动时机，例如投篮和接球等动作，也无法组织有效的进攻。不过，他很擅长游泳。竞技游泳是他的长项，他的情绪复原力和意志力使得他能比队友在训练上投入更多时间。他不会蝶泳、仰泳和蛙泳这些对身体协调能力要求更高的泳姿，但他的自由泳出类拔萃，这就足够了。当他在泳池中脸朝下冲刺时，他可以把在陆地上遇到的挫折抛诸脑后。他确实听不懂别人开的玩笑，但这不会影响他朝着泳池那端的终点冲刺。

他的学习能力突出，有时还会表现出极强的创造力。为了纪念非裔美国人的历史，老师曾要求学生们选择一个历史人物，制作出真人大小的纸片模型，之后学生们要在纸片上填充细节，最终把作品展示在墙壁上。亚历克斯制作的模型没有面部，并且他强烈要求将它倒挂在墙壁上。他选择的人物就是历史上第一名非裔美国人宇航员圭恩·布鲁福德（Guion Bluford），模型展示的是他戴着头盔漂浮在太空中的背影。那一年，他遇到了一位懂他的老师。

但在其他时候，老师们普遍觉得他很惹人厌。亚历克斯太过直接，他在确信自己正确而老师有错误时，总是会控制不住地指出来。那些老师可不觉得这种行为招人喜欢。亚历克斯曾经不停地纠正一个老师，即使他是正确的，那个老师还是直接要求他停下来。其他人似乎更觉得，如果他试着努力变"正常"，他就可以克服学校里的社交困难。一位体育老师对亚历克斯被如此频繁地欺负感到同情，于是告诉亚历克斯的妈妈，希望她能让他换一个嘴型，因为他抿嘴的样子正是他受到欺负的原因。还有一次，校长为了能解决欺凌问题，让亚历克斯和另外 7 个欺负他的男孩围坐成一圈。她让亚历克斯倾听，而自己去逐个询问每个孩子对亚历克斯的不满——这些孩子无不抱怨他古怪和惹人厌。

这些行为激怒了亚历克斯的父母，他们决定让亚历克斯转学。但在某种程度上，他们也意识到老师和学生们指出的是亚历克斯在社交层面上的困难。他交朋友的方式非常笨拙：常常是直接走到一个人面前，要求与他 / 她做朋友。在他母亲看来，他指出老师错误的行为反应的是他无法"感受到旁人不适"的现实。此外，当老师问他问题时，他也无法像其他孩子那样看出老师在对自己进行引导。这也反映了他缺乏设身处地为他人着想的同理心。同时，由于他不喜欢眼神接触，这也影响了他与其他人谈话时的信息交流。

所有这些身体上的笨拙和社交障碍都不是亚历克斯的错。这些问题的出现并不是因为他没有努力去变"正常"，事实上，他恐怕也不知道怎样才能变"正常"。这些问题也不是因为他的父母没有照学校暗示的那样教育自己的孩子留意周围人的情绪。但毕竟，这些问题抵消了他那些突出的优点：他的高智商、创造力、复原力和意志力。

到了三年级，亚历克斯的父母把他带到了几个专家那里接受检查。其中一次，亚历克斯被诊断为交流障碍；另一次，专家告诉他的父母他患的是注意缺陷多动障碍（attention deficit hyperactivity disorder，ADHD），此外他还曾经被诊断为强迫症（obsessive-compulsive disorder，OCD）。但对他的父母来说，这些都没有抓住真正使亚历克斯与众不同的关键。没有人能解释为什么年轻的亚历克斯有这样的社交障碍。他们依然不知道这种表现的原因是什么。

1995 年，他们在夏洛茨维尔的一位精神病专家那里第一次听说了阿斯伯格综合征。在玛丽看来，给孩子下一个诊断是随意贴标签的行为，他们不想让这种事发生在自己孩子身上。同时，他们也得承认，阿斯伯格综合征这个此前一年才出现在 DSM 中的诊断名词确实涵盖了亚历克斯身上所有的行为特征。

当时，9 岁的亚历克斯还在用儿童的视角看待问题，而"确诊"这个词对他造成了致命的打击。因为在他看来，"确诊"就意味着自己"有缺陷"。他感到很羞耻。

同时，他感到自己受到了更严重的孤立。其实他的父母在他被确诊时也有同样的感受。以前诊断出的 ADHD 和 OCD 至少在电视和杂志上都有过报道，他们比较熟悉。而这次确诊的阿斯伯格综合征对他们来说神秘、陌生又特别。他们还从没听说过有其他儿童患有这种病症，图书馆里也没有相关书籍可以查阅。大多数相关科学文献使用的是《阿斯伯格综合征：马来西亚的两例报告》《弱智异装癖罪犯可能患有阿斯伯格综合征》或《阿斯伯格综合征的胼胝体异常》这样的标题，把这种病症描述得极其罕见且神秘难测。

一位内华达州的母亲芭芭拉·科尔比经历了同样的心路历程。她的儿子在1993年也被诊断为患有阿斯伯格综合征。她的儿科医师没有听说过这种病，而在她咨询当地的自闭症团体时，他们表示自己也只是听说过这个名字而已，对其并没有更多了解。她甚至还打电话询问了当地医院的医生们，他们也从未见过阿斯伯格综合征患者。科尔比在绝望中上网寻求帮助，希望能找到对阿斯伯格综合征有经验的人。1995年末，她建立了第一个阿斯伯格综合征相关的线上讨论组，并将其命名为"绿洲"（OASIS）。绿洲组内充满坦诚、直率的讨论和互帮互助的氛围。它填补了在此之前未被发现的庞大需求，浏览量急剧增加，很快就有5 000个家庭报名加入了该讨论组。在2001年，它的点击量已经达到了100万次。这一年，科尔比将"绿洲"描述为"阿斯伯格综合征患儿家庭的聚集地"。

在很多年间，事情确实是这样的。但在2004年，一个新出现的阿斯伯格综合征网站在网络空间上开辟了新天地，它成了患有或认为自己患有阿斯伯格综合征的人群的聚集地。这个网站无比成功，它彻底改变了人们对阿斯伯格综合征和广义自闭症的认识。该网站的创建者是一名青少年：17岁的亚历克斯·普兰克。他为自己的新媒体事业起了一个漂亮的名字："错误星球"网站（wrongplanet.net）。

在快成年时，亚历克斯已经适应了自己的阿斯伯格综合征病情。他进入了更能包容他身上特殊性的高中，这让他更快乐了。他曾在学校参与排演《西区故事》（West Side Story），在这个过程中，他发现自己非常享受与他人的系统合作以及观众目光的聚焦。像多数阿斯伯格综合征患者一样，他也被电脑深深地吸引，他自学了计算机编程，并成了一名热心的维基百科志愿纠错员。他总共纠正了维基百科上几千个条目中的错误。

但是，这些活动都没能解开他真正的心结，那就是，他身边没有其他阿斯伯格综合征患者。他本希望能在网上找到与自己同病相怜的人，从而与他们互动，交流阿斯伯格综合征这一标签对自己生活的影响。他找到了不少从父母角度看待这一病症的网站，但还是没能找到其他阿斯伯格综合征患者。

于是，他有了自己创建网站的想法。2004 年初夏，他在华盛顿的祖父母家做客期间有了这个想法，他希望这个网站能为阿斯伯格综合征患者之间建立联系。由于祖父母家没有网，他在一个月里每天都要骑车去当地的图书馆，用自己刚学的编程技术搭建"错误星球"的基本结构。网站于 2004 年 7 月上线，它对自己的定位是"一个为阿斯伯格综合征患者设计的网上社区"。

到 1 个多月后的 7 月 20 日，网站已经有了 328 名成员；到了 11 月，这个数字达到了 694；在第二年 3 月，用户数量超过了 1 000；到了 2007 年 1 月，已经有 8 156 人加入了这一社区。该网站迅速壮大，发帖数从最初的几千增长到了后来的几十万；主题也无所不包，从学校和欺凌问题一直到约会和计算机相关话题。终于，《华盛顿邮报》发现了这个网站，并在 2005 年对亚历克斯做了专题报告。2006 年，《早安美国》（Good Morning America）和福克斯新闻也对其做了电视报道。最开始，事态的迅速发展超出了亚历克斯的想象，因为他一直把"错误星球"看作一个小规模的互助团体而已。但是《华盛顿邮报》夸赞他为"阿斯伯格综合征社区创始人"，并称这个社区有着他自己的个性印记。在"错误星球"网站上还产生了许多小派系，它们发生过不和，也促成过不少姻缘。这本身就是卓越的成就了，毕竟这个论坛上一个不变的主题便是对无法恋爱结婚的恐惧，这一主题在帖子中随处可见。

2005 年，在向《华盛顿邮报》记者解释"错误星球"如此受欢迎的原因时，亚历克斯表示，"网上聊天让（患有阿斯伯格综合征的）人们不用担心"自己的言语和行为被别人评价。在"错误星球"上，人们没有社交压力。

但是，其中还有一个与阿斯伯格综合征有关的更基本的原因，那就是，网上的交流不需要眼神接触，也没有其他非言语交流的细节——比如眉毛的变化和语调的升降，而这些在现实生活里都会给亚历克斯和其他阿斯伯格综合征患者造成困扰。"错误星球"社区内纯粹的文本交流让用户们可以丢掉这些负担。总体来说，网络可以使在平时生活中无法看出面部和语言暗示的人们感受到平等，因为在网上聊天室内没人知道你有阿斯伯格综合征。

在对自闭症的全球探讨中，亚历克斯·普兰克帮助人们建立了一套新的理论。在2000年前后，由于疫苗恐惧的影响，人们对自闭症的好奇与日俱增。对新媒体而言，能以第一视角说明患病感受的自闭症患者更是日后无数报道的保证：来自《连线》杂志的史蒂夫·希尔伯曼（Steve Silberman）就撰写了一篇著名的文章，他用"极客综合征"（The Geek Syndrome）这个词来形容这样的人群。他还认为，在硅谷工作的大部分科技从业者都是"极客综合征"患者。一位英国作家马克·哈登（Mark Haddon）也写了一本名为《深夜小狗神秘事件》（*The Curious Incident of the Dog in the Night-Time*）的畅销书，此书的叙述者是一个有着所有阿斯伯格综合征表现的15岁男孩。这本书十分畅销，最终它被改编成了优秀的舞台剧，并在百老汇和伦敦西区上演。

人们对阿斯伯格综合征越来越了解，这其中亚历克斯功不可没。从2005年到2009年，他一边在乔治·梅森大学读书，一边运营着"错误星球"。也是在这几年中，他开始收到访谈节目和会议的邀请。毕业后，他开始制作纪录片，他的微电影《自闭症的现实》（*Autism Reality*）在自闭症集会、普通电影节和视频网站上都收获了不少观众。最终，由于他本人是一个患有阿斯伯格综合征的名人，《桥》剧组给了他剧本顾问的职务。《桥》的主人公是一个有着自闭行为的警探，而亚历克斯的任务就是确认剧本中自闭行为是否符合现实。饰演这名警探的女演员黛安·克鲁格（Diane Kruger）曾公开夸赞亚历克斯，感谢他让自己刻画的自闭症患者真实而不做作。

不过在这之前，亚历克斯就已经建立了一个叫作"自闭症谈话节目频道"（Autism Talk TV）的视频平台。在几年的时间里，他与其他两个患有自闭症谱系障碍的朋友发布了一系列他们一起主持的视频，这些视频讲述了阿斯伯格综合征患者的自我认知，包括一些关于他们在生活中的优势与劣势的笑话。这些视频还对现实生活中的"正常人"提出了建议——毕竟，即使他们对阿斯伯格综合征已经非常了解，但这三个主持人以及其他阿斯伯格综合征患者仍然是他们眼中的"怪人"。有一集节目名为《如何调情并顺利约会》（"How to Flirt and Get a Date"），在这集的开始，展示者对着镜头狡黠地眨了一下眼并宣布"在这一集中，亚历克斯要学习如何调情，并将和一个真实的女孩调情"。

这些视频获得了几万点击量，并且观看者很可能就是亚历克斯等人的目标受众，毕竟，这是阿斯伯格综合征患者中的一员在讲述他们自己的生活。突然之间，这些自闭症谱系中的群体可以用别人无法忽视的方式为自己发声了。这种变化产生了重大的影响。

曾经，只有坦普·葛兰汀一个人可以站在病人的角度谈论自闭症。当她在 20 世纪 80 年代被主要由父母、若干学者和教育人员构成的自闭症社群第一次"发现"的时候，她对社区造成了震动，并让他们啧啧称奇。葛兰汀可以细致地描述自闭症患者的世界，这让这些人倍加珍惜她，因为她描述的世界很可能就是这些父母自己的孩子正在经历的，而大多数孩子无法像她一样交流。

如今，突然之间，有几千个像葛兰汀一样的人聚集到了"错误星球"这样的网站上和阿斯伯格综合征患者的聚会与会议中。他们都像葛兰汀一样描述着自己的患病经历，不过，其中有些人从未得到阿斯伯格综合征的官方诊断，有些人则被诊断为患有高功能自闭症（high-functioning autism，HFA）。这一情况从未被收录在 DSM 名录中，不过早在阿斯伯格综合征流行之前，临床医师们就经常使用它了——坦普·葛兰汀也在自己的网站上用这个词形容过自己。"高功能"可以用来指那些有着自闭特征，但在语言能力和智力水平上至少处于（实际常常高于）平均水平的个体。HFA 的这个描述与阿斯伯格综合征很相近，实际上，自闭症社群曾经最激烈的讨论之一就是 HFA 与阿斯伯格综合征是否有明显的区别。

对很多人来说，发现自己患有阿斯伯格综合征就好像补全了自己生命的拼图，这些人的家人也是这样认为的。洛娜·温就曾谈到，有不少丈夫来到自己的诊所检查阿斯伯格综合征，他们还会把妻子带来，毕竟检查结果对妻子们的影响不亚于对患者本人的。"当两个人发现他们过去产生的问题都是由阿斯伯格综合征造成的时，他们都会感到开心，关系也更加亲密。"温这样写道。

随着"错误星球"用户的激增，围绕着阿斯伯格综合征这种身份认同开始滋生出一种根深蒂固的文化现象——政界对阿斯伯格综合征的措辞越发严谨，好莱坞开始试着加入有阿斯伯格综合征特点的人物，网店也开始售卖以"阿斯伯格的骄傲"主题的咖啡杯、发带、窗帘、购物袋和 T 恤衫。有一款非常著名的 T 恤上印着这样一行字：社交困难，智力领先。

"每个人肯定偶尔都会有自闭倾向吧？"乌塔·弗里斯曾这样发问，"我有时也想宣布自己得了自闭症。"确实，阿斯伯格综合征患者的表现与"正常"人的太过接近，他们的差异有时已经不再重要了。这种想法有着无穷的吸引力，它意味着每个人都可以不时地宣称自己患上了自闭症：当一些人觉得让别人都哈哈大笑的事情不好笑时，当人们因为守规矩而受到嘲笑时，或只是当他们交不到朋友时。当人们将偶尔出现的这些表现与 DSM 审核过的病症联系起来时，他们的压力会得到缓解，并会获得一定的满足感。

特别是在有些阿斯伯格综合征患者开始扭转人们对他们传统的刻板印象、宣称自己更为优秀之后，情况就更是如此了。过去，坦普·葛兰汀喜欢说这样一句话：第一支石镞"是那些在别人社交时埋头打磨石块的人制成的"。她远不是第一个认为患上自闭症是一件好事的自闭症患者。

从这个角度看，自闭症患者的大脑可以通过自己独特的方式产生想法，并有着改变世界所需的毅力。这些阿斯伯格综合征患者列出了一张在智识和文化层面做出过重大贡献的历史人物名单，他们认为这些成就要归功于这些人身上的自闭症特质，这仿佛是个猜谜游戏。最终的名单上比较有名的人物包括阿尔伯特·爱因斯坦、艾萨克·牛顿、艾米莉·狄金森、亚伯拉罕·林肯、米开朗基罗、莫扎特和梵高。诺姆·列俊（Norm Ledgin）的著作《诊断杰弗逊》（*Diagnosing Jefferson*）的序言由坦普·葛兰汀撰写，整本书都在完成一件工作，那就是证明美国的第三任总统患有阿斯伯格综合征，并告诉读者这是"杰弗逊所有性格特点的唯一解释"。

"现在患有阿斯伯格综合征几乎是一件很酷的事了，"一位阿斯伯格综合征男孩的父亲汤姆·希本（Tom Hibben）这样告诉《石板》（*Slate*）的记者。在他的博客 Advantures in Aspergers 上，希本分析了一些设有自闭症型角色的电视情景喜剧，比如《为人父母》（*Parenthood*）和《生活大爆炸》（*The Big Bang Theory*），他"向观众展示这些人不仅可以成为社会的中流砥柱，并且还非常优秀"。早在 2001 年，《连线》

就曾邀请读者"做一个判断阿斯伯格综合征的测试",这个测试的问卷在研究员西蒙·巴伦－科恩制作的问卷基础上改编而成,共包含 50 个问题,"可以测量成年人自闭行为的程度"。其中,第 13 条写道:"比起参加聚会,我更愿意去图书馆。"《连线》特别声明"该测试不能作为诊断依据"。

实际上,有越来越多的小诊所喜欢给患者做出自闭症诊断了。在诺姆·列俊去世后,2012 年的《纽约》杂志引用了他曾写给朋友的一封邮件里的内容,"我注意到,每周都会有人告诉我(或者我告诉别人)至少 3 次,有哪些人又患上了自闭症。"这篇文章的作者本杰明·华莱士(Benjamin Wallace)认为阿斯伯格综合征患者身上有着一系列真正的残疾症状,并认为阿斯伯格综合征正在被弱化为"一种日常用语,一种现代世界生活中必需的小概念"。华莱士还表示,自闭症的诊断标准正逐步降低,因为各种"混账丈夫、社交无能的富商、粗鲁的老板、没有朋友的神童以及冷酷的罪犯"都抢着给自己贴上这个标签。

同时,"错误星球"在 21 世纪前 10 年举办了一系列关于自我诊断的集会。在这些集会上,成员们会解释自己是怎样在没有专业评估的情况下宣布自己"患有阿斯伯格综合征"的。《纽约》杂志的华莱士对这一趋势持怀疑态度,"在这种爆发的自我诊断趋势中得出的诊断结果本身就是极不具有说服力的",他这样写道。

换句话说,并非所有被贴上阿斯伯格综合征标签的人都会被过度的社交障碍影响生活。当观众在《早安美国》节目上看到思路清楚、诙谐幽默又放松的亚历克斯·普兰克时,他们可能很容易会问:"他有什么病?"在这种自闭与"正常"的表现模糊不清的案例中,很多人会认为普兰克是"正常"的。而他通过 IT 企业家、视频节目主持人以及励志演说家等身份取得的成功更意味着他的情况可能与社交障碍正相反,他可能有着相当出色的社交技能。

如果亚历克斯早一代出生,他是不可能在取得如此高成就的情况下还保留着"自闭症"标签的。事实就是如此,很难想象一个这样健谈、有创造性又上进的人在 1975 年会被诊断为自闭症。在那时,自闭症的诊断对象是那些远比他或他那些会被贴上阿斯伯格综合征标签的同类存在更严重障碍的人。换句话说,在自闭症谱系的概念出现之前,如果说亚历克斯患有自闭症,那就相当于把色盲患者与盲人一同归到"视力受损"这一类里。虽然严格说来这是合理的，但这样粗暴的归类对认识这种疾病并没有好处。

但是，亚历克斯出生在自闭症谱系的时代。虽然他有着高功能表现，但他的挣扎也是真实的。这种结合使得他可以带着骄傲与反抗精神宣称"我有自闭症"，而这一说法也能得到很多人的证明。那些在公开场合下看不出亚历克斯有任何病态的人很可能不了解他童年的悲惨，也不清楚他自信的态度大部分源于他通过"错误星球"取得的重大成功。其实，他成年后在社交方面取得的成绩源于他在青少年时期做出的辛勤努力。他曾经积极地模仿其他人的行为——他们的表情和不同情况下的语调——然后用笔记记下它们，正如他在孩童时期学习弹钢琴那样。在 2009 年的纪录片《自闭症的现实》里，23 岁的亚历克斯在镜头里开着车（他刚学会开车），讲述了自己是如何利用好每天的时间来"让人们认为"自己"正常"的。

"我认为，人们并没有意识到只是为了应付正常的社交场合，我每天要付出多少努力。"他在说"正常"这个词时，两只手短暂地离开方向盘，手指弯曲，向观众表达了自己对这个词的感受，"这要花费不少精力。"

另一位杰出的阿斯伯格综合征患者迈克尔·约翰·卡利（Michael John Carley）成功地处理了自己的社交障碍，人们几乎已经看不出他身上的残疾了。实际上，比起"残疾"，他认为"与众不同"是更适合自己的形容词。像亚历克斯一样，他也是因为建立了一个阿斯伯格综合征患者聚会平台而成名的，只不过他建立的地点在线下。2003 年，卡利设立了一个名为"全球与地方阿斯伯格综合征同盟"（The Global and Regional Asperger Syndrome Partnership，GRASP）的组织，该组织为阿斯伯格综合征成年患者的互助小组提供资助。那时，像很多成人一样，36 岁的卡利也刚刚收到了阿斯伯格综合征的诊断。他的儿子在 2000 年得到确诊，没过几天，医生就告诉他，他的表现也符合这一疾病。

卡利是一位出色的作家和多产的剧作家，也是一位优秀的吉他演奏家，有时会去俱乐部表演。他还曾为一些非营利性组织工作，并参与了不少海外援助计划。但在收到医生的诊断时，他感觉没什么不好，欣然接受了这一身份。"我一直在怀疑，"他在

2004 年这样告诉一家电视台采访的记者，"对于我在生命中追逐与羡慕过的那些人，我真的和他们没有任何共享的体验。"他还表示自己不擅长闲聊，并且非常内敛，不喜欢与他人分享自己真正的想法。

在卡利看来，其他阿斯伯格综合征患者受到了比自己更严重的创伤，于是，他决定建立一所代表其利益的机构。很快，GRASP 就在全美有了 30 家分部，作为领导者，卡利花费大把精力回击歧视言论，并帮助那些因为病情而陷入困境的人们。就这样，他成了臭名昭著的"地铁劫持犯"达里厄斯·麦科勒姆（Darius McCollum）的朋友。麦科勒姆曾多次伪装身份进入纽约地铁的驾驶舱，带着整车不知情的乘客横穿纽约各区，他为此多次被捕。他是通晓纽约地铁内部工作原理的真正的专家，从小就痴迷地学习了一切相关知识：路线、规定、车辆号码、行程安排和信号，不过他从未伤害过任何人。他每次劫持地铁后，最终都会将其停靠在既定的站点。除此之外，他还劫持过几辆公共汽车。到 2013 年，49 岁的他已经被逮捕 29 次，并在牢里度过了自己生命中 1/3 的时间。一开始他获刑较轻，但后来，刑罚越来越重。法官们不再相信他的新辩护词。他说自己患有阿斯伯格综合征，而这种劫持地铁的行为正是这种疾病患者痴迷于某些事物的表现，病情发作时，他难以抗拒这种痴迷。

他曾在出狱后参加过一两次 GRASP 曼哈顿分部的互助小组，他就是在那里结识了卡利。后来，当他又一次（毫不意外）地被逮捕后，卡利开始去赖克斯岛上的监狱探望他。他们一般分坐在矮墙两侧的钢制凳子上，卡利会给他一个大大的拥抱，同时用混杂着慰藉、理解和来自老大哥的质询般的语气与他交流。有一次，卡利是这样和他打招呼的：你他妈这次又做了什么？他一直在警告麦科勒姆远离这种正在毁掉自己生活的诱惑。

不过，在监狱之外，卡利则尽其所能地将麦科勒姆描画成了受害者——他表示，麦科勒姆这种对地铁的迷恋完全是大脑生理结构的错。"我们还没有为他准备他可以去的地方，"卡利告诉《赫芬顿邮报》（Huffington Post）的记者，"人们往往在见识到他的举止和智商之后就会判断他清楚自己的行为会带来的后果。他们其实并不理解他，因为他们不了解阿斯伯格综合征。"

2012 年 12 月，20 岁的亚当·兰扎（Adam Lanza）在康涅狄格州纽敦的一所小学里开枪扫射，并在造成大规模伤亡后自杀。几小时之内，新闻媒体就开始报道称亚当患有阿斯伯格综合征。对此，自闭症社群迅速绷紧了神经。他们害怕人们转变对自闭症患者的看法，开始把他们看作对公众安全的威胁，不同团体开始暂时放弃内部争吵，统一口径，纷纷发表声明表示，患有阿斯伯格综合征并不意味着就会有暴力倾向。

像往常一样，卡利的声明因其优雅、坚定的语气和措辞脱颖而出。"我们希望大家不要过分从自闭症谱系的视角看待这一事件。"在枪击事件后的几小时内，他这样说。"我们现在应该做的是哀悼，哀悼这一悲惨事件中的受害者们。这糟糕的一天我们应共同承受。"

卡利确实有阿斯伯格综合征，但他触动人们情绪的能力比大多数人都要强。从这方面看，他与亚历克斯·普兰克以及许多在20世纪90年代和21世纪前10年确诊的阿斯伯格综合征患者一样，都有着卓越的能力和十足的自信。他和普兰克一直在努力弥补社交缺陷，他们的口才与取得的成功还是证明他们的努力没有白费。他们如此频繁地被"误当作正常人"——更重要的是，他们为自己的与众不同感到骄傲——使得大众眼中的自闭症逐渐走向"正常化"，而他们在现实世界中的如鱼得水也让这个概念不再神秘和令人羞耻。

但是，他们的存在也打破了自闭社群内的一个流行的看法。这个看法已是专家们的共识，它于20世纪60年代出现，主要内容是，大多数自闭症患者同时存在智力缺陷。这个观点是基于数据得出的：当时的几项研究成果发现，70%~80%的自闭症患者在智力上也普遍"低于平均水平"。

不过，那时自闭症谱系概念还没有出现，对自闭症的定义也与现在不同。到了2010年，这种定义出现了戏剧性反转，那一年，CDC报道称，几乎一半的自闭症患者的智力水平都处于上游。这一"人口统计上的变化"是由自闭症谱系这种更包容的定义促成的，这种定义上的变化也使自闭症的患病率得到了提高，并产生了深远的社会影响。在发现自闭症患者中存在很多高功能者后，自闭症活动家们自然开始呼吁改变提供给自闭症患者的社会服务。但当这种改变到来时，更激进的活动出现了，这件事永远地改变了自闭症相关政策。

这件事就是被称作"神经多样性"（neurodiversity）的新理念。在自闭症社群内，这一理念受到了许多人的欢迎，但在同时，很多自闭症患儿的父母也发现了在这一领域内的新敌人，那就是很多自闭症患者本人。

45

神经多样性运动

2007 年 12 月的第二周，某些网站上开始流行起新一轮广告宣传攻势。这轮宣传已经出现在了户外广告牌上，并将很快登上《新闻周刊》与《纽约》杂志。许多人认为这些广告极其无礼，尽管广告的内容只不过是一串文字。人们是通过愤怒的朋友或熟人的转发看到这些广告的，它的意味一目了然。其中一则采用了绑匪们用破旧打字机打出来的勒索信的形式。它的内容是这样的。

> 你的儿子在我们手上
> 我们保证他在有生之年
> 都没有能力照顾自己
> 或是参加社交活动
> 这仅仅是个开始

自闭症

这是纽约大学儿童研究中心（New York University Child Study Center）策划已久的"勒索信运动"正式启动的日子。一家广告代理公司准备了其他一系列仿真的勒索信，其中包括一封用钢笔书写、采用大写印刷体的信：你的儿子在我们手上，我们正在摧毁他的社交能力。落款是"阿斯伯格综合征"。

根据一位广告设计者的说法，"勒索信运动"经历了数个月的设计过程，它旨在"唤醒各个家庭、教育工作者与专业医护人员的意识并促进各界之间对话，最终帮孩子们获得所需的帮助"。广告首先在纽约市投放,"勒索信"出现在了 11 个广告牌以及 200 家报亭上,设计者打算在此后逐渐扩大影响,用至少 16 个月的时间登上在 5 个主要市场发行的报纸。据纽约大学的一场新闻发布会表示,项目最初启动时"预期能到达到逾 7 亿次曝光"。这个数字听起来极其庞大。

然而,在开展仅仅 18 天后,这场运动便以失败告终。

它与神经多样性运动产生了冲突。而后者才是最终的赢家。

神经多样性运动的开端通常可以追溯到 1993 年 7 月的一天。当时,31 岁的吉姆·辛克莱(Jim Sinclair)在多伦多举行的一场自闭症会议上站在了自闭症患者父母的面前,并介绍自己也患有自闭症。随后他发表宣言,表示对他这样的自闭症患者而言,父母也是问题形成的原因之一。他说,长久以来,父母们一直错误地认为他们的孩子患上自闭症完全是命运的捉弄。"然而,"辛克莱坚称,"事实并非如此。""不要为我们悲痛,"他说,"因为我们不需要悲痛,从来都不需要。"

后来,辛克莱在这篇演讲的基础上发布了一篇网文,进一步补充了他对父母们组织的宣传运动的批判。文章的主旨是,父母们并未一直努力改善孩子们的生活,而是侮辱了他们的人性、损害了他们的尊严。

"当父母们说,'要是我的孩子没有自闭症就好了'的时候,"辛克莱写道,"他们真正想说的是,'要是我没有这个自闭症孩子就好了'。"

这刺耳的话让人回想起 20 世纪 60 年代布鲁诺·贝特尔海姆明显带着贬损意味的断言:母亲们曾暗自希望"要是这个孩子没有活下来就好了",是这种想法导致孩子患上了自闭症。如今,在 1993 年,辛克莱做出了类似责怪母亲的理论的断言,表示自闭症患儿父母在孩子病情中起到的作用与该理论中母亲的作用是类似的。

"再读一遍这句话吧。"辛克莱继续说,"当你们因我们的存在而感到悲痛欲绝时,我们听到的便是这句话。当你们祈祷治愈良方时,我们听到的也是这句话。"

辛克莱并不是一位父亲。几年来,他一直自己驱车参加各种自闭症会议,也在许多会议上发表过讲话。此前他从未向自闭症患儿的父母传递过此类信息,而其中许多父母的孩子的病情已经极其严重了。但对辛克莱而言,这并不重要。

"你试图与自己患有自闭症的孩子建立起感情,"他说,"但是他们没有任何反应……你们之间无法沟通。这最叫人头疼了，不是吗？"

"其实，事实并非如此。"

他斥责父母们没有尽力去与患有自闭症的孩子建立情感纽带。"你需要付出更多努力，才能跟母语与你不同的人交流。"他说。

至于父母因为自己的孩子永远丧失了未来而产生的失落感，辛克莱指出："要解决这些问题，应该求助于专门缓解丧子之痛的咨询师与互助小组，而非为自闭症事业服务的机构。"

"你可以尽情宣泄你的哀伤。"他敦促道，但是绝不能在孩子面前。随后，他建议父母们"开始学着放下"。

在神经多样性运动的历史上，辛克莱的这篇文章被称作"不要为我们悲痛"声明。

自 20 世纪 60 年代以来的 40 多年中，肩负起自闭症宣传工作的人几乎一直是努力为自己的孩子创造更美好世界的父母们。他们为那些无法为自己发声的人们代言，世人听到的是他们的声音。他们已经代表自己的孩子改变了世界。

但在很大程度上，辛克莱于 1993 年所发表的演讲所言极是，父母发起的运动投射出的自闭症形象往往带着痛苦的底色，而且这些运动的前提是，自闭症表示孩子生活中的某些方面出了差错。这并不意味着父母不够爱孩子。他们为了改善孩子生活所付出的努力无可辩驳，这证明孩子并不缺少他们的关爱。父母们会庆祝孩子取得的成功，也会与他们一同欢笑。

然而，在 1993 年前，父母们发起的活动已经盛行 30 年之久，而且 1993 年之后的主导思想也十分简单明了——自闭症并不是什么好事。活动家们往往将其描绘成外来入侵者、寄生虫、流行病与敌人。自闭症患儿的母亲波西娅·艾弗森是创办自闭症组织 CAN 的父母中的一员，在向《新闻周刊》描述自闭症时，她准确地体现出了这种情绪。"仿佛电影《魔童村》[1]（*Village of the Damned*）中的情节，"艾弗森

1　1960 年上映的科幻恐怖片。片中某个小镇上的所有人畜在某天都突然昏倒在地，具有生育能力的女性都怀了孕，生下的孩子个个心智早熟、邪气逼人，甚至会用超能力操纵人类和读心。

说，"就好像有人在夜里悄悄潜入你的家中，偷走了孩子的灵魂，只留下他们不知所措的躯体一般。"

相关机构给自己定下了"现在就治愈自闭症"这类名字，该题材的书籍也以《瞄准自闭症》（*Targeting Autism*）等为题。父母的宣传运动在立法方面取得过的最大胜利也叫《抗击自闭症法案》，而疫苗活动家则将自闭症视作一种由犯罪行为引发的伤害。他们想要弥补这种伤害，查处罪犯。21 世纪初最大、最知名的自闭症宣传组织"自闭之声"曾在自己建立的网站上发布声明："自闭症带走了我们的孩子。是时候带他们回家了。"

吉姆·辛克莱及其他人试图通过阐释一种被他们称为"神经多样性"的观念来反驳的，正是这种想法。神经多样性的核心原则是患有自闭症——该理论的追随者们更倾向于"有自闭特征"这种表达——只不过是体现人性的另一种方式而已。从这个角度来思考，这种想法有益身心，而且完全不存在争议。然而，根据它的逻辑提出的下一步论断就更值得讨论了：既然人性的正常表现不需要治疗，那么自闭症也不需要任何治疗。因此，不需要将自闭症患者从自闭症中解救出来，也不需要耗费精力消灭自闭症。

"神经多样性"一词是由澳大利亚社会学家朱迪·辛格（Judy Singer）创造的，她本人就是一位自闭症患者，她曾在 20 世纪 90 年代完成的一篇优秀论文中使用了这一术语。许多年后，更多的受众听到了这个词。当时吉姆·辛克莱依旧在谈论这个词。在多伦多的演讲结束约一年后，他建立了一个致力于讨论该想法的网上组织。这个名叫"国际自闭症网络"（Autism Network International）的网站并未过多推广神经多样性的观点，这也许是因为该网站的一小群常客总会给不存在自闭症倾向的访客留下一种怀有敌意的印象。神经多样性阵营用"一般精神状态者"（neurotypical）这个词来称呼非自闭症患者，而该网站对这些人非常不友好。

1998 年，一位名叫马斯基（Muskie）的女性自闭症患者虚构了一个被她称为"一般精神状态者研究所"的组织，甚至还设立了网站，而这些"一般精神状态者"就成了网站嘲讽的对象。马斯基让自己的"研究所里的专家"提供了一些被她称为"一般精神状态综合征"的"疾病"背后的"科学事实"。

何为一般精神状态综合征？ 这是一种神经生物学障碍，其特征是沉迷于社会问题，幻想自身处于优势地位，并痴迷于追随主流。

一般精神状态综合征有多常见？ 可悲的是，每 1 万人中便有 9 625 人可能患有一般精神状态综合征。

一般精神状态综合征可以医治吗？ 尚不存在治愈这一疾病的方法。

1998 年，《大西洋月刊》（ *The Atlantic* ）的哈维·布鲁姆（Harvey Blume）曾略带挑衅地提出，在即将到来的信息时代中，"神经多样性对人类的重要意义也许就像生物多样性对生命的意义一样"。这是神经多样性的观点第一次在主流媒体上短暂出现。

几年后，神经多样性的中心论点在加拿大的一起法律纠纷中留下了小小的烙印。加拿大前邮局职员米歇尔·道森（Michelle Dawson）成年后被诊断为患有自闭症。2004 年，当加拿大最高法院就一起案件征求公众意见时，道森提交了一份文件，反对那些为争取政府对 ABA 方法进行资助而起诉政府的父母。最终，父母败诉了。虽然道森的证词并不是决定性因素，但是法官显然听取了她的意见，因为他们在判决中引用了她的观点。道森曾指出，ABA 类似酷刑，是可憎的。正如法官所写的那样，其目标是"改变孩子的心灵与个性"。

但是，这些事例仅仅给公众留下了一些令人不悦的浅层印象。到了 2006 年，随着恐惧的逐渐蔓延，自闭症已经引起了公众的关注。"自闭之声"一直在努力提高公众对自闭症的认识，让他们明白这一病症的蔓延情况十分危急，已经上升为国家紧急状态。这项活动已经进入第二个年头，即便如此，公众，甚至是自闭症圈子里的多数人也都未曾听说过神经多样性的说法。对那些并不认为自闭症是一种紧急情况，反而将其视为自己身份——其人类特征的核心的人而言，这令人沮丧甚至震惊。

后来，在这些人中，一个就读于巴尔的摩马里兰大学的少年决定改变这一切。

在"不要为我们悲痛"系列广告成文之时，阿里·尼尔曼（Ari Ne'eman）只有5 岁。14 年后，这位来自新泽西的大二学生创办了"自闭症自我宣传网络"（Autistic

Self-Advocacy Network，ASAN），并借用了 20 世纪 90 年代残障者权利运动的口号"我们的事，我们都得参与"（Nothing About Us, Without Us）作为其座右铭。ASAN 的使命——确保可以在政策辩论与权力机关中听见自闭症患者的声音——再次掀起了一场神经多样性运动。对于一场完全由志愿者在一间宿舍里运作的运动而言，这样的抱负是很大的。

即便是在大学里，尼尔曼也往往会西装笔挺，公文包不离手。12 岁时，他便被诊断出患有阿斯伯格综合征。家人曾送他去一所特殊学校待过一段时间，但他不喜欢那里。每当记者想要更多地了解他过去的经历，他往往会保持缄默。2013 年，他在纽约州的特洛伊含糊回答了一位颇具同情心的报社记者提出的这个问题。"我的成长经历与多数自闭者类似，"他说，"我们在社交中奋力挣扎。我对某些话题怀有极其浓厚的兴趣。"记者似乎领悟到了他的暗示，那就是拉尼曼不想再继续讨论这个话题了。

不过，当尼尔曼发言自卫时，他措辞得体，毫不羞怯。即使"自闭之声"已经有了无可匹敌的影响力，拼图状标志也已经遍布世界，他还是站在自闭症患者的角度谴责该组织的野蛮行径。于 2006 年创办 ASAN 之后，尼尔曼开启了自己的写作和演讲之路，他认为"自闭之声"在进行"持续的非人性广告宣传"，指责其"贬低自闭者的生命价值"。2007 年，在一位母亲谋杀自己患有自闭症的女儿未遂之后，尼尔曼更进一步，将这一案件与"自闭之声"刚刚发布的一个视频联系起来，指责"自闭之声"是这一案件"道德上的共犯"。在这个视频里，艾莉森·辛格坦白自己有段日子曾想开车载着自己的女儿从桥上坠下。尼尔曼事先在一则声明里写好了"道德共犯"的指责，并在辛格作为其成员之一的 IACC 前读了出来。后来，IACC 在这次会议的线上记录中抹掉了这些指责。

尼尔曼还反对很多由"自闭之声"背书和资助的科学研究。一方面，他不反对"对自闭症患者生活质量相关议题"的研究。他对流行病研究或是有助于识别自闭症谱系内患者诊断工具的发展持支持态度，也赞同对创新型辅助性科技的研究，比如能帮助失语者与外界交流的工具，用以解决自闭症对日常生活造成的功能障碍。但是，对于任何为了看起来"正常"就强迫患者扼杀自己自闭特征的方法论，他持坚决反对态度，这其中就包括一些药物的研发，无疑也包括洛瓦斯的 ABA 方法。"为了追求正常"而使用这些方法，尼尔曼写道，"就是在强迫我们摆脱真实的自我"。总而言之，尼尔曼以及整场神经多样性运动反对任何把"治愈"自闭症作为自己终极目标的科学事业。

但是在 2007 年，寻找自闭症疗法已经是很多正在进行的研究工作中的亮点了。从纽约的西奈山医院与哥伦比亚大学的实验室，到华盛顿郊外的 NIH 和加州大学戴维斯分校的思维研究所，自闭症研究进行得如火如荼，似乎只要申请书中确实写着"自闭症"三个字，就会有机会获得资助。"治愈"这个词并没有被提及，不过，也没有提及它的必要。

自从自闭症研究工作在父母们的不断施压下顺利开展后，在 10 年左右的时间里出现了一些神奇的发现和突破性的进展。科学家们发现了各种自闭症患者在器官上的不同之处，比如，他们发现自闭症患儿的大脑比其他儿童大 20%；而在听到别人说话时，他们的大脑中并不会像普通人一样生成多巴胺——一种人脑在感到愉悦时大量分泌的化学物质；他们在进行类似回忆起某人的脸这种需要调动情绪的任务时，涌向脑前后部位的血液似乎也是不同步的。人眼追踪（eye-tracking）技术迅速发展，可以判断一个两岁儿童是否有患上自闭症的风险。人们还发现了关于自闭症患儿睡眠的现象：对于做梦时经常出现的快速眼动现象，自闭症患儿比其他儿童要少 1/3。研究也表明，自闭症患儿每晚的平均睡眠时间比其他儿童少一个小时。同时，研究发现，父亲年纪越大，孩子患自闭症的概率就越高，而如果母亲在怀孕前服用了维生素 B，孩子患自闭症的概率将降低 40%。研究还表明，如果母亲在怀孕前 3 个月生病，那么孩子患上自闭症的概率会增加，这一发现也促进了一些胎儿研究工作。

线索开始逐渐从各种意想不到的方向出现，其中一条是关于发热症状的。最早从20 世纪 80 年代开始，父母就认为自闭症与发热存在联系——他们发现孩子们的自闭行为在高热后会加剧，这也是对发热的若干研究工作的起点。同时，人们发现一些特定物质可以缓和症状：褪黑素有助孩子睡眠，利培酮和其他抗精神病药可以让一些儿童减少重复和亢奋行为。

在行为主义领域，生物医学研究人员也在通过研究动物来深入理解自闭症。在NIH，研究员杰奎琳·克劳利（Jacqueline Crawley）对小鼠的基因进行了改造，来培育理论上患有自闭症的幼鼠。实验进行得很顺利，他们培育的小鼠不是极度远离社交就是沉迷于梳理皮毛，虽然这些小鼠还远远无法与人类机体相比，但这些经过基因改造的小鼠得以让人类进行更多的实验研究，包括注射化学物质。果蝇的神经网络也给了研究人员新的想法。他们发现，在置身于刺鼻的气味中时，果蝇可以反向行使自己的感官功能——几乎完全把气味隔绝在外，这一点是自闭症患者在面对让自己不适的巨大噪声、亮光以及身体接触时做不到的。

这些设计精巧、成果卓越的研究涵盖范围甚广，不过，它们却有着同样的终极目标——这个目标也让神经多样性运动难以释怀，那就是预防自闭症的发生。而如果已经患病，就治愈它。

这就是为什么在尼尔曼看来，没有比试图揭示自闭症基因构造的研究工作更可怕的事了。人们花费了大量精力识别"风险"基因，如果这项研究最终如预想中那样指出了患上自闭症（或多种自闭症）的若干路径，那么，人们将针对这些"风险"基因进行预防和治疗。但是，尼尔曼不希望出现基因被这样明确标注的一天，因为这意味着人们将进行自闭检测。接下来，尼尔曼写道："最可能的自闭症预防措施将是流产。"他指出，在唐氏综合征方面，已经有家庭这样做了。从 20 世纪 80 年代起，人们可以对唐氏综合征进行产前检测了。在那之后，在唐氏综合征相关染色体异常的家庭中，有 92% 选择了流产，这些家庭来自全世界，分布在美国、英国、新西兰、法国和新加坡等国。他表示："我们身处自闭症谱系上的大多数人在早上醒来时并不会希望自己当初不要出生，像那些唐氏综合征胎儿一样被打掉。"

这正是坦普·葛兰汀几年前在《纽约客》杂志上向奥利弗·萨克斯传达的内容。"即使我打个响指就可以消除我的自闭症，我也不会这样做。"她在那则 1993 年的采访中这样说，"自闭症是我的一部分。"但是，葛兰汀一直受到自闭症患儿父母的喜爱，而尼尔曼和他之前的辛克莱一样，并不受到大多数父母的欢迎。对自闭症患儿父母而言，尼尔曼和辛克莱这两个成年人身上由自闭症造成的残疾与自己的孩子相比简直不值一提，而且他们语言能力发展良好，勤奋，又上过大学，这种对比让他们感到难堪。

当然，对尼尔曼提出的自闭症谱系内的人群应得到尊重、尊严、安全并尽可能自己掌握自己人生的看法，没有父母提出异议。25 年前精神病院的大范围关闭就表明，这些要求至少在理论上是得到全社会普遍支持的。真正让父母们在 2007 年无法接受的是神经多样性运动的一个更为极端的提议,那就是自闭儿童在某种程度上并没有生病。很多被尼尔曼批评过的父母开始怀疑,他并不患有任何形式的自闭症。但还有一些父母认为,尼尔曼的声明中明显缺乏对父母们的同理心或是情感上的联系,而这正是阿斯伯格综合征的典型表现——看来他还是患有这种病的。无论父母们怎样看他,尼尔曼当时还只是个大学生,很容易被忽略。

紧接着,那些"勒索信"广告牌开始出现了。

"你的儿子在我们手上。"

这种无情又直白的广告内容让自闭症社群内的许多人震惊。但阿里·尼尔曼听说这件事之后,从中嗅出了机会。当时,尼尔曼身处马里兰大学巴尔的摩分校,他的手机受到了他组织内成员的邮件轰炸,他们纷纷让他关注这桩正在纽约发酵的事件。在勒索信运动仅仅启动几天之后,几名推动神经多样性运动的博主就听说了这件事并互相转告。这一事件成了他们小圈子里的热点。

尼尔曼迅速展开行动。他向 ASAN 成员发布了行动警报,敦促他们立刻以邮件和电话方式联系纽约大学儿童研究中心,警报还包括了他们要在研究中心找到的具体个人,以及为勒索信运动出过力的广告公司和广告牌公司。一场请愿正式开始了。他们联系了纽约各大报纸,最关键的是,尼尔曼还获得了其他更受认可的残疾机构的支持——一个大学生与几名博主的抗议效果非常有限,尼尔曼希望这些机构的信誉能让他的抗议活动产生更大的影响。

在他的影响下,14 个老兵组织联名签署了一封请愿信,新闻媒体迅速跟进。在几天的时间里,勒索信广告宣传以及反勒索信广告宣传得到了《纽约时报》和《纽约每日新闻》(New York Daily News) 的报道。记者联系到了纽约大学儿童研究中心主任哈罗德·科普维茨 (Harold Koplewicz),他似乎并不认为勒索信宣传活动伤害了谁,他觉得它成功地让人们注意到了自闭症——这正是他们的初衷,他对此非常满意。科普维茨告诉《纽约时报》记者,他很抱歉这一运动引起了一些人的不满,但他认为"我们要继续坚持下去,经受住外界的考验"。

但是，外界的反应越来越大了。共有超过 3 000 人联系了儿童研究中心，其中大多数人——包括一些父母——都对这一运动感到不满。"亲爱的自闭症，"一位母亲在写给他们的信中嘲笑了勒索信的广告文案，"我的儿子不在你手里。他是我的。我会保证他不会被自闭症这一项特质所定义……我将保证人们欣赏他的其他天赋。"很快，《华盛顿邮报》和《华尔街日报》也打电话联系了纽约大学儿童研究中心。

在发布行动警报两周后，尼尔曼在他的宿舍里接到了一名《华盛顿邮报》记者打来的电话。当时，纽约市刚刚发布了声明：儿童研究中心正在毁掉广告宣传领域。这名记者希望尼尔曼能对此做出评价。听到这里，尼尔曼让这名记者稍等片刻，然后按下了自己电话上的静音键，用全力朝空气挥了一拳，接着继续回到了谈话中。"这些广告反映了固有的、带有诽谤性质的刻板印象。"尼尔曼说，语气仿佛一名在这一领域工作了多年的活动家。

对于神经多样性运动、ASAN 及其创始人阿里·尼尔曼来说，这是个转折点。他们从这一事件中得到了鼓励，同样重要的是，他们不再是自闭症相关议题中的小角色了——尼尔曼成了记者们去主动寻求看法的对象，ASAN 的会员数也开始急速增加。在接下来的几年中，尼尔曼继续以发布行动警报的方式联系自己的追随者，对他眼中的敌人宣战，而"自闭之声"一直是他的重点攻击目标。在俄亥俄州的哥伦布，"自闭之声"筹划了旨在提升人们对自闭症认识的游行活动，同时，当地的 ASAN 成员就举行了反游行活动。2009 年，"自闭之声"再次将自闭症拟人化成偷走儿童的小偷，并以此为主题制作了一个名为《我是自闭症》（I Am Autism）的视频。而 ASAN 帮助组织了一场全网范围内的抗议，最终致使这个视频下线。

同时，政府也注意到了神经多样性运动逐渐提升的地位。作为该运动中曝光度最高的代表，尼尔曼在 2009 年被白宫邀请到全美残疾人委员会（National Council on Disability）工作。2010 年，他受到任命，加入了琳恩·雷德伍德和艾莉森·辛格工作的 IACC。这一机构帮助联邦政府决定自闭症研究和服务的重点，而尼尔曼的加入也使其满足了成员中必须有一名自闭症患者的法律要求。

尼尔曼自闭症患者的身份让他比起自己眼中的对手有了明显的政治优势，原因是，没有几个人想在公共场所与他辩论。尼尔曼将自己的自闭症看作勋章，把自己的同阵营者描述成偏执想法的受害者，因此，虽然尼尔曼本人并不畏惧辩论，但对他的对手而言，在众目睽睽下与这样的一个人辩论没有什么好处。从这个角度看，尼尔曼成立 ASAN 的时机刚刚好。当时，全美更广泛的性别认同运动正开展得如火如荼，而该组织的观点——自闭不该只被看作一种发育缺陷，更是一种生物学上的多样性表现，因此"所有的自闭症患者也像其他人类一样有着自己的不同之处"——与性别认同运动的观点不谋而合。实际上，神经多样性观点的支持者们经常通过这一运动来支持 LGBT [1] 权利，他们认为二者有许多共同点，并称尼尔曼和其他发言人们为"公开自闭者"。他们这样说是在暗示任何指责尼尔曼观点的人都思想狭隘，且对他人的不同之处难以容忍。这就是为什么有尼尔曼在场的辩论常常会变成一方的表演——没有已成名的组织愿意冒着被视为政治不正确的风险与他辩论。的确，在网络聊天室和博客上有很多人攻击尼尔曼，但作为他炮火的集中对象，"自闭之声"从不对尼尔曼展开反驳，这或多或少纵容了他畅所欲言。

因此，当白宫在 2012 年任命"自闭之声"的一位执行官担任要职时，"自闭之声"又一次受到了他的攻击。阿里·尼尔曼的机构发布了一则声明，谴责这名执行官以及对他的任命决定。这个职位是智力残疾人员总统委员会（President's Committee for People with Intellectual Disabilities）中的一席，而受任命者是"自闭之声"的执行副主席彼得·贝尔。贝尔是在 20 世纪 90 年代晚期开始自闭症宣传工作的，当时他是 CAN 的主席——这个组织名称中的"现在就治愈"正与尼尔曼的所有信条相悖。在这则声明里，他们称该任命"令人失望且极不明智"，他们指责"彼得·贝尔曾长期支持在科学界受到诟病的反疫苗观点"，而"自闭之声"也有自己"多变且充满争议的过去"。像他的下级一样，贝尔受制于自己的地位，难以做出反驳。最终，他也没有回应这一声明。

不过，贝尔的妻子丽兹曾当面对尼尔曼表达过不满。在 3 年前，2009 年的 4 月，她和尼尔曼碰巧参加了同一个公众论坛。该论坛邀请了不少自闭症"股东"，旨在实

1　女同性恋者（lesbian）、男同性恋者（gay）、双性恋者（bisexual）与跨性别者（transgender）的英文首字母缩写。

现他们与新泽西州州长乔恩·科尔津（Jon Corzine）的对话。当主持人邀请尼尔曼讲话时，他站起来，对着州长又一次发表了自己双管齐下的理论——自闭症患者确实需要帮助，社会也应该提供帮助，但是这并不意味着任何治疗企图、解决方案或减轻自闭情况的方法就是正确的行为。

丽兹·贝尔在此前从未听过尼尔曼讲话。对她来说，尼尔曼讲话的第一部分内容完全合理。被社区接受、获得工作机会、尽可能拥有自由意志——这些都是她和丈夫以及许多自闭症患儿父母的梦想和奋斗多年的目标。如果这些就是神经多样性运动的全部内容，那丽兹·贝尔完全支持。

但是，对尼尔曼讲话中另外的一部分——拒绝接受治疗的部分，丽兹不希望它给听众，尤其是像州长这样拥有真正权力的局外人带来影响。她不希望州长误以为所有自闭症患者都像这个优秀的大学生一样。事实的确如此，有越多像尼尔曼这样有天赋、聪明又极有口才的活动家们宣称为自己的自闭特质骄傲，就有越多人会忽视那些被自闭症病情严重损伤了正常功能的人。她关心的是那些永远无法开口说话的、需要时刻受到照料以免半夜梦游到河里或泳池中溺亡的以及成年后每天依然需要至少换两次尿布的人。这些患者难以接受采访，因此，他们的故事很少能在新闻上播放。这让公众无法全面理解自闭症带来的损害，也不知道它究竟会剥夺多少生者的机会，更不了解患上"真正的自闭症"（一些家庭为了对神经多样性运动表示轻蔑，在私下使用的说法）的人是什么样子。

丽兹 16 岁的儿子泰勒就患有无法博得公众注意的那种严重的自闭症。他的智商远低于阿里，语言能力极差，并且不具备洗澡、刮胡子和自己穿衣服这样的基本生活技能。他还像 1/4 的"真正"自闭症患者那样会受到癫痫发作的困扰。除此之外，消化系统的问题经常给泰勒带来剧痛。

听着尼尔曼面向州长的讲话，丽兹清楚他对泰勒没有恶意。但是，他从未与泰勒这样的自闭症患者一起生活过，也没有对这类患者进行过日复一日的照料。虽然吉姆·辛克莱在"不要为我们悲痛"宣言中影射过像自己这样的父母，称自己希望孩子从未出生，也从未尽力去理解他。但丽兹相信，无论泰勒是否在试着用语言交流，自己都是最理解他的人。有时，她会想到自己去世后的样子，那时将没有人能理解泰勒的需求，这让她感到绝望。这也是阿里·尼尔曼和他母亲都无须考虑的事情。

论坛结束时，丽兹忍不住想当面对尼尔曼说出这些话。她的一个朋友护送她来到论坛控制中心主任的办公室里，尼尔曼就在那里。她的朋友介绍她为"丽兹，彼得·贝尔的妻子"，然后就离开了。尼尔曼立即想到了贝尔夫妇过去与 CAN 的联系以及如今在"自闭之声"中的地位，也忍不住要发表自己的看法。他当即再一次表达了对寻求自闭症疗法这种错误的反对，而丽兹·贝尔描述了儿子的生活状况，对尼尔曼的论点做了反驳。她谈到了泰勒顽固的腹泻症状、他在凌晨两点的胡言乱语以及随后的失语、他从 3 岁起就无法安睡一整晚的事实、他现在经常承受的身体痛苦以及癫痫症状。她最后总结道，把这些症状放在一起看，泰勒并不是在以"另一种存在方式"生活。他就是病了。

谈及尼尔曼对"治愈"这个词的厌恶，丽兹对他说："阿里，如果有一天，我的儿子和我能像我们现在这样争论，而他能像你一样发表反对治疗自闭症的观点——到那时，我才会觉得他痊愈了。"

尼尔曼认真聆听了丽兹的观点，但他还是坚持自己的立场。通过这场谈话，丽兹也对他有了新的看法。尼尔曼作为神经多样性运动推动者的决心和正直不容诋毁，他拒绝兜圈子，不会捏造事实，也从不会为了讨好大众而故作姿态。作为一位母亲，丽兹对自己的儿子有着无尽的爱，对他未来的担忧也显而易见。即使如此，在与丽兹面对面时，尼尔曼依然表现得极为强硬——他毫不退缩，不表达同情，语气也始终生硬。经历这场谈话后，丽兹在回家的路上再次想到了那些怀疑尼尔曼的正常功能并没有受到自闭症损伤的说法，现在她明确认为这种说法是错误的。在目睹了尼尔曼完全的自我封闭之后，她认为这不仅反映出他信念坚定，而且反映出他无法理解他人的观点。她清楚，这种特质是自闭症的经典表现——西蒙·巴伦－科恩口中的"情绪盲"症状。

巴伦－科恩认为，情绪盲的认知风格会使人难以产生同理心。这个观点充满争议，并让一些阿斯伯格综合征患者感到被冒犯。这些患者查阅文献进行反驳，表示巴伦－科恩的理论夸大了阿斯伯格综合征患者同理心的缺乏情况。但是，其他人即便不情愿，也接受了这一理论，他们认为，在这个由一般精神状态者主导的世界中，正是这种同理心损伤让阿斯伯格综合征患者难以与他人相处。

"阿里·尼尔曼肯定患有自闭症。"丽兹·贝尔那天准备驱车离开时这样想。确实，这与他自我宣传的身份一致，但是丽兹不希望他擅自为自己的儿子泰勒发声，两个人的病情非常不同。

神经多样性观点不断吸引着更多的追随者。它的产生可以追溯到 20 世纪后半叶，当时，洛娜·温使用神经多样性概念来论证自己关于自闭症谱系的观点，DSM 也在其第四版中纳入了这一病情，自闭症的边界大幅扩张，神经多样性概念也由此产生。如果没有这两个前提，仅仅采用列昂·肯纳在 1943 年为自闭症做出的定义，那么大量像亚历克斯·普兰克、迈克尔·约翰·卡利和阿里·尼尔曼这样聪明、有天赋又独立的人是不可能被纳入自闭症范畴的。阿斯伯格综合征是他们以及许多其他人踏入自闭症谱系之门的门票——他们也成了神经多样性观点最高效的辩护者和推广者。

接着，在 2013 年，美国精神病学会将阿斯伯格综合征从 DSM 的病症列表中剔除了。3 年前，奥地利历史学家赫韦格·捷克提出阿斯伯格可能存在与纳粹合作屠杀残疾儿童的污点，不过，这次 DSM 对阿斯伯格综合征态度的转变与这件事毫无关系。因为捷克是在德国的会议中提出这一观点的，在场听众也基本都是本国人，对于阿斯伯格综合征概念盛行的英语国家，他的发现没有造成任何影响。

当然，APA 早就该对 DSM 进行修正了，这是人们对阿斯伯格综合征概念的适用性长期怀疑的结果，早在 2001 年的医学文献中就有所体现。在那一年的《变态儿童精神病学杂志》（*Journal of Abnormal Child Psychiatry*）中，有一篇文章的题目便如此发问："DSM-IV 中记录的阿斯伯格综合征是否存在？"（"Does DSM-IV Asperger's Disorder Exist？"）

后来，出现了更多问出同样问题的文章，而它们得到的答案往往是否定的。12 年后，《健康》（*Health*）杂志上的一篇文章依然这样表述："在科学术语中，'阿斯伯格综合征'已被证明是一个含糊不清的概念。"

对几万名阿斯伯格综合征患者而言，这种说法非常荒谬。他们存在，所以阿斯伯格综合征当然也是存在的。除此之外，在全美以及其他国家——尤其是英国和澳大利亚，还有那么多的阿斯伯格综合征机构、互助团体以及专攻阿斯伯格综合征的诊所。但是，专家们知道阿斯伯格综合征患者不知道的一些事实：从科学角度来看，阿斯伯格综合征在诊断上存在缺陷。从一开始，它就没有满足一项基本的诊断要求，那就是"每次都指代同一种疾病"。

同样的问题从一开始就影响着人们对自闭症的理解——没有一种规范能保证人们谈论的是同样的事物。汉斯·阿斯伯格描述了最早几例阿斯伯格综合征患者的症状，但他从未列出严格的病情标准；洛娜·温在向全世界介绍阿斯伯格综合征时试着做过这方面工作；瑞典的克里斯·吉尔伯格也做过同样的事，他的成果受到了一部分学者的认可，但远没有获得业内的一致认同。有很多人在这方面做过努力，1994 年，DSM-IV 的编写委员会也做过这件事。但是，所有这些标准之间千差万别。比如，不同的理论学者给了语言能力发展和智力发展不一样的权重。此外，有些个体在人生不同阶段的行为特征会发生较大的变化——有的人在成年后会比小时候更有"阿斯伯格属性"，学者们对怎样为这些人做出诊断也存有异议。

像往常一样，医生们依然在基于自己对阿斯伯格综合征的理解和个人经历做出诊断。因此，客观性又一次难以得到保证。一项流传甚广的研究显示，在全美的 12 个研究中心里，一个人是否会被诊断为阿斯伯格综合征与其自身病症并无太大关系，更重要的是，他／她选择去哪个中心就诊。在另一项研究中，研究人员发现汉斯·阿斯伯格最初的 4 个病例都不符合 DSM-IV 制定的阿斯伯格综合征标准。此外，《DSM-IV 中记录的阿斯伯格综合征是否存在？》这篇文章的作者发布了重要数据，表明医生们在做出阿斯伯格综合征诊断时并没有参考 DSM 指定的标准，而是凭"文献影响下和公众信念中的定义"做出诊断。

"阿斯伯格综合征对不同的人有着很多不同的意义。"研究者凯瑟琳·洛德在 2009 年这样告诉《纽约时报》的记者，"这个名称很容易指代不清，而且并不怎么有用。"

就在洛德发言的同时，DSM 的一个新版本正在筹划中。洛德就是这个新版本的工作小组的一员。他们的任务是决定怎样处理阿斯伯格综合征和其他三种带有自闭特质的病症，这三种疾病包括自闭性障碍、儿童期衰变性障碍（childhood disintegrative disorder）和 PDD-NOS。2010 年 2 月，该小组发表了解决方案的初稿。他们的计划是将这四种病症合并为一种更为全面的诊断方式，并将其命名为自闭症谱系障碍。这种新的诊断方式包含了度量关键症状严重程度的评价标准，因此，它依然可以区分不同的自闭表现。这意味着，如果根据未来的 DSM 标准进行判定，以前的阿斯伯格综合征患者将成为没有并发智力或语言损伤的自闭症患者。这次合并也将是阿斯伯格综合征的终点——这个名字、这一诊断都将永远从 DSM 上消失。

自闭症社群内充满了反对声。耶鲁大学的弗雷德·沃尔克马尔同样在这个工作小组里，在劝说自己的同事保留阿斯伯格综合征无果后，他选择了辞职。随后，坦普·葛兰汀也开始施加影响，她用阿斯伯格综合征社群的规模及影响来表达保留这个概念的必要性。"我会把'PDD-NOS'扔到垃圾桶里，"她这样告诉《时代》周刊记者，"但我会把'阿斯伯格综合征'留下来。"

作为自闭症患儿的父亲，纽约州的一位立法者曾试图以一个法案扭转局势。该法案把现行的 DSM 标准认定为该州对自闭症的官方"定义"，并在参众两院赢得了 44 个支持者。有约 9 000 人在迈克尔·约翰·卡利撰写的反对合并的线上请愿书上签名。另一封由新英格兰阿斯伯格综合征协会发起的请愿书也获得了 5 400 个签名，该请愿要求 DSM 保留阿斯伯格综合征，以便"保证诊断一致性，并保护已经建立起的、对已确诊个人及其家庭而言十分珍贵的归属感。同时，这还可以维持人们曾经拼尽全力才让公众建立起的对阿斯伯格综合征的理解"。

"错误星球"论坛上也爆发了激烈的争论。一方表示"DSM-5 将剥夺我们的身份"，这是阿斯伯格综合征社群最大的恐惧之一。发帖人表示将阿斯伯格综合征与自闭症合并"将会对我们在过去 15 年耗费无数精力和财力才在公众中唤起的一点对阿斯伯格综合征的意识造成巨大损害。'自闭症'这个词有着很多负面含义，这些含义并非是毫无根据的，与如此庞大的团体合并，将会让我们倒退 20 年"。

2012 年年初，《纽约时报》在其头版标题中提出了对这种新定义的第二个担忧：《研究表明，自闭症新定义会把很多人排除在外》（"New Definition of Autism Will Exclude Many, Study Suggests"），这引发了新一轮抗议。包括弗雷德·沃尔克马尔在内的三名耶鲁学者用新提出的定义审视了旧的案例数据。结果显示，在这四类即将消失的自闭症类别于 1993 年确诊的患者里，几乎有 40% 的人不符合新的 DSM-5 自闭范畴。恐惧迅速在自闭症社群内蔓延，人们害怕新定义将使自己不再能获得政府的服务与支持。

作为对这轮恐慌的回应，DSM 工作小组做出了保证。他们表示人们过分夸张了新定义的严格程度，不会有那么多人被剔除出自闭症领域，而新标准还可以将很多过去受到忽视的对象包括在内。没过多久，就出现了不少支持这一预测的研究成果。

有趣的是，"错误星球"网站上的一些帖子也持有同样的立场。阿里·尼尔曼的文章也开始为这种变化发声，他表示自闭症患者应该喜欢这种合并，因为这一合并实际上是对自闭症谱系概念表示了认可，而谱系概念正是神经多样性运动倡导的。尼尔曼与加州大学洛杉矶分校的斯蒂芬·卡普（Steven Kapp）在合作的一篇文章中赞扬了这一概念上的重组，表示"这是一种积极的进步，它既丰富了提供服务的路线，也与科研文献保持了一致"。从哲学角度看，尼尔曼也喜欢这一合并，因为它消除了对高功能与低功能自闭患者的区分——做出这一区分的前提是对"功能"一词做出解释，神经多样性运动认为这一区分是从一般精神状态者的标准出发所做的错误区分。

接下来，人们又在许多新研究成果的基础上不断调整自闭症的定义。终于，6 年后，工作小组和 DSM-5 的编辑们通过了对自闭症谱系障碍的新定义，这一涵盖范围更广的自闭症新定义在 2013 年 5 月正式生效。阿斯伯格综合征消失了。不过，用工作小组的另一名成员弗朗西斯卡·哈佩的话说，它在有生之年做出了突出的贡献。"阿斯伯格综合征……让人们充分意识到，有的自闭症患者有着高智商和很好的语言能力。"哈佩这样写道。但是，在达成这一目标后，人们也应该转变对自闭症的认识了。正如洛娜·温几十年间一直强调的那样，无论自闭症究竟是什么，无论它有着怎样的表现形式，它都是一种包含了一定范围内症状的疾病，人们应该认可自闭症谱系这一定义。

最终，谱系概念取得了胜利。

或者说，暂时取得了胜利。

关于自闭症，唯一能确定的事也许只有一点：对其定义的争论还远没有结束。自闭症的概念依然十分复杂。人们不断地对其本质进行探索，在这个过程中又会不断产生新的问题。可以想见，专家们为自闭症设立的界限可以并也会再次发生改变。

这种不确定性也解释了为什么在 8 年的时间里，自闭症相关话题一直由于各界争论而处于分裂状态。自闭症概念有着天生的模糊性，它的表现形式又极为广泛——甚至到了可以无限拓展的地步——这意味着任何人可能都有权对自闭症发表看法，而人们常常也是这样做的。这在现实中已经有所表现。在不同领域的各类理论、治疗方案、判断、解释和争议中，人们不断使用着"自闭症"这个词，而这些研究领域涵盖的范围极大，从科学、社会学到法学，甚至延伸到神学。

虽然其中只有一些内容对理解自闭症本质有帮助，但所有内容都反映出，在主流社会看来，自闭症是一种真实存在的现象。它们反映出的内容并不都是让人开心的，比如，还存在自闭症引发的指责和辱骂、利用自闭症进行的剥削、相关话题下的哗众取宠，还有明目张胆、有时是刻意的对弱者的忽视。

然而，它们也反映出，在寻求疗法与政府支持、追求认可和理解的几十年中，一些人令人敬仰的美好品质。这些人展现出了极强的组织能力和自我牺牲的品格，他们以硬科学为基础进行知识扩充，并在充沛的精力中注入了博爱的精神。来自父母的爱是其中最典型的例子。诚然，有时这种爱也会走入歧途，犯下错误，但在自闭症患儿遭受的长期病痛折磨中，这种纯洁的爱是始终存在、不可置疑的。

确实，围绕"自闭症"一词存在着诸多争议，但随着时间的推移，一切争论的动因也在推动着所有致力于解决自闭症问题的社会向着最好的方向发展，那就是对符合自闭症标准的患者的个体尊严的认可度变得更高。即使是最尖酸刻薄的敌对者和最事不关己的局外人也慢慢接受了这种对自闭症的解释：患有自闭症不过是人性构成中的一道皱纹，而在这个世界上，没有哪个人是完全光滑的。

46

幸福的人

2013 年 9 月，唐纳德·特里普利特的朋友与家人包下了密西西比州福雷斯特的一家画廊，为他举办了一场派对。在场每一个客人都来自福雷斯特，而且几乎都看着或陪着唐纳德长大变老。3 年前，《大西洋月刊》上的一篇文章介绍了他在自闭症早期历史中扮演的角色——多数人之前从未听说过自闭症，这位备受他们喜爱也令他感到自豪的邻居更是因此增添了一层淡淡的名人光环。百余人参加了当天的派对，其中包括不少福雷斯特的商界与政界名人。派对准备了葡萄酒、奶酪与一个插满 80 支蜡烛的蛋糕，人们举杯祝福唐纳德"生日快乐"。

一直以来，玛丽·特里普利特最衷心的愿望就是自己这个令人困惑、复杂难懂的儿子的生活会渐渐好起来。她的愿望成真了。这位本地男孩几乎在母亲期望的所有方面取得了成功。

1960 年，27 岁的唐纳德学会了开车。此后，只要愿意，他就能开车上路。

是玛丽在那一年 9 月将车钥匙交到了唐纳德手中。他当时与父母住在一起，后来将在这幢房子中度过余生。4 年前，他的弟弟奥利弗已经离家去上大学，随后前往密西西比大学法学院深造。奥利弗将在两年内结婚生子。

一辆体量庞大的福特菲尔兰一如既往地停在一棵高大的树下，从侧门通往房屋的那条砾石车道正好位于树荫之下。玛丽担负起驾驶教练的任务，这么做不无道理——多年来，一直是她在教导唐纳德。她在车辆并未发动的状况下向唐纳德详细解释了各项步骤：如何调整后视镜，双手应该握住方向盘的什么位置，刹车与油门的工作原理。然后，她让他将钥匙插入点火开关，发动汽车。

毫无疑问，当福特的引擎突突突地发动时，唐纳德感到一阵紧张，双手不自觉地滑至方向盘顶端，身体前倾，下巴几乎撞上方向盘。此后，他一旦坐上驾驶座，就会首选这个姿势。母亲教导他用右脚松开油门，再用同一只脚踩下刹车，但是唐纳德未能按照指示完成。当汽车缓缓离开院子、驶上柏油路时，他已经用上了两只脚，左脚控制刹车，右脚控制油门。这样的开法有些毛躁，福特时而急冲向前，时而突然急刹，颠簸着向前驶去。但是唐纳德很适应这种方式，他无论如何也不肯改掉这个习惯。此后，他一直在用两只脚控制车辆。

不过，学车的第一天，他还只是一位第一次试探着开车上路的学生。也许玛丽在当时曾经想起，在唐纳德的整个早期童年时代，她一直极度担心他会窜到这条路上，遭遇车祸。当时，她年幼的儿子似乎还无法认识危险。但是，唐纳德的身上已经发生了许多变化，这只是其中之一。她一度以为他精神失常，对世界毫无知觉。但是，当两人驾驶车辆停停走走，沿着松林间起伏的车道前行时，她突然意识到，唐纳德已经取得了许多成功。

1953年高中毕业时，唐纳德在毕业纪念册中自己的相片旁草草地写下一句话："祝我好运。"当时，好运已经滚滚而来，奠定了他未来几十年的生活基调。一种模式已然形成。他一个接一个地实现了成长历程中的里程碑——高中毕业，上大学，就业，学开车。诚然，他"进度落后"，实现这些目标时往往要比同龄人晚上好几年。但是在别人的帮助下，他一直在以自己的方式、按照自己的步调不断完成这些目标。

1953年夏末，当约翰·拉金——少年橄榄球明星、唐纳德在福雷斯特高中求学时的保护人之一，正在家中收拾上大学所需的行李时，电话铃响了。电话是比蒙·特里普利特打来的，他提出几天后开车送唐纳德去学校时顺便送他一程。唐纳德与拉金均被距离福雷斯特40分钟车程的中东部社区学院录取。同时，比蒙也向拉金拜托了一件事。如果拉金能够帮忙在学校里关照唐纳德，他们全家将感激不尽。能够得到城里最显赫的家族之一的信任，拉金稍显惊讶。他接受了比蒙的提议并向他保证，他绝对不会让唐纳德受到丝毫伤害。

事实上，唐纳德与中东部社区学院十分合拍，因此拉金的非官方监护权从未有过用武之地。进入大学后，唐纳德开始怀着无限的热情加入各种俱乐部，也许这是他能够适应大学生活的原因。在中东部社区学院的两年中，因为白天与周末要泡在教室外参加团体活动，唐纳德性格中更倾向社交的一面开始展现。根据学校年鉴，唐纳德是他所在新生班级的财务主管、基督教青年会的领唱、学生基督教协会会员以及戏剧俱乐部成员——这还仅仅是他参加的社团中的一半。他成绩平平，基本上都是 B 与 C，但是社交生活开始激增。

然而，他的那些怪癖并未改变：从不直视对方，走路方式奇怪，突然游离至对话之外——如果可以称其为对话的话。他的每句话均以两个音节"呃，呃"作为开始，随后是一个简单句，最多不会超过两句话。接下来他便会陷入一片沉默。即便他真的想要了解试图与他交流的人的想法或感受，他也从未以传统的方式表现出这一点。他常常从中东部社区学院写信给母亲，与她分享作业或购物等活动的细节，但他从不会表露自己的想法或感受。

唐纳德依旧患有自闭症。在与老对手的一场关键篮球赛前的动员大会上，他再次令中东部社区学院的同学们想起了这一点。当时，随着欢呼声与演讲的不断继续，要求唐纳德从看台走到场上的呼声不绝于耳。人们递给他一支麦克风，请他预测比赛结果。

"呃，呃！我觉得中东部社区学院这场会输！"迂腐、诚实得有些过了头的唐纳德宣布。

震惊的人群先是一片沉默，紧接着爆发出一片喝倒彩的嘘声。这样的反应令唐纳德措手不及。他明白嘘声意味着什么，但是却不清楚自己究竟做了什么，竟然招来了这一片喝倒彩的声音——必须有人向他解释才行。事实上，这是一种善意的嘲弄，但是唐纳德却无法确定看台上的人们是否依旧喜爱他——他们是否清楚他与他们不同，他们是否接受他。

1955 年 9 月一个周五接近晚餐的时间，密西西比州杰克逊市密尔赛普斯学院的一个兄弟会 Λ Χ Α 的成员聚集在红砖砌成的大学生联谊会堂中举行庄严的仪式。这些穿戴整洁、保守的年轻男子仔细地讨论一份名单，上面有来自 54 位密尔赛普斯学生的入会申请。当晚，兄弟会成员们极其慷慨。只有 4 人被拒之门外。这 50 位受邀加入兄弟会的学生中，22 岁的大三学生唐纳德赫然在列。

唐纳德在密尔赛普斯学院的求学生活是他人生中最美好的时光之一。虽然他在总

体上落后于一般人，但是他一如既往地缓步迈入了这一阶段。对多数学生而言，22 岁
是毕业或即将毕业的年纪。然而，在中东部社区学院学习了两年并获得文科专科学位
之后，唐纳德刚刚进入密尔赛普斯学院。他的成绩依旧处于中游，但社交意识却在持
续蓬勃发展，尤其是在兄弟会成员愿意接受他的怪癖之后。一位名叫布里斯特·韦尔
的大一新生将他视作朋友，对他极为友好。这位来自杰克逊的 19 岁小伙子出生在一
个医生家庭，对于易受伤害的人具有一种本能的保护意识。韦尔在年轻的唐纳德的身
上看到了正直、耿直与诚实，他认为也许唐纳德可以在其能力欠发达的生活领域中寻
求他人的帮助。唐纳德说起话来语气永远都是平淡、生硬的，韦尔对此忧心忡忡，他
觉得唐纳德的成功会因此受到影响，于是开始鼓励他将更多精力投入谈话之中，给交
流增加一些变化。他试着教给唐纳德一些俚语。他得知唐纳德从未学过游泳之后，便
将他拽到了附近的珍珠河。两人在浑浊的河水中扑腾了 45 分钟后，这项努力最终宣
告失败。唐纳德的身体协调性实在太差，完全无法掌握其中的窍门。但是韦尔不断寻
找其他方式来帮助唐纳德。他并不是在做慈善，至少韦尔不这样认为。他很感激能有
唐纳德这样的好友。

唐纳德再次以慢于普通人的步伐继续着自己在密尔赛普斯学院的学业。他花了三
年而非两年才得以毕业。他主修法语，鉴于他无法与人展开一场真正意义上的对话，
这个选择难免有些讽刺的意味。他之所以能通过考试，部分得益于他在词汇部分的得
分。在这方面，他的机械记忆能力发挥了极大的作用。

学校计划于 1955 年 11 月举办一场舞会。唐纳德写信告诉母亲自己买了一件燕尾
服以及"与之相配的东西"。他在同一封信中告诉她，"兄弟会成员都会带女伴参加，
因此我也会带一些女孩去。"

听起来，唐纳德似乎对此并不热衷。我们并不清楚他是否带着女伴参加了这场活
动；唐纳德没有再向母亲提及此事。但是，据说在大学期间以及毕业之后，他一直孑
然一身。无论是弱冠还是而立之年，与他关系最为亲密的女性——在他认识的所有人
中——仍然是他的母亲。玛丽似乎对此泰然自若。大约在此时，她在一封信中写道：
"他极少参与社交会话，而且并未表现出对异性的兴趣。"

唐纳德的家族与密尔赛普斯学院存在密切联系。在唐纳德就读期间，明星毕业生

比蒙正在担任校友会会长。而学院创始人、陆军少校密尔赛普斯曾是玛丽祖父的商业伙伴。唐纳德能够被密尔赛普斯学院录取，也许与这些因素有关，尤其考虑到他在密尔赛普斯学院的成绩并不尽如人意。不过，在毕业后的就业问题上，他的家庭关系显然起到了作用。唐纳德回到福雷斯特，成了家族银行中的一位出纳。

唐纳德的父母致力于确保自己的儿子能有一个立足之地，而家族企业正是实现这一目的的媒介。他可以犯错——银行对他的容忍度超越了对其他任何员工的。甚至有一些臭名昭著的例子：他会在与客户通话的过程中将话筒搁在柜台上，不顾依旧在电话那头说着话的客户，径自走开去完成其他工作。曾经有一段时间，与客户打招呼时，他总是使用他们的银行账号而非他们的姓名，一些人觉得这种做法极其令人厌恶。多年来，他尝试过的各种工作大多令他难以应付，于是，他的文书工作越来越多，因为文书工作需要与客户面对面互动的情况更少。只要特里普利特一家依旧掌管着银行，无论唐纳德的表现有多不稳定，他都不会被解雇。

唐纳德便如此安稳地在工作、家庭以及他自小生活的卧室中安顿下来，度过了人生的各个阶段，并未受到许多其他自闭症患者必须面对的困境的侵扰。1956 年他初次接触高尔夫，自此便迷上了这项运动。整个 20 世纪 60 年代至 70 年代，直至中年甚至在步入晚年之前，只要唐纳德人在城里，下午时分，人们就一定只能在一个地方找到他。高尔夫是他一生的爱好，这种快乐他永远也无法言表。

唐纳德是福雷斯特乡村俱乐部的一道奇观，即便是躺在俱乐部门廊前的摇椅上，也能一眼瞥见他的身影。他击球的姿势单调、僵硬、笨拙，但这是一套经过精心设计、完全属于他自己且始终如一的动作。首先从拇指开始。唐纳德两腿分成开口宽阔的 A 字形，站立在距离高尔夫球稍远的位置。在将球杆握在手心之前，他会挨个舔过两个拇指的指腹——先右手，后左手——随后再将球杆完全举过头顶，直至双臂几乎直指天空，仿佛在举一块指示牌。保持这一姿势片刻之后，他会比划出一个完整的下击动作。球杆头部划过一道弧线，落在位于高尔夫球附近的两脚之间。完成击球的动作之后，他会猛地将球杆拉回杆位，暂停片刻，然后再次挥杆落下——与之前一模一样，只不过这次速度更快。接着是第三轮的举杆落杆。此时，随着杆头逐渐接近全速，他会紧盯高尔夫球，身体倾向球所在的方向，以正确的方式转动手腕，逐步靠近高尔夫球。当杆头终于与球体接触时，高尔夫球几乎总能在一声清脆的"啪"声之后，飞向大致正确的方向。

他在击球之后的顺势动作也自成一派。他不会随着动作扭转球杆与身体，让它们在失去动力后自己停下来，反而是在击中球之后即刻颤抖着硬生生止住动作，然后立即蹦跳着在空中寻找他的球。只有在找到之后，他才会真正停下来。随后走向高尔夫球车，准备挥出下一杆。

尽管他拥有自己的一套仪式，唐纳德的高尔夫技术还不赖，这也可能正是这些仪式的结果。他可以自如地行走在高尔夫球场上，熟练地使用各种球杆，而且还能时不时从 10 英尺或 15 英尺之外击球入洞。高尔夫技巧的熟练程度取决于一定程度的机械重复性。这一点也许对唐纳德有利。他最显著的特征就是能够完全适应千篇一律的内容，而在高尔夫球这项运动中，永远不变的内容有很多：基本的挥杆姿势不会变化；在高尔夫球手击球前，球总是静静地立在原地。尽管高尔夫通常被视作一种社交类游戏，但是归根结底，它还是球手与球场之间的较量。只要唐纳德愿意，他完全可以独自享受这场运动。

事实上，他就是这样做的。他几乎总是只身一人前往高尔夫球场，并对这种状况极其满足。

在玛丽眼中，唐纳德的身上仍有一部分将永远是个谜团。"真希望能够了解他内心的真实感受。"玛丽在给肯纳的最后一封信中写道，当时唐纳德已经 36 岁了。但是整封信依旧充满了乐观。总而言之，玛丽写道，对唐纳德而言，一切已经"远胜我们的预期"。她已经实现了天下所有父母的梦想——在她离世时，自己生养的孩子能够生活无忧。"如果能够保持现状，"她说，"我觉得他已经足以适应这个社会，足以照顾好自己。能够取得如此巨大的进步，我们已经感到由衷的欣慰。"

当时，距离玛丽 66 岁的生日还有几个月。10 年后，比蒙在一场车祸中丧生，她开始寡居。5 年后，80 岁的玛丽因心脏衰竭离开了人世。两场葬礼上，唐纳德均未表现出任何特别的情感。后来在被直接问及失去母亲的感受时，他回答说："意料之中。我并未沮丧、哭泣，或做出类似的行为。"

然而，如果唐纳德真正感到快乐，这种感受便会在脸上表现出来。笑容会照亮他的脸庞，让他散发出心满意足的光芒。尽管对玛丽来说，他仍然是一个谜，但是她和其他认识他的人都可以肯定地说，唐纳德是一个幸福的人。

至于这种情况究竟是如何实现的，答案其实并不怎么神秘。这主要得益于他生活的地方——密西西比州的福雷斯特。

对于自闭症患者而言，生活在密西西比州的一个小社区具有许多优势：熟悉感、可预测性、宁静与安全。福雷斯特生活节奏慢，噪音水平低，而且让唐纳德很有信心的是，明天与今天不会存在太大区别。小镇生活中也必然存在无所不在的人脉网，居民之间相互知根知底。

倒不是说福雷斯特宛若天堂。它从未摆脱贫困、吸毒、政治争端或犯罪等问题，每隔几年还会出现一起罕见的谋杀案。种族隔离制度一直延续至 20 世纪 60 年代，曾经迷人的市区在 70 年代大部分渐渐失去了生命力。不过，并非只有身处天堂才能令唐纳德感到幸福。在福雷斯特，他生活在一群并未受到他的与众不同困扰的密西西比本地人中间。因为他未令他们感到烦恼，因此他们未曾用恐惧、嘲弄或是残忍的手段折磨他。人们越是忽略他在社交方面的不足，他的缺陷就越无关紧要，而他的优势与能力便能不断发展壮大。

的确，他身在一个富裕之家，这影响了他所处的环境以及人们接纳他的方式。一位密西西比的新闻记者就福雷斯特人对唐纳德的态度这一问题评论道："在南方的小镇上，如果你行事乖张又家徒四壁，那么你就是一个疯子。可是如果你举止古怪却家财万贯，那么你就只是有些反常罢了。"

但是，对唐纳德而言，家庭环境并不是唯一的原因。他就是能获得别人的好感。当他日渐老去，可以毫不夸张地说，他所在的社区成员都喜欢他。

塞莱斯特·斯雷，福雷斯特第一长老会教堂的教友，正虔诚地坐在人们中间，聆听牧师的临别赠言。她的丈夫默文就坐在她的身旁。突然，她的后脖颈被橡皮筋弹了一下。

塞莱斯特转过身，不过她早就知道这是谁的手笔了。坐在后排长靠背椅上的唐纳德·特里普利特刚刚在这个神圣的空间里向他喜欢的一位女士发射了一句"你好"。这不是他第一次这样做了，也并非只针对她一人。年过七旬的唐纳德会随时随地用橡皮筋与福雷斯特的一小群人——最多十来个——打招呼。一些人会在教堂被弹中，一些人是在福雷斯特高中橄榄球赛的看台上收到了问候，还有一些人当时刚刚转过沃尔玛超市里的一条过道。

橡皮筋的问候是唐纳德调情的方式。多年前，玛丽说他对异性不感兴趣时，实在是误解了他。或者说，是唐纳德发生了转变。人到中年之后，他开始用一种相当幼稚的方式告诉女性，他喜欢她们。因为这里是福雷斯特，人人都了解他，没有人的感情受到了伤害，也没有人感觉自己受到了冒犯。收到橡皮筋问候的全是银行的中年雇员，她们都知道自己正在面对什么：一位正在试图表达淡淡的爱慕之情的朋友。他为她们起的昵称将她们迷住了。珍·内斯特——他最喜欢的女士之一——成了"计划珍"。教堂里的那位女士塞莱斯特·斯雷则是"天仙赛莱"。他还会送她们礼物。唐纳德会带着一些包装得十分笨拙的且不值钱的小玩意，例如冰箱贴或抹刀，出现在她们的办公桌前。通常，这些礼物上还挂着本来的价签。有时，他会在送出礼物之后立即要求她们支付现金。追求女性这支舞曲中的某些舞步，他永远也学不会。

尽管如此，唐纳德的努力换来了一些实实在在的东西：关注，他已经开始珍视人们给予他的关注。女性们给予他母亲般的关照，称他为"亲爱的唐"，让他感觉自己在银行里受人欢迎，为人所需要。他几乎每天下午都会去银行。到了 21 世纪初，他早已不再是银行的正式员工。事实上，玛丽的家族也不再经营这家银行。自从 20 世纪 80 年代遭遇资金困难之后，该银行的日常运营便已转交到一位名叫吉恩·沃克的 27 岁小伙子手中。他向唐纳德的家人保证说，他始终会在银行中为唐纳德保留一个职位。在接下来的 30 年中，沃克并未食言。他必定会向新进员工说明唐纳德在办公室中的地位，并确保他能在银行中享受到充分的尊重，不会面对任何消极对待。尽管随着时间的流逝，他的工作职责逐渐减少，从信托基金所得的收入取代了银行发放的薪水，但是福雷斯特银行永远为唐纳德保留了一个位置。古稀之年的唐纳德开始说自己已经"退休"，不过他依旧每天前往银行看望自己的朋友。在他的晚年，这些人几乎已经成为他的家人。

唐纳德年近 79 岁的时候，同事珍·内斯特坚决认为他应该买一部手机，并教会了他如何发短信。唐纳德被手机迷住了，仿佛内心的某堵高墙开始轰然坍塌。突然之间，他开始在手机上不断敲下一个个词，在人生中首次与人进行真正的流畅沟通。当苹果公司于 2010 年推出 iPad 时，有交流障碍的自闭症患儿也突破了类似的瓶颈。一些人可以摆脱单词和语法的束缚，通过操纵屏幕上的图像与字符来表达自己的想法。词汇与语法一直是他们自我表达的障碍。同样，唐纳德也可以在发短信时将口语中复杂的视觉与肢体要求——比如眼神交流、面部表情以及将想法转变为声音的这套神经系统的体操——抛至脑后。编辑短信的时候，他是在以不同的声音"说话"。

他的大部分短信都发给了那群收到橡皮筋问候的朋友。2014 年，唐纳德从得克萨斯州给塞莱斯特发去短信：

> **唐纳德：**现在的密西西比像得克萨斯一样漂亮吗，天仙塞莱？
> **塞莱斯特：**阳光明媚，华氏 80 度，很漂亮。很高兴你平安抵达……
> **唐纳德：**1 月 16 日见
> **塞莱斯特：**玩得开心，注意安全，唐！！
> **唐纳德：**星期天用橡皮筋弹你

星期天指的是去教堂的时候。只要没出城，唐纳德一定会去那里。

事实上，唐纳德经常出城——他也许是福雷斯特外出次数最多的人，这主要源于他在而立之年发展起来的一种旅游的嗜好。从那时起，环球旅游成了他的两个全职爱好之一，另一个就是打高尔夫。

唐纳德从不会在某地逗留太久。他的旅程通常不会超过 6 天，因为他想赶回福雷斯特，参加福雷斯特长老会举办的周日圣经班。但是他每年至少会离开小镇 10 多次。他坐过汽车，乘过飞机，搭过火车，上过渡轮，也曾登上远洋邮轮。迈向 80 岁的时候，他的足迹已经遍布至少美国 28 个州——他至少去过夏威夷 15 次，以及德国、突尼斯、匈牙利、迪拜、西班牙、葡萄牙、法国、保加利亚和哥伦比亚等国家的 36 座城市。他曾拍摄过金字塔，在非洲游猎，也曾身穿穆穆袍[1]在摩洛哥海岸附近的一艘

---

1 源于夏威夷的艳丽宽松女装。

邮轮上与肚皮舞表演者面对面起舞。不论前往何处，他都独自一人踏上旅程。

显然，唐纳德并未在旅途中结交任何朋友。这需要闲聊，而他恰恰不善此道，也没有兴趣。相反，他似乎怀着一种与事物接触的目的踏上旅程——会一会他在书籍、网络以及电视上见到的标志性建筑、雕像与山丘。旅行回家之后，他会将所有照片整理到厚厚的相册之中，他的书架最终被数十本相册挤得满满当当。20 世纪 90 年代后期，在学会使用电脑之后，他又重新整理了这些照片，为所有旅行编号并创建了一个数据库，以及更容易找到特定照片的索引。这是他整理记忆的方式。年近 80 岁的时候，他仍旧每年会出游几次，收集更多的相片。

晚年时，只要唐纳德需要盛装出席某项活动，珍·内斯特就会带着他逛街买衣服。他需要她的帮助。如果放任他不管，他的裤腰便会落到鼓起的肚子之下。为了避免裤子往下掉，他又会将皮带尽可能勒紧。由于这样做往往效果不佳，唐纳德常常一边四处走动，一边将一只手伸到背后摆弄和拉扯皮带。他偶尔也会穿背带裤，这样就能解决这个问题。可是当他真穿上背带裤的时候，后背的背带又总是扭成一团。

唐纳德似乎完全不在意颜色与图案的搭配，甚至在选择尺码的时候都显得漫不经心。一旦穿上某件特定的衬衫和裤子，他就常常会一连几天都只穿这一套。污渍、裂口、意外撕破的痕迹，他全都视若无睹。往往在珍善意的建议下，他才会意识到，在公共场合穿洗旧的翻领 T 恤或齐膝短裤会显得很邋遢。"亲爱的唐，"她说，"你真的不需要再穿这件衬衫了。"

通常，她会带他去福雷斯特市中心的伯恩斯服装店。伯恩斯恰巧毗邻唐纳德父亲曾经的律师事务所所在的建筑。1938 年，比蒙就是在那里给列昂·肯纳寄去了信件。伯恩斯所在的法院广场就是唐纳德曾经四处走动并记忆车牌的地方。尽管周边的企业大多已经关门大吉，伯恩斯的店主汤姆与玛格丽特·伯恩斯依然坚持了下来。由于他们知道如何迎合客户的独特喜好，生意依旧十分红火。

例如，汤姆·伯恩斯极为熟悉唐纳德喜欢将皮带系得很低的习惯，并会在唐纳德站在试衣镜前时跪下来测量腰围至鞋子间的距离。伯恩斯知道，不论这位客户购买了何种长裤，他都必须重新裁制，改小腰身，裁掉翻边，在底部镶上褶边。不过他很乐意为唐纳德做这些，很乐意帮助他为将于周五举行的八十大寿做准备。

生日派对是在下午晚些时候举行的。所有银行职员都出席了。唐纳德的弟弟奥利弗以及奥利弗儿子一家赶来了。乡村俱乐部也来了好些人。

整个活动中，唐纳德一直保持着微笑，但是与以往一样，他仍旧没有发表生日感言。"我很高兴我活到了 80 岁。"他告诉负责报道此次活动的记者。如果记者原本希望能够得到一些更加感人的东西，那么唐纳德令他失望了。当然，由于聚会在白天举行，唐纳德那天没能去打高尔夫，不过他似乎并不介意。正如他对记者所说的："这场宴会还不赖……我当然感谢组织宴会的所有人。"对唐纳德而言，这句话已经包含了太多的情绪。

此外，他很清楚，第二天以及随后的日子里，一切又会回归正轨，他又会在 9 月渐短的午后继续打高尔夫。唐纳德的人生已经在走向 90 岁了。秋意渐浓，阳光透过平坦球道两旁的松树斜斜射在草坪上，拉长了他投射在草坪上的影子。躺在俱乐部门廊前的摇椅上的人很容易就能辨认出是谁在暮色中独自一人打高尔夫，那是世界上第一个被确诊为自闭症的孩子在晚饭前借着夕阳的余晖继续挥杆。

尾声

2007 年的一天，在距离密西西比州 2 000 英里的地方，一辆公共汽车上的两名男性乘客留意到，独自坐在前排的一位少年一直在不停地晃动身体、嘟哝出声并不断用手指在眼前重复奇怪的动作。当公交车像往常一样在下午时分穿过新泽西州的考德威尔时，他们开始嘲笑年轻人奇怪的举止。两人故意抬高嗓门吸引其他乘客的注意，所有人都扭过头来看向这位聒噪的乘客。年轻人自己似乎对这些评论浑然不觉，并未停止晃动。即便有所反应，他也只是增大了动作的幅度，提高了嘟哝的音量。后排的两个乘客顿时火冒三丈。其中一人探身向前，贴近年轻人的耳朵厉声质问道："喂，兄弟，你有病吧？"一场激烈的争吵似乎一触即发。

坐在后座一位乘客站起身来。专门研究青少年及成人自闭症的心理学家皮特·格哈特（Pete Gerhardt）通过蓝牙耳机听到了前面发生的一切。他的耳机已与那位少年的耳机成功连接。数周来，格哈特一直陪着尼古拉斯——那位少年，乘坐这趟公交车，以此教给他搭乘公交出行的各方面信息。开始时两人并排而坐，但是格哈特渐渐拉远了两人之间的距离，仅仅依靠耳机来保持联系。格哈特尽量保持沉默，只会不时轻声给予尼古拉斯鼓励，或在遇到堵车或坐过站等所有人都可能经历的突发事件时才帮助他平复心情。

不过，受到乘客的骚扰本不该成为乘车体验中的一部分。

格哈特向前走去。

不是所有的地方都像密西西比州的福雷斯特那样，也不是每一位患有自闭症的成年人都能像唐纳德·特里普利特那样幸运。在过去的 80 多年中，唐纳德享受了众多优待。毫无疑问，特里普利特一家的财富与影响力是他能被整个社区接受甚至欢迎的关键原因。许多人给予了他关照，他还有机会独立生活在属于自己的房子里。这些优势同样成就了他充实的人生。诚然，唐纳德本身的条件——天生的智力水平加上后天习得的适应能力——也至关重要。但是，很难相信他能在精神病院或一个向他的与众不同表现出敌意并对他所处的境况漠不关心的社区中实现自己的潜能。很容易想象，一旦走出福雷斯特，唐纳德的遭遇多半会与公共汽车上这位少年无异。

在患儿父母的持续推动下，全球的自闭症对话往往将重点放在儿童身上。从最初列昂·肯纳为这种疾病所选的名字"婴幼儿期自闭症"，到伊瓦·洛瓦斯的 ABA 方法，从争取获得公立教育资源的斗争，再到疫苗引发的动荡，自闭症每次出现在聚光灯下，几乎都被视为一种儿童疾病。当然也存在例外——《雨人》中的雷蒙德和坦普·葛兰汀都以令人信服的方式向我们展示了自闭症成年患者的状况，但是每当提及自闭症时，人们往往只会联想到儿童。皮特·格哈特总是开玩笑说，他之所以能够成为成人自闭症领域的卓越专家，就是因为这个领域内的专业人士屈指可数，所以他面临的竞争很少。他能够理解同事们偏爱儿童的原因。他说，儿童比成人更可爱。成人的体格和更为刻板的行为模式，让医疗干预更加困难。格哈特说，人们认为专攻成年患者并非明智的"职业之选"。

有关自闭症的宣传也往往会将儿童描绘成自闭症故事的主角（有时是受害者），从而表现出明显的偏爱帮助自闭症患儿的倾向。筹款广告中也很少见到成人的身影。即便是生物医学与心理学研究也向儿童期的自闭症严重倾斜。科学家们在寻找研究对象时，往往倾向于招募儿童，由此便可见一斑。相比之下，对自闭症成年患者的研究则大幅滞后。

这一切都意味着自闭症患者，尤其是症状严重的患者，会发现从年满 21 岁那天起，当人们希望他们那些健康的同龄人开始踏入社会之时，自己竟然需要开始奋力保住与社会的联系。对于需要获得大力支持才能完成学业并获得政府助学金的人来说，一夜之间，这些支持便已消失不见。诚然，地区优势的确存在，但它们往往分散在美国各地。总部设在凤凰城的西南自闭症研究与资源中心（Southwest Autism Research & Resource Center）提供了一系列足以覆盖自闭症患者一生的广泛服务，并广受推崇。位于北卡罗来纳州教堂山的"非凡事业"项目亦是如此，该项目只关注成年患者的就业问题。但是，美国大部分地区都没有足够的此类解决方案。由于患有自闭症，多数成年患者缺乏独立性，他们几乎没有机会找到工作、继续深造甚至是生活在与成年这一概念相符的环境中。只要父母依然健在，多数人仍会继续窝在他们童年的卧室之中。

如果做不到这一点，并无法得到政府的资助，他们就很可能会被集中到一些小型疗养院中。在大型精神病院被关闭之后，这已经成为一种针对残疾人生活的默认安排。尽管这些地方被称作"院"，但实际上它们更接近宿舍，只不过它们不是任何大学的附属机构，而且除了看电视、上网或是偶尔集体出游，生活在这里的人们终日无所事事。住客们无权选择室友，甚至有时在开饭时间及三餐内容上也没有发言权。疗养院聘请了尽可能少的后勤人员，雇员通常也只能领到最低标准的工资，而且只接受过最低限度的培训。格哈特指出，这里所聘的修甲师的薪酬虽然与别处大体相当，但是需要他们提供的执照等要求也更为严苛。

很难准确指出究竟有多少美国人可能遭受这样的命运，部分原因是，由谱系概念得出的统计数据往往会将具有相当完善的生活技能的患者与完全无法独立的患者混为一谈。显然，不是所有人都需要帮助。但是，如果缺少了这些帮助，至少有数以万计的人的生活会受到严重影响。2013 年的一项研究发现，约有 50 万患有自闭症的青少年在那一年年满 18 岁。这就意味着到了 2023 年，可能会有 50 万人加入成年自闭症患者的行列。在已经进入青壮年期的人群中，超过半数从未找到任何有报酬的工作，在能力有严重缺陷的人群中，只有 12% 有过就业经历。该类别中有 80% 依旧住在年迈的父母家中。

社会对患有严重自闭症类疾病的成人视而不见，是造成这种状况的主要原因之一。除家人外，几乎没有人支持他们，而且正如格哈特指出的，更糟糕的是他们已不再可爱。不过，即便如此，至少还有少数人正在努力解决这一问题，其中的一些努力极富创意。

例如，2003 年，一位名叫托基尔·索恩（Thorkil Sonne）的丹麦父亲将房产进行了二次抵押贷款，创办了一家几乎只聘请自闭症患者的公司。索恩下的赌注是公司提供的服务——软件测试，这可以充分发挥许多自闭症患者的优势。例如，他们记忆力超群，并不会因为重复性的细节而感到厌倦或注意力涣散。索恩清楚，自闭症患者很难应对传统的面试，因此他开发出一系列编程及搭建乐高机器人的任务来评估潜在雇员的能力。这家名为 Specialisterne 的公司逐渐开始在丹麦境内盈利。此后，他开始挑战将该模式输出到包括美国在内的其他国家。

2015 年年末，一位名叫艾琳·拉尼尔（Ilene Lainer）的纽约母亲推出了一项试点性住房项目，试图提出一种比疗养院模式更好的解决方案。拉尼尔与劳拉·斯拉特金（Laura Slatkin）共同创办了美国第一家针对自闭症患儿的公立特许学校以及一家名为"纽约自闭症合作组织"的自闭症服务机构。拉尼尔的住房计划以堪萨斯城面向发育障碍患者的一项计划为基础，借助国家拨款向同意为不具备独立生活能力的个人提供房间、餐食以及全面服务的家庭提供补贴。该计划本质上是一种"寄养家庭"的模式，它无须新建房舍，既是一种监管的手段，又有可能促使患有自闭症的成人与寄养家庭间建立起紧密、持久的联系。

2013 年，康妮与哈维·拉平——即将进入耄耋之年的两人依旧在为自闭症奔走——成功促使加州立法机构通过了一项正式指令，阻止加州强制推行一刀切式的住房解决方案。相反，他们所创建的"自主项目"允许个人及家庭在独立生活和为那些需要获得更大支持、损伤程度更为严重的个人安排的群体生活之间做出选择。

这些方案以及其他为改变成年自闭症患者的命运而做的努力至少有两个共同特征：依然是小规模、试验性的尝试，均由患者的父母发起。这些孩子的父母们担心自己身后，年龄渐长的孩子难以独立生活。

不过，事实并非总是如此。随着了解自闭症差异的人越来越多，更广泛意义上的共同责任也许会形成，激励全社会更努力地接纳所有自闭症患者，而不仅仅是吸引多数媒体关注的能够表达自己、拥有天赋与技能的那一部分人。2014 年，威廉与玛丽学院开设了一门关于神经多样性的课程并请约翰·艾德·罗比逊[1]（John Elder Robison）承担部分课程的教学任务时，便已经在这方面取得了长足发展。成年后的罗比逊为自己诊断出了阿斯伯格综合征，这反倒使他的生活变得更加美好。他一直试图调和各派别对神经多样性的讨论，敦促健康人群与自闭症谱系障碍患者实现相互理解。罗比逊开设的此类课程可以增强人们对自闭症患者的接受程度，甚至有可能激励人们投身解决成年患者所面临困境的事业之中。

作为其中的一分子，皮特·格哈特一直认为，为患有自闭症的成人提供支持的任

---

1 《看我的眼睛》（*Look Me in the Eye*）作者。

务应由更大的社区而非仅仅是患者年迈的父母来共同承担。在他的理想世界中，人们能够普遍、自然地接受自闭症的差异，因此几乎在任何环境中——工作场所、星期六早晨的本地餐馆、下午时分林荫下的公园长椅或任何有可能时常遇见熟人与陌生人的地方——我们都能识别并采取措施欢迎与保护那些与周围格格不入的人。

"喂，兄弟，你有病吧？"

在格哈特看来，这句话夹杂着恐吓的意味。他走向公交车前部，试图在一切失控之前赶到尼古拉斯身边。

突然，另一位乘客站起身来，挡住了他的去路。格哈特不认识他，不过毕竟已经与尼古拉斯搭乘了好几周的公交车，格哈特意识到自己之前见过他。那人走近这两个盛气凌人的乘客，根据格哈特的描述，他对他们说："他有病？他有自闭症。你们俩又有什么毛病？还不闭嘴？"

空气中弥漫出一股令人紧张的沉默以及一丝威胁的意味。不过这两个霸道的家伙一定已经发现，车上其他乘客都是尼古拉斯的支持者。他们耸耸肩，不再打扰他。

格哈特震惊了。他同样觉得欢欣鼓舞。他意识到，跑这条线路的这趟公交车已经成为他心目中的那些临时社区的例子。无须相互介绍，社区的常客——每天在同一时间搭乘同一线路的十几名乘客——已经对彼此生出了熟悉感。与密西西比州的福雷斯特一样，一位邻居已经认定，这个格格不入的人事实上是一个"自己人"，是集体中的一员。

如果这件事可以发生在新泽西州的一辆公共汽车上，那么它也有可能发生在任何地方。

自闭症大事年表

这份大事年表由两部分组成。一部分列明了在政治、科学以及其他公共领域中发生的里程碑事件；而楷体则展示了书中几位自闭症患者及其父母人生中的重要事件。我们希望在将两者结合之后，可以更明确地阐释法律及社会态度的转变对个人产生的影响。

1848 年

教育家与活动家塞缪尔·格里德利·豪向马萨诸塞州议会汇报了对全州范围内智障人士状况的调查结果。以现在的标准来看，一些在当时被贴上"白痴"标签的人很可能患有自闭症。

1910 年

瑞士精神病学家尤金·布鲁勒创造了"内向性思维"这一术语，用以描述一些精神分裂症患者的思维模式。

1919 年

5 岁的阿奇·卡斯托出生于西弗吉尼亚州亨廷顿市的一个六口之家。他在这一年被送往州立精神病院。

1933 年

9 月 9 日，唐纳德·特里普利特出生于密西西比州福雷斯特，玛丽与比蒙·特里普利特的家中。

1937 年

玛丽与比蒙·特里普利特听从医生的建议，将唐纳德送进了传染病防治所。这家位于密西西比州疗养院镇的机构旨在预防儿童感染结核病。

1938 年

比蒙·特里普利特就 4 岁儿子唐纳德不同寻常的行为撰写了一份长达 33 页的报告并将其寄给了约翰·霍普金斯医院儿童精神病学主任列昂·肯纳。

奥地利儿科医生汉斯·阿斯伯格在维也纳总医院演讲时描述了他在诊所中见到一些男孩表现出的症状：他们既表现出了社交障碍，又具有极高的智商。受到布鲁勒所创的"内向性"一词的影响，阿斯伯格借用该词来指称这种综合征，并称其为"自闭型精神病态者"。这是人们首次使用现代意义上的"自闭"一词。

玛丽与比蒙·特里普利特带着 5 岁的唐纳德拜访了肯纳。

1942 年

在寄给玛丽·特里普利特的信中，列昂·肯纳从理论上阐述了唐纳德及其他几名具有类似行为特征的孩子所患的是一种之前未被发现的疾病。与阿斯伯格一样，他也从布鲁勒那里借用了"内向性"一词，将这种新的疾病称作"情感接触中的自闭性障碍"。

1943 年

列昂·肯纳发表了题为《情感接触中的自闭性障碍》的论文，对 11 名儿童的症状进行了临床描述。这篇论文将导致人们最终认可自闭症是一种独特的综合征。

唐纳德·特里普利特开始与欧内斯特和约瑟芬·刘易斯共同生活在福雷斯特郊外的一处农场。

1944 年

汉斯·阿斯伯格发表了自己的研究生毕业论文《儿童期自闭型精神病态》（*Die*

"Autistischen Psychopathen" Im Kindesalter）。虽然在接下来的 40 年里，这篇论文影响力甚微，但是它最终使人们认可了阿斯伯格综合征。

1947 年

唐纳德.特里普利特因罹患幼年型类风湿性关节炎住院治疗。

1948 年

肯纳在发表于《时代》周刊上的文章中指出，自闭症患儿被无情的父母"简单地塞入了永远不会解冻的冰箱之中"。他的比喻催生出"冰箱母亲"这种称谓——人们认为母亲冷漠的拒绝是孩子患上自闭症的原因。

1959 年

研究人员在实验中向自闭症患儿派发 LSD，部分原因是希望以此促进其语言发展。然而实验并不成功，而且由于 LSD 开始受到指责并变得难以获取，研究人员后来放弃了这项研究。

精神病学家洛娜.温 3 岁的女儿被诊断为自闭症。

1960 年

27 岁的唐纳德.特里普利特学习开车。

1961 年

英国儿童精神病学家米尔德里德·克里克发表了"9 点"理论，试图界定"儿童精神分裂综合征"的诊断标准。人们竞相提出了各种针对不同自闭症特征的描述。

1962 年

英国的一群父母创立了全球首个自闭症组织，该组织后来发展成为全英自闭症协会。

1963 年

英国心理学家贝亚特·赫梅林与尼尔·奥康纳就自闭症开展研究,他们的研究结果强烈暗示,自闭症具有生理性而非心理性基础。他们将在 1970 年继续该项研究。

露丝与威廉·苏利文的儿子乔被诊断患有自闭症。

1964 年

心理学家、自闭症男孩的父亲伯纳德·里姆兰出版了《婴儿自闭症:其性状及其对行为的神经学理论的影响》一书。事实证明,它对"冰箱母亲"理论的抨击具有决定性意义。

活动家露丝·苏利文组织起一小群自闭症患儿的母亲,为自己的子女争取接受公共教育的机会。

蒙特罗斯·沃尔夫、托德·莱斯利与海登·梅斯(Hayden Mess)较早开始运用 ABA 方法——被称作"迪奇研究",并成功防止了一位患有严重自闭症的孩子失去光明。

心理学家伊瓦·洛瓦斯开始利用 ABA 方法在加州大学洛杉矶分校对患有严重自闭症的儿童展开实验。在试图纠正自闭症行为的尝试中,他启用了电击疗法。

1965 年

《生活》杂志刊登的一篇文章向公众介绍了洛瓦斯这种富有争议的疗法。

一群父母创办了 NSAC,这是美国第一家为自闭症患儿争取权利的机构。伯纳德·里姆兰与露丝·苏利文是该协会的发起人。

教育家西比尔·埃尔加在英国创办了第一所自闭症患儿学校。

1966 年

南非心理学家维克多·洛特根据自己针对英格兰米德尔塞克斯郡 8~10 岁儿童的调查,发表了第一篇关于自闭症流行度的研究。他发现每 1 万名儿童中就有 4.5 人患有自闭症,这一发现将成为所有后续流行度报告的基准。

心理学家埃里克·邵普勒与罗伯特·赖克勒在北卡罗来纳大学推出了一个试点项目。该项目将促成 TEACCH。

1967 年

芝加哥大学索尼娅·山克曼儿童康复学校校长布鲁诺·贝特尔海姆出版了《空堡垒：幼儿自闭症与自我的诞生》一书。该书一举成为畅销书。他将自闭症归咎于心理创伤，尤其是母亲在患儿童年时期给其留下的心理创伤。

教育家伯顿·布拉特与摄影师弗雷德·卡普兰发表了《炼狱中的圣诞》，以图片的形式揭露了他们在一些美国智障人士收容机构内所发现的"人间地狱"。

丽塔与杰瑞·泰珀的儿子斯蒂芬被诊断患有自闭症。

1969 年

肯纳在 NSAC 的年会上发表演讲，摒弃了"冰箱母亲"理论，"免除"了父母为孩子的自闭症所背负的责任。

1970 年

精神病医生、自闭女孩的母亲洛娜·温出版了《自闭症患儿：父母和专业人士指南》。这是第一本向父母介绍抚养自闭症患儿的过程中所要面临挑战的书籍。

爱丽丝与乔治·巴顿从加州一家孤儿院中领养了患有严重自闭症的 6 岁男孩弗兰基。

1971 年

律师兼活动家汤姆·吉尔霍尔在一场诉讼中代表 PARC，为有发育障碍的儿童争取接受公立教育的权利。吉尔霍尔胜诉。此后，许多州都效仿宾州的做法修改了法律，将这类学生纳入公立教育的覆盖范围。

活动家父母玛丽·路·沃伦与贝蒂·坎普成功说服北卡罗来纳州立法机构通过了一项资助 TEACCH 的法案。该项目将成为最具影响力且影响范围最广泛的自闭症患儿教育项目之一。

加州的亚历克·吉布森杀死了患有自闭症的 13 岁儿子。吉布森觉得自己是在将他从残酷的世界中拯救出来。他随后便投案自首，并被判处终身监禁。

1972 年

电视新闻记者杰拉尔多·里维拉揭露了威洛布鲁克州立学校骇人的生活环境。这家位于斯塔滕岛、专为智障人士设立的机构接收了许多患有自闭症的儿童与成人。丑闻爆出后，威洛布鲁克州立学校被迫关闭。同时，要求关闭类似机构的压力与日俱增。

1974 年

加州州长罗纳德·里根签署了一项法案，要求加州必须一视同仁地为州内所有儿童提供教育。

6 岁的自闭症患儿肖恩·拉平登上了《新闻周刊》封面，新闻特写的标题是"陷入困境的孩子"。

1975 年

《全体残障儿童教育法案》获得通过，该法案后来被更名为《残疾人教育法》。

1977 年

英国精神病医生迈克尔·鲁特与美国心理学家苏珊·福尔斯坦发表了双胞胎研究，显著地巩固了自闭症具有极强的遗传因素的认识。

1979 年

洛娜·温与心理学家朱迪斯·古尔德发表了一系列数据来支撑他们的观点——自闭症应被描述为一种"谱系"。

1980 年

罗斯玛丽·克罗斯莉与安妮·麦克唐纳出版了《迈出自我世界的安妮》（*Annie's Coming Out*）一书，记录了克罗斯莉通过 FC 方法帮助患有严重肢体残疾的安妮进行沟通的方式。

自闭症首次在 DSM 中被列为一项精神障碍。

1981 年

洛娜·温发表了论文《阿斯伯格综合征：临床记录》，将汉斯·阿斯伯格引入英语国家。

伊瓦·洛瓦斯出版了《教育残障儿童：关于自我的书》，为父母与专业人士利用 ABA 方法治疗自闭症患儿提供了第一手的指导。

1985 年

心理学家西蒙·巴伦－科恩、艾伦·莱斯利及乌塔·弗里斯出版了自闭症研究史上的一部里程碑著作，并提出了"心智解读"的概念，即个体能够意识到他人与个体自身拥有截然不同的心理状态。他们发现，自闭症患者通常无法运用这种方法。

1986 年

坦普·葛兰汀出版了《出现：自闭症的标签》一书，这是她讲述自己作为一名自闭症患者的经历的处女作。

1987 年

伊瓦·洛瓦斯发表的一项研究声称，采用 ABA 方法之后，47% 正在接受治疗的自闭症患儿已经"痊愈"。关于这一结果的有效性，自闭症领域内产生了大量争论。

1988 年

达斯汀·霍夫曼主演了电影《雨人》，自闭症的知名度由此攀升至一个前所未有的高度。

经过 60 年的住院治疗之后，阿奇·卡斯托离开了斯宾塞州立精神病院。

1990 年

在罗斯玛丽·克罗斯莉位于澳大利亚的实验室中了解到 FC 方法后，雪城大学教育学家道格拉斯·比克伦在《哈佛教育评论》上发表了自己的研究结果。负责治疗自闭症患儿的专业人士迅速采用了这种方法。

美国国会通过了《残疾人教育法》。为保障患者的权利，自闭症首次被归入残疾这一类别。

艾莉森·辛格的女儿、两岁零八个月的朱迪被诊断患有自闭症。

1993 年

在言语治疗师珍妮丝·博因顿的帮助下，患有严重自闭症并且无法用言语进行表达的 16 岁女孩贝茜·惠顿通过 FC 方法指控家人对她进行了性虐待。哈佛大学语言病理学家霍华德·肖恩开展了一系列严格的实验，揭示出博因顿自身需要为贝茜的指控负起责任，事实上并未发生任何虐待行为。FC 方法培训班的报名热情骤降。

吉姆·辛克莱为自己发声，发表了一篇题为"不要为我们悲痛"的演讲，标志着一场由自闭症患者发起的平权运动从此拉开帷幕。他的演讲为一种反对治愈自闭症的理念（后来被称作"神经多样性"）奠定了基础。

两位自闭症患儿的母亲凯瑟琳·莫里斯出版了《让我听见你的声音》，记录了她的孩子通过 ABA 方法得以痊愈的过程。对 ABA 方法的需求开始暴涨。

凯伦与埃里克·伦敦的儿子、快满两周岁的扎卡里被诊断患有自闭症。

1994 年

APA 将阿斯伯格综合征收录进了 DSM。

自闭症患儿的父母凯伦与埃里克·伦敦创办了 NAAR，这是首家对自闭症生物医学研究提供资助的机构。

1995 年

伯纳德·里姆兰创办了"现在就战胜自闭症"（Defeat Autism Now!）。这是他所在的自闭症研究所下属的一个分支机构，旨在促进针对自闭症的非传统生物医学治疗。

自闭症患儿父母波西娅·艾弗森与乔恩·谢斯塔克创办了 CAN。这是第二家为生物医学研究筹集资金资助的机构。与 NAAR 一样，他们还会四处游说，为自闭症患者争取支持。

波西娅·艾弗森与乔恩·谢斯塔克的儿子被确诊患有 PDD-NOS。后来他将被诊断患有自闭症。

9 岁的亚历克斯·普兰克被诊断患有阿斯伯格综合征。

1996 年

自闭症谱系障碍者、澳大利亚社会学家朱迪·辛格创造了"神经多样性"这一术语，并在自己的博士论文中展望了神经多样性运动。

加里·迈尔森提起一项法律诉讼，迫使韦斯特切斯特县卫生部门支付其子的 ABA 方法治疗费用。迈尔森胜诉，由此开启了 ABA 方法诉讼的时代。

1997 年

NAAR 首次向 5 位研究自闭症的科学家发放了共计 15 万美元的补助金。

CAN 启动了"自闭基因资源交换"项目，搜集自闭症患儿家庭的 DNA 样本，建立 DNA 库，并向所有自闭症研究人员开放。

1998 年

英国胃肠病学家安德鲁·韦克菲尔德在《柳叶刀》上发表一篇论文，报告了 MMR 疫苗、自闭症与肠道疾病的关联。

哈维·布鲁姆在《大西洋月刊》上发表了一篇有关神经多样性的文章，认为它"也许对人类而言至关重要，就像生物多样性对于生命整体而言极其关键一样"。这是该词首次出现在主流刊物上。

1999 年

为满足解剖学研究的需要，NAAR 建立了自闭症患儿脑组织库。

加州的 DDS 报告说，自 1987 年来，接受自闭症服务的人数增加了 273%。这一数字引发了人们对自闭症流行度的担忧。

AAP 和公共卫生署建议停止向疫苗中添加硫柳汞，而且儿科医生应尽可能开始使用不含硫柳汞的疫苗。与此同时，这两家机构又断言，没有证据表明硫柳汞对人体有害。此举造成了混乱，并让公众对疫苗更为担忧。

2000 年

一群父母创办了"头脑安全"，一家要求对疫苗的安全性进行深入研究的机构。

共和党议员、政府改革委员会主席丹·伯顿举行听证会，调查疫苗与自闭症的联系。他敦促 NIH 和 CDC 将自闭症视作一种流行病。

2001 年

NAAR 与 CAN 联合举办了第一届 IMFAR 会议，吸引了来自全球的自闭症研究人员。该项年度活动逐渐发展成为同类活动中规模最大的一项。

由于论文引发了巨大争议，安德鲁·韦克菲尔德被迫辞去皇家自由医院的职位。

2003 年

在儿子被确诊患有阿斯伯格综合征后不久，活动家迈克尔·约翰·卡利也被确诊患有该种疾病。他创办了 GRASP，为自闭症谱系患者提供支持并帮助他们与围绕着自闭症的羞耻感抗争。

2004 年

主要的自闭症机构发布对自闭症的流行度的判断：每 166 人中 1 例。

IOM 发布的一份报告表明，没有证据支持疫苗中的硫柳汞与自闭症存在因果关系。

调查记者布雷恩·迪尔发表了第一篇调查，揭露了安德鲁·韦克菲尔德在《柳叶刀》上刊文描述的研究工作涉及的利益冲突。在接下来的 7 年中，他一直在跟进这一事件。

儿童时期被诊断阿斯伯格综合征的亚历克斯·普兰克已经成为一名高中生。他创建了"错误星球"，一个为自闭症及阿斯伯格综合征患者提供在线资源，帮助他们进行交流的社区平台。

2005 年

记者戴维·科尔比撰写的《伤害的证据》出版。这本书通过戏剧性的描述向努力证明疫苗与自闭症之间存在关联的父母们表达了支持。

鲍勃与苏珊·赖特宣布"自闭之声"成立，该项目旨在教育公众、资助研究、提高政府参与度并协助寻找自闭症的疗法。NAAR 并入了这家新机构。

2006 年

CAN 并入"自闭之声"。

《抗击自闭症法案》获得通过，政府划拨了 10 亿美元用于自闭症研究。

阿斯伯格综合征患者、活动家阿里·尼尔曼创建了 ASAN，以确保人们可以在政策辩论中听见自闭症谱系患者的声音。

2007 年

美国联邦索赔法院开始进行"疫苗审判"。近 5 000 个家庭声称自己的孩子受到了伤害并要求获得赔偿。他们认为，疫苗是造成自闭症的罪魁祸首。

纽约大学儿童研究中心在纽约市发起了"勒索信运动"并将自闭症描述为劫持儿童的绑匪。阿里·尼尔曼成功抵制了这场运动的发展。

2009 年

由于"自闭之声"继续支持针对疫苗与自闭症关联性的研究，执行副总裁艾莉森·辛格递交了辞呈。她创建了 ASF，用以支持针对自闭症产生的可能原因与治疗方法进行的生物医学研究。

NAAR 创始人埃里克·伦敦同样因为不赞成"自闭之声"对自闭症的研究立场而辞去了董事一职。

在美国联邦索赔法院，特别主事官对米歇尔·塞迪洛一家的案件做出了裁决。这是疫苗致病论引起的一系列判例案件中的第一例。法院并未在疫苗与自闭症之间发现任何关联。后续案件的审理结果都将与之相同。

2010 年

历经多年的调查指出，韦克菲尔德的论文存在欺诈行为，因此《柳叶刀》撤回了他于 1998 年发表的论文。韦克菲尔德的行医执照被吊销。

在一次纪念汉斯·阿斯伯格的会议上，奥地利历史学家赫维格·捷克震惊全场。他揭露说，阿斯伯格极有可能参与了在第二次世界大战期间将残疾儿童送至斯皮格尔格朗德的行动。这些儿童在那里遭到了屠杀。消息并未传至英语国家。

HBO 拍摄的电影《自闭历程》获得 7 项艾美奖。

2013 年

DSM-5 删除了阿斯伯格综合征。包括之前被归入阿斯伯格综合征的自闭症类型在内，所有获得承认的自闭症行为现在均被纳入自闭症谱系障碍之列。

唐纳德·特里普利特，第一个被诊断为患有自闭症的人，年满 80 岁。

作者说明

　　本书所述事实及事件出处基本均为当事人本人口述、翔实的文字记录和可靠的第三方记述。我们与其中一些人进行了面对面访谈，对于其他人，我们阅读了他们的文章，并以各种方式了解到了他们的事迹、言论和想法。我们使用过的相关文件记录包括书籍、期刊文章、私人信件、音频及视频资料、报纸和杂志记录、博客发言、短信、医疗文件、口头及书面致敬、法律文件复印件和大量地图。

　　个别无出处的内容包括唐纳德·特里普利特婴儿时期与母亲玛丽互动的细节。唐纳德对这些互动并没有任何具体的记忆，只有玛丽自己知道她在唐纳德小时候的所思所想，然而，玛丽已于1985年去世。在这种情况下，我们只能根据我们已经掌握的他们当时的情况来推断一些细节。比如有一天，学校在寄给玛丽的信中表示唐纳德在学校的表现非常出色，我们理所当然地认为玛丽既感动又兴奋，在书中我们也只会写到这种程度。另一个例子是，在拜访特里普利特家时，我们注意到离房子不远处有一条较为繁忙的道路，由此我们推测，玛丽很担心唐纳德会跑到这条路上去。第三个例子：通过我们拥有的自闭症相关经验以及我们对唐纳德有记录的行为的了解，我们认为玛丽一定担心唐纳德会想办法打开窗户的锁。在书中其他地方，只有在完备的研究和访谈基础上认为某个细节合理时，我们才会加上有限的细节描述。例如，在对唐纳德第一次学车的叙述中，我们写到他在最开始把双手放在了方向盘的上部。直至今天，唐纳德握方向盘的姿势都很不寻常，对我们来说，这一细节也非常有可能是事实。

　　为了保护个人隐私，我们有三处没有使用人物全名。在第一处我们省去了姓氏；在第二处，我们只使用了名字，没有提到姓氏。在第三处，我们应这位年轻女性的要求，用她童年时的绰号"朱妮·吉布森"称呼她。

最后要说的是，我们偶尔使用了诸如"智障""白痴""低能"等如今被视为极具冒犯性的词语。我们想要说明的是，我们无意冒犯任何人，并只在相关的历史语境（比如不同时代的专业人士使用过这个词）中使用这些词。在当时，这些词中的很多只是纯粹的医学术语，当时的专业人士使用这些词只是为了使表达更为精确，并无恶意。即便如此，我们还是尽可能少地使用这些词，而在语境允许时尽量使用如今被普遍接受的说法。同样，在描述残疾个体时，我们总是会把病症与个人属性分开。因此，我们通常不会有"一个自闭儿童"这样的表述，而是会称其为"一个自闭症患儿"。不过，由于一些个人或团体（比如神经多样性运动的成员）更喜欢第一种称呼，我们在写到他们的事迹时便可能采用第一种方式。

致谢

　　本书能够出版，我们首先要向下列人士表达我们最深的谢意（多数作者会将他们放在最后一段）：我们的家人，他们与自闭症的联系并不是随意或抽象的。凯伦的长子迈克尔·"米奇"·麦克吉尼斯于1996年被诊断为自闭症。而约翰的妻弟，1967年出生在以色列的德罗尔·米肖里也深受自闭症的影响。

　　米奇与德罗尔。我们要感谢这两位对"患有自闭症是一种什么样的体验"了如指掌的优秀教师。但是，自闭症也使他们的所有家庭成员成了这方面的专家，因此，我们还要感谢该领域的其他真正的权威。首先，我们要感谢：米奇的父亲、凯伦的丈夫约翰·麦克吉尼斯，米奇的弟弟约拿和妹妹莫莉。也要感谢米奇的舅舅、凯伦的兄弟迈克尔·祖克以及米奇的姨妈艾莉森·波特。

　　同时，还要感谢德罗尔在美国的家人：他的姐姐、约翰的妻子拉妮特·米肖里，他们的孩子、德罗尔的外甥本和外甥女诺亚，他在以色列的父母埃德娜与雅科夫，以及他的妹妹奥斯娜·温斯坦。

　　我们非常感谢这些亲人，感谢他们允许我们将这个话题塞进他们已经忙碌不堪的生活，感谢他们包容我们为开展研究而不得不经常出门在外，感谢他们在我们将更多有关自闭症的话题带回家中讨论时，没有要求我们转移话题。其实，我们所有的家庭成员都已精通这个话题，完全没有必要再听我们啰唆了。他们的宽容与幽默使得这场长途旅行变得更加愉快。

　　凯伦也要感谢众多如同家人般的伙伴与知音们，在她成为"自闭症母亲"后的前20年中，是他们的支持向她展示了爱与笑声在渡过一切难关时具有的力量。碰巧，这些人大多也是母亲：谢丽尔·布罗科、凯蒂·巴雷特、珍妮特·博伊尔、芭芭拉·弗里德曼、朱莉·哈顿斯坦、艾琳·拉尼尔、黛比·兰科沃斯基、凯特·奥布赖恩、贝丝·索文以及贝茜·斯塔克。莉丝·黛碧丝及其家人教会了凯伦禅的意义，并在新泽西州的卑尔根县让祖克和麦克吉尼斯一家体验了一把密西西比州福雷斯特的生活。

同样，约翰还要感谢肯·温斯坦、艾米·考夫曼、杰弗里·戈德堡、马克·达纳斯塔西奥、埃丽萨·斯利、珍妮·米尔鲍尔、格里·奥尔斯特罗姆、劳里·斯特龙金、艾伦·戈德堡、戴维·邓宁以及杰奎琳和约翰·布热达。感谢他们成为他的知己——感谢他们提供的精神食粮与可口的饭菜。在这里同样有必要提及一些文章作者 / 作家 / 制片人同行。我们的这些朋友经常关心我们的写作进程，给我们加油，并会阅读其中部分章节，帮助我们核查信息，提供有关写作口吻的建议，传授书籍写作的经验。他们给予了我们不少鼓励。感谢里克·拜尔、伊森·布朗纳、丽莎·达洛斯、苏·古德温、黛博拉·刘易斯、理查德·马克、芭芭拉·摩西、艾丽莎·鲁宾、克里斯·施罗德、肯·斯特恩与杰·温尼克的适时帮助。约翰还从过去几年间他参与的其他大型项目背后的推动力中获得了巨大的支持。他是辩论节目《智力平方》（"Intelligence Squared"）美国版的主持人。栏目创始人罗伯特·罗森克兰茨与亚历山德拉·门罗以及出色的执行制片人达娜·沃尔夫早就清楚，他的"分心"只是暂时的。这些人的善意对我们极其重要。

我们之所以能够开始报道自闭症，要感谢 ABC 新闻频道的各位负责人。在上个千禧年末，当我们提出建议说，自闭症是一个值得经常从生命与科学角度加以报道的话题，而不仅仅是对这股风潮、所谓的奇迹和"人脑万年历"进行的短短几句描述时，他们采纳了我们的意见。因此，在 2000 年，ABC 成为首家将自闭症视作一种真正且严肃的内容来进行报道的电视台。它最终成功打造了《自闭症的回声》（"Echoes of Autism"）这个栏目，近十年来，这一栏目一直由我们负责。鉴于电视台给予的配合，我们在《夜间新闻》与《世界新闻》中取得的成就也要归功于那些为该栏目挤出空间的经理们以及帮助它变得更出色与优美的同事们，尤其是阿克拉姆·阿比·汉娜、乔恩·班纳、汤姆·贝塔格、汤姆·布达伊、让－玛丽·康登、丹尼斯·邓利维、汤米·法萨诺、罗伊·加利西、查理·吉布森、詹姆斯·戈德斯顿、丹·格林、咪咪·格斯特、凯蒂·辛曼、杰瑞·霍尔姆斯、彼得·詹宁斯、汤姆·约翰逊、萨拉·贾斯特、特德·科佩尔、辛西娅·麦克法登、汤姆·纳戈尔斯基、黛安·索耶、斯图·舒兹曼、罗克赛娜·舍伍德、勒罗伊·西弗斯、马德胡丽卡·西卡、乔治·斯迪法诺普洛斯、戴维·扎帕卡等人。后来，凯伦继续了这项事业，为 PBS 的《新闻时间》（"NewsHour"）栏目制作了系列片《自闭症现状》（*Autism Now*）。为此，她要感谢她深为钦佩的罗伯特·麦克尼尔、琳达·温斯洛以及雷·科尼。他们一直在努力呈现出自闭症具有的微妙的复杂性。

　　通过电视工作，我们结识了自闭症社群的许多成员，包括自闭症患者以及那些试图帮助与理解他们的人。这就像是参加了一场长达数年、以深入了解自闭症及其特性为主题的研讨会。作为我们早期报道中的主角与参与者，即使未在文中未提及，他们也都出现在了本书中。其中，处于自闭症谱系中不同位置的自闭症患者包括：雅各·阿尔森、比利·伯纳德、丹尼尔·科科伦、乔希·德威利斯、保罗·迪萨维诺、杰米·霍普、克莱顿·琼斯、诺亚·奥伦特、安德鲁·帕尔斯、以赛亚·帕斯考维兹、麦迪逊·普林斯、伊恩·拉赫尔、维多利亚·罗马、酒井枫与麦肯齐·史密斯。感谢他们的家人、教师与治疗师：杰德·贝克、马琳·迪萨维诺、朱莉·费舍尔、道格·吉尔斯特拉普、简·霍普、苏珊·哈马里奇、肯尼斯·霍斯托、吉米·琼斯、朱迪·卡拉斯科、吉姆·莱德勒、唐·迈耶、布伦达·迈尔斯、凯莉·奥利克、"伊奇"·帕斯考维兹、克雷格·帕尔斯、杰弗里·帕尔斯、丽莎·帕尔斯、克里斯蒂·酒井、凯伦·希弗－艾克斯孔恩、富兰克林·艾克斯孔恩以及杰克·艾克斯孔恩。

　　我们还要感谢《大西洋月刊》的首席编辑詹姆斯·班纳特，感谢他发表了我们最初关于唐纳德·特里普利特的稿件。克里斯·奥尔杰出的编辑能力使我们的报道以最精彩的方式呈现在读者面前——文章的标题《自闭症的第一个猎物》（"Autism's First Child"）就是他拟定的——并且帮助我们入围了 2011 年的美国国家杂志奖（National Magazine Award）。这篇文章也引发了我们撰写书籍的兴趣。我们从 2007 年便打算写书，但是直到 2010 年才开始付诸行动（因为制作电视节目需要耗费大量时间）。约翰的妻子建议，如果不打算出书，至少应该将我们已经调研过的唐纳德·特里普利特的生活发表在杂志上。

　　显然，正如你手中这本书告诉你的那样，这成了一个转折点。接下来的 5 年里，我们探索了自闭症的背景。为此，我们需要感谢更多的人。他们抽出时间在各自的家、办公室、诊所、实验室和图书馆里为我们提供了专业知识。他们是我们在 2010 年春至 2015 年夏（多数情况下）亲自拜访、通过电话或 Skype 联系的。

密西西比州：艾伦·布列朗德、鲍勃·布朗、詹奈尔·布朗、拉尔夫·布朗、汤姆·伯恩斯、米莉·克拉克、丽莎·戴维斯、阿尔伯特·厄尔、埃尔默尔、巴迪·洛维特、约翰·马登、珍·内斯特、詹姆斯·拉金、约翰·拉金、拉尔夫·瑞安、席德·索尔特、康斯坦斯·斯劳特－哈维、塞莱斯特·斯雷、戴维·泰德福德、伊冯·塞利奥特、唐纳德·特里普利特、英格丽·特里普利特、奥利弗·特里普利特三世、吉恩·沃克、小托马斯·沃克、布里斯特·韦尔、苏珊·怀尔德以及杰米·伍兹。

北美其他地区：丹·阿马拉尔、苏西·阿伦斯、希德·贝克、爱丽丝·巴顿、莎尔米拉·巴苏、彼得·比尔曼、丽兹·贝尔、萨莉·贝尔曼、艾德·贝里、道格拉斯·比克伦、珍妮丝·博因顿、蒂莫西·布伊、马克·布什、约瑟夫·布克斯鲍姆、贝蒂·坎普、诺曼·坎普、诺曼·"诺维"·坎普四世、迪克·卡维特、梅纳德·克拉克、埃德温·克莱顿、雪莉·科恩、布伦达·康斯丁、丹尼尔·科科伦、杰奎琳·克劳利、莫伊拉·克雷、克里斯·克兰、凯瑟琳·克兰、洛伦佐·达尔阿米、格里·道森、布伦达·丹茨勒、布伦达·德斯金、安妮·多恩兰、利奥·艾森伯格、凯恩·恩尼斯、加弗·埃夫拉、丽兹·费尔德、琳达·费里奇、朱莉·费舍尔、奥黛丽·弗拉克、汉娜·弗拉克、亚瑟·弗莱希曼、卡莉·弗莱希曼、塔米·弗莱希曼、梅格·弗莱南、迈克尔·弗莱南、小迈克尔·弗莱南、内尔弗·洛伊德、苏珊·福尔斯坦、埃里克·冯伯恩、理查德·福克斯、苏安·加兰特、艾米莉·格尔森·赛恩斯、丹尼尔·格施温德、朱妮·吉布森、鲍勃·吉尔霍尔、汤姆·吉尔霍尔、德布·戈登、朱迪斯·古尔德、坦普·葛兰汀、吉娜·格林、朱利叶斯·格里芬、理查德·罗伊·格林克、李·格罗斯曼、金伯莉·甘德、德比·哈根、玛尔塔·赫伯特、阿拉瓦·赫茨－皮克塔托、萨马·霍塞恩、汤姆·因塞尔、罗伯特·托、波西娅·艾弗森、布赖恩·瓦塔、罗斯·乔彻姆、苏珊·卡普兰、艾米·克林、琳恩·凯戈尔、罗伯特·凯戈尔、康妮·拉平、哈维·拉平、肖恩·拉平、巴里·莱文森、埃里克·伦敦、凯伦·伦敦、凯茜·洛德、安·洛德、约翰·马尔比、罗伯特·马库斯、凯瑟琳·莫里斯、加里·迈尔森、塞西·麦卡锡顿、达里厄斯·麦科勒姆、托尼·迈耶斯、戴维·米尼尔、琳达·莫瑞瑟、索马·慕克帕德亚、蒂托·拉哈舍·慕克帕德亚、凯文·默里、盖尔·马特鲁、玛丽·埃朗纳瓦、阿勒·内曼、克雷格·纽舍弗、保罗·奥菲、乔恩·潘本、约瑟夫·皮文、亚历克斯·普兰克、道格拉斯·普兰克、玛丽·普兰克、阿诺德·波拉克、理查德·波拉克、贾琳·普林斯、巴里·维赞特、艾伦·兰佩尔、琳恩·雷德伍德、丹尼斯·雷斯尼克、格洛丽亚·里姆兰、马克·里姆兰、里克·罗伦斯、迈克尔·罗森、阿尔文·罗森菲尔德、克里斯·萨德勒、席德·索尔特、邦尼·桑比亚、巴布·萨维诺、格雷格·萨维诺、罗丝·萨维诺、克雷格·舍费尔、莱尼·舍费尔、凯斯琳·塞德尔、霍华德·肖恩、保罗·沙特克、洛里·谢里、乔恩·谢斯塔克、尚塔尔·西西尔－柯尔、布赖恩·西格尔、洛林·斯拉夫、伊拉纳·斯拉夫－加拉丹、米歇尔·斯密戈尔、罗伯特·斯密戈尔、迈克·史密斯、特里斯坦·史密斯、塞西尔·斯奈德、斯图尔特·施皮尔曼、乔·苏利文、露丝·苏利文、丽塔·泰珀、詹姆斯·托德、雅内·特怀曼、丹尼尔·纳姆、洛丽·纳姆、朱迪斯·厄休蒂、弗雷德·沃尔克马尔、玛丽·路·"波波"·沃伦、艾丝琳·温德罗、伊恩·温德罗、朱利安·温德罗、吉姆·惠顿、苏泽特·惠顿、菲利普·沃登、鲍勃·赖特、苏珊·赖特。

法国：卡特里娜·阿尔特、劳伦·阿尔特、弗朗索瓦丝·艾扎克、洛朗·戴蒙、迪利恩·洛朗、皮埃尔·德利恩、黛安娜·弗雷泽、埃里克·洛朗、索菲·罗伯茨。

维也纳：赫维格·捷克与阿诺德·波拉克。

特拉维夫和拿撒勒：埃德娜·米肖里、埃蒂·德洛米与朱曼·坦诺斯。

哥本哈根：施特恩·蒂杰森与托基尔·索恩。

英国：西蒙·巴伦－科恩、亚当·巴雷特、希瑟·巴雷特、桑德拉·巴雷特、布莱恩·迪尔、朱迪斯·古尔德、赫夫齐芭·卡普兰、杰里米·劳伦斯、珍妮丝·麦金农、迈克尔·鲁特、马里恩·斯坦顿。

南非：克劳迪娅·切雷萨、肯尼斯·莫迪斯基、玛丽·莫迪斯基、芬德尔·尼柯斯、萨尼尔·尼柯斯、吉尔·斯泰西、路易丝·契查特、罗奈尔·冯·比茹，以及我们在学校和途经村落中遇见的十几位母亲和教育工作者。

我们特意从上面这些名单中划出了一小部分，是为了单独向他们表示特别感谢，因为多年来，他们一直十分乐意接听我们的电话，并如我们希望的那般，成了我们在了解整个自闭症历史过程中的智囊团。他们尤其擅长指点我们阅读其他文献，为我们打开一扇扇新大门，而且常常为我们引荐其他相关人士。因此，我们要特别感谢：彼得·贝尔、迈克尔·约翰·卡利、斯蒂芬·埃德尔森、朱迪·法维尔、杰拉尔德·费斯巴赫、乌塔·弗里斯、皮特·格哈特、艾琳·拉尼尔、李·马库斯、加里·麦西博夫、约翰·艾德·罗比逊、安迪·史、艾莉森·辛格、布里吉特·泰勒、亚当·费恩斯坦——最慷慨的一位同事，我们强烈推荐他的著作《自闭症史》(*A History of Autism*)，以及小奥利弗·特里普利特，感谢奥利弗在八九年间一直热情地接听我们拨打的几十次电话。

我们多次发现，专业的图书馆员都喜欢寻觅，并总能神奇地找到黄金。我们承认，我们在马里兰州贝塞斯达国家医学图书馆的同事们就具有这种精神和勇气，特别是辛西娅·伯克、瑞恩·科恩、莉莉亚·古萨科娃、拉里莎·卡蒂、埃伦·雷曼、温达·惠特尼以及玛西亚·佐恩。感谢 APA 的图书馆员加里·麦克米伦、纽约医学院的艾琳·沙纳尔以及圭尔夫大学的弗吉妮亚·吉勒姆。同样感谢 ASA、包伊州立大学、布鲁克林学院档案与特别收藏处、哥伦比亚大学、乔治城大学、霍华德大学、宾夕法尼亚州立大学、华盛顿特区马丁·路德·金公共图书馆、约翰·霍普金斯医疗机构档案馆、纽约公共图书馆、洛克菲勒档案中心、新泽西州提尼克和特纳夫莱公共图书馆、芝加哥大学和哥伦比亚特区大学的工作人员。

最后，我们要感谢我们在企鹅兰登书屋的朋友们。首先要感谢的是其分支王冠出版公司的策划人莫莉·斯特恩。她不仅认为我们的想法可行，还在我们觉得延长截稿日期会产出更优秀的作品时，两次答应了我们延期的要求。从始至终，她一直尽力向我们提供研究与写作所需的支持。项目启动之初，瓦妮莎·莫布里对其充满激情，这对我们选择研究与写作路线起到了至关重要的作用。我们要感谢我们的编辑瑞秋·克莱曼在我们之后继续完善这本书，她始终明确本书的目的和可能性，以全部热情和转瞬即逝的灵感完成了这项工作。瑞秋是我们在百老汇 1745 号的老大，她性格之坚毅、思维之灵活和经历过长久打磨的文字天赋带我们顺利完成了这本书的写作工作。负责宣传的莎拉·布雷沃格尔将她的才智、激情和能量投入了这个项目，让这本书被尽可能多的读者读到。她本身就具有极强的多任务处理能力，这次依然经受住了考验。她面对的不是一个，而是两个同时在媒体界工作并习惯了颐指气使的作者，在整个过程里，她始终保持着优雅。丹妮尔·克拉布特里负责为我们这本书的营销工作，她把自己创造性的想法和随和的风格带入了工作中，不仅向主流读者推广了这本书，还让本书受到了自闭症社群的欢迎。我们还要感谢王冠出版公司内负责本书的设计团队，是他们向世界宣告我们在书中都写了什么，他们是克雷格·布兰德、乔恩·达加、劳伦·董、戴维·德雷克、安斯莉·罗斯纳和克里斯汀·谷川。

在王冠出版公司之外，我们心中对守时、全身心奉献以及在本书收尾阶段起到了重大作用的简·弗朗松也有着特别的情感。我们猜测她以前做过急诊医生，说不定还是一位魔法师或圣徒。每当她帮我们完成工作时，我们都能从她身上看到这些人的影子。谢谢你，简。

但是，这本书能够问世，我们最需要感谢的是将我们带入出版业的个人向导：我们的经纪人阿莉娅·汉娜·哈比布。正如前面提到的，当我们于 2010 年年末在《大西洋月刊》上发表了一篇文章后，我们为一段历史著书的热情就逐渐冷却了下来。阿莉娅在读到那篇文章后找到了我们。她通过电话与我们聊了 40 分钟，向我们展示了怎样从唐纳德·特里普利特的生平出发写出一本关于自闭症历史的书，并且告诉我们她为什么会想读到这样一本书。她对这本书的结构和基调有着自己的想法，而且老实说，她的想法十分尊重史实，听起来非常可行。简单地说，阿莉娅说服了我们去再一次开展工作。后来，她教会了我们写作出版计划，然后想办法将其卖了出去。在接下来的 5 年里，她让我们始终保持紧张，告知我们每件事的真实情况，并一直与我们站在同一战线。她就是这本书的教母，她的存在是我们的福气。

关于作者

　　约翰·唐文：ABC记者、辩论节目《智力平方》美国版主持人、ABC《晚间报道》("Nightline")的新闻主播，曾任ABC首席驻白宫记者，并曾在伦敦、莫斯科、耶路撒冷以及约旦首府安曼派驻多年。唐文曾获得三项艾美奖以及海外记者俱乐部奖(Overseas Press Club Award)。他的妻子、内科医生拉妮特·米肖里成长于以色列，有一个身患自闭症的弟弟，这让唐文开始对自闭症对家庭的影响产生兴趣。他们有两个孩子，居住在华盛顿特区。

　　凯伦·祖克：记者，美国广播公司《世界新闻》("World News")与《晚间报道》的制片人，报道过各类峰会、奥运会和总统大选。她曾获得艾美奖提名，并因参与制作"9·11"事件相关报道而荣获电视行业两个最负盛名的奖项，皮博迪奖(Peabody Award)和阿尔弗雷德·杜邦奖(Alfred I. duPont Award)。她的长子米奇被诊断患有自闭症，从而启发她找到了新的报道方向：让观众更好地了解有关自闭症的真实情况。祖克与丈夫、NBC体育频道执行总裁约翰·麦克吉尼斯育有三子，现居新泽西州。

　　唐文与祖克从2000年开始合作传播自闭症相关知识。他们在ABC首创了具有开拓性的系列栏目"自闭症的回声"，这是网络新闻媒体中首个专门报道自闭症患者及其家庭日常生活的常设专栏。2010年，他们发表在《大西洋月刊》上的文章《自闭症的第一个猎物》入围美国国家杂志奖，并被收入平装版《2011年最佳杂志文集》(Best Magazine Writing of 2011)。由于两位作者都有亲人患自闭症，他们希望能够以同情、诚实的态度讲述自闭症患者的故事，以此激励社会接受并支持自闭症患者。

图书在版编目（CIP）数据

不同的音调：自闭症的故事 /（美）约翰·唐文，
（美）凯伦·祖克著；高天放，诸葛雯译 . -- 成都：四
川人民出版社，2019.6
　ISBN 978-7-220-11109-9

Ⅰ . ①不… Ⅱ . ①约… ②凯… ③高… ④诸… Ⅲ .
①孤独症—防治—研究 Ⅳ . ① R749.4

中国版本图书馆 CIP 数据核字 (2018) 第 262007 号

四 川 省 版 权 局
著作权合同登记号
图进字 : 21-2018-620

In a Different Key: the Story of Autism

Copyright © 2016 by Caren Zucker and John Donvan

This edition arranged with McCormick Literary

Through Andrew Nurnberg Associates International Limited

本书简体中文版由银杏树下（北京）图书有限责任公司出版。

BUTONG DE YINDIAO : ZIBIZHENG DE GUSHI

不同的音调：自闭症的故事

著　　者	〔美〕约翰·唐文　凯伦·祖克
译　　者	高天放　诸葛雯
选题策划	后浪出版公司
出版统筹	吴兴元
编辑统筹	王　頔
特约编辑	刘昱含
责任编辑	熊　韵
装帧制造	墨白空间
营销推广	ONEBOOK
出版发行	四川人民出版社（成都槐树街 2 号）
网　　址	http://www.scpph.com
E - mail	scrmcbs@sina.com
印　　刷	北京天宇万达印刷有限公司
成品尺寸	165mm×230mm
印　　张	32.5
字　　数	520 千
版　　次	2019 年 6 月第 1 版
印　　次	2019 年 6 月第 1 次
书　　号	978-7-220-11109-9
定　　价	75.00 元